オートノミートレーニング

健康、幸福、社会の安定——全ての鍵となる自律性を高めるために

著
ロナルト・グロッサルト＝マティチェク

訳
永野 純　有村隆広　福元圭太

星 和 書 店

Seiwa Shoten Publishers

2-5 Kamitakaido 1-Chome
Suginamiku Tokyo 168-0074, Japan

Autonomietraining

Gesundheit und Problemlösung durch Anregung der Selbstregulation

by

Ronald Grossarth-Maticek

Translated from German

by

Jun Nagano

Takahiro Arimura

Keita Fukumoto

訳者まえがき

人口高齢化の先頭を走る現在の日本は、生活習慣病（がん、心血管病）[*1]や認知症などの健康問題、介護を始めとする社会保障の増大による生産性の低下や経済的な負担、就業や雇用の不安定性と社会経済的格差の問題、温室効果ガス排出の増加に象徴される環境問題など、切迫した、喫緊の課題を抱えている。いずれの問題においても、その発生には多くの要因が複雑に絡むだけでなく、各問題間にも複雑な因果関係が存在し、解決を一層困難なものにしている。しかし、これらの問題の全ては人間集団の行動の総合的結果であり、元をたどれば集団を構成する人間一人ひとりの行動に行き着くことが分かる。人間の行動に強い影響を与える普遍性の高い要因を同定し、効果的に介入する手法が開発されれば、諸問題の解決に向けて大きな一歩が踏み出されることになる。個々の問題に対して「有効な」介入手法を主張する人々がおり、それらの主張の多くは明確な理論に基づいている。しかし、その手法の有効性が科学的に実証されていることは、実はそれほど多くはない。

原著者ロナルト・グロッサルト＝マティチェクは、独自の理論に基づいて心理療法「オートノミートレーニング」を開発した。そして、この手法がこれらの問題の多くに貢献できる可能性を、「ハイデルベルク研究」（一九七〇年代から三万人以上を追跡調査するコホート研究）などを通じて実証して見せた。本書は、オートノミートレーニングの理論と実践、技術を詳述した実用的な解説書であるとともに、疾病予防に留まらない今日の多様な社会的課題の有力な解決策を、独自の豊富な疫学研究成果に基づいて提案する啓蒙書でもある。

＊1　心疾患および脳卒中

生活習慣病の予防のために、食事や運動などの生活習慣を目標とした教育的介入や行動変容法が試みられているが、それらの効果は限定的である。一方、グロッサルトは次の仮説を検証してきた。

1 がんや心血管病の発症や進行に特異的に関わる行動特性（ストレス応答パターン）が存在し、遺伝や生活習慣などの身体的危険因子と相乗的に相互作用する。

2 その行動特性を変更する介入が効果的に疾患リスクを減らす。

3 その特性の鍵となるのは、「対象依存性」（個人の幸福感が特定の対象——人物や条件——によって慢性的に大きく左右されること）と、その対立概念である「自律性」あるいは「セルフレギュレーション」（個人の欲求を自律的に安定して満たす能力）である。

図1は、ハイデルベルク研究の中高年住民対象者を四つの行動類型（グロッサルトの「タイプI行動」〜「タイプⅣ行動」）に分類し（分類不能の対象者は除外）、その後最長十四年間の健康状態を追跡した結果を示している。タイプI（慢性的な欲求制止が特徴）とタイプII（慢性的な過度の興奮が特徴）が対象依存型、タイプⅣが自律型である。また、タイプⅢはタイプI、II、Ⅳの特性が短期に交代することを特徴とする。仮説通り、タイプIの住民にがん死亡、タイプIIの住民に心血管病死亡が多い一方、タイプⅢとⅣは健康維持者が明らかに多かった。図2は、タイプIまたはIIの特徴を特に強く持つ者を対象に行われたランダム化比較試験の結果である。オートノミートレーニングによる介入群では、その後十二年間のがん・心血管病による死亡が対照群と比べて強く抑制され、健康を維持した人の割合が顕著に高かった。

オートノミートレーニングは、個人にとって重要な問題、その背後にある大切な欲求、その充足を妨げる要因を同定し、その解決策としての新たな認知や行動のあり方を本人自身が見出

図1　グロッサルトの行動類型と健康
ハイデルベルク研究 1973/77—1998（N＝4,955）

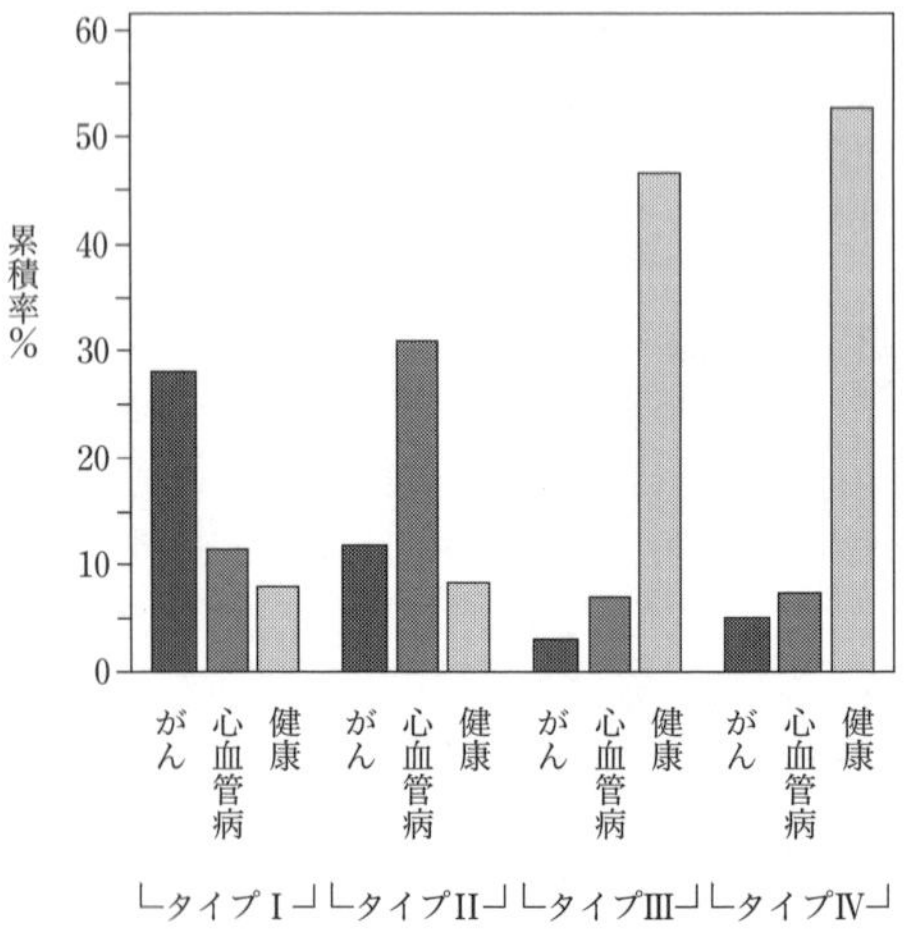

本書の表12.15をもとに作成

す過程を支援し、自信と活力を活性化しようとする。その結果高まった自律性はストレスを低減するとともに幸福感を高め、自律性と幸福感との間で好循環が形成されて、それが長期に維持される。そして生体の恒常性維持機能が強化され、健康的な行動の強化と相まって効果的な疾病予防が可能となる。オートノミートレーニングは、行動特性の形成に影響し得るクライアントの成育史や人生史を含めて、短期間に一気に問題の核心を扱い、解決をはかることを基本的な姿勢とする。これを可能にするユニークな工夫の数々が、本書の中で語られている。

図2　オートノミートレーニングによる介入効果
ハイデルベルク研究 1975/76—1998

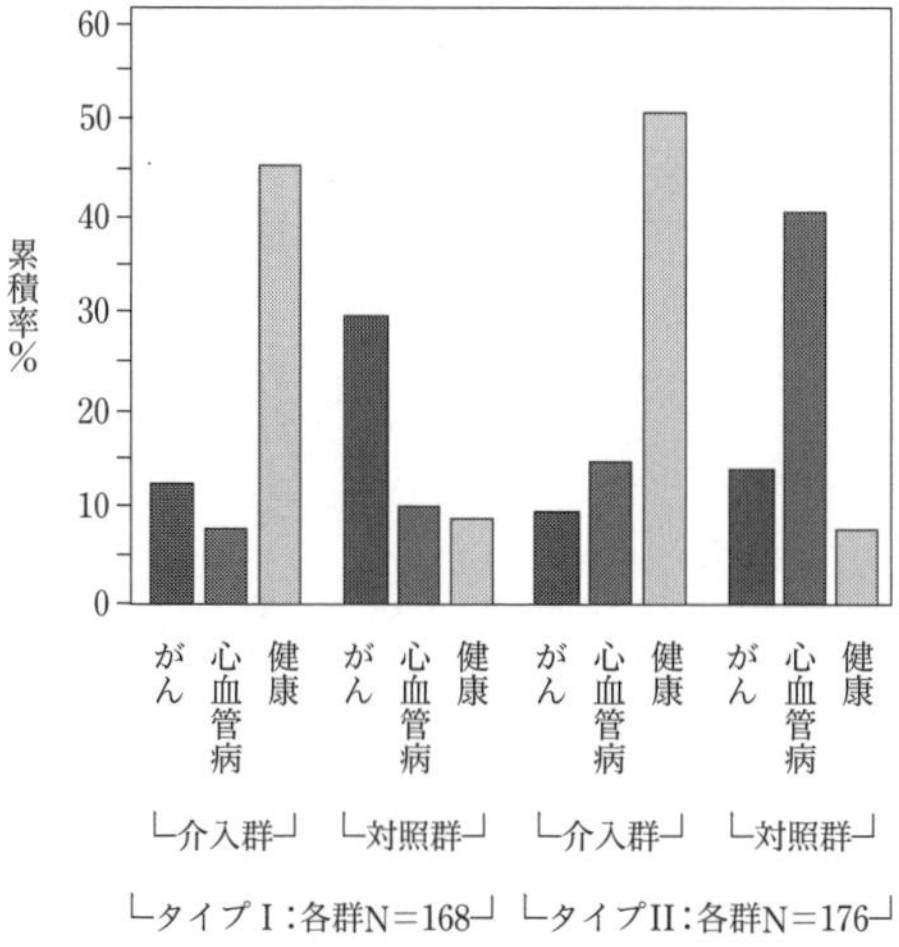

本書の表12.16をもとに作成

オートノミートレーニングは生活習慣病の予防のみならず、既にがんや心臓病を持つ患者の治療としても有効であり（生命予後を改善する）、その方法や研究結果についても本書で詳しく述べられる。しかし、オートノミートレーニングが応用可能な領域は、疾病予防や医療分野に留まらない。労働者の創造性や協調性を高めて企業の生産性を高めること、失業者の再就職率の向上（図3）、年金の前倒し受給の抑制、スポーツ選手（チーム）の成績向上、市民の環境意識の向上、政治志向の穏健化など、今日の多様な社会的課題への有力な解決手段となり

図3　オートノミートレーニングによる介入効果
ハイデルベルク研究 1975—1985

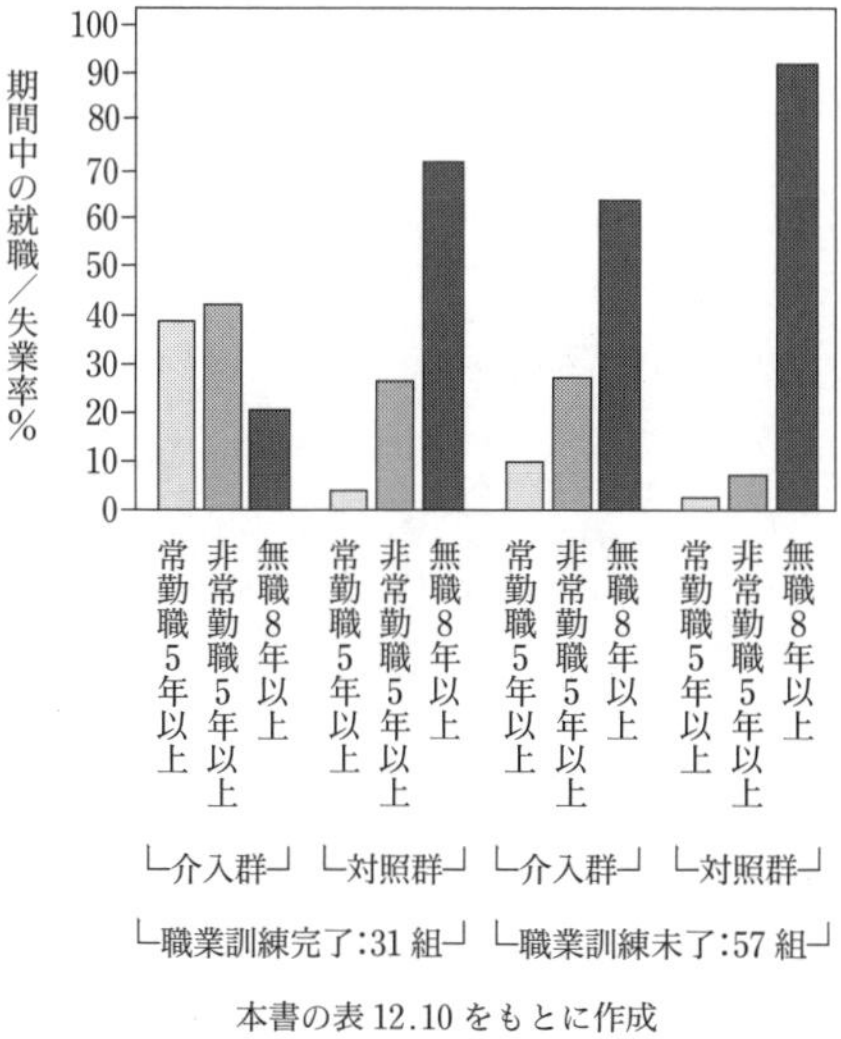

本書の表12.10をもとに作成

得るのである。さらに、大集団を対象として効率的にオートノミートレーニングを提供する際のツールとして、エキスパート・システム（コンピュータ自動診断・治療システム）の開発が計画され、その基盤となる手法も用意されている。本書の内容は、これら全てを網羅する。

本訳書の解説を執筆していただいた熊野先生は、グロッサルト理論が日本人においても妥当であることを実証した草分けの研究者である。私自身も一九九五年十二月にグロッサルトを訪問して以来、同様の研究を続けてきた。その一環として本書の翻訳を終えた今、オートノミートレーニングの原理を知ることになり、本療法が社会や文化の違いを超えた普遍性を持つと信じるに至った。しかし残念ながら、十分なプロセスを経て本療法を習得した「オートノミートレーナー」は現時点で日本には存在せず、本療法の日本での有効性に関する実証研究はこれからである。幸いグロッサルトによれば、「本療法はごく短期間に効果を挙げる（対象者の自律性を高める）ことが可能」であり、また「治療者として本療法を習得することは難しくない」という。その意味では、オートノミートレーニングは「コロンブスの卵」なのかもしれない。本訳書を一つのガイドとして、本療法をともに学ぶ同士が一人でも増えることを願ってやまない。

平成二十五年八月

翻訳者を代表して　永野　純

追記―本書の読み方ガイド

本来であれば、オートノミートレーニングの背景となるグロッサルトの体系的な理論、治療の実際、治療の効果という本書の構成に従って順に読み進めていただくことが望ましい。しかし、本書の分量は相当なものであり、重要事項は随所に繰り返されていることから、多忙な読者諸賢におかれては、以下の例に示すような読み方も十分に意義あることと考える。

- オートノミートレーニングの概略と著者の背景をおおまかに知りたい方
  四つの序文と巻末の解説をまず読んでいただきたい。
- 治療に関する具体的なイメージをつかみたい方
  事例（異なるフォントで示している）に目を通していただきたい。特に第八章、第十一章。
- グロッサルトによる健康理論の代表的な概念に触れたい方
  グロッサルト行動類型については十二・五・一節の図と解説、および十二・六節の評価尺度をご覧いただきたい。またセルフレギュレーションについては、第十三章の質問票に目を通されることが近道かもしれない。
- 治療の具体的な効果（疫学研究結果）を知りたい方
  第八章、第九章、第十一章、第十二章の表を中心に、概観していただきたい。
- 治療の理論と実践の全体像を知りたい方
  第十一章を通読していただきたい。
- グロッサルト理論に照らした自分の状態に興味がある方
  八・八節、八・九節、十・一節、十一・八節、十二・三・一節、十二・六節、十二・七・一節、第十三章の質問票に回答し、評価していただきたい。
- まずは自分自身についてオートノミートレーニングを経験してみたい方
  十一・十五・一節および二節に示された読者への語りかけに応じていただきたい。

目次

訳者まえがき　iii
追記―本書の読み方ガイド　vii
序文　ヤン・バスティアーンス　xiii
序文　ヘルム・スティアリーン　xix
序文　ゲラルト・ヒューター　xxii
著者による序文　xxvi

第一章　本書の概要……………………………………1
一・一　セルフレギュレーション、オートノミートレーニングと健康　1
一・二　心理療法研究の現状について　11

第二章　序説　人間の中核的な動機づけ――オートノミートレーニングには何ができるのか……………17
二・一　複雑なシステムにおける行動分析とセルフレギュレーションを高めるトレーニング　23
二・二　人間行動の動的で体系的な性質　28
二・三　刺激の質―刺激の布置―主観的応答　32

第三章　行動分析と介入の理論的基盤……………39
三・一　快―不快のマネジメント　39
三・二　グロッサルトの行動類型　40
三・三　無意識　54
三・四　行動と幸福感　63
三・五　健康と病気の精神的次元　66

第四章　セルフレギュレーションとは何か……………73
四・一　良好なセルフレギュレーションの指標　74
四・二　セルフレギュレーションはどう機能するか　78
四・三　我々の行動を動機づけるものは何か　80

四・四 我々の行動を規定するプログラム、仮説と経験 82
四・五 行動の動機としての幸福感と不快感の統合――グロッサルトの視点 85
四・五・一 ストレスとは――セルフレギュレーションとの関係 91
四・五・二 ストレスの原因と対処の方法 96
四・五・三 ストレスの健康影響 102
四・五・四 子供時代からのストレス――パートナー関係のストレス 102
四・五・五 職場でのストレス 103
四・五・六 ストレス因子と抗ストレス因子 106
第五章 動的イメージ――想定され経験された現実 …109
五・一 心理社会的葛藤や体験イメージは器質的プロセスに転移されるか 109
五・二 子供時代の体験と現在の体験はどのように相互に作用し合うのか 116
五・三 健康を維持させる行動パターン 121
五・四 分離、分裂、統合 126
五・五 ストレスの原因としてのアンビバレンス 133
第六章 セルフレギュレーション、自律性と共生………141
六・一 精神的な困難や行動の問題はいかにして生じるのか――どうすれば成功に至る行動が構築できるのか 145
第七章 複合的因果関係を明らかにする方法としての前向き・介入研究…………………………151
第八章 がん研究における心身医学的次元 …………155
八・一 セルフレギュレーションの意義について――一次および二次予防を可能にするもの 155
八・二 がん研究における心身医学的アプローチへの批判について 157
八・三 理論と仮説 161
八・四 最終的孤立、セルフレギュレーション、グロッサルト行動類型とがん 171
八・五 修復の複製―負荷の複製―治癒の複製 179
八・六 がんの発生と進行に関する仮説 184
八・七 がん発生の相乗モデル（グロッサルトの神経生物学的相互作用モデル） 186
八・八 最終的孤立の主観および客観評価のための質問（FＩ調査票） 187

八・九　グロッサルトの四つの行動類型へ分類するための主観および客観評価質問票（尺度目録）　190
八・十　心身医学的がん研究において複合的因果関係を明らかにするための方法論　198
八・十・一　がん患者の前向き・介入研究における比較グループの構成　200
八・十・二　データ収集について　201
八・十・三　解析結果　202
八・十一　乳がんの発症と進展における精神と身体の相互作用および相乗効果　210
八・十一・一　研究と治療における体系的疫学の理論的概念　211
八・十一・二　乳がんの心理的力動　214
八・十一・三　乳がん患者のオートノミートレーニング――セルフレギュレーションを刺激する方法　215
八・十一・四　研究データの収集について　222

第九章　個人的セルフレギュレーションと社会的セルフレギュレーションの相互作用……229
九・一　セルフレギュレーションと信仰　230
九・二　セルフレギュレーションと失業　230
九・三　セルフレギュレーションと政治的急進主義　231
九・四　世界経済のグローバル化と個人的および社会的セルフレギュレーション　232
九・五　現代の政策構想における個人的および社会的セルフレギュレーションの意義　233
九・六　不合理なロビー政治の修正要因としての個人的セルフレギュレーション――政治における集合的無意識　234
九・七　社会的・政治的システムの運命は、個人的・社会的セルフレギュレーションの質に基づいて予見されうるか　236
九・八　サッカーチームと企業における個人的・社会的セルフレギュレーションの活性化　238

第十章　セルフレギュレーション、健康、疾病……245
十・一　現状と願望との「隔たり」を測定するための質問票　247

第十一章　オートノミートレーニング――セルフレギュレーションを刺激するための方法……251
十一・一　オートノミートレーニングの基本仮説　254
十一・二　オートノミートレーニングの目的　255
十一・三　オートノミートレーニングの基本ルール　258

十一・四　治療を成功させるためのルール　265
十一・五　オートノミートレーニングの実施方法　277
十一・六　治療の実践例　278
十一・七　がん患者を対象としたオートノミートレーニング　299
十一・七・一　がん患者の行動パターン　301
十一・八　がん患者のセルフレギュレーションに関する調査票　309
十一・九　面接治療事例　315
十一・十　ポジティブな過敏さとネガティブな過敏さ　320
十一・十一　子供時代の経験と現在の経験とのネガティブなオーバーラップを止揚するためのトレーニング――自律への道　323
十一・十二　無意識と意識の協働を促すトレーニング　329
十一・十三　感情と理性の統合を刺激するためのオートノミートレーニング　340
十一・十四　オートノミートレーニングの技法と手段　342
十一・十四・一　セルフレギュレーション改善のための練習帳　343
十一・十四・二　セルフレギュレーションを改善するために、私には何ができるのか　345
十一・十四・三　セルフレギュレーションによるストレス克服の基本的条件　350
十一・十五　どのようにしてストレスを克服するか　352
十一・十五・一　セルフレギュレーションによるストレスの克服　352
十一・十五・二　自ら行うオートノミートレーニング　360
十一・十五・三　オートノミートレーニングはなぜ効果的なのか　364
十一・十六　優れたオートノミートレーナーになるためにはどのような資質が必要か　369
十一・十七　治療者のための指針――オートノミートレーニングを学習するための重要ポイント　374
十一・十八　オートノミートレーニングの哲学　384
十一・十八・一　生育歴の影響と動機づけ　384
十一・十八・二　生きる意味を問うこと　390
十一・十九　展望　オートノミートレーニングのこれから　391
十一・十九・一　進行中の研究プロジェクトと新たな計画　394
第十二章　補　遺……………………401
十二・一　オートノミートレーニングに関する研究結果　401
十二・二　オートノミートレーニングの効果　413

十二・三　睡眠の質と健康　415
十二・三・一　睡眠の質に関する質問票　415
十二・四　健康に歳を重ねるためのセルフレギュレーションの意義　417
十二・五　グロッサルト行動類型に関する研究結果　419
十二・五・一　グロッサルト行動類型の中核概念　419
十二・六　グロッサルト行動類型への分類のための観察および質問目録　433
十二・六・一　タイプI／II―タイプⅣ行動を判定するための質問票　439
十二・七　信仰に関する態度と健康――研究結果　443
十二・七・一　信仰に関する態度の評価のための質問票　444
十二・八　がん患者の予後に対する心理療法介入の効果　451
十二・九　スポーツ活動、がん、心筋梗塞と健康――ハイデルベルク前向き研究の結果　454
十二・十　おわりに　455
十二・十一　本書を閉じるにあたって――読者へのメッセージ　457
第十三章　セルフレギュレーションについての質問票……465
十三・一　セルフレギュレーションの評価のための短縮版質問票　510
十三・二　自分でテストして、自分を活性化しよう　513
十三・三　制止、興奮、平衡についての質問票　514
第十四章　オートノミートレーニングと精神―身体相互作用に関する文献……521
解説　熊野宏昭　527
謝辞――あとがきに代えて　532
索引　535

序文

ヤン・バスティアーンス[*1]

私がグロッサルト＝マティチェクと知り合った一九七五年、彼は私に、彼の研究プログラム全体のみならず、「オートノミートレーニング」（彼はそれを「創造的―改更的療法」、あるいは単純に「社会心理療法」と呼んでいた）の方法や理論的基盤についても語った。緊密な共同研究を数年間続けたのちの一九八一年九月に私は、カナダのモントリオールで開催された「国際心身医学会世界大会」へ、グロッサルト＝マティチェクをメイン講演者の一人として招待した。翌一九八二年にも私は、オランダで行われた第十四回「ヨーロッパ心身医学会」の全体会議における講演を、やはりグロッサルト＝マティチェクに依頼した。三回目の招待は、「心身医学的障害の早期発見について」という総合テーマのもと、一九八三年にハンブルクで開催された「第七回国際心身医学会世界大会」への講演依頼であった。

グロッサルト＝マティチェクは大規模な「前向き・介入研究」を行っていたが、そこで彼が企図していたのは、疫学的なデータと介入との密接な関連づけであった。多数の研究補助員によって三万人を超す被験者を対象に調査を行い、数多くの学術上の疑問に答えようとするグロッサルトの疫学研究が持つ複合的性格は、当初から私を魅了した。そして、その動向に私は今日なお注目している。

グロッサルト＝マティチェクが計画し推進する心身相関に関する研究は、病気の発生および健康維持双方の研究にとって、根本的に重要であることを私は確信している。彼の研究プログラムは、単一因果論的な医学の欠点を補い、医学の可能性を拡大するものである。医学的な病因研究にとって、単一因果論的なアプローチよりも彼の相互作用モデルに基づく研究の方が、格段に重要な貢献を成しうるかもしれない。もしも病気がたった一つの原因（たとえば肺がんの原因としての喫煙、あるいは乳がんの原因としての遺伝的要因等）によって惹起されるとすれば、ほとんどの慢性疾患の原因は今日までにすでに解明されていてしかるべきであろう。しかし、残念ながら事実は全くそうではないのである。

グロッサルト＝マティチェクの心理療法に初めて接したとき、私はすぐに魅了されると同時に、強い疑問も持った。私を魅了したのは、治療の背後にある明晰に構築された彼の理論であり、またその治療効果を証明するための特徴的な方法であった。まさにこの両者こそ、どの国の心理療法研究にも欠けていたからである。一方強い疑問を感じたのは、彼の報告に対してである。彼はたった一回の、ないし最多でも三回の面接のうちに、全体の約四〇パーセントの患者において、その行動パターンに劇的な変容を達成できる、そしてそこからさらに長期間に及ぶ健康維持の効果と行動変容が期待できると言うのである。我々心理療法家はしかし、行動変容のプロセスがいかに困難で遅々としたものでありうるかということ、またそれがいかに頻繁にリバウンドや失敗に至るか、ということを知っている。それゆえ私は一九七六年、グロッサルト＝マティチェクから、治療のセッションに参加する許可を取り付けた。こうして私は一九七六年から一九八三年にかけ、計八十三回に及ぶさまざまなセッションに参加することができた。私は自問してみた。グロッサルト＝マティチェクの治療は効果的なのか。もしそうなら、その効果を生み出す治療者の態度とはどのようなものなのか。

まず言っておかなくてはならないことは、グロッサルト＝マティチェクが治療を「研究」という枠組で実施しているので、私も彼の共同研究者として紹介されたということである。グロッサルトは自分の知見をより拡大するために様々な患者たちの援助を乞うているのであって、彼らを自分と同じ地平に立つ対話のパートナーとして認めることで、患者たちがリラックスできる雰囲気を創り出していた。グロッサルトはまず患者たちに、自分の問題について自由に話すよう依頼し、様々な箇所で、柔軟かつ繊細に介入を行った。私が立ち合うことを許された八十三名の患者のうち、会話や治療的処置に対する抵抗を示した者は皆無であった。それどころか、患者と治療者の双方において問題が提示され、その問題解決への意欲、またその取り組みは、まさに分刻みで高まっていったのである。八十三名中三十一名（三七・三％）は、驚異的な問題解決に至ったが、それは患者自身による非常に積極的な貢献に基づくものであった。これらの問題は概して新しい行動パターンの導入によって解決された点に特徴があるが、その新しい行動パターンは、患者によって感情面でも理性面でもポジティブに受け入れられており、また問題解決の動機づけともなっていた。残りの患者の約半数に関しては、感情面でも理性面でも十分に受け入れ可能な新たな行動パターンが見出されたものの、それを実践するためには、まだ越えなければならない高いハードルがある、というケースであった。最後に残った患者たちについては、彼ら自身にとって受け入れ可能な新たな行動パターンが見つからない、というケースであった。つまりグロッサルト＝マティチェクが開発した短期療法は、三分の一のケースにおいてのみ高い効果を示したことになる。私はここでまた、特定の患者グループにおいて高い効果が求められる場合、グロッサルトは治療者としてどのようなことを行うのか、またオートノミートレーニングから恩恵を受けることができるのはどのような患者たちなのか、と自問せざるを得なかった。まずこの二番目の質問に答えてみたい。オートノミートレーニングの恩恵を受けることができるのは、デメリットよりも多くのメリットを約束してくれるような新しい行動パターンを、自分の中にぼんやりと、あるいははっきりと思い描いてはいるが、それを積極的に行動として実践できない、あるいはまだ実践できていないような患者たちである。一方、問題をはらみ、病気を惹起するような――たとえば死への衝動を受け入れているような――行動に凝り固まっており、幸福感への入り口をもはや模索しようとしないような患者の場合、オートノミートレーニングから受ける恩恵はより少ないであろう。

さて次に治療者としてのグロッサルト＝マティチェクの人となりについて述べてみたい。グロッサルトはケース・バイ・ケースで様々なやり方を試みるのはもちろんのこと、患者個々人に合わせて治療の方法を編み出し、しかも、一貫した矛盾のない治療実践を可能にする、非常に整合的な理論に準拠している。理論的前提となっているのは、人間は誰しも無意識的・意識的に幸福感、快、社会的安定感および自分の能力に対する信頼感を模索している、という主張である。しかし人間は、このような模索の中で過ちを犯すこともあり、悩みや葛藤、誤った仮説に陥ることもある。それが様々な病気を惹き起こしたり、果ては死に憧れるまでに至るのである。治療者の使命はそれゆえ、幸福感を増し、不快の源泉を減少させるべく、患者を助けることにある。人は皆一見類似しているようで、その実互いに根本的に異なっているので、上記の目的を達成するためには、ケース・バイ・ケースで異なった方法と分析が必要になるのである。グロッサルト＝マティチェクは、悩みや、自己あるいは他者に対する攻撃性の背後には、幸福感へ到達する試みがうまくいっていないという事実のみならず、これから個々人が独自の方法

＊1　原注（以下、断りがなければ訳注）。バスティアーンス教授のこの序文はもともと、ケルンのキーペンホイヤー＆ヴィッチュ出版社から刊行予定であった本のために書かれた。しかし統計解析に時間を要したため、この本は予定されていた時点までに出版されるに至らなかった。

で幸福を実現するためのヒントが隠されていると主張している。

治療者グロッサルト＝マティチェクは、来談者の快と幸福感、自信と安定感を強化し、それらを承認するという方針を一貫して実践している。分析の後グロッサルトは、来談者がどのような領域、どのような方法で幸福感の獲得を期待し、どのような領域、どのような方法で、幸福感へ至る願望を制止しているのか、を自らに問いかける。そうすることでグロッサルトは、その来談者にとって最も重要な感情的欲求が何であるかを突き止めようとするのである。というのもグロッサルトは、そのような欲求の充足が強い快の源泉になること、またその欲求の充足が不可能に思える時でさえ、まさにそのような失望こそ、新しい快の源泉へ到達するための基盤となりうることを知っているからである。

グロッサルト＝マティチェクはしかし、なりふりかまわず幸福感と快を追求するような、快楽至上主義的な治療者ではない。グロッサルトは来談者個々人に特徴的な制止にも目配りを怠らないので、来談者が罪悪感や不安を持たなくてすむような幸福感が模索されるのである。来談者たちはグロッサルトのトレーニングを受けるうちに、新たな神経回路の構築へとつながるような、新しい反応を構築することを学ぶ。このようなやり方は、特定の領域における来談者の心理的制止を取り払い、その人にとっての新しい領域を活性化し、動機づけるためには、必要不可欠である。グロッサルトがそこで最大の価値を置いているのは、新しい行動が幸福感と快の方向へ向かうことができるように、感情をつかさどる大脳辺縁系と大脳皮質の構造とを機能的に結びつけることである。

多くのセッションで私を驚かせたのは、グロッサルト＝マティチェクが一時間も経たないうちにすでに、来談者たちに非常に激しくはあるが、ポジティブな感情を喚起することができることである。そのようなことが可能なのは、来談者たちが高い価値を置いている感情的な欲求そのものだけでなく、彼らの幸福感が増すことを約束するような解決法にもグロッサルトが言及するからである。グロッサルトはそれを来談者の能力レベルに合わせて行う、すなわち、自分の行動レパートリーを用いることでその目標に到達できるということを、来談者自身に認識させるのである。グロッサルトは来談者に強いポジティブな感情を喚起し、それによって来談者における感情と理性を新たに結びつけようとする（というのもたいていの人間は、理性によって感情が制止されている、換言すれば、感情的な反応の発露が理性の構造によって妨げられているからである）。

幸福感の獲得を目指すオートノミートレーニングは、無意識をも深く理解し、それを統合しているように思われる。もしも新しい行動に対する抵抗感が生じたら、来談者はそれらの抵抗感を不快感[*2]として把握し、拒否するよう訓練されている。私はこの序文を終えるに当たって、一つの結論と一つの疑問を提示したい。まずは結論から述べよう。グロッサルト＝マティチェクは、心身相関に関する疫学的立証のための、ならびに極めて興味深い仮説の検証のための新しい方法論を構想した、天才的な研究戦略家であるばかりでなく、非常に才能のある心理療法家であり行動アドバイザーでもある。グロッサルトの方法の効果に関して私が当初抱いていた懐疑は、長年に渡る検証の結果、承認、賞賛、そして個人的な厚い友情へと変化してきた。しかし私には一つの疑問がある。他の治療者たちはオートノミートレーニングをいかにして習得し、うまく活用することができるのであろうか。この疑問に答えるためには、私が長年グロッサルト＝マティチェクと重ねてきた議論が一助となるかもしれない。すなわちオートノミートレーニングには、その多彩なバリエーションと柔軟性にもかかわらず、確固とした、習得可能な根本原則があるのだ、ということである。心理療法家やアドバイザーはその根本原則の習得に、自分の人格や個人的な能力を動員すればよいのである。

　グロッサルト＝マティチェクは、個人的なセルフレギュレーション[*3]のみを研究しているわけではない。グロッサルトは個人的なセルフレギュレーションと社会的なそれとの相互作用を構想し、個人及び社会システムにおいて、主観的な要因が非常に重要であるということを強調する。彼の研究は、健康の維持という観点で極めて重要であるだけでなく、政治的にも——政治が経済的・技術的な諸問題の解決だけでなく、市民一般の幸福と自力活動にも関心を払うという前提のもとではあるが——重要なものである。

　様々な側面やトレーニング方法はあるものの、オートノミートレーニングの核心は、個々人それぞれにとって必要であり、また有用な新しい環境条件を創造することにある。というのも、そのような環境条件が、より多くの幸福感と安定感を生み出すからである。あらゆる心理療法の目標は、個人が自律性を獲得することである。グロッサルト＝マティチェクは自律を、とりもなおさず、自力活動を通じてそれぞれの人間が幸福感へ到達することのできる能力であると理解しているのである。

　本書の副題は「複雑なシステムにおける自力活動を刺激するための分析と方法」であってもよかったかもしれない。というのもグロッサルト＝マティチェクは、複雑なシステム内の相互作用を分析し、それらの力学を理解して初めて、介入の戦略を

＊2　Unwohlsein（英 malaise）ドイツ語の名詞は一般名詞も含めて全て大文字で始まる。

＊3　Selbstregulation（英 self-regulation）三頁の脚注を参照。

練り始めているからである。グロッサルトによって複雑なシステム内の諸問題がしばしば一定の定義可能な要因に凝縮され、しかも——それがシステムの欲求に正確に合致する場合には——比較的単純な介入によって効果がもたらされる様子は、見事と言うしかない。

グロッサルト＝マティチェクの研究ならびに介入の仕事は、以下の理由から極めて大きな社会的重要性がある。グロッサルトはその分析において、客観的な要因の作用と主観的な要因の作用を結びつけた。それによって、極めて複雑な相互作用システムが分析され、客観的な要因がどのように主観的なシステムに反映し、また主観的な要因がどのように客観的な変化をもたらす行動の動機になっているかが示された。心理学者や心身医学者は主観性という狭い枠の中に退却しがちであるし、自然科学者や経済学者は普通主観的な要因の重要性を考慮することができないものだ（たとえば創造的な自力活動の刺激が、失業率の低下や技術革新に繋がるといった評価ができないものだ）。しかしグロッサルトはこれら両者を結びつけ、科学的な研究とその革新にも、実際的な問題の解決にも貢献することとなったのである。現代の官僚主義の過保護的な振る舞いは、人間の自力活動を刺激しているというよりは抑制しているが、グロッサルト＝マティチェクは本書において問題解決をもたらす自力活動の重要性を説いているのである。このような研究プログラムを実行し、有用な示唆を与えるためには、非常な勤勉さと仕事への熱意のみならず、際立った天賦の才が必要とされるであろう。私はロナルト・グロッサルト＝マティチェクとの長年に渡る共同作業の中で、まさにこの天賦の才に繰り返し驚かされ、それを賞賛してきたのである。

メリットと大きな社会的危機が相半ばする、世界経済が集中化する現代において、グロッサルト＝マティチェクが言うところの「個人及びグループによる問題解決をもたらす自力活動」は、ますます必要なものとなりつつある。

グロッサルト＝マティチェクの方法と治療は、従来のように科学的研究の枠内で応用されるにとどまらず、治療実践に導入されることが望まれる。また政治家や企業主たちもまた、グロッサルトが示したような「問題解決をもたらす自力活動の刺激」に真剣に取り組むとすれば、それは歓迎すべきことであろう。

一九八五年一月

医学博士　ヤン・バスティアーンス[*4]
オランダ、ライデン大学[*5]精神科正教授
国際心身医学会前理事長
世界神経医学会評議員

序文

ヘルム・スティアリーン

体系的観点から見て——そればかりではないが——ロナルト・グロッサルト＝マティチェクの学問的業績は、私には独自のものであると思われる。私はグロッサルトを相互作用研究のパイオニアであると理解している。彼の研究においては、相互作用の究明ならびに相互作用への介入が、体系的学問研究の核心部分を構成しているのである。

　これらの体系的研究は、先の世紀[＊6]において、生物学的な研究に革命を起こした。というのもそれらの研究によって、生体システム内の制御と反制御、およびセルフレギュレーションの複雑な相互作用を、それまでの主として単一因果論的なモデルに基づくよりは、格段に正確に把握することが可能となったからである。ここ数十年の間にこれに相応するようなモデルが生じたのは家族療法においてであった。この領域でもまた、診断へのアプローチ方法と治療の発展に革命が起こったのである。

　しかしまさにそれゆえに、中心となる課題と疑問が生じてくる。個人のような生物学的領域と家族といった心理社会的領域は、それではどのようにして体系的に統合可能なのであろうか。より正確には、社会—精神—身体医学にとって、診断と介入に関する新しい視点が開かれるためには、身体的、精神的および社会的領域の諸要因の複雑な相互作用は、どのように研究され、証明されうるであろうか。私が思うに、ロナルト・グロッサルト＝マティチェクは、これまで誰ひとりとして取り組まなかっ

＊4　Jan Bastiaans

＊5　die Reichsuniversiät Leyden

＊6　原著の出版はまだ二十世紀に含まれる二〇〇〇年であり、「先の世紀」と言えば本来は「十九世紀」になるが、ここでは二十世紀を指している。

たこの課題に挑戦した。ここで成功を収めるために、彼は多くのことを成し遂げなくてはならなかった。グロッサルトは、心理学上のいわゆるソフトなデータを「ハードなもの」にする方途を、どうしても見つけ出さなくてはならなかった。つまり、ソフトなデータを、他の研究者にとっても測定可能で比較可能なものに、また再生可能なものにしなくてはならなかったのである。それはすなわち、被験者おのおのに固有な状態や期待、また動機等についての評価が容易ではなかった、従来の心理的データの評価方法から抜け出す必要があったことを意味する。グロッサルトによってトレーニングされた面接担当者たちはそれゆえ、調査対象者との間に信頼関係を構築し、対象者が自分たちに恥や不安の感情をもオープンにしてくれるように、骨を折らなくてはならなかった。更にグロッサルトは、相当な数の被験者を、相当に長期間追跡調査しなくてはならなかった。そして彼はこれを、世界的に見てもおそらく比類のない規模で実施した。彼は三十年以上にわたって約三万五〇〇〇名以上の被験者を面接し、その追跡調査を行ったのである。しかもグロッサルトは、それまで主流となってはいたが、学問的な意義の乏しい後向き研究に頼ることは、もはやできなかった。グロッサルトにとって何よりも重要だったのは、前向き研究というデザインであった。前向き研究によってグロッサルトは、十五年から二十年の観察期間、いやそれ以上の観察期間を経たのちにようやく真偽が判明するような仮説を立てることが可能になったのである。これはもちろん、自分の仮説をそこから整合的に導き出すことができるような一つの理論をグロッサルトが必要としたことをも意味している。そしてそのような理論は、一方では新しい知識によって修正されはするが、他方その基本的内容において何十年も持ちこたえられるようなものでなくてはならなかった。このようなバランス芸的な理論構築にも、私が思うに、グロッサルトは成功したのである。

さらに先がある。心理社会的要因と身体的要因の相互作用に関する仮説を、たとえばがんの発生に関して説得力ある方法でテストするためには、さらに斬新な方法が必要とされた。すなわちグロッサルトは、前向き研究のデザインと介入研究のデザインとを統合しなければならなかったのである。それはおおよそ次のようなものであった。彼はハイリスクの集団をランダムに二群に分け、そのうちの片方に介入を行い、他方の対照群は彼らの運命に任せたのである。十五〜二十年後に再び両方の群から、心理社会的ならびに生物医学的データが収集されることとなった。

この——研究としても治療上のツールとしても用いられた——介入の核となる要素こそ、オートノミートレーニングであった。本書で主要なテーマとなっているのがそれである。オートノミートレーニングは一種の短期療法ないし短期介入という形式を持つもので、来談者個々人の欲求や動機のあり方にぴったりと寄り添う形で構築される。それはまた、来談者がより健康でより幸福感を得ることができる方向へと転轍を切り替えるような何かを、来談者の複雑な生物心理社会的相互作用の中に惹起するようなものである。そのような治療は、ロナルト・グロッサルト＝マティチェクが「符合点」[*7]と呼んでいる点に働きかける。「符合点」はシステムの中核ポイントあるいはライトモチーフ[*8]と換言できる。「符合点」とは、それによってシステム内の全事象が、ある種の方法を通じてコントロールされ、それが変化すれば、生に対する態度や健康状態も大幅に変化することが期待されるようなポイントなのである。グロッサルトは、どのようにしてそういうことが起こりうるのかを、インパクトある多くの実例を通して描いている。またその結果もそれに劣らずインパクトの強いものである。彼がオートノミートレーニングを通じて治療した患者たちの約四〇%が、十五〜二十年後に、健康と生存期間に関して、対照グループとは極めて明瞭な違いを示したのである。

本書の後半部では、グロッサルトが応用した研究アプローチとそれによって得られた成果が、様々な社会的、政治的な領域にとっても重要であることが語られる。そこでは「符合点に到達すること」ないし「結び目を解きほぐすこと」の核心的要素が、幸福感とセルフレギュレーションを長期的に達成することをめざす自力活動以外のなにものでもないことが示される。

ロナルト・グロッサルト＝マティチェクは、かつてチャールズ・ダーウィンがそうであったという意味で、攪乱者であると言うことができよう。ダーウィンは周知のように、彼の多くの同時代人たちを、――カントの用語を用いれば――ドグマ的なまどろみから叩き起こした。ダーウィンは当時、同時代人たちからは少なからぬ批判、いや非難を被った。同じようなことがグロッサルト＝マティチェクについても言える。しかし私はグロッサルトの場合も、時と共にますます多くの人々が、彼による攪乱を正当に評価するようになることを確信している。

ハイデルベルク、二〇〇〇年五月

医学・哲学博士　ヘルム・スティアリーン[*9]

ハイデルベルク大学[*10]

＊7　Knackpunkt（英 crunchpoint）一六七頁の脚注を参照。

＊8　Leitmotiv（英 leitmotif）（音楽の中で）繰り返し現れる主題。

＊9　Helm Stierlin

＊10　die Universität Heidelberg

序文

ゲラルト・ヒューター

読者のみなさんが、私と同様、ある本を読む前にその本についての全体像をつかみたい、できればその本がなぜみなさんにとって重要でありうるのかを知りたい、その本の内容をいくらか詳細に見てみたい、といった種類の人間であれば、みなさんはおそらく序文を読むでしょうし、それが複数あることを喜びもするでしょう。それによってみなさんは、本の内容に前もって一通り様々な視点から光を当てることができることになるし、本の内容をいわば序文の各筆者という異なった眼鏡を通して概観することができるわけです。この眼鏡が異なっていればいるほど、それだけ好都合だし、本の全体像はそれだけバランスのとれたものになるでしょう。

そこで私は、ロナルト・グロッサルト＝マティチェク氏の著作について、さらにもう一つの視点を提供することになるのですが、私の場合は自然科学者の、より厳密に言えば脳およびストレスの研究者の眼鏡を通した視点を提供したいと思います。

グロッサルト氏はこの本の中で、ある方法を紹介していますが、「オートノミートレーニング」の助けを借りることでその方法が、特定の人間の思考と行為をそれまで大幅に規定してきた――そしてまた多かれ少なかれ病気の原因となってきた――ある種の基本姿勢と思い込みを、変更しうることを示しています。

本当にそんなことが可能なのでしょうか。ある人間の脳の中で一度確立され、経路が敷かれた神経のネットワークは、後からそれほど根本的に変えられるものなのでしょうか。またもしそれが事実上可能だとしても、どのようにしてそのようなことが生じているのでしょう。人間の行動は、自分の人生を作り上げることの喜びを（再）発見するということだけによって、変更できるものなのでしょうか。この新しい生の感情はなぜ人間をより健康にし、その健康を維持させるのでしょう。数年前なら脳の研究者たちは、これらの疑問すべてを、途方に暮れ、肩をすくめて口にするしかなかったでしょう。彼らは一九九〇年代の初めまでは、脳の発達段階で生じた我々の感情や思考や行為を決定する神経のスイッチやネットワークは、あとからはもはや変更不能で、年齢が進むにつれて、ただその結びつきが緩くなるだけだという見解を持っていました。この見解は幸いなことにしだいに誤りであることが分かってきました。誤りだと分かったのはそれだけではありません。近年の神経生物学的研究を注意深く、また批判的に追いかけてきた人は、この分野である転換が起きていること、カール・ヤスパースが「枢軸時代」と言い、トーマス・クーンが「パラダイム転換」と言ったことが起きていることにお気づきでしょう。これまで正しいと思われてきた古いこと、他の学問にも継承され、そこにおいての理論構築にきたこと、それまではまさに教義として通用してきたこと、他の学問にも継承され、そこにおいての理論構築にも利用されてきた見解が、少しずつ解体しつつあるのです。

- 私たちは長年、脳の発達段階で形成された神経のスイッチ構造やシナプス結合は変更不能なものであるとしてきました。今日ではしかし、脳が一生の間、一度形成されたスイッチ構造を適応に基づいて変更し再構築すること、ならびにこれらスイッチ構造の形成や固定が、私たちが脳をどのように、また何のために用いるかに決定的に依存しているということを知っています。
- 何年か前には脳研究者は、心理社会的な影響力が脳の構造に何らかの変更を加えうるとは想像もできませんでした。しかし今日では彼らのほとんどが、生きていくうちになされる経験が、脳に構造的に組み込まれるということを確信しています。
- これまで私たちは、人間の大脳は思考のためにあるということを暗黙の了解としてきましたが、近年の研究によって明らかになったのは、人間の脳の構造と機能は、私たちが「心理社会的な能力」という概念のもとに理解している課題に対して特別なやり方で最適に調整されているということです。つまり私たちの脳は、思考のための、というよりはむしろ社会的な部位なのです。
- 数年前まではまだ、脳研究者たちは感情に関係するすべてのものに疑念を持っていました。しかし脳研究者たちはしだいに、感情が感覚や認知のプロセスにとってどのような意味を持つかということのみならず、初期的な経験と同様に感情が脳に構造化されること、また感情がのちの基本姿勢や考え方の決定にいかに大きく関与するか、ということを理解し始めています。彼らはまた、脳内で神経内分泌学的にストレス反応がどのような意味を持っているか、またこの反応そのものや、それが脳内に残す痕跡が、「制御可能である」あるいは「制御不可能である」という主観的な感情に、いかに大きく依存しているか、ということを認識しています。

• 人間の思考や感情や行為をより強く決定するのは、生まれながらの行動プログラムなのか、あるいは生きていくうちに蓄積されていく経験なのか、という問題は、ほぼ一世紀に渡って盛んに議論されてきました。今日ではしだいに、人間の行動の心理的・心理社会的決定性を支持する人々の側で、人間の感情・思考・行為には物質的な、つまり神経生物学的な基盤があるという見解が通用するようになりました。他方心理的な現象の生物学的決定性を支持する人たちはしだいに、個体群の中で遺伝的な素因が安定するためにも、また特定の神経ないしはシナプスのスイッチ構造モデルの構築のためにも、心理社会的な経験の心理的処理が、少なくとも人間の場合は極めて重要であることを洞察するようになりました。

私たちが二十世紀の最後に到達した神経生物学的・心理生物学的な基礎研究に関するこれらの新しい認識は、神経科学のその他の応用的な諸領域に対して計り知れない影響力があります。しかしこれらの新しい認識は、神経科学に関する科学的出版物が溢れかえっているにもかかわらず、その潜在的な利用者たち、つまり医師たちや、心理療法家たち、またカウンセラーたちに届くことはほとんどありませんでした。

彼らはしかし、極めて緩慢かつ散発的にではあるものの、これまでに見逃してきたものを取り戻すことに力を注ぎ、自分の治療法やトレーニングのプログラムに、これらの新しい認識を組み込もうとし始めています。

ロナルト・グロッサルト＝マティチェク氏は、上記のような「後れて来た人たち」の一人ではありません。彼こそがパイオニアなのです。グロッサルト氏は、長年の経験に基づき、直観と本質的なものへの洞察を伴った彼独自のオートノミートレーニングを、孤立無援の状態でありながら、すでに構想していたのです。当時支配的であった見解に抗してグロッサルト氏は、成人の行動も原則として変更可能であるという考えから出発しました。グロッサルト氏はしかし同時に、人間の思考や行為を根本的かつ持続的に変更することができるのはただ、一見制御不可能に見えるストレス反応は実は制御可能であるという感情を、またそれだけが幸福感と快を創造するということを、当の本人に伝えることができたときだけである、ということも知っていました。グロッサルト氏はまた、感情的な平衡を取り戻すことが人間の「自己治癒能力」を十全に展開するための決定的な前提条件であると確信しています。統合的な制御システム、つまり中枢および末梢神経系、循環器系、免疫系、および内分泌系の機能は、不安や無力感や救いのなさといったネガティブな感情に害されない条件下でのみ、生体の健康維持のために最良の貢献をなす、とグロッサルト氏は考えました。

それまでの人生で築いてきた基本的な考え方を変更することは確かに難しいですし、いつでもそれが成功するとは限らないのも確かです。しかし、もしそれに成功するとすれば、それはロナルト・グロッサルト＝マティチェク氏がここで提案しているやり方による外はないのではないでしょうか。つまり、自分の中の資源を意識化し、それを利用することによってしかそれは達成されえないのです。それこそが、社会的な生活世界が私たち個々人に課す、ますます複雑になりつつある諸要求を、私たちが克服することができる唯一の方法でしょう。これら諸要求に対する不安の克服に成功した人間が最初に感じるのは驚きであり、次に好奇心でありましょう。それから人はおそらく幸福感を得、最後はおそらく、自分の生を自分で作り上げるという快感を得ることでしょう。そしてそのような快感は、ただ健康を強化してくれるだけではないはずです。

自然科学・医学博士　ゲラルト・ヒューター[*11]
神経生物学教授
ゲッティンゲン大学病院精神科[*12]
マックス・プランク実験医学研究所[*13]

＊11　Gerald Hüther
＊12　die Psychiatrische Klinik der Universität Göttingen
＊13　das Max-Planck-Institut für Experimentelle Medizin

筆者による序文

読者のみなさんへ

私は研究チームとともに、長年に渡って幸福感ないしストレスと健康との関係を研究してきました。本書で私は、私たちの研究成果をいくつか紹介したいと思います。それによってみなさんご自身がよい刺激を受けられることを望みます。

幸福感とは何であり、またそれはどのようにして生まれるのでしょうか。幸福感は健康の維持にどのように関わるのでしょうか。

人間は、非常に複雑な、社会・心理・生物学的なシステムであり、そこでは現実と理想との間の緊張関係から様々な欲求が生まれて来ます。幸福感は、例えば健康的な食事や前向きな考え方といった、ただ一つの要因から生じるのではなく、普通システム内の多くの身体的あるいは精神的要因が相互に協調することによってもたらされます。そこで中心的な意義を持つのは、身体及び社会的関係性に特定の環境条件を生み出す、人間の自力活動です。例えば劣悪な環境条件を招くような行動をやめ、好ましい環境条件を整えるような新たな行動を構築できれば、それは幸福感の改善に大いに資するはずです。

人がそれぞれ自分の幸福を実現するためには、その人なりの様々な環境条件や刺激が必要です。重要な欲求が満たされれば幸福感が得られる一方、欲求が満たされないと不快感が襲ってきます。このような欲求の多くは、すでに幼少期に学習されます。私たちは、大規模な前向き研究によって、幸福感の度合いが健康の維持に関係することを示すことができました。幸福感とは、快適な感情であるだけでなく、人間がうまく機能していて自らの欲求をうまく満たすことができていることを表す指標でもあるのです。

幸福感は習得することができます。これについても私たちは研究によって示すことができました。本書の目的は、読者のみなさんがご自分の幸福感の度合いを測定し、幸福感を改善できる環境条件が生まれるような様々な活動を刺激し促進できるよう、支援することにあります。

本書の中で私はオートノミートレーニングまたは自律的なセルフレギュレーションを刺激するためのトレーニングと名づけた、カウンセリングおよびトレーニングの新しいシステムを紹介したいと思います。さらにまた、みなさんがオートノミートレーニングによって、いかに上手にストレスを克服し、欲求が満たされるような新しい行動パターンを実践できるようになるか、をお示ししたいと思います。

オートノミートレーニングは、行動の新しい編成を促すための訓練とカウンセリングとトレーニングのシステムです。このような新しい編成の可能性は、個人の中にすでに素質として存在するので、実行に移すことが可能なのです。どういうわけか多くの人々は、生まれつき持っていたり学習したりした行動の潜在力を別様に組織できるにもかかわらず、(例えば不快感、不安、抑うつといった) ネガティブな結果に繋がるような行動を取ってしまいがちです。人は特定の認識と行動様式を新しく創造的に結びつけることによって、これまでとは違うより好ましい環境条件を創造するような活動を構築することができます。その結果、それまで制止されていた欲求が、新たに組織されたシステムの中でよりよく満たされるようになるのです。

オートノミートレーニングが試みるのは、新たな行動がどのようにして習得可能であるかというモデルを提示することです。習得すべきモデルはそれほど単純なものではありませんから、様々な角度から検討されることになります。私はそうすることでこのモデルが、それを習得しようとする人に、無意識的あるいは意識的に取り入れられ、個々人の欲求と個性に応じて統合されるであろうことを確信しています。オートノミートレーニングでは、自律的なセルフレギュレーションという概念が中核的な意味を担っています。セルフレギュレーションとは、欲求を満たし幸福感を得ることを目的として試みられる、人間のすべての自力活動を意味します。自律的なセルフレギュレーションとは、ある人の自力活動が、その人にとって常に不利益になるような特定の経験や人物、条件から独立しているということを意味しています。オートノミートレーニングを通じて獲得される新たな行動パターンは、より多くの幸福感、快や精神的な安定感が生じるよう、自分の中にある可能性や潜在的な行動パターンを編成し直すことを目標としています。多くの場合、まずはたった一つの行動によってもより多くの幸福感が得られるということを人は学びます。そしてその体験が次の新たな行動への起点となり、最終的には、制止や依存が取り除かれ、新しい、柔軟で欲求が満たされる行動が優位となるような行動体系が、包括的に再構築されることになるのです。

オートノミートレーニングによって上手なストレス管理ができるようになるために、読者のみなさんはまず、ストレスとは何か、そしてそれが自律のためのセルフレギュレーション能力とどのように関係するのかについて学ばなくてはなりません。私は本書の中でストレス現象について詳しく説明していますが、それはみなさんにストレスとは何かを理解していただくだけでなく、みなさんの関心がこのテーマを扱うのに十分に高まるまで、ストレス分析とストレス克服に関する専門的知識を身につけていただきたいからです。

私は、ストレスがどのように、またどのような原因で発生するのかをみなさんに理解していただくだけでなく、みなさん自身や周りの人たちがストレスをうまく克服できるよう、みなさんの能力を刺激したいと思います。私はみなさんが本書から、豊富な理論的情報だけでなく、実際的な刺激を受けられることを望んでいます。

オートノミートレーニングは、他の治療法やカウンセリング法と異なるいくつかの仮説を基礎としています。

人間とは生来、うまく機能するはずの自己調整システムなのですが、その機能は誤って学習された評価や感情によって障害を被ることがあります。生来のセルフレギュレーションを阻害する誤って学習された障害が除去されれば、その時点で問題は半ば解決されたようなものです。

人間はまた、自らの社会的・身体的環境と、自らの身体内に、常にポジティブな、あるいはネガティブな環境条件を創り出していく、活動的な存在でもあります。オートノミートレーニングによって、自分が必要とする環境条件を創出することが習得されるなら、問題の残りの半分も解決されたことになります。

慢性的なストレスは、慢性疾患のひとつの重要な発生要因です。ストレスは常に、セルフレギュレーションの障害に基づく過度の負担の現れです。病気を惹き起こすのはストレスだけではありません。ストレスは遺伝的な素因や病気の原因となるような習慣（誤った食事、喫煙、飲酒）、臓器の損傷や環境要因と、複雑に相互作用を及ぼし合っています。慢性的なストレスが存在すれば、身体的な危険因子が病気を惹起する作用は何倍も強くなるのです。

幸福感と精神的な平衡が支配的であれば、人間が病気になることはまれであり、生はより充実したものとなります。セルフレギュレーションをマスターすることはつまり、幾重にも得をするということを意味するのです。私は本書を、そこからみなさんが最大限の利益を引き出していただけるようなものとして構想しました。

みなさんにはまず、テストシステムと質問票に回答していただき、みなさんご自身がどのようなストレスを抱えているかを明確にしていただきたいと思います。そしてその三カ月後に再度同じテストをすることで、自分のストレス克服能力が改善しているかどうかを確かめてください。またその結果を文書で私にお知らせいただき、みなさんにとって特に重要であった側面のうち、どれを自分がうまく改善できたのかを教えていただければ、たいへん嬉しく思います。

ぜひ集中して様々な質問に回答していただきたいと思います。また回答は、ただ義務的にではなく、自分を知るという喜びを味わいながら行ってください。実験によれば、質問に何度も回答するだけで、ストレスを下げる効果があることが明らかになっています。質問に回答するうちにみなさんは、これまでほとんど考えたこともないような特定の領域に注意を向けることになるでしょう。みなさんの知性を動員することによって、どのような活動が自分には欠けており、どのようなポジティブな刺激が質問そのものの中にすでに含まれているかを感じることもできるでしょう。

本書ではストレスと、オートノミートレーニングによるその克服というテーマが複合的に説明されるだけでなく、様々な叙述の形式を用いて述べられています。それはみなさんに私たちのアプローチの多様性を理解していただきたいからです。また本書ではオートノミートレーニングだけでなく、人間行動の理論的基盤も解説されています。というのも後者、つまり人間行動の理論的基盤の理解なしには、目標とされるトレーニングはうまくいかないと思われるからです。

本書が扱う中心的なテーマは、自己の行動に関する人間の日常的な経験と、そこから生じるポジティブおよびネガティブな結果です。日常的な経験の記述は、筆者による体系的観察、学問的成果、および治療上の経験によって補われます。これによって読者のみなさんが、自分の観察と経験を、理論的な知識と実践的な方法論によって、より拡充できることを望みます。

幸福感と安定感に到達するために、人間は日常の行動において何をなしうるのでしょうか。またどのような行動が、不幸感を惹き起こすのでしょうか。幸福感を得るためには例えば以下のような試みが考えられます。(a) 周囲の人間や活動から距離を取る、(b) 自分の環境に積極的に働きかけ、それによって新しい環境条件を創出する、(c) 自分の人格に対して特定の態度を取る、たとえば、ポジティブあるいはネガティブな感情を抱くことを自分に許容したり、自分自身や世界を特定の方向で解釈したり、等々。まさにこれらの人間行動の様々な側面が、本書の中心的な構成要素となっています。

人間のような複雑なシステムが、あらゆる状況において単純なやり方で望みどおりに変えられるかのような暗示を読者に与える治療本や論文の類は、あまた存在します。そこでは様々な技術がマニュアルとともに伝授されています――もしみなさんがこれこれのことを実践するなら、大きな効果が得られるでしょう、といった具合です。国際的な心理学の文献も、そのような助言に満ちています。例えば、どうすれば脳波を調整できるか、指の運動と注意力を他へ向けることによって、どのようにして外傷的な記憶や経験を消去することができるか、等々。あるいは自分の葛藤をさらけ出したり、対話の相手から素直な心と理解を得たり、自分自身の無意識と折り合いをつけることによって、精神的な平衡が得られるということが説かれたりしています。人間は無数の要因が互いに依存関係にあり、相互に影響を及ぼしあう非常に複雑な社会心理生物学的システムであるがゆえに、個々の側面のみに決定的な効果を期待することはできません。その一方で多くの要因の相互作用によって相対的な平衡ないし不安定な状態にある複雑なシステムは、作用要因がもしも鍵と鍵穴のようにぴったりとシステムに合致するならば、比較的小さな影響によって決定的に変えられうるのです。

多くの人間が外面的には似通った生活条件のもとで暮らしているにもかかわらず、個々人の反応はしばしば非常に異なっています。つまり、人はそれぞれ固有の存在なのです。その一方で行動システムに関しては、普遍的な法則も観察されます。たとえば、すべての人間が個々人の欲求や嗜好に合致した刺激を必要としていること、またすべての人間が、最適な刺激を得るために、近さと距離を調節したいという欲求をもっていること等です。さらに、すべての人間にとって、自分の欲求を充足させ、幸福感と快と安定感に達することがなによりも大切だということも、普遍的な法則と言えるでしょう。それにもかかわらず、人それぞれの欲求や望ましい状況、行動の戦略などは、根本的に異なっています。本書で紹介されるオートノミートレーニングは、ともに複雑なシステム内の現象に影響する、個人の独自性と普遍的な法則性の両方に配慮しています。またシステムが必要としている、あるいはシステムに障害を惹き起こす両方の要因の作用についても分析されます。

私たちの心身医学的理論と介入の中心的な概念は、自律性と自律的なセルフレギュレーションです。

自律性とは、強制からの精神的な独立という個人的能力、自力活動によって長期的に見ればポジティブな結果を招く条件、状態、関係を創り出し、維持すること、さらに個々人独自の形態の自力活動によって幸福感をもたらす環境条件を創り出せる能力を意味します。

自律的なセルフレギュレーションとは、社会的コミュニケーション、生体、物理的環境および精神的コミュニケーション（例えば人間と神との関係性の体験）などの中に、特定の環境条件、反応の特定の布置（状態や状況）等を創り出して、幸福感を創造し、欲求を充足するような反応やプロセスを生起させ、不幸感を惹き起こしたりセルフレギュレーションを阻害する条件（反調性的な行動）を撤廃させるような、個々人のあらゆる自力活動を意味します。

オートノミートレーニングとは、自律的なセルフレギュレーションを刺激する介入方法を意味します。そこでは、個々人の特性ならびに個々人が持っている能力ないしは限界（それらが遺伝的なものか、後天的に習得されたものであるかにかかわらず）に配慮がなされ、それぞれの人に適したセルフレギュレーションを刺激する方法が模索されます。人はそれぞれ、その人独自の方法によって、自己をコントロールしようとすること、さらにセルフレギュレーションの阻害も同じように、その原因や特徴がその人固有のものであることが仮定されるので、オートノミートレーニングにおいては、特定の問題に汎用的な効果があるような、あらかじめ決められた方法は使用されません。オートノミートレーニングではつまり、診断のための会話と診断的手段（例えば質問票の評価や対象者に近しい人の証言等）のあとで、その人固有の方法が構想されるのです。しかし一方でオートノミートレーニングは、学問一般に妥当する研究結果や理論上の構想にも準拠しています。これらは個人の枠を超えた全般的な方向付けと目標設定に資するものです。ただし目標に至る道筋は、個人的な分析に従って、その人だけのために創り出されるのです。

人間の行動は、欲求を充足させ、不快の源泉を減少させる機能を備えています。無意識は、快を最大限になるように調節し、システムを統合する機能です。無意識の機能の源泉は感情的で本能的な領域にあるのですが、その機能には二つの面があります。つまり快を模索する方の機能がうまく働かず、耐え難い不快を伴う希望のない状態が生じると、無意識からはシステムを破壊するような信号が発せられます（例えばそれらは自殺や重篤な慢性疾患の進行、病気の経過の悪化といった現れ方をします）。一方無意識の機能は、快の源泉や快がありそうな場所を探索するだけでなく、克服できない制止をも探索してしまうのです。それによって例えば、期待する快と現状の快との乖離を埋めるために、嗜癖といった補償行為が現れることがあります。無意識は、快と不快の両方の源泉に準拠しており、それゆえに生き延びたいという動機、あるいは死への傾向の、どちらかの方向へ人間を導く、複雑で主観にコントロールされた情報システムです。無意識は、制止のない快の源泉を模索し、快と幸福感を現在の自己像へと統合する努力を人間に促すので、個々人の能力に見合ったコントロール可能な快と幸福感を生むことがあります。それとは逆に、望んでいる快の源泉が無意識によって阻止され、この阻止の解除が主観的に不可能であると思われる場合には、自己破壊的なプロセスが始動し、絶望や諦念、死への傾向の受け入れなどが現れることもあるのです。

オートノミートレーニングは、無意識が快と幸福感を模索し、無意識の傾向が理性的な部分と統合されることを支援します。

またオートノミートレーニングは、新しい環境条件の創造によって、自己破壊の方向へと進もうとする無意識の自動的な反応の方向を転換することを試みます。というのも新しい条件が与えられれば、新しい快に満ちた反応とプロセスが生じるかもしれないからです。無意識は情報と感情の処理を自動的に行うので、その新しい環境条件によっては、快を模索する無意識の動機が強化され、破壊的な機能が弱められることもあります。以上のような理由からオートノミートレーニングは、どのような主観的で特殊な快・不快の処理にも個別的に介入しようとするのであり、あらかじめ決められた方法を使おうとはしないのです。

本書で紹介されるのは、私がオートノミートレーニングと呼んでいる短期的心理療法ないしはカウンセリングシステムです。国際的にはすでに数多くの形態の短期療法が存在するにもかかわらず、なぜ新たな治療システムがさらに開発されたのでしょうか。既存の治療形態をさらに発展させることを科学者に要請する理由はたくさんありあます——それは、オートノミートレーニングもまた、ほかの治療形態によって改善される余地があることを意味しています[*14]。

紙面の都合上、私は本書においては、様々な他の治療形態とオートノミートレーニングとの違いに関する詳細な議論は割愛しました。しかし私が新しい治療法のデザインを考え出した動機を、ここで二つ示しておきたいと思います。

1　いずれの治療法も、その実践において、特定の理論や仮説に準拠している。しかしもしその仮説がたった一つの内実に基づいているとすれば、そのような仮説の視野は限定的にならざるを得ず、実際上問題を共起させる他の要因を発見できないため、問題解決のために本来必須であるはずのステップが看過される可能性がある。

2　狭隘な視点ゆえに、内容的にも効果からいっても個々のシステムの欲求に対応していないような介入方法が提案される可能性がある。その場合意識的・無意識的な欲求を持った個々人は、分析や介入に不十分にしか関与できないことになる。

オートノミートレーニングは、分析と治療において、より柔軟で多様な介入を試みます。それはその介入によって、複雑なシステムの自然なありかたと機能に対応するためです。

オートノミートレーニングはヒューマニスティック心理学[*15]、体系的短期療法、学習論的行動療法、深層心理学ならびに私たち独自のアプローチによる要素を組み合わせたものです。他のあらゆる心理療法の形態と異なるオートノミートレーニングの最も重要な特徴は、その治療目標の設定が、長期的な研究結果に基づいて行われること、ならびにトレーニングが明確に個人の幸福感を求めて行われることにあります。

オートノミートレーニングが幸福感と快を目指して行われるとはいえ、それがいかなる犠牲を払ってでも追及されるわけではありません。ここではコントロールされ、個々人の能力に合わせて制御される、到達可能な幸福感が求められるのです。私たちの研究結果によれば、是が非でも快が求められるような場合、そこにはかえって制止と罪悪感が生じ、健康の維持に資するというよりは、むしろ病気の発生が惹起されます。個々人の能力に合わせて制御される幸福感だけが、健康の維持に資するのです。病気を生み出すのは、快の制止と幸福感の阻害ないし快の阻止（例えばある人が自分の欲求や希望に背を向けて生きる等）です。オートノミートレーニングにおいて幸福感と快は、健康維持に資する喜びとしてだけではなく、社会的な安定にも資するものとして追及されます。人間は日々、様々な要因（例えば職場でのいじめ等）によって、社会的な安定感の喪失、ひいてはアイデンティティーの喪失に至るまでの脅威にさらされています。社会的分野においてもまた、オートノミートレーニングによって問題の解決を促し、安定感を生み出すような環境条件を新たに創り出す自力活動を刺激することが可能なのです。人間は一つの領域で、自力活動によって自分の問題を解決し、幸福感と安定感を得ることを学べば、他の領域においても自力活動によって自分の問題に取り組むことが、より早くできるようになります。私たちの経験によれば、個人的な問題の発生には、ただ一つの要因（例えば父親・母親への執着、誤った食事、運動不足、夫・妻への退屈、職場でのいじめ、社会的孤立感等）が関与しているのではなく、諸要因が相互作用を及ぼしあい、複雑で動的なシステムが形成されています。例えば家庭で父親から拒否されていると感じている人は、職場の上司からの拒否に過敏に反応しがちで、それがまた夫婦間の葛藤状況をエスカレートさせるといったことが起こり得ます。オートノミートレーニングが成功したと言えるのは、自力活動に刺激された個々人が、不快感を生み出すようなシステムや相互作用を、幸福感を生み出すものへと転換できるような状態に、自らの力で到達できた場合だけです。オートノミートレーニングに取り組む多くの研究者たちは、治療が成功するのは、高い知能を持ち、

＊14　（原注）体系的短期療法というテーマに関してはEva Madelung: Kurztherapien ― Neue Wege zur Lebensgestaltung. Kösel, 1996（タイトル邦訳「短期療法――ライフプランニングの新たな道」）に優れた概説がある。

＊15　ヒューマニスティック（人間性）心理学（英 humanistic psychology）。それまで支配的であった精神分析や行動主義とは対照的に、主体性・創造性・自己実現といった人間の肯定的側面を強調した心理学の一群の潮流。

注意深い自己観察の能力を持つ人たちだけであろうと推測していいます。しかしこの推測は、私たちのこれまでの研究では確認されていません。むしろあらゆる知的レベル、あらゆる自己観察能力レベルの持ち主が、幸福感を獲得する要因を見つけ出すことができるでしょう。なぜならこのような欲求とこのような行動傾向は、遺伝子の中に素因として備わっているはずであり、それが誤って習得された行動パターンによって阻害されているに過ぎない可能性が高いからです。

つまるところ本書の目的は、問題解決のための自力活動を促す点にあります――というのも、読者であるあなただけが、自分の環境へと積極的に働きかけることによって、ご自分の幸福感と健康が必要としている環境条件を創り出すことができるからです。

本書ではまた、様々な領域における研究結果を紹介しています（例えば一次および二次予防、スポーツ心理学、失業の研究等）。すべての領域は一つの主たる目的を持って実施された研究プログラムに属しています。その主たる目的とは、いわゆる「客観的」な要因の研究と主観的な要因（感情、認知等）の研究の間にある非科学的で非実際的な分裂を止揚し、この二つの領域の相互作用研究のための門戸を開くということです。もしこれに成功すれば、科学的な知見が増えるのみならず、個人的・社会的な問題解決能力の大幅な改善が期待されるのです。私たちは、自らの研究によって、今日まで非常にかけ離れていた二つの領域、つまり自然科学的思考と人文科学的思考との間にあった結び目を解くことになるのです。客観的な要因は主観的な感情と思考の中にその表現を見出し、反対に主観的な感情と思考は客観的な要因の振る舞いと形成に影響を及ぼすのです。

もし相互作用の研究を放棄するとすれば、多くの現象は研究されないまま、解明もされず、知的で体系的な問題解決のための介入への道も閉ざされたままになってしまうでしょう。

本書ではいくつかの研究結果が紹介されますが、それらは一般的なエビデンスの枠組みを提供しており、個人的・社会的なセルフレギュレーションが、健康と社会的な問題解決にとっていかに重要かを強調するものです。研究結果は、一九七一年から今日に至るまで実施されてきたいわゆる「ハイデルベルク前向き・介入研究」[*16]によるものです。それらの研究で対象となったのは、まだ病気を持たない一般住民たち、がん患者たち、ならびにその他の人たち（例えば失業者やスポーツ選手たち、企業のトップたちやエイズ患者たち等）です。研究ではまた、オートノミートレーニングの効果についても検討されました。

個々の結果については学術誌にすでに発表されているか、これから発表されるので、結果の詳細に関心のある読者のみなさんには、それらの論文を参照していただければと思います。

本書が追及したテーマは二つあります。(a) 心理療法の治療者のみなさんに、研究と実践に関する新しい方法を知っていただくこと、および(b)一般の読者のみなさんが、とりわけそのセルフレギュレーションの刺激を通じて自ら問題を解決されることを支援することです。後者は、読者が本書の諸章を注意深く読み、定期的に繰り返して自ら調査票に回答してみることによって達成されるでしょう。私は本書の様々な箇所で、理論的記述と具体的な記述とを、さらに目的の提示とオートノミートレーニングの方法とを意図的に結びつけました。またやはり意図して、同じ内容のことを様々な観点から反復して記述しました。これは、そうすることによって読者のみなさんがオートノミートレーニングの本質的な理論的基盤を、意識的にも無意識的にも、よりよく理解できると私が確信しているからです。

読者が多くの成功を得るのに、本書が役立つことを祈ります。

ハイデルベルク　一九九九年

医学博士・哲学博士　ロナルト・グロッサルト＝マティチェク[*17]

国連平和大学・欧州平和開発センター[*18]予防医学教授

＊16　本書の出版年（二〇一三年）においても研究が継続されている。

＊17　Ronald Grossarth-Maticek

＊18　das Europäische Zentrum für Frieden und Entwicklung der Universität für Frieden der UN

第一章　本書の概要

一・一　セルフレギュレーション、オートノミートレーニングと健康

本章では、オートノミートレーニングの基礎理論と手法とを総括的に提示し、本書で取り上げる複雑な課題についての分かりやすい展望を、多くの事例とともに読者諸賢に提供したい。

我々の理論と手法は、複合的で体系的なアプローチに基づいている。前提として、人間を様々な要因が相互に作用し合うシステムとしてとらえ、相互作用のありようによって初めて特定の現象が生じると考える。この体系的アプローチにおいては、相互に作用しあうすべての要因を、微細な点にいたるまで正確に描写し把握することは不可能である。単一因果論的で機械的な医学や心理学、つまり、例えばある病気を惹き起こす一つの原因があって、そのメカニズムを明確に一義的なモデルを用いて説明できると考えるような医学や心理学とは異なり、我々の体系的医学は、ある要因が作用を及ぼすかどうかは他の要因との様々な相互作用の集積に依存するのであって、因果関係を明確に一義的なモデルとして描出することはできないということを前提としている。つまり、一つの要因は様々な方向で他のいろいろな要因と相互に作用しあうのであり、その要因が原因となることもあれば、逆に結果となることもあると考えるのである。

セルフレギュレーション

本書では、体系的な診断や心理療法にとって極めて重要な意味を持つ多くの概念とプロセスが呈示される。その中でも特に中心となる概念が、個人の「セルフレギュレーション」[*19]である。我々の言うセルフレギュレーションとは、幸せに生きるための環境条件[*20]を創り出すことのできる、あらゆる個人的な営みを意

味する。幸せに生きることそのものもまた、中核的に重要な意味を持つ。それは、幸せに生きることが単に精神的な満足感と関係するだけではなく、多くの要因やシステム全体に影響を及ぼしうるからである。例えば、持続的な幸福感[*21]は、生きる意志を強める（その逆のことも起こりうるのだが）。それに対して慢性的な不幸感は、自己制御機構の舵を、死を容認する方向へと切らせかねない。また、これらの要因は、それぞれ免疫系やその他多くの生理的プロセスを抑制したり刺激したりする可能性がある。

セルフレギュレーションは、多くの要素の相互作用に依存する、きわめて複雑な体系的プロセスである。これらの要素のいくつかを以下に例示してみよう。

- 個人が必要とする環境条件を創造するための自力活動[*22]を獲得すること。
- 幸福と健康を志向するポジティブな自己制御。
- 心穏やかな状態を創り出せること。
- 心の中に制止[*23]や過剰な興奮[*24]がないこと。
- 幸福感と快[*25]を受け容れて実感する能力。
- 自己制御プロセスを通じて制止と過剰な興奮を内的平衡[*26]へと変えていく能力。
- 感情と合理性とをうまく統合できること。
- 長期的に見て良い結果をもたらす行動[*27]パターンを選択し、短期的には良くても長期的には良くない結果をもたらす行動パターンを抑制する能力。
- 短期的にも長期的にも良くない結果をもたらし、個人の発展や学習過程に寄与することもないような行動に甘んじないこと。
- 快と幸福感へ到達できるという明確な自信。
- 行動に関する高い柔軟性。
- 高度な自己観察能力と強い自尊心。
- さまざまな人間活動の領域を、欲求を満たし健康を産み出すシステムへと統合すること。

右に列挙したのは、セルフレギュレーションの行動のレベルで重要な意味を持ついくつかの要素である。これらは良好なセルフレギュレーションそのものだけでなく、その結果に関する前提条件でもある。体系的な考え方の中では、原因と結果とを区別することはできない。

対人関係という領域においても、良好なセルフレギュレーションに関連する要素がある。いくつかの例を挙げてみよう。

- 社会への帰属意識。
- 集団および社会的活動へ参加し、その中でうまく機能していること。

- 特定の他者に対し、あるいは職場において、自分の社会的意義を感じる経験。
- 個人的能力が職業上の要請を満たしていること。
- 職場において好評価を受ける経験。
- 個人的な人間関係において好評価を受ける経験。
- 明確な社会的自律性、すなわち他者、グループ、イデオロギーや物質的なものから精神的に独立し、自立していること。
- 明確な自己操縦能力、すなわち他者からの操作（例えば両親から、意識的・情緒的に束縛されるような期待をかけられる等）を受けないこと。
- 幸せな経験へと繋がるようなポジティブな社会的刺激を受けていること。
- 社会的抑圧からの自由、すなわち社会的抑圧の構造的な受け手でも送り手でもないこと。
- 幸福や快、健康への志向と合致し、自発的で、情緒的にポジティブな経験ができるような信仰（神との関係性[*28]）。

また、多くの身体的な健康増進因子（危険因子の対立概念）

＊19　Selbstregulation（英 self-regulation）。直訳すれば「自己制御」だが、医学・生理学領域で「ホメオスタシス（生体の恒常性維持システム）」Homöostase（英 homeostasis）と同義としても用いられている。一方、本書では原著者が提唱する固有の概念を指しており、一般的用法との混乱を避けるため「セルフレギュレーション」の語を当てる。なお、原著者はself-regulation を英訳として用いている。

＊20　Bedingungen（英 conditions）。日本語でいう「条件」に加えて「環境」というニュアンスも含むため、本書では「環境条件」の訳語を当てた。単数形はBedingungだが、ほぼ全ての場合で複数形で用いられている。

＊21　Wohlbefinden（英 wellbeing）。心身ともに健康かつ快適で幸せを感じる状態。

＊22　Eigenaktivität（英 one's own activity）。個人が自ら営むその人に固有の活動・行動。

＊23　Hemmung（英 inhibition）。自ら抑制をかけること。

＊24　Übererregung（英 overexcitation）。心が怒りや攻撃心に満ち、強く興奮した状態。

＊25　Lust（英 pleasure）。快感、悦び。

＊26　inneres Gleichgewicht（英 interior equilibrium）。心が穏やかな、調和のとれた状態。七五頁の脚注も参照。

＊27　Verhalten（英 behavior）。本書でいう「行動」とは、物理的な身体の動きを伴う振る舞いのみならず、その背後にある「認知」すなわち物事のとらえ方、考え方、心の動きまでを含めた概念であり、むしろ後者の方を重視して用いられることが多い。

も、原因としてあるいは結果として、セルフレギュレーションの能力と密接かつ相互に作用しあう関係にある。いくつかの例を挙げてみよう。

- 標準的あるいは理想的な体重。
- 健康的な食事。
- 規則的な運動の習慣。
- 家屋や職場から外出して、毎日新鮮な空気に触れること。
- 正常な血圧。
- 正常な総コレステロール値。
- 常習的にあるいは大量の飲酒をしないこと。
- 喫煙をしないこと。
- 麻薬などの薬物に依存しないこと。
- ぐっすりとした、深い睡眠。
- 定期的に休養をとる能力（精神的・身体的な疲労が長期間続かないように）。

　ここに挙げた各要因は、複雑に相互作用し合うのであって、一つの要因を他のいくつかの要因の原因として特定しようとする単一因果論的で機械的なあらゆる試みは失敗に終わるであろう。例えば次のようなことが主張されたとしよう。「健康的な食事をしている人は、他のすべての要因をコントロールすることができる」あるいは「内面的に自律していて依存的でないことが、精神的健康の絶対的な条件である」。しかし、各要因の相互作用は人それぞれであるので、このような主張には無理が生じるであろう。

　人間はきわめて複雑な社会・心理・生物学的システムであり、そこでは欲求が、つまり理想と現実との間の緊張が、絶えず繰り返し生じている。人間は自分にとって最も重要な緊張を緩和することができるときにのみ、つまり自分にとって生命にかかわるほど重要な環境条件や状態に到達することができるときのみ、生存し続けることができるのである。人間には身体的欲求（例えば食べること）、生理的欲求（例えば身体を動かすこと）、そして社会的欲求（例えば他者から認められることや社会への帰属感）が生じる。それらの欲求の多くは生命にとって必然的であり、また欲求どうしの相互作用として出現することもある（例えば社会的に疎外されていると感じている人が食欲に異常を来たす場合など）。人間はまた主体的で能動的な存在でもある。つまり、自分で自らの環境や身体的メカニズムに作用を及ぼすことができ、それによって自らの欲求が充足されるような環境条件を作り出すことができる。まさにここにおいて人間のセルフレギュレーション能力が中核的な役割を果たすことになる。高いセルフレギュレーションを示す人は、よりよい幸福感を得るだけでなく、自分の健康にも良い作用を及ぼすことができ、健康を維持しながら長生きすることができるのである。

以上、良好なセルフレギュレーションにとって必要な諸要素について見てきたが、これらは二つの本質的な要素に要約することができる。

(a) 身体面でも環境面でも、幸福感に繋がる環境条件を創り出すことができる個人的能力。

(b) 自分の生活を幸福で健康な方向へと操縦することができる個人的能力。

この二つの要素は密接に関連しているにもかかわらず、片方の能力にのみに長けた人がいるものである。例えばある人は、部分的には快を感じるような環境条件を容易に創り出せるにもかかわらず、病気と死というネガティブな方向にしか自分を操縦できないことがある。健康と幸福の方向へ自己操縦するか、病気と死の方向へ自己操縦するかということはまさに、学習された認知的・情動的プロセス、思いこみや内的プログラムに依存している。これらは特定の条件（刺激）に応じて特定の反応を惹き起こす。例えば副作用を惹き起こす可能性のある薬剤を服用した場合、ポジティブで楽観的な方向へ向かうこともあるし（「まず大丈夫だ」と思う）、反対に不安を示す方向へ反応することもある（些細な自覚症状を薬の重大な副作用としてとらえる等）。また、例えば新しい恋人ができて喜びを感じたとき、幸せな人生へと向かうことを自然に受け入れる人もいれば、反対に罪悪感と自罰意識を持ち、それが昂じて死へと向かうことを受け入れかねない人がいることも否定できないのである。

我々は、研究の成果に基づいて、高齢に至るまで健康を保つということは、以下の三つの要因の相互作用とその存在に本質的に依存しているという結論に達した。各々の要因はちょうど三分の一ずつ、このような健康維持に寄与している。

(a) 健康増進因子を持つことと、身体的危険因子がないこと。

(b) 自らの営みによって幸福感に達する能力。

(c) 自らの行動を長期間に渡って幸福感に向けて操縦すること

＊28　原著者はキリスト教徒（プロテスタント）であるが、本書で繰り返し言及される「神との関係性」は、特定の宗教に限定し、他を排除するものでは決してない。同じ宗教・宗派であっても、その信仰のありよう（むしろ個人の特性）を重視するのであって、例えば他の宗教・宗派の信者であっても、あるいは特定の宗教の信者でない場合でも適用できる概念である。その意味で、例えば「霊性 spirituality」などと読み替えることも可能であろう。

ができる能力（すなわち自己破壊や、不健康を受け入れようとする傾向、また「生きているより死んだ方がましだ」という希死傾向を受け入れようとする慢性的で強い自己操縦がないこと）。

人間はその行動を通じて、幸福感、快と安心が最大になる状態、また不快の源泉を減らせるような状態に到達しようとする。この目的を達成するために人間は、短期的のみならず長期的な行動戦略や操縦法を発達させてきた。幸福感に到達するための個人的な行動戦略には、当然ながら悩みや苦痛や不快な局面といったものさえも組みこまれる可能性がある。例えばある人は、不快で耐えがたい状況を受け入れることによってのみ幸福感に到達することができる、と考えるかもしれない。幸福感の探求は静的で固定したものではなく、動的な特徴を示すし、幸福感を最も強く感じられる地点にいつも照準を合わせたものなのである。多くの人々は、いま現在置かれている状況下で幸福感を感じることができないので、結局のところ諦念に陥り、希死傾向を受け入れることになってしまう。オートノミートレーニングの実践及びその結果は、ほんの小さな行動の変更が、しばしば長期的に欲求を満足させ、幸福感を生み出す反応を引き出すような状況をつくることができる、ということを示している。オートノミートレーニングが集中的に取り組む課題の核心は、より多くの幸福感とより少ない不快感へと導く環境条件の探求と創造にある。

本書の補遺（第十二章）に、この仮説を実証する根拠として、科学的な研究成果を挙げた。

体系的な相互作用の研究が、各要因の間、あるいは各システムの間での巨大な複雑系を想定しているがゆえに、単一因果論的で機械的な病因研究の方法を取らないとすれば、次のような疑問が呈されることになるであろう。「それではこのような研究の方向は、科学的にはどのような貢献をすることができるのであろう」。

体系的な相互作用の研究は、(a) 特定の相互作用を及ぼし合う要因を特定のシステムが進展する指標として利用することができる（例えばセルフレギュレーションが不良な人は病気に罹りやすいことを明らかにする）。また (b) システムに介入することによって進路を特定の方向へ変更することができる（例えば悪性腫瘍の発生を抑える等）。

最初の目的を達成するためには、様々なシステムの指標を評価するための測定手法が開発されなければならない。また第二の目的を達成するためには、効果的な体系的介入方法が開発されなければならない。この介入方法を我々はオートノミートレーニング[*29]と呼ぶ。オートノミートレーニングは、特に病気を惹き起こしがちで不健康を招きがちなシステム内の相互作用を減少させ、幸福感と快と安心感の実現へと導く新たな相互作用を刺激・促進することを目標に掲げている。オートノミートレーニングの経験が我々に教えてくれたのは、様々な方法の刺激を通じて、病気を作り出すシステムが、健康を生成するシステムの方向へ転換されうるということである。システム内のたった一つの要因が変えられるだけで、システム全体が変化するようなこともしばしば観察された。治療の成功はまた、治療者の天賦の才能に依存しているわけではない。というのもトレーナーは誰でも、システム変更のための独自の能力とやり方を、来談者との共同作業の中へ組み込むことができるからである。とはいえオートノミートレーニングを効果的に進めるためにはいくつかの原則と仮定がある。読者諸賢が本書を読まれる際に、基本的な理解にスムーズに到達できるよう、オートノミートレーニングについて手短にまとめてみよう。

グロッサルト＝マティチェクの研究と介入技法全般の基盤となる理論的仮説は、以下の五点にまとめられる。

1　人間は、能動的な、自らと環境に影響を及ぼすことのできる、幸福 Wholbefinden と快 Lust と安心 Sicherheit を探求するシステムである（WLSシステム）。人間は自動的なWLSプログラムに従って機能している。幸福と快と安心を経験するか、あるいは、それらへ到達できるという希望が持てる経験をすると、個人的なプログラムのスイッチが生きる意欲を持つ方向へと、また個人を社会に適合させる方向へと自動的に切り替わる。もし個人にとって状況が絶望的で不快と不幸と不安が自身の存在すら脅かすように感じられるなら、個人的プログラムは希死傾向を示すまでに、分裂の方へスイッチを切ることになる。通常快と不快の源泉は相互に関連づけられ、異なった行動の傾向を呼び起こす。人間は原則として最も強い幸福と最も確かな安心を探求し、極端な脅威や不快の源泉を回避しようと試みる。

2　オートノミートレーニングは、新たな快や安心の源泉を開発し、不快の源泉を不活化することを目標として、個人独自の活動を変えていく。これに成功すれば、個人的プログラムのスイッチは死から生の傾向へ、あるいは分裂から統合へと、自動的に切り替わる。

3　人間の嗜癖は、現在経験されている快と、希求する快との

＊29　Autonomietraining（英 autonomy training）。Autonomie（autonomy）は自律性、自主性、自治。オートノミートレーニングは、一言で言えば個人（あるいは、時に組織、社会）の自律性を刺激してそれを高める治療技法である。

乖離を埋めようとする代償行為である。

4　幸福と快と安心の感覚が乏しくなるほど、身体的な危険因子は増大する傾向がある（その大部分は、不適切な食事、運動不足、過度の飲酒や喫煙等、嗜癖的な代償行為として現れる）。慢性疾患[*30]の発症において、身体的危険因子は、精神的危険因子、すなわち認知的・感情的な制御不全や不快に繋がるセルフレギュレーション不全と相乗的に作用しあう。

5　個人的および社会的セルフレギュレーションは、お互いを必要とし、相乗的に作用しあう。長期的に見れば、個人的セルフレギュレーションが系統的に活性化することなくして、問題を社会的[*31]にうまく解決することは不可能である。

オートノミートレーニング

　オートノミートレーニングでは、人それぞれで全く異なるその人固有の欲求の方向性や内容について、あるいはその欲求に対して生じている制止や障壁についての分析が試みられる。その目的は、制止や障壁を取り除き、欲求の充足を達成することにある。そのためには、その人固有の営みであるセルフレギュレーションが活性化されなければならない。欲求の内容や制止の原因、目標の設定は、人それぞれで非常に異なっている。したがって、柔軟で細やかな心理療法技法が確立されなければならない。それらの技法は、例えば、健康であるために、あるいは症状を消失させるために必要なことを最初から決めてかかり、知り尽くしていると教条的に主張するような、分析と介入の効果そのものを阻害するようなものであってはならない（例えば、「面接では正直で率直に語らなければならない」、「制止している空想や不安を意識化しなくてはならない」、「以前とは異なったように褒められるかあるいは罰せられなければならない」、「外傷体験を吐き出さなくてはならない」、「誤った思いこみを訂正しなくてはならない」等を来談者に対して求めるべきではない）。

　オートノミートレーニングで試みられるのは、来談者それぞれに固有の、かけがえのない欲求、あるいは成長の過程で学習したり、遺伝的に決定されていたり、あるいは認知的・感情的に構築され操作されているような欲求の充足に向けて、適切で新たな行動が開始されるように刺激を与えることである。そのような新たな行動はまた、欲求を満たすための反応を惹き起こすのに必要な環境条件と状態を創り出し、維持することを可能にするようなものでなくてはならない。

　オートノミートレーニングは複雑で体系的な、またサイバネティックなシステムである。このシステムでは人間を、その行動に対する実体験のフィードバックを通じて学習し、行動を修正することができる存在であると考える。実体験のフィードバックはしばしば、行動療法的また学習理論的なアプローチが仮定しているほどは単純でも直接的でもなく、間接的で回り道をすることもまれではない。人は自分の行動を無意識のうちに、望ましい方向へと、または発展のために必要なフィードバックの方向へとコントロールしがちだが、このフィードバックは痛みや苦悩を伴う体験から得られたものであることもよくあることである。もちろん、最重要の目標が持続的な幸福感と快への到達であることには変わりがない。

　通例では、オートノミートレーニングにおける分析は、来談者がその時に実際に感じている欲求や感覚、目標設定や葛藤を対象として開始される。その際分析は、彼らが望み、語る分だけ、深くまた広く進むのである。

　オートノミートレーニングの目標は、より多くの幸福感と快ならびに精神的・環境的な安定が得られるように、新たな行動様式を柔軟に刺激することである。オートノミートレーニングは、個々人が既に潜在的には（例えば願望として）持っているがまだ実現できていないような（例えばその実現のために必要な学習過程を終えていない等）行動パターンを形成しようとする。分析においては特にセルフレギュレーションと自己操縦のプロセス、およびそれらの相互作用が考慮される。

　オートノミートレーニングにおいて来談者が自分について語る際、トレーナーは語られた枠組みの中でその人がどのような幸福感と不快感を体験し、自分の行動をどのような方法と仮説において特定の方向へ操縦しようとするかを質問する。治療の過程でオートノミートレーニングは、その人によって受け入れられるよう、つまり合わないものと感じられて拒否されることのないような行動様式を模索する。治療の目標設定と方法は、分析の後で、具体的に個人ごとに特別に設定される。オートノミートレーニングはシステム内で様々な変化を惹起し、個人の欲求の状態によっては様々な干渉を喚起することがあるが、要因の変化が他の領域でも変化を惹起するものであるということを常に意識している。例えばある人にとって現状で最も大切なことは、食習慣を変えることである一方で、他の人にとっては、それよりもずっと大切なことは、症状を惹き起こすような考え

＊30　本書でいう慢性疾患とは、主としていわゆる三大疾患、すなわちがん（悪性腫瘍）、脳卒中（脳梗塞や脳出血）、心疾患（冠動脈疾患、とくに心筋梗塞）を指す。これらはいずれも死や重度の障害に直結しうる疾患であり、血圧が高い、コレステロール値が異常、血糖値が高いなどといった「慢性の状態」（これらは三大疾患の危険因子としては重要であるが、それ自体が死や重度の障害に直結する訳ではない）とは区別して用いられている。

＊31　他者との関係性の中において。

方自体を変えることであったりするのである。

オートノミートレーニングにおいては個々人の置かれている問題の状態によって、様々な目標が設定されることになる。例えば自分の行動を感情的・反理性的のみに操縦するか、あるいはその反対に理性的・反感情的のみに操縦する人々が、長期的にはネガティブな結果を生んでいる場合、感情と理性の統合というトレーニングが考慮されることになる。神経生理学的に見れば、これは大脳辺縁系と大脳皮質における反応の統合と調和に相当する。幸福感と快の持続というオートノミートレーニングの最終的な目標も、神経生理学的な基盤を持っている。快中枢の刺激がそれである。快中枢の機能は以前推測されていたように単一の中枢に局在する訳ではなく、脳の多数の中枢の相互作用により成立するものである。

もし人が分析の間に特定の人物に極端な依存を示し、制止を受ける側となって自らをコントロールすることができないような場合、オートノミートレーニングにおける練習はまた異なった形をとる。

個々人の欲求の状態に応じて異なった目標が設定され、またオートノミートレーニングの中で計画され実践される技法や手法は様々であったとしても、オートノミートレーニングには共通している目標設定がある。それはまた、神経生理学的な根拠を持つものである。もし人が問題を抱えているなら、つまり特定の望ましい行動様式を構築できず、別のネガティブだと思われる行動パターンを放棄できない場合、脳内にはそのような活動のための神経的なスイッチが欠けていると考えられる。つまり、一つの認識に基づいて新しい行動を刺激し、その実践のための基礎を築くといったスイッチが欠けているのである。例えばある人は、自分が不健康な食習慣を持っており、その結果ネガティブな経験をしていることをずっと以前から自覚しているにもかかわらず、そのような食習慣をやめることができない(例えばこのような食習慣から、現状においては短期的には楽しめたとしても、長期的に見ればネガティブな結果になることを認識できない)ことがある。オートノミートレーニングの目標は新たな行動のための神経生理学的な前提条件を作り出すことである。このような前提条件は、新しい神経的なスイッチが生じることを可能にする特殊な反応が、特定の条件下で惹き起こされる場合にのみ成り立つ。人は、ある変化が新たな反応を惹き起こした場合にのみ、新たに学習することができるのである。というのも、新たな反応がなければ、脳内で新たな神経的なスイッチが生じることもないからである。人が持つ神経的スイッチの能力は、その程度も性質も実に様々である。オートノミートレーニングはこの点においても、その原則に従って柔軟に対応する。一つの道がだめなら、別の道を開拓するのである。

オートノミートレーニングは短期的治療であり、三時間以内に終結することが多い。したがって、治療中に長期的な人格の成熟が起こることは期待できない。オートノミートレーニングで試みられるのは、危機介入として最も重要な制止を取り除き、幸福感に向かう新たな行動パターンを刺激し、その際に新たな神経的スイッチの生成を可能にするような反応を誘発することなのである。これが成功した場合は、同じく幸福感へと向かう他のプロセスが、その人個人のシステムの様々な領域で刺激され、モデル学習の原理に従って他の領域も取り込まれることとなり、それらも年月が経つうちに変更されていくことになる。オートノミートレーニングの理論的モデルを理解することは容易である。というのもそれは幸福感と快の増加ならびに不快感の減少を、明確にかつ首尾一貫して目指しているからである。個々人はその中で、自分自身をさまざまな領域において修正し、刺激することを学ぶ。オートノミートレーニングによって長期的に健康を維持できるという事実は、このことを端的に説明するものである（補遺の章においてこれらの例を挙げる）。オートノミートレーニングのモデルを理解してはいるものの、幸福感の改善にまでは至っていないような人も、自己操縦を変更すればポジティブな健康効果を得ることができるのである。

　オートノミートレーニングは科学的な基礎研究と治療的介入との間を密接に結びつけようとする。つまり、変更されるのはただ、科学的な研究によって病気を惹き起こすことが明らかになっている領域のみである。例えば我々は、悪いセルフレギュレーションと諦観的自己操縦をしている人に身体的な危険因子があった場合、良いセルフレギュレーションと、幸福感と快の増加の方向へのポジティブな操縦をしている人に身体的な危険因子があった場合よりも、より病気に罹りやすいということを知っている。このようなことを知っていれば、オートノミートレーニングの目標は明確に定義することができる。

一・二　心理療法研究の現状について

　現代の心理療法研究は、心理療法への大きな期待に応えることができているとは言えない。諸研究はまだ発展途上にあると言わざるを得ない。心理療法研究の様々な学派や方向性、また個々の問題について議論することは、本書の範囲を越える。関心のある読者諸賢は他の文献を参照されたい（例えばGrawe K, Bernauen E, Donati R: Psychotherapien im Vergleich: Haben wirklich alle einen Preis verdient? Psychother med Psychol 40: 102-114, 1990; Grawe K, Donati R, Bernauen E: Psychotherapie im Wandel. Von der Konfession zur Profession. Göttingen, 1994）。

　ここでは多くの心理療法の学派や流派が抱える四つの本質的な問題を指摘するに留めたい。

1　いくつかの心理療法は、テーマとしても理論的にも特定の固定概念や領域に限定されており、生体システムの複雑さ、社会的関係性における複雑さには対応できていない。多くの心理療法は単一因果論的に中心的テーマに取り組もうとし、このテーマが複雑なシステムにおける一連の症候に対する決定的な役割を持つものと見なそうとするが、それが的を射ていないことも多い。

2　多くの心理療法は、大なり小なり自らの理論的な考え方や目指すものを明らかにしているが、その治療にどのように効果を発揮するのかについて明確に示しているとは言えない。つまり多くの心理療法にとって、自らが目指すものが複雑なシステム内でどのように作用するのか、治療が成果を挙げたとすればそれはどのようなプロセスによるのかについて明確にすることは難しい。

　系統的な分析の枠組みにおいては、全ての効果はシステム内の全ての現象に影響を与えるということを前提としているので、治療法について研究する場合は単一因果論的な概念とは距離を置く必要がある。治療的介入は、システムの様々な部分を変化させるということを明確にしておくことが重要なのである。

3　現在行われている多くの心理療法システムの重要な問題として、それぞれの治療効果について実験的な介入デザインを取り入れた疫学研究による証明がなされていない、とりわけ、例えば十年以上といった長期的効果については全く証明されていないという点が挙げられる。

4　別の重要な問題として、治療の際の禁忌や治療に伴う副作用への配慮が不十分であることが挙げられるかもしれない。そのような配慮は、長期的な疫学研究において、あるいは治療の期間中や直後といった短期的な影響についても必要となる。自殺や精神疾患の発症、重度の不安障害の発症、うつ病、他者への攻撃性、あるいは悪性腫瘍等の身体疾患リスクの高まりなど、治療によるネガティブな影響についても系統的に研究されることが求められている。

　要約すると、科学的な心理療法研究と治療法の開発は、以下の要件に応える必要があるだろう。

1　社会・心理・生物学的システムとしての「人間」の複雑さに対応した理論を基盤としていること。

2　複雑なシステム内における介入効果のメカニズムを明らかにすること。

3　実験的介入による疫学研究によって、長期間に渡る介入の効果と副作用とを科学的に把握すること。

これらの要件に応えない限り、どれだけ多くの論文や書物が発表されたとしても、現代の心理療法研究が科学的に十分成熟しているとは言い難いであろう。

本書で紹介するオートノミートレーニングは、これらの要件に少なくとも部分的には応える試みであり、心理療法研究において議論を進めるための刺激となると考える。

オートノミートレーニングの心理療法研究における成果には次のようなものがある。

1　治療後の変化に関する主観的評価の把握。オートノミートレーニングを受けた人を対象として、トレーニングの終了直後と、一カ月、三カ月、六カ月、十二カ月後の各時点において質問票による調査を行った。すなわち、(a) ネガティブな影響があったか（例えば不安状態、抑うつ、過度に期待されているという負担感等）、および (b) ポジティブな経験や感情を体験したか、という質問である。調査の対象者は年齢、性別およびセルフレギュレーションの度合いが様々に分布するように、ランダムに抽出された。その結果、三九五名の中で三八五名（九七・五％）が、オートノミートレーニング後に何の副作用も認めていないことが分かった。

2　客観的な結果指標に基づく評価、例えば治療群と対照群における、一定期間を経た後における死亡率の比較。多くの介入研究において、対照群に比べてオートノミートレーニングを受けた人々の方が、明らかに長生きし、観察期間中に慢性疾患に罹るリスクが低いことが示された（Grossarth-Maticek R: Systemische Epidemiologie und präventive Verhaltensmedizin chronischer Erkrankungen.[*32] Walter de Gruyter, 1999）。

3　オートノミートレーニングを受けた人々が、その効果を実感している領域の把握。治療後の追跡調査において、被験者から次のような領域における効果がしばしば報告されている。

(a)　自己観察を開始した。

(b)　自分の行動がポジティブな、あるいはネガティブな結果を招くかどうかについて、より多くの注意を払うようになった。

＊32　タイトル邦訳『慢性疾患における系統的疫学と予防的行動医学』

(c) 快と幸福感とをより意識するようになった。
(d) 望ましい状況を作り出すために自己の行動をより主体的・積極的に行うようになった。
(e) システムにおいて本質的に行動を決定づける要因を認識する能力が高まった。
(f) 柔軟な行動を強化し、硬直化した行動を放棄する能力が高まった。
(g) 自分の行動を説明する際の新たな解釈の可能性が広がった。
(h) 創造的な問題解決に向けて刺激を受けた。
(i) これまでの生き方が評価され、それが行動パターンを拡げるための基盤として役立つことが保証されるという心地よい体験ができた。
(j) 新たな問題解決への希望が湧いてきた。
(k) 将来の目標を達成するための十分な能力があるという自信が高まった。
(l) 理性と感情とがよりよく協調できるようになった。
(m) 意識と無意識とがよりよく協調できるようになった。
(n) 生きることへの意思が刺激された。
(o) 死への志向が弱まった。
(p) 感情的に極めて重要な欲求を表現し、充足させることを目指すようになった。
(q) 自分と他者と神との間の自由な愛の循環が刺激された。

昨年実施された調査によれば、オートノミートレーニングを受けた人々では、受けていない対照群と比べて上記の全ての要因に関して明らかにより大きな改善が見られた。

生体システムの複雑さを十分に考慮することが、オートノミートレーニングの理論的基盤となっている。つまり様々な因子の弁証法的作用[*33]やシステムの現状を十分に考慮するのである。理論的分析の枠組みにおいては、その時々の欲求を満たす努力のみならず、より全般的な欲求充足や個人的な快と幸福感の追及のいずれをも重視する。だからといってオートノミートレーニングは、単なる利己主義や快楽主義的立場に留まろうとする訳ではない。人間の行動と体験は、大きな理論的枠組みへと統合される。この枠組みにおいて我々は、結果に基づいて方向づけを行うことを原則とした系統的弁証法について語ることができる。個人も、集団ないし社会も、その主体的な行動を通じて、自分自身と周囲の環境に対して、主観的に体験可能で、客観的な把握も可能な結果を生み出す。体験され生み出された結果は、自ずと新たな反応や行動を導き出し、それによってその後のあらゆる発展のための基礎として、系統的で結果に基づく制御を行う弁証法の一部となるのである。このような基礎に立つ行動と結果と反応の弁証法的分析によって、システムの様々な要因を考慮することのできる大きな理論的基盤が確立された。これによって個人的、あるいは個人史的な行動とその発展に関する分析が可能となり、そこでは一旦退行することですら新たな発展の基盤として理解することも可能なのである。

＊33　関心のある結果に対して一つの因子が一定の影響を与え続けるのではなく、複数の因子が互いに反発しあう、あるいは協同しあうなど、相互に作用し、たえず変化しながら結果に影響を与え続けること。詳細は十一・八節を参照。

第二章　序説　人間の中核的な動機づけ
――オートノミートレーニングには何ができるのか

本書ではセルフレギュレーションを刺激するための分析と方法が紹介される。ここで課題となるのは、どのような原動力が人を動かすのか、人はどうすれば幸福感や満足、快へと到達できるのか、あるいはどのような環境条件のもとで不安や抑うつ、退屈や過度の攻撃性といった様々な症状が生まれ、強い不快を感じることになるのか、といった疑問に答えることである。これらの疑問に答えることができて初めてオートノミートレーニングの効果についての議論を開始することができるであろう。

読者諸賢は、我々の理論が快楽主義的であること、すなわち人間とは幸福感と快を求める動物であるという前提から出発するということに、すぐに気づくであろう。人間は幸福感と快を探求するのみならず、過去の体験の中で最も強い快を再現すべく、あるいはより強い快を体験すべく努力するものである。人間が社会的・経済的な安定と危険の回避を模索するのは、その結果として幸福感と快が約束されている場合に限られるのである。もしも幸福感への期待が途絶え、例えば単調で退屈な状態や耐えがたい抑うつが生じるとすれば、社会的安定を獲得する努力は弱まり、極端な場合は自殺を含めた自己破壊的なプロセスが進行しかねないのである。

人間においては意識も無意識も同じ目標を追求している。それはすなわち、最高の快と幸福感、そして快を基調とする欲求充足が得られる環境や条件を創造することである。そのような環境や条件を整えるために人はしばしば無意識に自分の行動パターンを操作するのだが、この過程が自然に営まれるために本人もその意味を意識できないのである。

例えば、ある人が幼少期に父親（母親）に対して親密さと優しさを求めるものの、その親が自分の夫（妻）の方ばかりを向き、その人の欲求が満たされない経験が繰り返されたとすれば、その人は、幼少期に、あるいは成長して大人になった後も、無意識的に同じような状況を招くような立場を取ったり、行動したりすることがある。例えば、子供時代の自分の親のように、自分が拒絶されていることを感じさせるようなパートナーを無意識のうちに探すのである。その際、情緒的に最も重要な意味を持つ欲求が喚起される。子供時代の非常に強い感情は、しばしばその子供が欲求不満を感じる状況（例えば拒否される等）において生じるので、大人になってからも自分が改めて拒絶されていると感じるような状況を作り出してしまうのである。もっともそれは、今度こそは受容され、認めてもらえるという希望を抱いてのことである。しかしながら、往々にして再度の失望を体験することになる。もしそのような人が目的を達し、実際に受容されることになった場合、たちまちその相手に感じていたあらゆる魅力が消え失せてしまうこともまれではない。なぜなら、非常に強い情緒的期待や欲求が喚起されるためには、乞い求める人から拒絶されることが不可欠だからである。

多くの人々は、感情の最も深い部分が傷つくような拒絶体験や欲求不満を非常に恐れているので、配偶者や恋人との関係を維持し、相手を傷つけたり幻滅させたりしないような関係を築こうとする。長期的に見れば、それは退屈と単調を招くことになる。ある種の人々は、配偶者や恋人との現在の関係において自分の欲求を相手に伝えてこれを満たす試みすらしようとせず、強い感情的な結びつきがあった父親（母親）に生涯に渡って依存しようとする。このように母親または父親に執着したような人の場合もまた、葛藤が始めからプログラムされているようなものである。例えば結婚生活に入った場合、配偶者が大いに幻滅することは避けられない。また別の人たちは、感情を表現することを一切諦め、理性的で無感情に振る舞うのだが、それはそうすることによって幼少期の早い段階で体験した失望、つまり感情的に極めて重要な欲求が満たされなかったという失望体験から逃れるためなのかもしれない。このような試みは、全く逆のケース、つまり理性的な制御のない感情の爆発によって目的を達しようとするようなケースと同じくらい報われないものなのである。

人間は幸福感と快と欲求充足を模索する際、自分の感情的な面と理性、意識と無意識を有意義に調和させることを余儀なくされる。例えば大脳辺縁系に局在する人間の感情は、その充足を求めてやまない。しかし真の充足は、大脳皮質に局在する理性的構造と感情とがうまく協調できたときにのみ生じるのである。したがって、子供時代に確立された本人にとって極めて重要な感情的欲求を、純粋に理性的な観点からは無意味にしか思えないという理由で放棄させることはできない。同様に、背後に感情的に極めて重要な欲求があるからといって、まるで非理性的で理解不能な行動を認め受け入れるように理性に強制することもできない。理性はしかしながら、感情的な欲求の源泉を認識し、これを満たし快を獲得できるような状況が生まれるような無意識の行動操作の方法と目標を把握することも可能なのである。

理性と意識が無意識的な欲求と行動操作を認識することができれば、これらに対してはそれまでよりもずっと大きな寛容さが示され、支援が与えられるようになる。無意識的な目標設定が達成されなかったような場合、無意識は意識の影響を受け、例えば失望の原因となった一件を解決しようとする刺激を得るが、その際自己破壊的なプロセスを呼び込むこともないのである。そういう場合、無意識的な行動の傾向と欲求は意識の方へとより近づいて行くが、それが結果として理性的・反感情的な行動パターンを生じさせるのでは決してない。むしろその反対で、快に満ちた欲求充足のチャンスが拡がるのである。お互いに感情と欲求を伝達し合う人間同士の社会的コミュニケーションもまた、人間が理性と無意識の行動操作を結びつけることができるなら、より人間らしいものになるであろう。それが達成されれば、人間は、ただ子供時代に満たされなかった欲求の充足のためだけに他者を利用している状況と、本当に他者のことを思いやり、父親（母親）の代理として利用している訳ではない状況とを区別することができるようになるであろう。ただしそこでも、これら両方の側面がともに正当なものであると言えるであろう。なぜなら、感情的に非常に重要な欲求は普通、子供時代の体験と現在の体験とが結びついたものだからである。

このようなケースにおいて、オートノミートレーニングには何ができるのであろうか。オートノミートレーニングの基盤となっている理論的な分析はまず、人間の行動を、たとえそれがまったく不合理に見える場合でも、本人にとっても周囲の者にとっても理解可能なものにする。来談者は例えば、トレーナーが与える情報によって、行動の意味と目標を理解することができるのである。彼らは、ネガティブな結果（悩みや欲求不満等）、あるいはポジティブな結果（快の体験や感情的に重要な経験等）をもたらす行為が繰り返されるほど、自分の行為の動機を早い段階で理解する機会を持つのである。

無意識によって操作された行為の意味をオートノミートレーニングの助けを借りて認識し、自分の感情に対して理性的に対処するなら、人は自分の無意識を、意識的な制御によってより良く欲求充足の方向へ操縦することができるであろう。その際、目的に到達するために、様々な方法が開発される。これらの方法を使ってオートノミートレーニングは、例えば本人の独自の活動を刺激したり、「試行錯誤」の原則に従うように動機づけたりして、様々な状況と環境条件を作り出し、意識では捉え難い欲求や感情を認識することを教えるであろう。なぜなら、意識から乖離した欲求にこそ充足と承認を与えなくてはならないという考え方が前提としてあるからである。

本書ではオートノミートレーニングの様々な分析や方法が紹

介されるが、それは常に幸福感と快を増やし、不快の源泉を減らすことを目的としている。ここで特に重要になるのはセルフレギュレーションと定義されるセルフレギュレーションの概念である。幸福感を創り出すための営みと定義されるセルフレギュレーションは、複雑なプロセス、つまり意識的・無意識的な欲求、幸福感と快を求める努力、理性的な洞察、あるいは自発的な感情的反応等によって操作されている。

多くの人々は肯定的な目的（例えば「私はすばらしい性的な関係を求めている」等）によってではなく、どちらかと言えば否定的な制約（例えば「誰かが私に期待をかけると、自分にはそれが脅威となるので、私はノーと言わなくてはならない」等）によって自らの行動を操作している。直接的な形の快と幸福感の源泉に対して不安がある場合、人は間接的な目標設定によって幸福感を獲得しようとする。例えば他人を助けたいという願望や自分が成功することを自己愛的に夢想することを通してである。オートノミートレーニングは、分析を通じて求められている欲求充足の源泉を明らかにし、その実現のための方法を見出すことによって、このような人々にとっても有用なものとなり得るのである。

一つ例を挙げて説明する。

Lさん（男性）は五歳まで母親のもとで婚外子として育った。彼は母親に対する愛着と母親から認めてほしいという強い欲求を持っており、彼が五歳のときに現れた母親の恋人に激しい嫉妬心を抱いた。母親はすでにLさんがとても幼いころから、強い期待をかけていることをはっきりと話していた。幼いLさんは母親の注目を集めたいときは、母親の前でいつ果てるとも知れぬ活動に精を出したのだが、その際常に「ママ、ロロはこんなことができるんだよ」というセリフを繰り返した。母親はたいてい何時間も息子を褒めながら見守り、注意を傾けることで息子に応えた。このような状況の下、幼いLさんの中で、彼が生涯様々な女性との関係において繰り返し充足を求めた極めて重要な感情が生じることになった。

母親の恋人が現れると、幼いLさんは「ママ、ロロはこんなことができるんだよ」というモットーに沿う数限りない活動によって、母親をその恋人から遠ざけようと試みた。時折それに成功すると、強い満足と幸福を感じた。長じて大人になったLさんはオートノミートレーニングの中で、ある晩ひどく泣いていたのに母親が彼を一晩中遠ざけ、隣室で恋人と激しくセックスをしていたことを思い出した。母親はほんの数回部屋に入ってきたが、その時はLさんを怒鳴りつけたのである。この瞬間からLさんは母親を憎み、拒否し始めた。愛憎のアンビバレンスは、Lさんが三十五歳のときに母親が亡くなるまで変わることなく続いた。母親の棺の傍らでLさんは確かに強い愛情を感じたが、子供の頃の拒否体験を決して忘れることはできなかった。

Ｌさんは面接を行った時点で四十二歳である。彼は二年から六年間続いた四人の女性との関係と、他の女性との無数の浅い交際経験を振り返って報告した。彼はまず、交際した女性はそれぞれに違っているのに、彼にとっては皆が何らかの形で母親を想起させることに気づいた。Ｌさんは母親を、偉大なエネルギーと性的暖かみ、高い知性、しかしながら秘密に満ちた拒否という要素を持った女性の原点として体験したのである。

女性たちに対してＬさんは、彼に言わせると明確な態度を取る。彼が相手から絶対的な好意を感じる場合にのみ深入りし、少しでも拒否される恐れがあると、その女性とは別れるのである。さらにＬさんは、彼に好意を抱いてくれる女性に対しては自分が類型的な行動を示すことを思いだした。Ｌさんは自分を良く見せようと果てしなく話し続けるのである。それは、「ロはこんなことができるんだよ」というモットーそのものであった。たいていは次のような状況を招いた。Ｌさんは三〜五時間自分を良く見せることに終始したのち、疲れきってしまう。聞き手の女性は最初の好感をすっかりなくし、急に拒否的な表情を見せ、二度と合わないつもりで立ち去るのである。問題はただ、Ｌさんがそのような状況下で非常に強い感情を持ち、話を聞いている女性に抱擁され、認められたいと願うことである。しかしそのようなことはまず起きないので、Ｌさんはしばしば何の活動もできないような、数週間に渡る抑うつ状態に陥るのである。彼が交際した女性たちは最初は彼にとても魅了される。彼は幸福を感じ、認められたという気持ちがはっきりと湧く。彼は女性たちに認められている場合でも劣等感に苦しむのだが、それは、あの時母親に見捨てられたようにいつか恋人にも見捨てられると確信しているからである。Ｌさんは自分の恋人が他の男性と何げない状況で一緒にいるのを見ただけで、それが別れのサインだと思いこむ。別れた後Ｌさんは何カ月も苦しみ、うつ状態と闘わねばならない。

もしここに挙げた例が、大半の人間には縁のない極端なケースだとしたら、例としては不適切だったかもしれない。しかしＬさんのケースは少なからぬ人々にとって典型的かもしれない。というのも、誰にでもそれぞれの人生において、感情的に非常に重要な欲求が生じる特定のポイントを指摘することができるからだ。無意識はその際、そのような欲求が充足されるような状況を反復しようとするものである。そのような状況を避けるように忠告するのは難しい。そうではなく、自らの欲求をしっかりと認め、それを充足させる方法を探さなくてはならないのである。

Ｌさんはオートノミートレーニングの中で、好意を持った女性たちに対し、なぜ彼がこれほど大きな自己演出の欲求を持つことになったのかを理解することになった。彼は自分の行動を受け入れ、好意を持った女性たちには折に触れて自分がなぜこのような行動をとるのかを説明するようになった。たいていの女性たちが拒否反応を示すことをLさんは予測していたが、中には心から同情してくれる場合もあり、その場合は自分のことが理解してもらえたと実感することができた。第二回目のセッションでLさんは、母親からの拒否による分裂した痛みを受け入れることを学んだが、同時にまた彼の恋人たちに対する好意の背後に隠された大きな肯定的エネルギーの存在をも学んだのである。Lさんは、自分もまた女性たちに対して何かを与えることができること、置き去りにされた子供が懇願するような役回りだけを演じねばならない訳ではないことが徐々に分かってきたのである。

女性に拒否されるという体験をした際に、Lさんはその原因を理性的に把握することができるようになったので、別離の後で極度に落ち込むことはもはやなくなった。彼は、彼を拒否した女性たちを、自分にとってふさわしい相手ではなかったのだという理由をつけて、自分からも同様に拒否することができるようになった。月日が経つうちにLさんは、女性たちに対する愛情と自分の能力の証明に躍起になることとを分離することができるようになったので、彼の行動は全く反対の様相を呈するようになった。Lさんは自己演出をやめ、ユーモアを発揮し始めたのである。彼は、母親を思い出させるかどうかには関係なく、女性たちの長所を認めることで、彼の愛情を直接的に語れるようになった。Lさんは、自分の行動の動機を明らかにし、分裂した感情を受け入れることを学ぶわずか二時間のオートノミートレーニングの後、自己観察の強化と「試行錯誤」の原則に則った行動パターンを通じて、四年の間に新たな行動パターンを確立した。それは、自分の仕掛けた罠を回避することにも、より多くの快と幸福感に到達するのにも役立つものであった。これは、数年ごとに実施された複数の追跡調査によって明らかにすることができた。

もう一度繰り返せば、オートノミートレーニングは幸福感を刺激し、不幸感を鎮めるための快楽主義的な方法である。オートノミートレーニングの経験が我々に教えるのは、幸福感へ至る道筋とその源泉は人間の生活の実に様々な領域に見出すことができるということ、また様々なシステムが、その目的の達成のために様々な方法を必要とするということである。

治療が成功した、もはや介入は必要ないということは、どの段階で分かるのだろうか。それは、人がより大きな幸福感へと続く新たな行動を把握し、それを経験し、問題のある行動を変えるための高いモチベーションを得た時である。そのような状況の下でいわば「スイッチの切り替え」が起こるのである。この状態が現れるのは、一回から三回のセッションの後のこともあれば、何年もかかることもある。我々が開発しここで紹介するオートノミートレーニングは、問題解決のための刺激を数時間で得ようとする短期療法である。その際生じた最初の変化は、その後何年にも渡って継続する、自ら発展し続けるシステムを構築するプロセスを始動させるのである。

二・一　複雑なシステムにおける行動分析とセルフレギュレーションを高めるトレーニング

人間は何十億という細胞からできている。その生体の中では、無数の生化学的なプロセスが進行している。人間はまた常に物理的・社会的な環境との相互作用の中にいる。人間はさらに意識と感情を持ち、自分の環境と身体を自ら能動的に構成してゆく。人間というシステムの複雑さは、まさに想像を絶するほどである。多数の要素が相互に作用し合っているのであるから、独立した個々の要素を突き止めたり、その影響を測定することは、極めて困難である。

人間の性質の複雑さに鑑みれば、特定の側面だけを扱う心理学的な行動分析や行動療法は、あまりに未熟であるとは言えないだろうか。我々は、分析と介入のための正しいやり方を見つける必要があるのではないだろうか。

人間の生体の中では無数のプロセスが進行しているが、そこでは常に新しい欲求、つまり望むべき状況と現状との緊張が形成される。それらの欲求はたいていの場合、重要度に応じた階層を形成する。自分の最も重要な欲求を満足させることができれば、そこには我々が幸福感と呼ぶような主観的感情が生じる。ここにおいて客観的なプロセスは主観性へと移行する。そこではまた主観的な感情が行動への動機となり、客観的なプロセスに影響を与えることになる（例えば摂食への影響等）。つまり、幸福感や快、安心感といった主観的な感情の把握ということを問題にするなら、心理学は客観的プロセスと主観的体験との最も重要な境界に位置し、これら二つの領域の相互作用を問題にすることになるのである。

幸福感にすっかり浸ることができ、社会的にも物質的にも安定感を感じ、快へと動機づけられているような人々は、不安定と不快の中で生きている人間よりもおそらくは健康であろう。後者の場合で、なおかつ自らを救い出すことができない場合、他者による治療が必要となる。長期療法であるか短期療法であるか、どのような治療であるかにかかわらず、常に重要なのは、人間という複雑なシステム内で起きている現象に正しく対処できる治療法が適用されるべきだということである。

ある治療法の特定の効用が予め仮定されているような場合——残念なことにほとんどの治療法にはこのような仮定がつき

ものであるが――、そのような治療法は来談者ごとに異なる各人に固有の欲求に十分に対応できない可能性がある。例えば、「感情のままに叫ぶ」ことが幼少時の苦痛体験から解放されることに効果的であると仮定する治療法は、多くの来談者の欲求に全く沿わないに違いない。来談者によっては、例えば想像力や視覚化する能力を刺激する他の治療法のほうが顕著な効果を上げることもある。しかし、想像力が乏しく、自己暗示をかける能力に乏しい来談者の場合はどうであろうか。治療者の中にはたった一つ、あるいはごく少数の鍵を使っていろいろな住居に侵入しようとするような人がいる。鍵が鍵穴にぴったり合わなければならないとすれば、治療が本当に成功することはむしろ例外的ではないだろうか。

オートノミートレーニングは、効果があることは分かっていてもぴったりと合うかどうかは分からない出来合いの鍵で錠前を解除しようとはしない。オートノミートレーニングでは、まず鍵穴の型を取り、それから来談者と協力してそれに合う鍵を作っていくのである。このようなやり方によって、人間という複雑なシステムの力学を予測し、それに影響を及ぼすという目標を持ち、その力学に正しく対応することが期待できるのである。

診断においては、多くの人に共通するような文脈と、個人というシステムの独自性の両方を考慮に入れることが試みられる。もっとも個々の人間は、その認識、生き方の戦略および人生設計が他者とはまったく異なった、唯一無二の生き物である。共通の文脈を把握するのはただ、多数のかつ独自の個人的特徴が考慮されず、比較的形式的なレベルに文脈が設定された場合のみである。例えば我々の研究においては、感情に左右される人よりも「合理的・反感情的」な人、つまり感情を表に出さない傾向を持つ人に無神論者が多いという結果を得た。またポジティブあるいはネガティブな感情を生起するままにし、それにうまく対処していくような人の方が、感情を抑えつけてしまう人よりも長生きするという結果も得た。

個人を超えた、共通性の観点から最も健康に良くないのは、人がある対象に対して賛成と反対の秤を平衡に保ち、一義的に片方へ振れないようなアンビバレント（両面価値的）な状態にある場合である。そのような人は、他者とともにいても他者が不在でも、内的な満足に達することができない。もしもこのような状態が長く続くと、健康を阻害する数多くの行動パターンが伴ってくることがある。

共通性の観点から、類似した問題が同様の行動パターンを惹起する例をもう一つ挙げてみよう。我々はハイデルベルクの研究プロジェクトにおいて、自分の出生時に母親を亡くした二十六名の被験者について分析を行った。このうち二十五名が、出生時に母親を亡くすという経験のない百名の対照グループにおいては一人も現れなかった行動パターンを示したのである。この二十五名は、様々な領域や方法で、同様の目的に至ろうとした。客観的には実現不可能なことを実現しようと試みたのである。

例えばある人は、永久運動を発見しようと試みていたが、それが可能であると信じ切っており、それが自分の心の状態にとっていかに重要であるかを力説した。

また四十二歳のある男性は、自分が素人細工でこしらえたボートで海岸から遠くまで一緒に漕ぎ出してくれるような女性を探していた。またそのボートに激しい嵐が襲ってくることを望んでいたのである。彼は少なくとも岸から十キロ以上離れた地点から、激しい嵐の中、彼女と自分を救い出すことができるなら、自分の幸福と一生のパートナーを見つけ出すことになるのだと確信していた。このような冒険をともにしたいと言ってくれた女性は六名いたが、実際に激しい嵐の中を漕ぎ出す行動をともにした女性は一人だけであった。嵐の中でボートは粉々に壊れてしまった。二人はまさに九死に一生を得た。しかし彼には残念ながら望んでいたポジティブな感情は湧いてこなかった。それは、岸からの距離がわずか五キロに留まっていたからである。

他の二十三名の目標設定はこれほどドラマティックなものではなかった。しかし彼らの目標のほとんどは達成されていない。幸福を期待して不可能なことを実現しようとする、この共通の傾向は、何によって生じたのであろう。もしかするとそれは、母親の喪失という悲痛な体験が無意識の内にずっと生き続け、不可能なことの実現がその喪失を無効にしてくれるのではないかという、不合理で非常に感情的な期待によるものなのかもしれない。各人はそれぞれに異なる人生経験や社会的支援（例えば情愛に満ちた義母や優しい祖父母等）を持っていたとしても、この傾向は同様の喪失体験を持つ人々の九六パーセントに共通していたのである。

オートノミートレーニングにおいて共通する特性に関する分析が有用なのは、唯一トレーナーが全く闇雲に、何の理論的根拠もなく問題に対処するのを防ぐという意味においてのみである。

個別的な分析において来談者と話し合われる内容は、来談者にとって最も重要な目標や特殊な欲求、幸福感や不快感、個人的な行動のパターンや最も重要な人生設計、目標、戦略やコントロールのメカニズム等についてである。その目的は、常に彼らにとって最も重要な問題に寄り添い、その解決法を見つけ出すという点にある。最も重要な欲求が明らかになると、独自で個人的な欲求の充足によって幸福感、安定と発展が達成されるような行動パターンの模索が柔軟かつ創造的に開始される。

人間が本質的に持っている複雑さを考えれば、個々の解決策がおよそ考えられる限り様々な領域に散らばっていることは驚くに当たらない。これまで接近することが必要であると信じていた対象から距離を取り、この対象を放棄することが必要となる場合もあれば、不必要に接近が制止されていた対象への接近を実行することが必要となる場合もある。もっともこのような一般化された方法は、個々人の独自性に合わせて当てはめていかなければ効果は期待し難い。

オートノミートレーニングにおける方法論を明らかにするために、一つのドラスティックな例を挙げたいと思う。このような例は強く記憶に刻み込まれると思うからである。

四十一歳のEさん（男性）は、重度のアルコール、タバコおよびヘロイン依存症である。彼は自分と他者に対して交互に攻撃的になり、麻薬を調達する金を得ることにいつも汲々としている。彼の態度において目立つのは、自分が哀れな抑圧された人間であることを強調して、いろいろな方法で憐みを乞うことである。Eさんとの会話の中で、彼が自分の環境とポジティブな関係をまるで築いていないこと、また環境を不快でじゃまなものと感じていることが明らかになった。Eさんによれば、両親や兄姉はいつも、彼は性格がいい（「食べてしまいたいくらい可愛い」）と強調していた。彼はしかし、実際は彼に期待しているのは誰もいないと思っている。自分自身について彼は、自分がこの世で唯一立派な人間であり、他の人間たちがまみれている苦痛と汚辱に自分もまみれて暮らさなくてはならないのは自分のせいではないと考えている。以前は大金を借りることもできたが、だんだんとその額は減り、何かを恵んでもらうには非常に努力しなくてはならなくなった。彼は借りた金は返すと誰にでも約束したが、実際にはそんなことは考えておらず、誰かが返金を迫ると猛り狂うのだった。「こんなに嫌な連中」が自分に敢えて近づいてくることが、彼には理解できなかったのである。

診断と治療に役立つ会話をEさんと交わそうとする試みは、彼の無理解と固定観念のためにことごとく失敗した。彼が会話を拒否しなかったのはただ、会話のたびに私が一〇〇マルクを提供すると約束したからであった。会話の最後に彼は、約束の金額はその二倍三倍だったと主張し、私がその約束を守らなければ「頭に軽く一発くらわすぞ」と言った。

二回目の面接において私は、通常の心理療法的手法では介入は成功しないという確信を持つに至った。Eさんは新たな行動パターンを見つけようとはしなかった。それは彼が自分自身について何ら問題と思っておらず、自分の環境が彼にとってふさわしいものではなく、極めてくだらないものであるがために全ての問題が生じてきているとしか考えていなかったからであった。それゆえEさんは、私が議論の俎上に載せた様々な行動、例えば自分の偉大さを業績によって証明してみること、芸術家としてそれをやってみることは十分できるのではないか、そういう自分を想像できないか、という質問に対して物憂げな薄ら笑いを返すだけだったのである。その時私は直感的に、突飛な仮説がひらめいた。Eさんは明らかに、極端に自己愛的に自分自身に固着しており、他者を軽蔑し攻撃しながら自分から遠ざけているのだと。そして彼の自己愛的な欲求は満たされていないのではないか。私はEさんに、毎日飲んでいる五〜一〇リットルのビールの代わりに自分の尿を飲んでみることはできるかと聞いた。Eさんは微笑みを浮かべて、この提案は彼の考え方にとっても異様なものだが、それが自分にふさわしいのかどうか即座には判断できないと言った。八日後の夜中の三時に彼は私に電話をかけてきて、尿が非常に旨かった、ビールよりも旨いぐらいだったと言った。

それから二十日後に、私は彼とまた会った。彼は毎日三〜六リットルの水を飲むようになり、ヴェジタリアンになったが、そうすると自分の尿が以前よりずっと旨くなったと報告した。二年後Eさんはまだ自分の尿を毎日飲み続けていたが、アルコールとヘロインからは完全に離脱しており、熱心に芸術活動に没頭していた。私が彼におめでとうと言うと、彼は私に、グレードアップについて報告しなければならないと断った上で、尿は自分の精液を混ぜると特別に旨いのだ、と語った。彼はいまや常に幸福感を感じており、自分がかつてヘロインとアルコール中毒だったことが全く理解できないと報告した。

この体験を経て私は素朴にも、他のヘロインやアルコール中毒の来談者を助けることができる方法を発見したと思っていた。その後八名の来談者にEさんと同じ提案を試みたのだが、その全員が嫌悪感を示すか笑い飛ばすかであった。つまりこの手法は彼らの欲求には全く合致しなかったのである。

特定の人間のある欲求の構造にとってはある特定の行動のみが妥当し、それを一般化することはできないというこの例は、オートノミートレーニングの全体像をも照らし出している。

オートノミートレーニングでは問題解決のための創造性が求められるため、いくつかの著作で私はオートノミートレーニングを「創造的・更改的トレーニング」[*34]とも呼んでいる。「更

＊34　kreativ-novatives Training（英 creative-novation training)

＊35　novativ（英 novative)

改的[*35]」というのは法律用語で、「新しい法的関係の構築により古い債務関係を無効にすること」を意味する。心理学用語に翻訳するならそれは、新しい欲求を満足させ、古い制止を取り除くこと、となるであろう。

二・二　人間行動の動的で体系的な性質

中核的な制御因子

人間の個々の行動や問題は普通、一つの要因から生じるのではなく、複雑な相互作用の結果生じる。しかし人間の精神はしばしば、物事を単純化し、様々な現象を一つの原因に還元しようとする傾向がある。このようにして日常生活のみならず、学問の世界においても常に、無意味な、あるいは部分的にしか当てはまらない主張や断定がなされ続けてきたのである。単一因果論的な問いが発せられる場合、これに対しては通常、合理的な回答は存在しない。例えば次のような問いである――「宗教が人間を幸福か不幸へと導くとすれば、宗教は人間にとって是か非か」。さらにいくつかの側面が考慮されて初めて、この問いには意味のある回答が得られるであろう。例えば、その宗教が何を罪とするのかを指し示し、規範を設定し、道徳を説くようなものであるのか、あるいは自発的で体験可能であり、感情を活性化させるものなのか、といった側面である。分析に当たって考慮される個々の要因は他の因子との相互作用的な文脈の中にあるのである。

単一因果論的な構造を持つ理論の一例として、アメリカで開発されたある種の認知行動療法が挙げられる。そこでは、人間行動のコントロールのためには、仮説と確信と認識が重要な意味を持つことが強調されている。認知論的な要因が非常に重要な役割を果たしていることには疑いがないが、これらは独立して単一因果論的に作用しているのではなく、その成り立ち、内容、強度において他の諸要素の影響を受け、またそれらに支配されているのである（例えば社会的関係性や信仰、食事、あるいは薬物、アルコール、コーヒーの摂取等によって）。

人間は静的な生き物ではなく、絶えず変化し続けている。そのシステムの状態によって人間はその欲求を満足させるための様々な刺激や環境条件を必要とする。人間は、特定のコントロール要因によって種々の作用要因を様々な領域から調達し、コントロール要因を用いて作用要因を特定の目標に振り向けるという能力を持っている。ある人にとってのコントロール要因は、洞察と結びついた特定の感情であるかもしれないし、また他の人にとってのそれは、ある重要な欲求や、親しい人間、仕事、あるいは趣味であるかもしれない。例えばある人が極端に不快を感じながら生きている場合、そのような耐えがたい状態から逃れたいという思いから、いわゆる葛藤の結果としての死への願望、つまり死への意志と欲求が生じかねない。そのような要因はシステム内における他の全ての要因がその要因と同調することによって、例えば免疫システムの弱体化等によって、コントロール要因になりうるのである。他の人にとっては例えば、職業上の目標達成が個人的に最も重要な意味を持つことがあり、それが中核的なコントロール要因になりうる。そのような人は何年にも渡って最大限のエネルギーとモチベーションを保ちながら、他の「競争相手」を大きく引き離すまで職業上の目標を追い続けるかもしれない。また別の人の場合は、紛争を解決して、各方面に調和をもたらそうとする傾向を持つ、いわゆる宥和的動機が中核的なコントロール要因となることもある。

ある種のコントロール要因が生への傾向、幸福感を求める気持ち、柔軟性と個人的成長を下支えすることもあれば、別のコントロール要因が個人的ないし社会的破滅へと導くこともあるということは容易に見てとれるであろう。例えば外面的には社会的に振る舞っている政治家が、内面的には母親に強く執着しているので、母親の死後は世界全体がもはや生きるに値しないものと思われ、個人的・社会的な破壊へ向かうような行動のコントロールを起こすこともある（政治家の個人的なコントロールが全て社会的な破滅へ向けられているわけではなく、問題解決へ向けた創造的なコントロールもあることは言うまでもない）。コントロール要因は通常、いわゆる感情的・個人的に最も重要な欲求と密接に結びついている。誰もがその人にとって最も重要な特定の目標や望みや感情を持っているのである。これらの欲求にはいつも三つの中心的な要因が現れる。すなわち幸福感、強い快、それに個人的・社会的な安全が探求されるのである。中でも優先されるのは、本質的な生存に関わる社会的な安全の確保である（例えば食事、住居、収入等）。これらの安全性が確保されれば、次に幸福感と快が中心的な欲求となる。これらの欲求はもちろん人によって異なるし、また生涯同じという訳でもない。それらは多岐に渡るし、その強度も様々である。

人間というシステムの中ではしばしばある特定の要因、例えば刺激の変化などが、肯定的ないし否定的に、欲求やコントロール要因の顕著な変化を惹き起こすことがある。例えばある人が数年間、特定の刺激によって（他の人物によってであれ特定の環境条件によってであれ）強い感情的興奮を経験していたが、刺激のレベルが急激に減衰した場合、感情的に極めて重要な欲求が遮断される結果となり、行動のコントロール要因が変更されることがある。それはしかし、その人がいくつかの外的な環境条件に何の庇護もなくさらされることでは全くない。というのも、そのような人は原則的にはいつも、自らの行動によって新しい、自分にとって刺激のある環境条件を創造し、所与の環境条件をそれまでとは違ったものへと調整することができるからである。オートノミートレーニングの目標はまさに、欲求を充足させるための環境条件を創造するような行動パターンを発動させることにある。

人間は様々な客観的条件に対して多種多様な反応を起こすのであるから、主観的な幸福感や感情的に極めて重要な欲求、あるいは個別的なコントロール要因を把握することは、客観的かつ科学的に測定可能な変数を把握することと同じくらい重要である。それは、両者の間に矛盾があるということを意味するのではなく、逆に、主観的システムと、社会的・物理的システムが同じ程度に共同で、さらにしばしば相乗的に相互作用するということなのである。

無数の相互作用を喚起し、またそれ自身が複雑なプロセスの結果であるような数限りない要因が人間に作用を及ぼすので、どのような領域において人間はなお観察可能で、また人間に影響を及ぼしうるのかという疑問が湧いてくるであろう。

研究者と臨床家にとって、次のような側面が観察および認識可能であると思われる。

(a) 主観的状態、例えば幸福感、不快、不安などの質。
(b) 感情的に極めて重要な主観的欲求。
(c) 行動を制御する要因（コントロール要因）。
(d) 刺激と反応の関係（例えば与えられた環境条件や現状と、それらによって引き起こされた感情や感覚との関係等）。
(e) 能動的な行動が自分と環境に与える効果（例えばある行動が快ないし不快を惹き起こすかどうか等）。
(f) 個人的な葛藤処理のメカニズム（例えば否定的ないし肯定的感情の許容等）。
(g) 自己および環境の解釈のしかた。

オートノミートレーニングの分析において常に課題となるのは、人間にとって感情的に最も重要な領域（例えば強度の不快へと通じる状態の変化や極めて重要な目的の実現といった領域）である。

次の頁の略図は、人間の行動に影響を与える様々な要因の複雑な相互作用を表している。この図は、行動という現象が様々な下位システムと相互作用を及ぼし合う関係にあること、それでいて、それらが様々なレベルにおいて偶然に行われるのではなく、コントロールによって組織化されていることを示している。

単純な刺激―反応関係（例えば、寒さのためにがたがた震えるといった）は行動プログラムによってコントロールされる（寒い時はいつも厚着をする、またとても寒い場合は体を動かす等）。行動プログラムはまた、より上位のコントロール要因の影響を受ける。

複雑なシステムにおける行動

無意識的コントロール	コントロール要因（上位の方向付け）	意識的コントロール
生物学的—生理的プロセス	**行動プログラム**（刺激－反応関係のための if-then ルール）	**社会的環境**
	単純な刺激－反応関係（特定の刺激には特定の反応が伴う）	**物理的環境**
	積極的な刺激（環境条件）創造行動（セルフレギュレーション）	
ポジティブな結果： 欲求充足への希望 欲求充足 幸福感 快 安定	**行動の結果と、その結果による行動の修正**	**ネガティブな結果：** 絶望 欲求の遮断 不幸感 不快 不安定
健康増進因子		**身体的危険因子**
健康		**病気**

例えば上位にあるコントロール要因が、死への傾向を内面的に受け入れるような場合もある。もしある人が、不快な経験のために生きているより死んだ方がましだと考えている場合、あらゆる否定的な体験がこの目的のためにそのプログラムを変更する可能性がある（例えば、私は凍えており、気持ちが塞ぎ、疲れきっているので、すぐにでも死にたいと思いながらこの状態を甘受している等）。逆にある人が、生への欲求に導かれた強靭な意志を持っている場合、その人は様々な体験や行動パターンを健康維持の方向へとコントロールするであろう。コントロール要因は、様々な生の領域、例えば宗教や職業上の目標、パートナーとの関係や重要な人物からかけられている期待といったものからも生じるであろう。

単純な刺激—反応の経過、（刺激—反応の経過を限定的にコントロールする）行動プログラム、および（全般的な行動に影響を及ぼす）コントロール要因は相互に作用し合う関係にある。これらのプロセスはまた、生物学的—生理的なプロセス、ならびに物理的—社会的環境とも恒常的な相互関係にある。

人間は自分の身体的、社会的環境に、すなわち生体内の事象や行動のコントロール要因になすすべなく身を委ねている訳ではなく、反対に、新しい刺激や環境条件を創り出すという積極的な行動（セルフレギュレーション）によってこれらの事象に影響を与えることができる。行動の目的は常に欲求の充足、すなわち現状と望むべき状態との差の縮小である。欲求充足に成功する、あるいは欲求充足への希望が生まれると、幸福感、快、安心感と楽観主義に裏打ちされた自発的活動が生じうる。この状態であれば人間は、生体ならびに物理的・社会的環境に起因する肯定的要因との相互作用を通じて、健康に通じる道へと踏み出すことができる。

欲求充足、あるいは欲求充足への希望がなければ、不快、不安定、絶望と不幸感が生じる。この状態は環境、社会的諸関係、生体の危険因子との相互作用を生み、病気発症の基盤を創り出すことになる。

オートノミートレーニングはここに描出した複雑なシステムを、様々なレベルで分析し、それに影響を与えようとするものである。

二・三　刺激の質―刺激の布置―主観的応答

人間は常に、生体内あるいは身体的・社会的環境内で、一部は予め持っている、また一部は自ら作りだした刺激（環境条件）に反応する。そのような反応の一部は自動的に起こるものであり、また一部は学習されたものである。例えばある人が冷たい水の中に飛び込んだ場合、特定の生理的な反応が自動的に生じるが、それらの反応は、冷たい水に対する主観的な価値評価や学習経験に応じて、人によって異なってくる。特定の刺激に対して、人は肯定的にも否定的にも反応することがある。つまり、欲求を充足し幸福感に達することもあれば、欲求充足が遮断されて不快を感じることもある。オートノミートレーニングは主観的な刺激の質（つまりある環境条件やある刺激がプラスの結果をもたらすかあるいはマイナスの結果を招くかということ）の分析に大きな価値を置いている。というのも多くの刺激が、しばしば個人ではコントロールできない自動的な反応を惹き起こすからである。それゆえ、刺激と環境条件を変更することの方が、反応を変更することを試みるよりもしばしば重要となる。特定の刺激が特定の反応を惹き起こすことはごくまれである。そういう場合はむしろ、「刺激の布置[*36]」と我々が呼んでいる刺激の組み合わせが問題になっていることが多い。刺激と刺激の布置が惹起する典型的な主観的反応は、一部は学習されたものであり、一部は生体の状態によって、あるいはまた可能性としては遺伝的に条件づけられたものである。以下に、特定の刺激の配置に対する学習された反応の例を挙げる。

Rさん（女性）は好んで遠方の国々へ旅行する。彼女は家から離れれば離れるほど、また自分の属している文明のことを忘れれば忘れるほど、幸福感を得、リラックスするのである。自宅で家族と過ごしている時、彼女は常に制止を感じており、個人的な欲求を充足することができず、自分を抑えつけなければならない。遠い国への旅行中、彼女はこのような抑圧を感じておらず、新しい刺激の布置が生じても、リラックスし、より良いセルフレギュレーションをもって反応することができる。非常に骨が折れるはずの休暇旅行から、彼女はいつも幸福になり、リラックスして戻ってくるのである。

Vさん（男性）は母親に強く執着していたので、妻の言い分を聞く際にはいつも罪悪感を抱き葛藤を感じていた。彼は抑うつ的になり、アルコールと薬物を大量に摂取し、大食して肥満になった。彼は妻と母親と自分自身に対して、交互にどうしようもなく激高した。このような葛藤状態から逃れようと彼は愛人を探したが、彼の不安感と良くないと分かっている行動はむしろ悪化したのである。しかしVさんはやがて彼のことを気に入り、彼も好感を持つ二人の女性を見つけた。こうしてここに新しい刺激の布置が成立した。この新しい刺激の布置にVさんは快とリラックスと幸福感という反応を示した。彼は罪悪感を持つことがなく、また母親や妻に対して腹を立てることもなくなった。彼の運動量は増え、薬物への依存は弱まっていった。

この新しい刺激の布置に対して欲求充足を阻止するような不都合な反応を起こすこともなかった。むしろ新しい、欲求を充足するような反応が起こったが、それはもしかすると、実のところ彼は妻も母親も好きなのに、そのことを（恋人には言えるが）当の二人には言うことができないという感情から来ていたのかもしれない。

Fさん（男性）は、性的にもその社会的地位にも惹かれ、尊敬していた妻と何年も前に離婚した。離婚後彼は数年間、抑うつ状態に陥った。彼は何人もの女性と知り合ったが、別れた妻に匹敵するような刺激を与えてくれる女性はいなかった。性的に魅力的な女性もいたが、頭のほうが少し単純に思えたし、知的だと思った女性は性的魅力に欠けていた。離婚後何年も経ってから彼は、容姿がどことなく別れた妻と似ている女性と知り合った。彼女はしかし、性的には前妻よりもっと魅力的で、もっと興味深い仕事に携わっていた。この女性との関係の中で、Fさんは明確な幸福感と肯定的感情、高い興奮を味わった。こうして彼は、ようやく前妻への依存を克服することができた。ここでもまた新しい刺激の布置、ならびに主観的に生起した反

＊36　Konstellation（英 constellation）　複数の要素が空間に配置された様子。

応を見ることができる。

刺激、刺激の布置と反応の相互作用は、生体内で生じる無意味で単純な自動的プロセスではない。刺激と反応は複雑なプロセスへと介入し、欲求の形成とその充足に貢献する。それは例えばある人がとても寒い空間に入った時、暖かさへの欲求が生じるが、その後暖かい空間に移ると、欲求を満たすような反応が起きるようなものである。

人間はその積極的な行動を通じて常に、欲求の充足とそれによる幸福感へ至るための反応が生起するような環境条件（刺激と刺激の布置）を創り出そうとする。ただ、そのような目標の達成に成功することは比較的まれであることも明らかである。というのも多くの環境条件はしばしば矛盾した効果を伴うアンビバレントな状況と反応を呼び起こすからである。また特定の反応はしばしば時間の経過とともに変化する。例えばとても美味しいと感じられ、幸福感をもたらす食べ物も、極端に大量に長い間食べ続ければ全く逆の反応を惹き起こしかねない。また例えばある人は妻（夫）を愛し、安らぎと安心感を得ていても、セックスの後でははっきりと不快を感じるかもしれない（セックスの最中は幸福感と快感を得られたとしても）。この人は他のパートナーとならセックスの後でも持続的に快と興奮を保ち続けられるかもしれないが、例えばその新しいパートナーの耐えがたい体臭のせいで非常に否定的な感情を持つこともありうる。

自発的な刺激―反応関係が詳細に分析されないとすれば、心理療法は人間の行動の動機を表すプロセスとはかけ離れた、単なる理論的あるいは道徳的な領域へと陥る危険がある。

行動は、そこからできるだけ持続的な幸福感を生み出し、不快の源泉を回避するような刺激と刺激の布置を創り出すという複雑な課題を担っている。人間はしばしば、そのような目的を達成しようとしながら、知らず知らずのうちに全く反対の結果を招くような行動をとることがある。首尾一貫して理性的に振る舞うことのできる人もいるが、その人は自分の直感的な行動を正しく理解できないだけかもしれない。

適切な行動パターンを刺激することにより、欲求の充足が可能になる刺激の布置を得るための大きな助けになるのが、無意識の働きである。

無意識はさまざまな領域からの情報を蓄積し、処理し、最終的には個人的な幸福感や身体的・社会的安定感と「生きる意味の充足」を担保するのに決定的な役割を担っている。意識と無意識の間に良好なコミュニケーションを確立できている人、また意識的・無意識的な目標設定の間を比較的矛盾なく調整できるような人は、自らの行動によって欲求充足と幸福感へと導く刺激の布置を増大させ、不快感を招くような刺激の布置を減少させることができるようになる。無意識の欲求に意識的に抗うような人には、それとは反対の現象が生じる。もしある人が、もっぱら合理的・反感情的に行動し、理性的で即物的な根拠のみに依存し、物理的に把握および観察可能な要因しか重視せず、心理的な要因を理解不能でそれゆえ観察に値しないと考えるとすれば、その人は物質的には最高の条件下にあってすら慢性的なうつ状態といった否定的な反応を発症するリスクを抱えることになる。一方で自分の行動を極端なまでに感情に任せ、理性的な規範を顧みない人もいる。そのような人にとっても、欲求を充足してくれる刺激の布置を見つけ出すことは難しい。というのも無意識もまた、合理的な基準や目標設定にある程度準拠するからである。

次の頁の表はアカデミックな仕事に就いている人々における三つの行動パターンと、その寿命および幸福感への影響を示したものである。

合理的―反感情的行動　このタイプは合理的な原則のみに基づいて行動する。客観的な事実、数字と観察可能な身体的要因のみを重視する。魂の動きや感情については、科学的に証明不可能であるがゆえに理解も不可能であるとし、それらを顧慮しない。職業的には主として自然科学者であった。感情的に重要な刺激の布置を、おそらくは合理的な考察によって創ろうとしない。

感情的―反合理的行動　このタイプはもっぱら感情と直感に基づいて行動し、合理的に根拠づけられたあらゆる洞察を否定する。特定の行動パターンや状態に対する根拠を述べる場合、それらは明らかに主観的な色調を帯びており、合理的な考え方というものが欠如しているとしか思えないほどである。人間はそれぞれ独自の個人として把握され、数字や客観的なデータは退けられる。職業的には主として人文科学者であった。合理性に欠けることが、欲求を充足させる環境条件の獲得を阻害する場合もある。

統合的な行動　合理的および感情的な行動を統合できるタイプ。合理的な根拠を持つ原則と感情の双方に基づいて行動する。また双方は常に相互に作用しあう関係にある――「私は感じながら考え、考えながら感じる」。職業的には人文科学にも関わる自然科学者や、あるいは自然科学の諸原則にも造詣のある人文科学者達であった。このような行動の場合、特別な欲求構造にとって必要な刺激の布置を創造する可能性が最も高くなる。

合理的―反感情的タイプの人たちは、合理的原則や興味に過度に順応し、無意識の機能を利用していないと仮定することができる。このタイプは合理的にも感情的にも行動するタイプより余命が短く、幸福感をあまり感じていない。この合理的および感情的な行動を統合できるグループでは、意識と無意識のプ

	合理的－反感情的行動	感情的－反合理的行動	合理的および感情的行動の統合
ドイツ			
N＝1199	862（71.9%）	150（12.5%）	187（15.6%）
平均寿命	68.2歳	67.6歳	84.2歳
幸福度（1-7）	3.1	3.9	5.6
旧ユーゴスラビア			
N＝401	160（39.9%）	198（49.4%）	43（10.7%）
平均寿命	65.1歳	63.2歳	82.4歳
幸福度（1-7）	3.0	3.6	4.9

ロセスの間によりよいコミュニケーションが成立している。また明らかに感情、つまり無意識にのみ左右され、無意識に対して合理的に根拠のある目標を全く設定しない人の場合も、意識・無意識の双方を統合できる人と比べると、余命は短く、幸福感も少ない。

一九七六年から一九八二年の間にドイツならびに旧ユーゴスラビアで行われた調査の結果、それぞれの文化的特殊性による相違は見られるものの、全体としての方向性は両国において概ね同じ傾向を示していることがわかる。

ただし、旧ユーゴスラビアの人々の方が明らかに感情的―反合理的な反応を示すのに対して、ドイツの学者たちは明らかに合理的―反感情的行動を示す人が多かった。

合理的―反感情的な人はその職業生活において勤勉で、しばしば疲弊するまで働き、決められた仕事をこなす傾向があり、しかもそれが徹底的で仕事に対する責任感が強い。しかし創造的な問題解決能力と独自のアイディアには乏しく、内向きである。

感情的―反合理的な人は一面的で極端な行動パターンを取りがちで、普通感情によって強く規定されているので、その一面性がその人の環境にとっては否定的に目立つことがある。

合理的および感情的な側面を統合でき、両方の側面が常にお互いを修正し合い、影響を及ぼし合う人は、非常に創造的で繊細、人間的で、一生懸命になって瑣末なことを追い求めて疲れてしまうよりも、より一般的で抽象的な問題解決を優先させる傾向がある。

我々は管理部門や経済界、研究と教育（例えば大学）といった部門で指導的な立場にある人々において上記の行動パターンを持つ人がそれぞれどれくらいの割合を占めるのかを調べてみた。対象者の八二・四%が明らかに合理的―反感情的であった。また九%が感情的―反合理的で、感情と合理性を理想的に統合している人はわずか七・五%にすぎなかった。またこのグループに属する人が高い指導的地位（部局の長や講座の長等）であるケースは、さらにまれであった。

一見したところ、合理的―反感情的な人格構造の持ち主が指導的地位を多数占めていることは、その勤勉さ、責任感と粘り強い仕事ぶりに鑑みて意味のあることに思えるかもしれない。しかしこのような人格構造は大きな問題を示すことがある。彼らは無意識的創造性への通路を持たず、制止された感情と満たされない欲求が意識にまで押し寄せて自己主張するという傾向がある。これはしばしば合理的なコントロールが破綻した際に起きるので、感情的な混沌を招くことになる。何千人ものコンピュータ・プログラマーが「二〇〇〇年問題[*37]」を回避することも早期に認識することもできなかったという事実の説明の一つとして、このような事態を挙げることができるかもしれない。

＊37　言うまでもないが、実際には技術者たちは二〇〇〇年問題に、少なくともその直前には気づいていた（原書が執筆された時点においてどうであったかは別として）。

第三章　行動分析と介入の理論的基盤

三・一　快―不快のマネジメント

人間の行動は多層的で複雑である半面、しばしば特定の、反復する、型にはまった行動パターンを示すことがある。それは特に、感情が表現されるような状況においてである。

長年に渡る詳細な行動観察と行動分析の中で、私は繰り返して、人間行動の中心となる動機と最も重要なコントロール要因がどのようなものであるのかの解明を課題にしてきた。そのような要因を科学的に認識し、考究することによってのみ、行動の分析についても治療的介入についても、基礎となる知識を得ることができるのである。

これまでに述べてきたように、人間は安定と幸福感と快を求めるシステムである。人間の行動にとって中心となる課題は、これらを増進し、不快、不幸感、不安感が極端な脅威となるような状況を回避することである。そこで中心となる動機は、明らかに中枢神経系の機能と関連し、極端にネガティブないしポジティブな体験に基づいている。人間は常に最良の環境条件の下で最大限の快と幸福感を模索するが、その途上、快の模索と脅威や不安を惹起する状況を回避する必然性との間で、妥協を余儀なくされるのである。ここで我々が快―不快マネジメントにおける妥協の産物と呼ぶ行動パターンが生じる。

人はおしなべて、その人に特有の快―不快マネジメントという観点で分析することができる。その人に典型的な行動パターンは、常識的な領域においても、反社会的な領域においても理解可能なものなのである。

人は体験された最高の快の源泉に執着しているので、そこへ到達しよう、あるいはそれを維持しようと絶えず繰り返し試みる。たいていは欲求不満が生じることになるが、強い快の源泉へ至ろうとする希望は存続する。この快の源泉へ到達できない場合、我々が快の欠乏と呼ぶ状態が起こる。この状態は一時的には病的な依存的行動によって代償されうる。

個人にとって最高の快の源泉として作用する対象としては、(a) 母親（または父親）（これらは一次的対象と呼ばれる）、および (b) パートナー、友人、同僚など（二次的対象）が挙げられる。一次的および二次的対象は、生涯の間には入れ替わりながら快の源泉となることがある。

快の発達には三つの形態がある。

(a) 幼少期にめったに体験されなかった快（遮断された快の源泉）。

(b) 幼少期を過ごした家庭で体験されたが、しばしば再び表明したり再現したりすることが阻止された快。このような快について人は一次的な快の源泉に依存しているが、その依存を普通二次的な快の対象へ投影する。

(c) 自分の快に関して具体的な期待や状況にあまり極端には依存しないように、自分をコントロールすることを大人になってから学ぶ人。

個人が幸福感と快に到達し、不快、不安定、不幸感の源泉を回避しようと試みる様々な行動の戦略について、私は六つの行動パターンを区別し、グロッサルトの行動類型[*38]と名付けた。狭く規定された行動パターンの枠に複雑な人間の行動を無理やり当てはめようとすれば、必ず問題が生じる。ここで試みられるのはただ、特定の、日常的に観察できる行動の特徴を記述し、学問的に処理可能なものにすることに限られる。注意すべきは、実際には人の行動は、複数の類型が混ざり合っていること、異なった特徴を併せ持っていること、とりわけこのような行動類型では全く記述されていない多くの特徴を持っていることである。それでもなお行動類型の記述に一定の意義があるのは、例えばそれらがある種の疾病や健康の維持と統計的に関連しているからである。

三・二　グロッサルトの行動類型

全ての人間は、極めて特殊な性質をもった独自の存在である。それゆえ人間を特定のカテゴリーや類型に分類する試みには必ず問題がつきまとう。というのも類型化によってその人独自の存在としての輪郭がぼやけてしまう可能性が常にあるからである。それでもなお私は、二つの理由と系統的な観察に基づいて人間行動の類型化を試みた。理由の一つ目は、様々な文献で試みられてきた類型化の全てが、私にとってはあまりに表面的で特殊化されていないように思われたからである。もう一つの理由は、様々な人々に見られる特定の行動パターンが、行動を類型化することが正当な行為であると思わせるに足るだけでなく、それら多くの人に共通して見られる行動パターンが疾病や健康の特定の形態と関連するような特徴を持っていると私には思われたからである。

一つの類型への分類自体が単一因果論的で一次元的な記述によるのではなく、相互に作用しあう多くの側面が含まれる、複雑で体系的な関連の中で表現される。それゆえある類型の様々な側面が、その類型の様々な描写において強調されることになる。

ここではいろいろな行動パターンのうち、いくつかの重要な特徴と、その成立過程における若干の側面を挙げてみたい。ここで強調されるのは、刺激の種類、刺激に対する典型的な反応、所与の刺激―反応関係への個人的適応形態である。

グロッサルト＝マティチェクは六つの異なる行動パターンを記述した[*39]。これらの行動パターンは異なった基準に従って分類されており、それぞれ疾病ないし健康と関連づけられている。

個々の行動類型を詳述する前に、これらが導き出された一般的理論について述べておきたい。人間は快と幸福感と安定を模索するシステムであり、不快の源泉を回避し、最大限の幸福感を獲得しようとする傾向を常に示している。しかし人間は普通、日常的に不快及び快の源泉に直面しているので、妥協を余儀なくされている。快と不快とが絡み合ったままもたらされるので、個々人が最良の道を選択しなくてはならない場合、我々はこれを快―不快マネジメントと呼ぶことにしよう。そこで繰り返し生じるのが、アンビバレントな反応と行動パターンである。これは意図された行動が互いに相容れない二つの動機によって阻止されることを意味する。こうして、もはや一貫性のある、特定の方向へ向かうような行動をとることができなくなる。つまり特定の状態や対象が存在する場合でも存在しない場合でも、幸福を感じ、満足し、リラックスすることができないといった状況が生じうるのである。しかし人間は欲求を充足するために一貫性のある行動を求める。グロッサルトの六つの行動パターンは、人間が長期間にわたってどのようにこのアンビバレンス

＊38　die Grossarthsche Verhaltenstypologie（英 the Grossarth behavior typology）原著者の姓はGrossarth-Maticekであるが、本人自身によって-Maticekが省略されることも多い。また、「グロッサルトのGrossarthsch」のように形容詞として用いられる場合は常に-Maticekは省略されている。

＊39　もともとはタイプⅠからタイプⅣまでの四類型であり、これらがグロッサルト理論の中核の一つであることは間違いないが、後年になってタイプⅤとタイプⅥとが追加され、六類型となって現在に至っている。

と付き合っていくか、という点にとりわけ注目して構成されている。

タイプI――利他的な適応を伴う制止／他者からの愛情による快の追求

タイプIに分類される人は、感情的に重要な人から寄せられる愛情や承認[*40]を通じて快と幸福感と安定を獲得することを期待する。このタイプの人は普通、自分をその重要な人よりも下位に置き、その人に利他的に奉仕する。また自分を愛し、自分を認め、自分の願望を口にしたり期待や欲求を持ち出したりすることを極端に制止する。このタイプの人は、社会的コミュニケーションの場において、彼らにとって重要な人に、通常暗黙裡に次のようなメッセージを送っている。「あなたが私のことを愛してくれるよう、私はあなたのためなら何でもします。なぜならあなたから認められることだけが、私にとって感情的に最も重要な意味を持つ欲求を満たし、それによって求める快を私にもたらしてくれるのだから」。

このタイプの人は他者から認められるためなら自分を極端に矮小化することを辞さないだけでなく、しばしば心身が疲弊するまで努力する。しかし、普通はその努力によって目標に達することはない。そして落胆し、それに続いて拒否と喪失の経験が加わると、精神的な動揺と内的な絶望とが訪れる。タイプIの人は通常このような状況を、自分の欲求の表明を制止しているがために生じた結果とは解釈せず、重要な対象である人物が自分をまだ愛してくれるように、利他的な行動をさらに強化するのである。

タイプIの人の行動はしばしば、大きな苦悩を伴う拒否や喪失の体験によって動機づけられている。新たに拒否されることに対する不安からこのタイプの人は、対象に対して極端に利他的に接するようになる。このタイプの行動の基礎にはしかし、父親（または母親）に対する感情的に強いポジティブな関係性が存在する可能性がある。もっともその場合、自分を犠牲にし、理想化された対象に極端に合わせることによってのみ、望んでいるその対象からの愛情が維持できるという幻想に陥っているのではあるが。

Sさん（女性）は母親から常に拒否され批判されていると思っている。母親はとても自己中心的で子供が望んでいる愛情をかけてやることができない。Sさんは父親のことが大好きで、尊敬もしている。二十五歳でSさんは結婚したが、夫のことも父親同様に尊敬している。時が経つにつれ、夫も自分のことを厳しく批判することが分かってきた。夫はSさんを厳しく拒絶し、Sさんの長所については全く口に出さなくなった。このような結婚生活を十六年続けた後、Sさんはとうとう乳がん[*41]になった。その間ずっとSさんは自分の失望感を表現できずにいた。彼女はいつも調和を乱さないように努め、批判を飲み込み、母親と夫に自分を合わせてきたのである。

タイプI的な行動が身体的な危険因子と結びつくことと、がんの進行とは関連しているように思われる。本書では、がんについて多くを語ることになるので、タイプIのいくつかの特徴についてここでより詳しく述べておきたい。

1　タイプIの人は、自己に関する感情、欲求、要請の表明や充足を持続的に制止している。「私は…したい、私には…が必要だ、私は…を期待している」等の文を表明することはまれである。このタイプの人には、自分に関する希望や欲求や願望を直接的に満たすような人間関係の環境条件や刺激を、自分の活動によって構築することに対する制止が存在する。

2　タイプIの人は、自らの存在意義と実存的な目標を他者のための奉仕によって規定する（例えば感情的に重要な他者に対して、職業上の業績を挙げることや強い義務感を感じる等）。

3　タイプIの人は、感情的に重要な他者を高度に理想化する傾向があるが、それには相対的な自己卑下が伴う。

4　タイプIの人は、自分に関する衝動や欲求を明らかに制止することで、感情的に重要な他者から愛情や親近感を得ることで生きようとする。タイプIの人は、他者によって操作、コントロールされている。すなわち彼らは自分の行動を、感情的に重要な他者の期待や評価に合わせて調整するのである。

5　タイプIの人は、相手に合わせた利他的な行動を取ることで、高く評価している他者からの愛情を獲得するという極めて受動的で非言語的な期待の姿勢を示す。

6　タイプIの人は、制止された、極めて弱い自己愛的自己保

＊40　Anerkennung（英 recognition, appreciation, approval, acknowledgment）本書で繰り返し用いられる概念。その人の考え方、行動、生き方、時には人格そのものをしっかりと受け止めたうえで肯定的に評価する（または尊敬する、尊重する、好意を持つ等の）気持ちを伝えること。

＊41　本書での悪性腫瘍の表記について。上皮性・非上皮性の区別をしない場合（ほとんどのケースがこれに相当）は「がん」（例えば肺がん、乳がん）、上皮性悪性腫瘍を特定して指す場合は「癌」（例えば小細胞癌、非小細胞癌）、非上皮性腫瘍を特定して指す場合は「肉腫」（例えば骨肉腫）とした。

護しか示さないので、いわゆる自己破壊的な行動が現れることもある（例えば自分に対して厳しすぎること、病気の兆候を無視すること、自己への要求過多による心身の疲弊等）。

7 心身疲弊の状態に至るまで激しい活動をする傾向。利他的行動を伴う（例えば拒否や喪失体験の後に）。

8 感情的に重要な母親（父親）による外傷的拒否、価値の否定、見下し。

9 現在感情的に重要である対象による外傷的拒否、価値の否定、見下し。

10 子供時代の外傷的喪失体験（喪失の痛み）。

11 大人になってからの外傷的喪失体験（喪失の痛み）。

12 重要な人物から拒否ないし拒絶されるという極度の不安。

13 重要な人物を（死別ないし別離によって）失うという不安。

14 感情的に重要な対象による価値の否定、拒否および喪失の体験のために内面的な絶望やショックが長期間に渡って続く傾向。

15 自分に有利な神との関係を謝絶した、利他主義的形式を取る規範に準じた信仰（例えば自分自身のために、あるいは自分の欲求を満たしてほしいと神に祈ることをためらう等）。

16 自分を拒否し、傷つける対象からやはり愛し、認めて欲しいと思う、持続的でしばしば無意識によって制止された欲求。

17 感情的に耐えがたい距離感から、感情的に重要な対象にもっと接近したいという持続的な欲求。

18 利他的な行動によってその対象の愛情を勝ち取り、感情的に重要な欲求が充足されることを期待して、自分を拒否する対象を理想化すること。

19 他者による操作と理想化された対象への依存によって、充足されない欲求が増大すること（例えば別離、拒否の体験、単調さの増加等）。

タイプI行動の主要な特徴を要約すると、このタイプに属する人は他者に操作されることによって自分自身の欲求から切り離され、疎外されており、理想化された対象による愛情の有無に完全に依存しているということになる。彼らは利他的で調和を創り出し、理想化された行動によって感情的に重要な対象からの愛情を確保しておこうとするが、それは彼らにとってこれらの対象が最も重要で、生きていくのに不可欠な快の源泉であるからに他ならない。この源泉が急激に、または時間の経過とともに縮小すると、対象とのポジティブな関係を再構築するために非常な努力がはらわれるが、それはしばしば心身疲弊の状態に至るまでになる。またその際、抑うつ、絶望感や過重な負担を自分に課す等の症候を伴うことがある。

そのような状態は免疫系に影響を与えかねないうえ、身体的な危険因子や遺伝素因による疾患の発症機転を強化しかねない。自分の欲求を柔軟に表現することから疎外されている人は、より頻繁に睡眠薬や精神安定剤に手を伸ばすだけでなく、健康を害するような他の行動パターンを示す。これらはストレスという形で相乗的に作用する。このようにしてタイプI的な行動は、がんの進行を促進するような要因となるのである。

タイプI的な行動が心理療法、例えばオートノミートレーニングによって変更可能かどうかというのは、興味深い問いであろう。答えは間違いなくイエスである。オートノミートレーニングが模索するのは、タイプI的な行動パターンを外傷的に破壊することなく快・幸福感・安定感を強化することができるような、新たな行動パターンである。オートノミートレーニングにおいて人は原則として、それまでの行動に対する高い評価を得ることになるが、それとともに新しい、自分にとっての快の領域を開拓し、自分の欲求を表現するための新たな能力を習得するという創造的な傾向も獲得することになる。そのような目標が達成されるのはもちろん、来談者の特殊で個人的な特質に配慮がなされ、その潜在的な動機が認識され配慮される場合のみである。来談者はこの新たな行動を、自分の能力の枠内における自分の欲求として認識し許容しなくてはならない。

タイプII――ネガティブな順応を伴う制御困難な興奮／不愉快な対象による不快と脅威

タイプIIの行動パターンに分類されるのは、現在のネガティブな対象（人物、状態、状況、あるいは自分自身）によって、非常に阻害され、阻止され、ネガティブな行動パターンを示す自分自身によって、非常に阻害され、阻止され、脅迫され、否定されているような人である。彼らは確かにネガティブな対象から距離を取ろうと努力するのではあるが、結局はそこから距離を取ることができずに留まることになる（例えばネガティブな人物と別れようとしてもうまくいかないという言い訳をするが、しばしば彼らは自分の操作による積極的行動によって、その耐えがたい近さを維持しようとする）。

この行動パターンに分類される人は、彼らが求める快の実現を、現在のネガティブな対象がことごとく阻害するという確信を抱いている。つまり、それらネガティブな対象が、彼らが快の源泉に近づくのを外から押し留めていると言うのである。例えば、自分が父親（母親）との密接な関係を維持しようとしたり、他の重要な人へ接近しようとしたりすることを、自分のパートナーが妨げているという確信を持ちつつ暮らしている夫婦もいる。

タイプIないしIIに分類される人にはいくつかの共通点と相違点がある。共通点としては例えば、両タイプの人が、他者から極端に操作される点、また対象からの愛情や阻害が自分の快の実現にとって決定的であると確信している点である。またこの二つのタイプの人においては、個人的な、自分に関する欲求の表現や充足といった方向の自発的な行動が阻害されている。

両タイプの根本的な相違点は、タイプⅠの人は、自分が高く評価する対象からの愛情を自分の幸福感の最も重要な基盤として求める一方、タイプⅡの人は、快の源泉、幸福感、安定感を得ようとして、ネガティブな対象と距離を取ろうとするが、それに成功しないことである。

Ｊさん（男性）は三十歳になるまで両親と暮らしていた。彼は非常に強く母親と結びついており、例えば職場から日に何度も母親に電話をかけ、彼女の発言や期待に、強固に自分を合わせていた。やがて彼は結婚した。結婚後、早くも数カ月で彼は、ほとんどの場合母親と密接に口裏を合わせて、妻の全ての行動を非難し始めた。非難の一つに、彼の妻が色情狂的な行動を取るというものがあった。Ｊさんは繰り返し妻に愛情表現もしたし、葛藤があったとはいえ妻への依存も示した。

三年間の非難に耐えたのち、妻は突然Ｊさんのもとを去った。彼女は行き先も告げず別の町に移った。Ｊさんはこの出来事の後、何日も心中が極度に興奮したままであった。彼の血圧は上昇し、タバコと酒量が増え、Ｊさん自身の言葉によれば、何年間もこのショックから立ち直れずにいた。彼にとって最大のショックだったのは、最も大胆に予測していたよりもさらに数段、彼の妻が悪い女であったという証拠を見せつけられたように自分には感じられた、ということであった。

タイプⅢ――アンビバレントで自己愛的な行動

タイプⅢに分類される人は自分の欲求と行動に極端に集中し、自分の周囲にある対象をもっぱら、自分にとって快と幸福感と安定感をもたらすのか、あるいは不快と不幸感と不安定感をもたらすのかによって評価する。コミュニケーションのパートナーに幸福感と快のみをもたらすような対象は事実上存在しないので、このタイプの人は周囲に対して明らかにアンビバレントな関係を持ちやすい。特にその人個人にとって感情的に重要なコミュニケーションのパートナーに対して、アンビバレントになりやすいのであるが、なぜならそのようなパートナーは普通、この人にとって強い快を生み出すことができるからである。快が強ければ強いほど、常に快の源泉であって欲しいという対象への期待も高まる。それに成功しないと、快の欠落が強烈に感じられ、やがては対象を激しく否定し、その価値を切り下げることになるが、快の源泉を新たに高める場合もある（例えば対象を攻撃した後に再び和解した場合等）。

Zさん（男性）は子供時代、母親に受け入れられたこともあれば拒否されたこともある。彼の最も素晴らしい体験の多くは、まだ幼かった時期の母親との親密な関係に集中している。同様に最もつらい経験は、例えば母親が他の男性と懇意になり、Zさんを何日も一人ぼっちにしたこと等である。大人になってからZさんは母親を想起させるような女性との関係を繰り返し持つことになる。少しでも拒否されたような感じを持つと、Zさんは用心して別れを切り出す。数日間は悩むのだが、さっそくZさんは再びこの芝居に最初から付き合ってくれる新しい相手を探し始めるのである。

タイプⅣ――柔軟で自律的な行動による内的平衡／自己および対象への愛によって現在時を心地よく刺激すること

タイプⅣに分類される人は、現時点における行動によって、幸福感や快や安定感を何度も再現できるような様々な環境条件を構築することができる。このタイプの人はその際、感情的に重要な対象から愛情を得ることも、阻害的な対象から距離を取ることも、また個人的で自己に関する欲求を常時表明したり充足したりすることもできるのである。このようなことが可能になるのは通常、自分のために幸福感と快を模索し、周囲の人々が持っている快と幸福感を求める個人的欲求を認識し、それを支援することができ、また可能であれば周囲の人々と共同して欲求充足のために努力することができるような、柔軟な行動においてである。

タイプⅣに属する人の行動には、特定の対象や行動パターンや期待へ執着がほとんどなく、それゆえ様々な領域の快の源泉を刺激し、それを享受することができる。快の源泉はいろいろな領域へと移行することが多い。例えば体に良い食事、運動、セックス、気分を爽快にする仕事、神との明朗な関係、阻害的な他人をうまく避けること、特定の人間を喜んで愛すること等である。

Dさん（女性）は、ある領域では両親から理解と支援を受けていると思うものの、別の領域では拒否され放っておかれていると感じている。つまり彼女は、両親がある面で自分を理解し、他の面では理解していないと思っているのである。パートナー関係について彼女は、相手の知性、信頼性、理解力に非常に大きな価値を置いている。Dさんは、自分が本能的に好感を持つことができる人とは親密になることができ、少しぐらい幻滅させられても、その人から大げさに距離を取ることもない。しかし、他人から傷つけられることに甘んじることもない。Dさんは拒否されたり傷つけられたりすると即座に反応するのだが、それはポジティブな関係を再構築するという目的のためなのである。彼女は子供時代に感じていた両親への親近感をパートナーにそのまま移行させたが、だからといって両親に対する忠誠心や両親との結びつきに対する負い目を感じることなく、現時点における自分の欲求を表明し、充足することができる。Dさんは現時点で自分にとって有利になるような様々な環境条件を創り出すことができるし、特定の出来事が子供時代の外傷的な経験を想起させても、過度に不安になったり傷ついたりすることはない。

タイプV――合理的・反感情的行動/合理性によるコントロールを通じた快と幸福感の追求と感情の放棄

タイプVに分類される人は、感情的な行動や、自分の感情の認識や表明に対し、強いためらいと不安を抱く。彼らは安定感や幸福感、また快すらも純粋に合理的な行動によってもたらされるという幻想を持っている――例えばある事柄を認識したり複雑な問題を解決することによって快がもたらされる、と考えているのである。合理的・反感情的な行動によって快を獲得するという目標を達成することは、通常不可能である。というのも、中枢神経系の構造上(大脳辺縁系の活動上)、特定の状況下では感情のほうが優位を示すので、感情的な諸問題が惹起されるからである(例えば抑うつ、ショック、躁的な反応等)。

このタイプの人は概して、子供時代に感情的な興奮をなんら経験しておらず、しばしば同じように合理的・反感情的な傾向の両親を持っている。彼らは後年、合理的・反感情的な態度を通じて両親の理想を実現しようとするが、これはそうすることによって快となる愛情を得られるのではないかという無意識的な期待の表れなのである。

Vさん(男性)は両親から冷たくされたので、家庭内ではポジティブな感情もネガティブな感情も体験しなかった。彼はまた、心地よいと感じた子供時代の体のふれあい体験を、全く思い出すことができない。Vさんは卓越した科学者として事物を常に合理的に把握しようとする一方、彼に向けられたあらゆる種類の感情的なことに対しては、極度の反感を抱くようになった。

タイプVI――反規範的行動/反理性的・感情的態度による快の獲得への期待

タイプVIに分類される人は、社会的規範に則った行動によって快と幸福感と安定感を得ることを極端に嫌悪する。彼らは幸福感と快の欲求のために理性的な行動を動員しようとはせず、極度に感情的で反規範的・反社会的な行動を取ろうとする。

タイプIIIとは異なり、自己愛的で自分の欲求(例えば極端な自己弁護等)を表明するといった特徴は弱い。タイプVIは環境に対するポジティブなイメージを持たず、また高い自尊感情も持っていない。このタイプは、人工的で極端な刺激（例えば薬物摂取やアルコール、タバコの摂取等）によって、または感情的な攻撃的発言で快の充足を得るような状況を生み出すことで、幸福感と快を得ようと試みる。

Hさん（男性）は三人いる子供のうちの末っ子である。彼は自分の兄弟姉妹からも両親からもきちんと受け入れてもらえず、どちらかと言えば厄介者で望まれていない、計画外の末っ子として扱われた。感情的に拒否されているにもかかわらず、次のようなモットーのもと、彼には高い職業的な期待がかけられた――「業績を上げれば認めてもらえるぞ」。

Hさんは、自分の才能が発揮できそうな分野においてでさえ、仕事上の失敗が目に見えているような計画を自ら立て、薬物とアルコールにどんどんのめりこんでいった。彼は自分が薬物を買うために「友達」からお金を恵んでもらうことに快感を覚えた。というのもそれは彼にとって、無私の愛の証明であったからだ。友達から拒否されることが増えるにつれて、Hさんはヘロインを濫用するようになった。

読者の記憶によりよく留まるよう、タイプIおよびタイプIIの極端な実例を、ここに挙げてみたい。

タイプIの例　Bさん（男性）、五十六歳、神経病学教授

Bさんは子供時代、極めて厳格に育てられ、常に義務を負わされ、ほんの少しでもそれを怠ると、非常に厳しい罰を受けた。彼はまだ十五歳の時に、ある工場で年少者用の労働に就かなければならなかった。朝五時の朝食に一〇分遅れただけで、Bさんは食事を与えてもらえなかった。夕食に遅刻しても同様であった。こうして丸一日食事を与えられない日もあったのだが、そんな中で彼は、自分自身に対する忍耐力と厳しさを身に付けていったのである。Bさんにとって両親に認められる唯一の方法は、絶対的な服従と義務の履行であった。少しでも逸脱すれば、父親からは平手うちによって、母親からは完全な無視によって罰せられた。生徒時代、またのちに医学生になってからも、彼は極めて勤勉で、責任感が強く、教師たちの期待に極めて従順であった。彼はよく勉強し、既定の学期の間に試験に合格した。

若い医師として将来の妻と知り合ったBさんは、後に二人の子供をもうけた。妻となる人は自分の両親に対してとても従順で、自分のことを絶対に裏切らない従順な男性としか結婚しないと常々言っていた。その理由は、もし相手の男性が、自分の高い期待に少しでも応えられないなら、自分の両親、特に父親と比べて幻滅させられるから、というものであった。Bさんは彼女のこのような望みが気に入り、二人はお互いに理想的なパ

ートナーを見つけたと思った。三十年以上にわたる結婚生活の間、あらゆる生活領域において指揮権を完全に掌握していたのは妻の方であった。Bさんはほとんどの場合、何の抵抗もなく妻の指図を受け入れたのである。例えばBさんがまだ現役で働いていたころ、妻はBさんに少なくとも一日十回、ほぼ三〇分ごとに電話をし、仕事帰りに白ブドウの房を一キロ買ってきてといった用事を言いつけた。Bさんが青ブドウを買ってきたりすれば、妻は書斎の机に座っているBさんの右耳を捻じり上げたのだが、その痛みはほとんど耐えがたいほどであった。Bさんは書斎の机に座ったまま、二人の子供に宛てて手紙を書き、本当の男というものは母親の――いや、妻の――どのような挑発に対しても、たとえそれがどんなに痛みを伴うものであっても耐えなければならないものなのだ、と教えようとした。Bさんは妻との間に、明らかに両親との生活と同じような刺激の構造を作り出した。つまり、非常に厳しいコントロール、そして期待を裏切った場合にはすぐに罰せられる、という構造である。Bさんが妻の期待を満たした場合、二人はしばしばベッドインし、Bさんは妻から子供たちには隠していた板チョコをもらうのだった。Bさんは、このような瞬間が――つまり義務の履行のあとで妻から褒美をもらえる瞬間が――生涯で最も素晴らしい瞬間であったと述懐している。もっとも、残念なことに、そのような瞬間はめったにやってくるものではなかった。ほんの些細な妻の期待を満たせなかったために、Bさんはたいていの場合、厳しい罰や拒否を受けることになった。Bさんの日常は妻や職場の期待に最善を尽くして順応することに費やされた。彼の気分はたいてい、内向的で半ば抑うつ的であり、悲哀感が漂っていた（それは例えばBさんが外面的にはタフでストレスに強く、常に他人から気に入られるような人間を演じていても、両親からの真の承認と親密さを体験したことがなかったことが理由であった）。

五十一歳の時Bさんは軟骨肉腫に罹った。腫瘍はアメリカでの非常に難しい手術によって切除された。手術の二日後、Bさんはとある神経生理学研究所で講演をしなくてはならず、これを断るわけにはいかないことを思い出した。講演の途中で手術した股関節が外れてしまったのだが、Bさんはそれをズボンのベルトで固定して講演を続けた。翌日Bさんはもう一度手術を受けなくてはならなかった。三年後に新たな腫瘍が見つかったが、その大きさはサッカーボールの半分ほどもあった。非常に強い痛みがあったのだが、Bさんは決して痛いと言わなかった。彼はその数カ月後に亡くなったが、自分のことよりは、何度か心臓発作を起こしていた妻のことを心配していた。例えば子供たちと妻との間に、暗黙のあるいははっきりとした不和が生じた時、Bさんは両者の仲を取り持ち、何としてでも調和を得ようとしたが、それは明らかに、自分の価値が下落するか自分が攻撃されるのを恐れてのことだった。

この例が示すように、Bさんにとって感情的に最も重要な意味を持つ欲求、つまり両親からの承認と両親への感情的親近感をBさんが獲得することは決してなかった。彼は自分の妻の中に、両親の行動を想起させる象徴的な代替対象を得ることを選択したのだが、欲求充足と言うよりは欲求不満を維持する結果となってしまった。Bさんは繰り返して極端な追従と義務の履行を表す行動パターンを示した。しかしそれに対する報奨――例えば快と幸福感の達成などはついに経験しないままであった。彼は自分を抑圧する原因、例えば妻や内面化された両親からの期待等に完全に順応していたため、欲求を充足できるような新たな行動パターンを創り出すことを阻害してしまう様々な環境条件を、そのまま維持してしまっていたのである。

タイプⅡの例―Dさん（男性）、四十五歳

Dさんは若い時、戦地での手榴弾の爆発によって、右手を失った。彼はいつも、この怪我のために自分は全ての人間から拒否され、不具者として扱われてきたのだと主張した。彼のことを完全に認めて無条件で愛してくれたのは、彼が十九歳のときに他界した母親であるとDさんは言う。Dさんは学校時代すでに、またのちにスポーツクラブで、例えばサッカーをしている時、些細なことですぐに怒りだし、攻撃的になる特徴を呈していた。仲間たちは彼を障害者として大目に見ていたが、それがなおさらDさんを刺激し、大目に見られるのは、母親以外の誰もが自分のことを不具だと見ている証拠だと考えた。Dさんが二十五歳の時、とても美しく若い女性から好意を寄せられた。その上彼女の容姿は、どこか母親を思い出させるところがあった。しばらくの間彼は彼女を遠ざけようとしていたが、数年後に二人は結婚した。彼は妻に対する批判の度合いを日々強めていったのだが、それは彼が母親と妻とを比較して、ネガティブな評価を下していたからである。彼は妻を何度も殴った。というのも妻が、母親であればしなかったであろうことをしたから、例えば料理に塩を入れすぎたからであった。彼は常に気が張り詰めた興奮状態にあった。彼は母親以外の女性は全て道徳的に不潔だと考えており、自分の妻もいつか必ず自分を裏切るであろうことを確信していた。ある日彼が公園を歩いていると、熱烈なキスを交わしている二人の人間を見かけた。彼は自分の妻が見知らぬ男の腕に抱かれていると確信した。彼は全身が震え、めまいの発作が起こり、しばらく目が見えなくなるほどの大きな衝撃を受けた。そのあとには殺してやりたいと思うほどの猛烈な怒りの感情が起こったが、体は一歩も前へ進めないほど麻痺していた。彼は座りこまなければならなかったが、公園の二人が彼のそばを通って行ったとき、女性の方が彼の妻ではなく、見ず知らずの他人であったことに気づいた。彼は救急車で自宅に戻らなくてはならなかった。このショックからの回復には数日を要した。彼はあの女性が妻ではなかったことを喜ばず、さらに怒り狂った。なぜなら彼は、妻が自分にどれだけ大きなショックを与えることができるかが分かったからであった。この事件から三週間後、Dさんは自分が重い糖尿病に罹っていることを知った。また高血圧症と運動不足ということも明らかになった。数年後にDさんは糖尿病のために、残っていたもう一方の手も、両足も、切断しなくてはならなかった。

私が最後にDさんを訪ねたのは、Dさんが心臓発作で亡くなる三カ月前であった。彼は子供用のバスタブを使って妻に沐浴をしてもらっていた。彼にとっては水温が少し低すぎたのであろう。彼は妻を憎しみに満ちた邪悪な眼差しで見あげ、こう罵った。「この売女め、お前には水が冷たすぎると百回も言っただろう。おふくろならこんなことは絶対なかったぞ」。Dさんが他界して三年後、Dさんの妻は乳がんと子宮がんに罹り、他界した。彼女は彼女の両親からいつも拒否されており、夫に奉仕することで自分の自己実現を模索していたのである。

Dさんは他の人間、特に自分の妻に対して常にネガティブな態度を取っていた。妻の言うところによれば、Dさんが彼女に感謝の気持ちや承認、愛情を示すことはほとんどなかったらしい。Dさんは母親に幼児的に執着したままであった。というのもDさんは母親との関係を、明らかに最も強烈な感情的刺激として体験していたからである。彼は妻を拒否することによって、思慕の対象である母親との関係を維持できるかのように行動したのである。

グロッサルトの類型にとって、以下の二つの疑問はとりわけ興味深い。

1　特徴的な類型的行動はどのようにして生成されるのか。
2　問題の多い行動類型は、治療によってタイプⅣの方向へと変更可能なのか。

まず類型の生成に関しては、遺伝的な要因が関与していることは明らかである。例えばすぐに感情を爆発させ、どちらかと言えばタイプII、III、あるいはVIに傾きがちな人もいれば、感情を理性の強固なコントロール下に置き、タイプIやVに傾く人もいる。また理性と感情を調和的に働かせるような遺伝的特徴を持ち、タイプⅣに属するような人もいる。

タイプの生成にとって特に重要な役割を担っているのは、子供時代の家族間の力学という要因であると思われる。そこでは以下の三つの要因が本質的である。

1　感情的に特別にポジティブな質を伴う子供時代の体験への、その子供自身の執着。例えば父親（母親）と遊んだ体験が、その子供にとって最も強い感情的体験となる場合等。

2　子供時代の特に悲痛な拒否の体験の源泉。特にそれが最高度の感情的質を持つ欲求が成立するような状況において生じた場合。

3　例えば拒否による外傷的な突き放し。および／または、両親に自立を阻害されることによる、両親への強すぎる執着。

過去の経験を通して、人はある一点に執着する。すなわち最高の快の経験か、あるいは、例えば拒否等の非常に強い欲求不満と結びついた快への期待等に関連するある一点に執着する。そのような執着は非常に強固であるため、人は何年にも渡って、あらゆる状態や環境条件、実際に自分の回りにいる対象を、刺激のない、自分を憂うつな気分にさせるものと感じてしまう。オートノミートレーニングにおいて治療的な克服と治癒が達成されたと言えるのは、そのような人が現時点で、過去の快の源泉を克服し無効にするような、より強い快の源泉に到達できた場合においてのみである。そのような新たな快の源泉は、意識的に創造可能で、また制御可能でなくてはならない。しかし日常生活において人は、最も強い欲求と制止が発動された子供時代のそれと似通った対象との関係を、自らの行動によって再生してしまうので、しばしば昔の執着が新しい執着によってとって代わられるだけなのである。

執着の対象である父親がアルコール依存症であった場合、その人は同じようにアルコール依存者をパートナーに選択する可能性がある。なぜならそのパートナーが、他の特徴をも含めて、自分の父親を思い出させるからである。このようなパートナー関係の中で強い感情が喚起されると、昔の執着がよみがえる可能性がある。オートノミートレーニングはそのような過程を考慮し意識化させるのだが、それは制御されていない行動パターンを制御されたものへと移行させるためなのである。

タイプⅠ的な行動は、子供が一方では欲求が刺激され、他方では欲求の充足が阻害されているような家族構造がある場合、例えば父親（母親）に対する恐れや、業績を挙げれば受け入れてもらえるという期待を持たせた突き放しや、拒否などの構造がある場合に生じやすい。

タイプⅡは、感情的に非常に高い意味を持つ欲求が片方の親（普通は母親）と結びついて、自立が妨げられているような家族内の力学構造がある場合に生じやすい。このタイプの人は、外界は悪意に満ちているという親の解釈をそのまま受け入れてしまう。

タイプⅣの場合、家族内でポジティブな感情が刺激されるが、親元からの自立もうまくいくことが多いので、快を担保する新たな関係を築くことも可能となる。

タイプⅢの場合、ある種の領域においてはうまく自立できるが、他の領域においては子供時代への執着が後の行動を決定してしまうことがある。

タイプⅤの場合、感情的な快の源泉への執着が非常に早い段階で起こってしまったように思われるので、このタイプは子供の頃も、あるいは長じて大人になってからも、感情的な要求を主張したり制御したりすることを学ばないままになってしまう。彼らは自分の行動を、合理性と業績を求める親の要求に合わせる。

タイプⅥの場合は、子供時代の自分の感情的な経験を合理的に整理したり理解したりすることができず、感情的な発言と合理的な解釈の間の矛盾を経験することになる。このタイプの人は後者、つまり合理的な解釈から強迫されているような感じを持つので、自分の感情や欲求を、合理的ではないものが支配的な領域においてのみ、口に出すことができるのである。

グロッサルト類型内の様々な行動制御と、社会的なセルフレギュレーションとの間には、密接な相互関係が見られる。セルフレギュレーションの良好な社会においては、個人的な制御をタイプⅣの方向へ改善する大きなチャンスがあるのだが、その逆方向のベクトルも存在する。つまりタイプⅣの特性でもって自分自身を制御できる人には、よりよい社会的セルフレギュレーションを達成しようとする傾向があるのである。

我々の分析によって、次のような法則性を見出すことができる。子供時代から現在に至る執着がより早期に起こり、強力で、後々まで影響すればするほど、その執着と現在の問題との関連を認識し体験する個人的な能力は低くなる。非常に高い割合を占める人たちが、このような関連を認識も知覚もできないまま、子供時代の執着に苦しんでいる。この文脈で我々は、認知的―感情的な法則について語ることができる。オートノミートレーニングはこのような状態に配慮し、上記のような人たちの場合、自分の執着を意識化させることを断念するが、それは、様々な領域で新たに体験される快の源泉がこの執着を自動的に解除することを知っているからである。以上の理由から、新たな行動パターンを確立することが中心的な課題となるが、新たな行動パターンが快と幸福感に繋がるならば、自ずと自己分析の可能性が改善されることになるのである。

三・三　無意識

心理学者や心理臨床家はしばしば無意識について語るが、それを詳述したり定義したりはしないままである。それでは無意識とは何であり、それはどのように作用するのであろう。まず確認しておかなくてはならないことは、意識と無意識が一つのシステムの構成成分であり、それらが常に相互に作用し合っているということである。無意識は意識から分離してはいるが、意識によって活性化された情報を処理する場であり、意識と様々に情報交換を行う。その際無意識は意識化されうるし、逆の過程も生じうる。無意識における情報の処理は様々な領域において蓄積された経験や体験に基づいて惹き起こされる。例えば個人的な生活歴や、神と人間との関係、人間同士の関係、遺伝的に決定されている反応の傾向、そして臓器の機能の状態などに基づくのである。無意識下では相互に作用し、ある種の結果を導き出すような情報の処理が行われるので、最終的な解決の可能性や行動の動機が刺激される。無意識の傾向は意識的行動の動機となりうるのである。

無意識の過程を司る器官は中枢神経系である。体内の全ての臓器は無意識的に働く。だから、例えば肝臓や膵臓が何をしているのか、人間には決して意識できない。無意識はしかし臓器の機能をも感知し、これらの機能を他からの刺激によって調整する。人間の無意識の機能は、それがコンピュータのように特定のプログラムによって情報を処理することが分かって初めて理解することができるのである。そのプログラムによっては、無意識に操作されている行動と意識的な知覚とが異なる場合もある。意識と無意識は似通ったプログラムに則っている。無意識もまた主として「条件―応答」規則と言い表すことのできるプログラム（例えば「私は母親から離れると不安を感じる」）や、その上位のコントロール要因（例えば「私は神を愛しており、神が私にとって重要だと感じている。それゆえに神が私の人生にとって最も重要なものである」）によって、影響されるのである。

無意識がどのようなプログラムを利用するかによって、知的で生涯に渡って持続する、創造的な行動が生まれることもあるし、愚かで残酷で破壊的な、人生を台無しにしてしまいかねない行動も生起しうる。健全な無意識は、その個人が幸福感と快と安定感、また人生の意義の充足を可能にするような、創造的な情報の処理を模索する。病的で破壊的な無意識は、その人の不利益になるように情報を処理する。

病的な無意識は、その人自身を破壊するだけでなく、その人を取り巻く社会的な環境を着実に破壊するように、その人を動機づける。健全で、その人と社会を守り、幸福感と快と安定感を生み出すような無意識は、意識的な経験と密接に協調する（意識的な経験は、情報の処理と感情の相互作用によって可能になる）。

意識と無意識が協調せず、双方の管理する領域が異なっていて、互いに敵対する結果を招くようなプログラムに従っている場合、そこには身体的・精神的な疾病の基盤が生じる。それゆえ、オートノミートレーニングの目標は、無意識と意識のプログラムと機能を統合して、両者の境界を流動的にすることにある。意識は無意識を、また無意識は意識をいつでも呼び出し、活性化でき、問題解決に利用できるようにしなければならない。

人間行動の個人的相違の大半は、無意識におけるプログラムの相違に帰せられる。無意識は広範な領域の大量の情報を処理し、個々人で異なる解決への道筋を設計する。それゆえ、例えば感情的に重要なパートナーと別れた二人の人間は、この体験を非常に違った様相に処理することがある。

ある人にとって、この体験が苦痛を伴うものであった場合、無意識の中では以前の別離体験が活性化され、絶望の感情が生まれる。この感情は、もし自分が自殺をすれば、自分を拒否した人に本当に振り向いてもらえ、自分に同情が寄せられる、そうすればこの痛みは和らげられる、という誤った仮説と結びつきかねない。このケースでは無意識が出口のない状況に巻き込まれているので、意識も無意識の引力に負けてそれに奉仕するだけになり、自殺する方法だけを考えるような事態に陥ってしまう。しかし苦痛を伴う別離が別の人の場合、その無意識の中で全く別様に処理されることもある。別離の苦痛の中で新しいパートナーを探す行動が活性化され、それによって幸福感と安定に達するチャンスが高められるのである。

無意識はまた多くの情報を創造的に処理し、意識的行動がそれを銘記して、新しい問題解決の可能性を創り出すことがある。ただし、意識はしばしば——個人的な幸福感の獲得にとっては不利なことに——無意識の知的な情報処理を受け取らないのである。

それに関する例を一つ示す。

ある若い男性が母親に非常に執着していた。彼はしかし、母親を常に批判してもいた。つまり彼は母親に対してアンビバレントな態度を取っていたのである。母親は一方では彼を魅了したが、他方で彼は、特定の領域において母親を拒否していた。彼はその後の経験によって、自分の無意識における情報の処理をよりよく理解できるようになった。彼はある女性と出会い、一週間も経たないうちに結婚し、三十年間幸福に連れ添った。特定の領域で妻は母親を強く思い起こさせたが、他の領域において妻はまさに、彼が母親に望んでいたけれどもそこに見出すことができなかった特徴を持っていた。無意識はすなわち、母親についてのポジティブな体験を理想的なまま維持し得たし、同時に新しく快を産み出す対象を模索する中で、不快として体験された特徴に関して母親を修正したのである。

妻は母親の理想的な修正像であった——容姿についても、行動の特徴についても。この男性は自分の無意識と非常にうまく付き合っていたので、無意識が行う仕事を、自分の幸福感を強めるために利用する術を理解していた。彼は性的にも自分の妻とうまくいっている、以前付き合っていた女性たちとは違い、彼女に対する愛情は途切れることはないと報告している。

もし我々が意識的行動において自分の無意識に従い、無意識を知性と創造性に利用することができるなら、それは我々が自分の葛藤を処理したり認識を獲得する際に大いに助けになることであろう。

自分の無意識に問いを立てることのできる科学者は、理性的な規範のみに則った科学者よりも創造的で天才肌である。後者のような科学者は、確かに形式的な知性を証明することはできても、内面的にはどちらかと言えばぎこちなく、創造力に乏しい。自らの無意識への良好な通路を持っている人は、直感も鋭く、感情と理性を統合することによって自分の方向性を双方に委ねることができる。そのような人は感情的に非常に重要な欲求を満たし、快と幸福感を味わうこともできれば、距離を取って物事を柔軟に、様々な方向から観察することもできる。

無意識は決して自立的で、外的・内的な刺激から独立した情報処理機関ではない。というのもそこでは、環境と身体からの刺激が処理されるからである。それゆえに刺激が処理されるプログラムが決定的に重要である。このプログラムの一部は学習によって、また一部は遺伝的に決定されている。無意識がどのような刺激に反応し、また無意識における処理をコントロールするプログラムが刺激をどのように仲介するのかという問題について最終的な回答を見出すためには、さらなる研究と考察が必要である。

明らかに無意識によって操作されている多くの行動パターンや特徴を合理的に説明することは、極めて難しい。例えばモーツァルトは子供のときに、なぜ音楽的な教育もなしに美しいメロディーを作ることができたのであろう。無意識のプログラムにとってはソフトウェア（プログラム）だけではなく、ハードウェア、つまりコンピュータの仕様（遺伝的基盤）も重要である。例えば生まれつき抽象的な思考に適した傾向を持ち、情報を複雑に処理する人もいれば、具体的な思考しかできず、比較的単純な情報処理しかできない人もいる。

無意識には単に経験だけではなく、行動規範や諸関係の構造、実行された、もしくは想像された順応の様々な形式が蓄積されている。蓄積されたデータは実際の状況下において、様々な形式で呼び出され、意識の一部となる。特定の要素が意識の中でもはや実効性を失うと、それらは再び無意識の中へ沈み込む。学校を卒業してから二十年、三十年してから同窓会を開いた場合、そのような具体的なきっかけなしに思い出だけを辿る場合より、名前や個々の思い出が蘇りやすいものである。

無意識の情報処理では常に、その人にとって潜在的にポジティブな感情が追求される。無意識は幸福感、快ならびに社会的安定と身体的健康を強化し、維持しようとする。この目標を達成するために、無意識の中では常に、刺激を前意識に与え、自発的で感情的な行動に直接影響を与え、それを導くような情報の処理が行われている。

　無意識が葛藤処理に際してどのような知性と有用性を示すかは、個々人それぞれの体験や情報処理のプログラムに応じて、様々なバリエーションがありうる。無意識が非常に高い知性を示すようであれば、意識は無意識からの指示に耳を傾けたほうがよいであろう。また、無意識が驚くべき愚かさと残酷さを露わにするような場合は、意識は無意識の過程と動機をより詳しく調べ、無意識がもはや非合理的な抵抗を必要としないよう、行動の変更を通じて無意識の方を修正すべきであろう。

　意識と無意識との関係は、ペットとその飼い主との関係に似ている——飼い主が意識であり、無意識がペットである。飼い主はペットが示す快のサインを理解したり、それを促進したりできるし、またペットが破壊的な行動を取るときは、それを制限することもできるのである。

　意識が無意識からのシグナルを知覚し、理解することを学ぶならば（例えば「私の無意識は、現在のそれよりもより強度の体験を私が求めていることを知っている、そして無意識はそれを、健康を犠牲にしてアルコールとタバコへの依存で代償しようとしている」）、意識は無意識との対話を開始することができ、無意識がその欲求とプログラム自身から距離を取ることができるような、無意識により合致した条件を意識的に創り出すことができる。

　意識と無意識の間に理想的なコミュニケーションを打ち立てることは、理想的な幸福と快と安定に葛藤なしに到達できるような行動をどのようにして確立すればよいかを学ぶことと同じである。このような学習の過程においては、快、幸福感、モラル、宗教、社会参加、両親との絆等は、もはや互いに矛盾しているとは感じられない。それぞれの人が自分の成長のためにはなんらかの快と幸福感の源泉が必要であること、またこの目標を社会的に適合する形で実現することが、自らの権利だけではなく義務でもあることに気づくのである。

　無意識が暴君的、自己破壊的である場合、それは、自己破壊的な無意識それ自体が存在しているのではなく、無意識が幸福感と安定感と個人的な快を模索する途上でその実現を阻止されるので、それが原因で「嗜癖」を起こしているということを意味している。意識的な行動が、無意識から発する快を模索する衝動に対して激しく抵抗するなら（例えば利害関係を考えた順応や誤解されたモラルなどが原因で）、無意識は多くの警告スイッチを入れることができる。その目的は、直接ではなくても、間接的には欲求を満たすためである。第一段階のスイッチは嗜癖であり、第二段階のスイッチは自殺プログラムの始動である。そのモットーは「幸福感に到達できず、ただネガティブな結果に苦しまなければならないだけだとすれば、生き長らえるよりも死んだ方がまだ意味がある」というものである。

いずれにせよ、あらゆる葛藤状況において、無意識のサインを読みとり、それを分析することは、意識にとって利益となる。無意識からのサインは通常、社会的に適合したレベルでの欲求充足や快の模索のためのヒントとなる。それゆえ――上述の例におけるように――子供時代に父親（母親）の特定の特徴に魅了されたが、別の特徴に嫌悪感を抱いたような人は、大人になってから快を創造するパートナーを探すにあたって相応な修正を試みるので、ある面では親を想起させるが、他の面では親と正反対のパートナーを見つけるものである。このような場合、無意識から自然に湧いてくる衝動を受け入れ、想像上の理想的タイプに合致した人たちと、特にポジティブにコミュニケーションを持つことが、意識的な行動にとっては望ましい。

子供時代に想像した快の源泉から極端に遮断され制止された経験は、無意識における情報の処理にも影響を与える。社会的に受け入れられ、また自分の欲求が正当に受け入れられた子供のみが、建設的で幸福感に基づいた無意識を大人になってから確立することができる。もしある子供が、社会的にもその欲求に関してもないがしろにされたとすれば、さらにその無意識が生存戦略を刺激するような重要なプログラムと出会うことがなかったとすれば、そのような子供は自分の快や幸福感を求める欲求をただ反社会的・サイコパス的にしか処理できない。そのような場合、意識と無意識の共同作業は阻害されるのである。

無意識は知的な情報処理システムではあるが、主観性に依拠しており、それゆえ現実体験の主観的な受け止めかたによって極めて有益な刺激を与えることもあれば、極めて破壊的な刺激を与えることもある。無意識は幸福感と快を最大限にし、不快感の源泉を減少させるという使命と能力を持っている。無意識は、様々な生の状況において特定の動機や環境条件が現れるときに活発になる。無意識は快と幸福感が強烈に体験されたような源泉を再現し、極めて不快な源泉を回避しようと試みる。体験の主観性において快と幸福感を最大限にしようとする無意識の希望が存続するかぎり、無意識は意識的活動をこの方向に向かうよう支持する。例えばその際、免疫系などの様々な健康維持プロセスを刺激する、生への強い傾向が発動するのである。もし無意識の情報処理システムにおいて、望んでいる最高度の快の源泉と幸福感にもはや到達できないと感じられ、またそれによって強い不快感と内的な絶望感が入り込むとすれば、無意識は死への方向へ傾くであろう。つまり、社会心理学的・生物学的システム全体に対して死への刺激、つまり生きているより死んだ方がよいというシグナルを送ることになる。

無意識と意識の両システムは分離されておらず、常時コミュニケーションを取っており、究極的には同じ目標を追っている。意識においては無意識からの刺激が成就されるし、逆に意識は無意識に影響を及ぼすことができる。例えば意識が確立した行動パターンによって、新たに生を肯定する情報の処理が無意識にとって可能になるような環境条件が創出されることがある。無意識は意識の意図実現の援助者である。しかし両者の間にはまた矛盾も生じうる。例えば意識が、パートナーと幸福に暮らすためには母親（父親）ときっぱり別れなくてはならないと思っている一方で、無意識がまさにこの親との関係が最も重要な快の源泉であると感じていて、どちらかと言えばパートナーと別れることを勧めているような場合である。

無意識は一方で、多くの情報を感知する非常に創造的でオープンな情報処理システムであるが、他方それは、幸福感と快、社会的安定、身体的安全性と人生の意義の充実を確保するために固定されたシステムでもある。危機的状況における無意識の第一の課題は無論、身体的安全性の確保と社会的生存の保証にある。例えば身体的な脅威があるような場合、学習された、ないしは持って生まれた最大限の能力を使った活動が無意識から自動的に発動される。社会生活においても無意識は、それぞれの個人において良好に発達しているそのような能力を発揮させるが、それらはしばしば意識との間で妥協を余儀なくされる。というのも、例えば社会的な順応の過程では、その人が持っていないような能力を当人に求めるからである。最悪の場合、必要とされる社会的な能力が純粋に理性的な次元にあるため、それが無意識と完全に切り離されてしまうことがある。例えば特定の分野の非常に優秀な専門家がとんでもない失敗を冒すことがあるが、もしも彼らが仕事において無意識的な修正プロセスへの通路を持っていたとすれば、それは避けられたかもしれないのである。例えば次のような事実が挙げられよう。何千ものコンピュータ・プログラマーが理性的にも節約という原理から、二〇〇〇年とその後のプログラムを入力しておらず、誰一人として二〇〇〇年以降にプログラムの機能がどうなるかという問いを立てなかったのである。

無意識と意識を理想的に統合できれば、両方の領域は互いに交流し合い、創造的な形で影響を及ぼしあう。以下に私の自伝的なことから二つの例を挙げて、それを示したい。

私には九十三歳になる祖母がいる。彼女は熱心で自発的なキリスト教の信仰と、周囲の人間たちの快と幸福感を祝福し、自らは楽しい諦観をもって生きる能力を、何の問題もなく、葛藤なしに統合することができた。彼女は菜食主義かつ小食で、高齢に至るまで定期的に運動し、夫が第一次大戦で戦死したのち（彼女は二十三歳であった）、決して誰かと性的な関係を持つことはなかった。彼女がノーと言う場合、例えば食べ物をあまりにたくさん提供された場合も彼女の気分は良好であり、決して教条的になったり道徳的に排他的になったりすることはなかった。私は二十四歳の時、祖母には紹介もしていない自分の恋人を連れてさっさと祖母の家に入り、いろいろな種が蒔かれていた彼女の小さな花畑にベッドをしつらえてくれるように頼んだ。恋人がまだ外で待っている間、「道徳も何もあったものじゃない」と祖母は目を輝かせて喜び、白いシーツを掛けたベッドを花畑まで引きずっていき、ベッドの脇に一リットルのワインと食べ物を少々置いてくれた。

それから祖母は自分の部屋へ退き、ドアを閉めたが、私がドアの反対側で耳をそばだてていることなど知らなかった。彼女は大声で、おそらく無意識的に、次のように祈っていた。「父なる神、子なる神、精霊なる神よ、私の孫に素晴らしいオーガズムのすてきな体験を与え給え。二人が明日別れようと結婚しようと、二人の身体が愛し合い、気持ちよく幸せを感じますように。人間同士の愛の体験だけが人間を育て、神への愛こそ、人間が経験できる最高の快の源泉であることを最後には分かるようになるのです」。

祖母は私が九歳の時、同じく一役を果たしてくれたのだが、それは彼女が無意識的に下したある判断であった。それが私の無意識を刺激し、それによって私は、おそらくは絶体絶命の危機から救われたのである。戦後の一九四五年、私は（ドイツ語を話す祖母と暮らしていたために）現地の言語を知らないまま、かつてのユーゴスラビアに住むことになった。私はそこで二回、一年生を繰り返すことになった。私は女性教師と同級生たちから、クラスで一番できの悪い生徒と見られていた。基本的なことも理解できなかったので、私は皆から避けられていた。またこの女性教師がドイツ人のことをあまりよく思っていなかったので、私の成績が悪いのを彼女はとても厳しく罰した。例えば指を叩くなどであったが、たいていは無視されるか馬鹿にされるかであった。女性教師が、さらなる留年に関しては自分は責任が取れない、お前は将来せいぜい下っ端の仕事しかできないと脅したとき、私は大変ショックを受け、祖母に助けを求めた。祖母は「難儀なことだ、誰もお前を助けてくれない。神様を除いては」と言った。私はこの時初めて神様の話を聞いた。祖母は敬虔なプロテスタントであったが、自分の見解を説教する習慣はおろか、教育を施そうなどとは思ってもみなかったのである。

私は彼女に「神様にはどう言えばいいの」と聞いた。彼女は言った。「祈りなさい。父なる神、子なる神、精霊なる神よ、あなたの前に哀れな子供が立っています。この子は人生にすっかり押しつぶされ、自分の全ての問題が解決し、これから明るい道を歩いていけるように助けてほしいと祈っています」。子供だった私の無意識はこのメッセージを直ちに理解し、すぐにお祈りを始めた。すると私の無意識は活性化され、祈っている間に私の無意識には、先へ進み、変更され、拡大されていく、全く新しいプログラムが授けられた。祖母が言ったような祈りを始めるとすぐに私は、内的な力と強い精神的発展を感じた。この感情から私は、さらに次のように祈りを追加せざるをえなかった。「愛する神様、僕が進級できることを助けてくれるだけでなく、僕はこれまでもう十分に馬鹿な生徒の役は演じてきたので、これから後の一生の間、もう私のことを馬鹿呼ばわりして拒否するような人たちと会わないで済むような賢明さを与えてください」。祈りの後、私は「汝これを受くるべし」という神様からのシグナルをもらったように感じ、とても幸福だった。翌日私は自信満々で学校に行き、女性教師が私を拒否する最初のタイミングを待っていた。そしてそれが始まった時、私は授業の真最中であるにもかかわらず、自分のカバンをひっつかみ、一年生の他のクラス、他の女性教師のところへ移った。他の生徒が座っている長椅子の隣に腰をおろし、驚いている教師に、僕を入れてくださいと頼んだ。彼女はすぐに事情を照会し、私を自分のクラスに入れてくれ、私を情愛深く指導してくれた。数日後彼女は私の以前の教師と口論になったが、以前の教師のことを、子供に当たって自分の憂さを晴らしている、教育者の風上にも置けない人間と言って非難した。大学入学資格試験までずっと私は優秀な生徒であり、大学においても優秀な学生として各種の奨学金を受けた。私は学問的な仕事においても無意識的なシグナルを意識と統合することをやめなかったが、それは無意識からのシグナルのない意識、つまり感情的な生活からのシグナルのない合理性だけでは、中途半端な学者にしかなれないという気持ちを抱いていたからである。

個人的な例を挙げたのも、読者諸賢に、自分の無意識が自分を支えてくれた状況を発見してほしいと思ったからである。オートノミートレーニングは、無意識と意識を協調的・創造的に、また幸福感に奉仕するために統合しようとする時に生じるこのような援助という無意識の側面を認識しようとするのである。オートノミートレーニングは無意識のプロセスを幸福感、快と安定感の方向へ刺激し、無意識から発する自己破壊的なプロセスを排除することを試みる。またその実現を目指して、高度な主観的動機が成立するように、意識によって無意識が活性化されることになる。

無意識のプロセスは単に健康や病気に大きな影響を持つと言えるだけでなく、その影響作用についての実証的研究も可能である。つまり無意識は、極めて個人的なシステムであるにもかかわらず、その機能においては普遍的な規則性を示すのである。

このような規則性は例えば、刺激の質が突然、完全に低下した場合、それと関連して死への傾向が現れるといった現象に見られる。自分を十分に満たし、自分の欲求を充足させていた刺激（例えば重要なパートナー等）を失い、それと同じだけ強い刺激を与える別の行動を他の領域で確立できない場合、無意識からは明確な死への傾向が生じ、例えば自殺に至ることがある。そのような人でも、新たな環境条件に関するいくつかの情報の獲得や新たな諸条件の創造によって、新しい幸福感と安定感へ至るという希望を自分の無意識に仲介することができれば、その人の無意識は再び生き延びることに全力で取り組むことができる。しかしながら新しい行動パターンによって治療が成功するためには、無意識をあまり刺激しないような幸福感の源泉が示唆されるだけでは十分とは言えない。それによって無意識が最高度に刺激されるような源泉を見出した場合にだけ治療は成功するのである。無意識を刺激する療法に関しては「オートノミートレーニング」の章で詳説するつもりである。

三・四 行動と幸福感

人間は数多くのサブ・システムの相互作用が現れる複雑なネットワークそのものである。つまり人間には数多くの生理学的反応や解剖学的構造を伴う生物学的サブ・システム、認知的―感情的サブ・システム、社会的サブ・システム、神―宇宙論的サブ・システムなどの相互作用が常時現れているのである。

人間は行動を通して、これら諸システムの機能の発動や機能の様態などに影響を及ぼすことができる。人間は一般的に言って次の目標を目指す。

(a) 脅威、不幸感、不安定感の除去。

(b) 幸福感、快、安定感の獲得。

存在そのものが脅威にさらされた場合、最初の項目が絶対的な優位に立つ。しかし脅威が除去されたとしても、幸福感や快が長期に渡って到来しない場合、システムの良好な機能は同じく脅威にさらされる。将来いつか幸福感と快に到達できるという希望を持っている場合、人は様々な障害を乗り越え、目標を達成すべく、長期間に渡って最大限の努力を続けることができる。そのような場合、しばしば複雑な行動戦略が動員される。しかし人が幸福感と快の充足に到達することについてあらゆる希望を失ってしまった場合、そこには諦念と抑うつと病気を惹き起こす行動が生まれる。

そのようなプロセスはどのように機能するのであろうか。人は、生存のために闘うことを本能的にプログラムされているにもかかわらず、明らかに不合理な動機に突き動かされているように見える。とりわけ基本的な物質的・社会的な生存が確保されている場合に、そのような不合理な動機が影響を及ぼすのである。このような視点から見るなら、人間は目標達成のためには保守的にも進歩的にも振る舞う、幸福感と快を模索する生き物と言えるであろう。生誕から幼児期、青年期、成人となって死ぬまでの間に、人間は快の経験やそこで得た幸福感によって強く印象に残っている思い出、ならびに／あるいは、欲求不満にもかかわらず（あるいは、まさに欲求不満があるがために）幸福感や快への欲求が強烈に体験された状況の記憶等を蓄積していく。行動の保守性というのは、かつてと同じくらい強烈な快の体験を繰り返して体験しようと、人が試みることを意味する。そのような状況は、子供時代からも、パートナーとの関係からも、職業生活からも生まれてくる。最高度の感情的な快や、快への期待と結びついた以前の状況を思い出したり連想したりするだけで、人はしばしば現在時の行動を決定することがあるのだ。

最初の経験よりも強い幸福感や快が得られるような状況を経験すると、将来的にはそのような新しい状況が、人間にとって新しい目標設定や行動の基準となる。このような場合、幸福感や快は強化される。この過程が葛藤も罪悪感もなく体験されると、そこには健康を維持しようとする、あるいは病を治癒しようとする衝動が生まれる。ある人が繰り返してこのような幸福感と快に到達するか、到達できるという希望を持っているなら、それは生物学的・社会的・認知的機能の個人的発展と維持のための最も重要な動機が与えられたことと同義である。

幸福感の体験に関するレベルが下落し、かつて体験された幸福感と快のレベルを再獲得するという希望が断たれた場合、そこには抑うつ、諦め、不安、落胆、絶望、生きていることに対する虚無感等が生じるのみならず、例えばがん細胞の増殖を促進する中枢神経的シグナルのような身体的で重度の慢性疾患の素地が生まれる。

幸福感の体験と、快という形に高められた幸福感は、主観的な愉悦という心地よい状態であるだけでなく、健康、発展、そして生存するための本質的なシグナルなのである。長期に渡って不幸な状態で生きているに場合でも、人間はそのような状態を、個人的欲求によりよく合致した環境条件の創出という積極的な行動によって、再び好転させることができる。人間の欲望は人それぞれであり、それを充足させるためには様々な刺激や戦略が必要となる。例えば安定とうまく機能している結婚生活によって幸福感を得る人もいれば、別種の欲望の構造を持った人には、同じ環境条件が、単に停滞と病気しか意味しないこともある。

幸福感と行動という我々の理論に照らせば、過重負荷となる悪性ストレスが、人によってはむしろ不利で脅威となる条件を除去し、幸福感と快の経験に到達できるように見えることもある。そのような場合、中には嗜癖行動にその代償を求める人もいる。彼らは確かに特定の領域においては自分の幸福感を高めることができるかもしれないが、体を壊すという代償を払わなくてはならない。もし人が、体験されたいくつかの環境条件にはもう到達できないという理由で幸福感の模索を完全に諦めてしまい、耐えがたいほどの不幸感に甘んじてしまうなら、そこには生きているより死んだ方がましだという願望が生じかねない。ある種の人々においては、ただ特定の状況が生むネガティブな結果が非常に苦痛であるからという理由で、このような行動願望が生じるし、また他の人たちにおいては、ほとんど快感を伴う（たいていは無意識の）死や疾病罹患への願望が生まれるが、それは例えば彼らが、不合理ではあるが、そこで愛情が得られると考えるからである。

意識的な人間の行動と無意識（意識的に知覚されない行動の決定因子）は通常、幸福感と快について、同じ目標を追っている。つまり両者は継続的に繰り返して訪れる幸福感を目指すとともに、脅威・不幸感・不安定さを極力減退させることを目指すのである。それにもかかわらず意識によってコントロールされる行動と無意識の間には重大な葛藤が生じることがある。これはこれから起こそうとする、あるいは既に実行した行動に対する評価の違いに起因する。例えばある人はパートナーを意識的には求め、その人と密接な関係を築こうと努力するが、無意識はその努力を拒否しており、その結果不安と不安定さが生じることがあるのだ。例えばそれは、父親（母親）に執着していれば必ず葛藤が起こるという情報や、また求めている親密なパートナー関係は時間が経てば不愉快に感じられるようになるという潜在的な知識に無意識自体が操作されていることによって生じる。無意識はしばしば予知という形の本能として、また表面的には非合理的に見える行動パターンとして発現する。無意識が多くの状況において意識よりもより知的であり、それゆえ個人としての統合性にとって、無意識の方が意識的自我よりも優秀な守護者であることは、十分にありうることなのである。

我々の研究の結果、持続的な幸福感と、快の受容のあるところでは、意識と無意識が良好に統合されていると一般的に言うことができる。理性的な行動パターンがあり目標が達成されているにもかかわらず不幸感が持続するような場合は、幸福感が受け入れられ長期間持続するようになるまで、個人的な行動が修正されなくてはならない。無意識もまた経験から学習するのであり、特定の行動が幸福感へと導くことを経験から学ぶことができれば、非合理な不安や抑制を除去することも可能なのである。オートノミートレーニングの目的はとりわけ、幸福感を模索する行動の一貫性を見出すことにある。それはまた、しばしば無意識と意識の宥和を意味するのである。意識と無意識の両者は、快と幸福感に関する定義を共有しなくてはならない。

幸福感と快は様々な生活領域において、また多様な活動によって獲得することができる。例えば、（健康を犠牲にして）なんらかの嗜癖行動によって快と幸福感を得る人もいる。また例えば、両親やパートナーや神への愛の欲求を充足させることによって、それらを達成する人もいる。また仕事によって、さらにはサディズムや他者の破壊（あるいはそれどころか自己破壊）によって、刹那的な幸福感を得る人もいるであろう。また、社会的に適合した、望ましい行動パターン（例えば婚姻や忠誠など）によって、あるいは逆に社会的規範や規則を逸脱することによって幸福感を得る人もいる。感情的に非常に重要な個人的欲求の形成も、欲求充足のために必要な主観的な刺激も、人によって非常に異なっている。それゆえ、幸福感を得るための方途が個人によって大きく異なることは、驚くに当たらない。多くの誤解や、人と人との間の倫理的、イデオロギー的な葛藤は、幸福感をもたらすとされるいくつかの環境条件に関する基本的な考え方の違いによるものである。例えばもしある人が、親密なパートナー関係のみが幸福感をもたらしうると考えており、その人のパートナーが、親密なパートナー関係は地獄だと考えているような場合、葛藤はあらかじめ用意されているようなものである。人間が幸福感に至るためには様々な方法を必要とするという認識は、人間同士の寛容の度合いを非常に高めることになる。

幸福感へ至る方法（またそこへ至る際に生じる障害）は個々に非常に異なっているとはいえ、それら多様性を貫く、ある社会の全構成員にあてはまる文化的、社会経済的要因というものもある。例えば中流核家族の子供たちの場合、しばしば密接な母親ないし父親への執着が見られるが、それは後年のパートナーとの関係において不安を生み出す要因となりかねない。このような不安は、パートナーと結びつくことによって、願い求めた母親（父親）との結びつきが脅かされ、幸福感を達成できないのではないかという恐れに起因するのである。

最良の刺激と最良の幸福感に到達することができるように、読者諸賢それぞれの欲求の構造に合致した行動パターンを読者自身が模索する際に、本書が役に立つことを願っている。そのような方法を見つけることはしばしば容易ではないが、見つけるだけの価値はあるのではなかろうか。

三・五　健康と病気の精神的次元

私が本書において試みるのは、精神上の健康と病気に関する中心的な問題およびそれらの原因について、広範な層の読者諸賢が自分をよりよく認識し、また自分を良好に、つまりより多くの健康と幸福感を獲得できる方向へ刺激することができるような形で説明することである。

私は病気の発生と健康の維持というテーマを長年に渡って科学的に研究し、ドイツ国内外で多数発表してきた。ストレスがどのような形で病を惹き起こすのか、またどのような行動が健康と結びついているのかという問題と取り組んだ書物や学術論文は確かに既に多数発表されている。しかしどのような要因や行動パターン、状況や葛藤が人間を本当に病気にし、どのような行動が健康を維持し、またその際どのような力学が働いているのかについては未だに大きな解明の余地がある。

私は科学者として、非常に多くの人々を、長年に渡り、しばしば高齢に達するまで、あるいはその死に至るまで観察する機会を持った。私は常々次のように自問してきた。早期に病気になる人と高齢まで健康を保つ人は、どこが違うのであろう。このような観察は学際的に行わなければならず、また複雑なシステムの機構を考慮しなくてはならない。私が繰り返し観察することができたのは、複雑なシステムにおいては心理的な要因が、一般に自然科学が想定しているよりも大きな役割を演じているということ、また様々な病気の発生や高齢まで健康を維持できることが、ある種の精神的—身体的な相互作用に依存しているということであった。本書では人間の行動をコントロールする基本的な動機や欲求や葛藤が明らかにされ、どのようにすれば病気を惹き起こすような環境条件が克服され、健康に到達できるのかを示してみたい。

長年に渡る研究を通じて私は、人間は客観的で外的な原因——もちろんそれがある種の役割を果たしているにせよ——によってよりもむしろ、自分の幻想やしばしば非合理な欲求などによって病気に罹るという結論に繰り返したどりついた。病気を惹き起こすまた健康を維持させる環境条件を模索する中で、私は特に感情的に非常に重要な欲求という問題に取り組んだ。これらの欲求は個人によって異なっており、既に子供時代にそのモデルが出来上がる。つまり子供は両親との関係において、際立った快と幸福感を体験することができるのである。両親との関係の経過如何では、ある子供はもし自分が両親の期待に添えなかった場合、両親という快の源泉を失うかもしれない、という大きな不安を感じることがある。このような不安を継続的に体験している子供は、同じレベルの快を与えてくれるような他者に生涯に渡って憧れるということも起こりうるが、その際同時に、それによってもともとの、つまり両親という快の源泉を失うかもしれないという不安を感じることになる。個人的な発達次第でそのような人は、ある種の状況下で継続的な精神的危機に陥る可能性があるが、それは最終的には、身体的要因との相互作用の中で慢性疾患の原因になりかねないのである。

葛藤なしに快や幸福感に到達することが、ある種の人たちにとって大変に困難である一方、生育歴を分析すれば非常に大きな制止が発現しそうなものなのに、快や幸福感に簡単に到達してしまうような人もいる。我々は後者のような人たちも綿密に観察したので、その結果を読者に提供するつもりである。

言うまでもなくほとんどの人において、健康を促進する要因と病気を惹き起こす要因は同時に組み合わされて現れる。例えばそれは、長年健康を維持していたが、処理されていない葛藤や問題にとらえられてしまったような人の場合である。このような人たちの特徴も本書で記述したい。

国際的に発表してきた私のデータが繰り返し示しているように、高齢に至るまで身体的に健康を保つ人々がそれぞれの人生において高いレベルの幸福感と快を獲得している一方、早期に病気になってしまう人は、不幸感と不快に著しく苦しんでいる。不幸感と不快の原因は、一つには劇的な外傷体験や脅威となるような状況に帰せられるので、例えば絶望感や重い反応性抑うつ等が生じうる。他方このような状態はまた、刺激のない単調な日常に悩んでいる人にも起こりうる。このような人々は社会的にはうまく適合し安全なところにいるのかもしれないが、自分の最も重要な欲求や感情に対する刺激の不足に苦しむのである。

人間にとって最も重要な欲求とは何であろうか。その最上位に来るのは自分の身体が物理的に安全であることと、自分が社会に属していると感じることであろう。この欲求の充足は、我々西欧の文化圏においては大部分保証されている――失業率の増加と広い社会層における社会的不均衡によって、この欲求も再び今日的問題となりつつあるけれども。この欲求が比較的満足させられれば、人間には第二の、強力な、全人格を支配する欲求、すなわち快と幸福感への欲求が立ち現れる。身の安全の確保、および物質的な欲求が満たされると、幸福感と快の模索が人間の活動の、つまり人間の行動と知覚の全領域における主要な動機となるのである。

人間は当然ながら、どうすれば幸福感や快に到達することができるかという道筋や方法について、様々に異なる仮説を立てる。中には、例えば特定のパートナーを得ることあるいはパートナーから拒否されることを減らすことで快に到達できると考えている人もいる。ある人は、幸福感に至る最も重要な方法は、特定の職業的な目標の達成であると考え、またある人は、幸福感は瞑想に没頭することと過度の欲望の捨象においてのみ到達可能と考える。また人がどの領域で最高度の快と幸福感を感じるかということも、非常に異なっている。ある人は昔別れたパートナーとよりを戻すことにおいて、またある人はパートナーあるいは父親（母親）と一緒に暮らすことにおいて快と幸福感を感じることができる。さらに別の人は、身体的ないし精神的な苦悩を前もって体験しなければ快と幸福感を感じることができない。

健康と病気に関しては次のように言うことができるであろう。特定の個人や行為に関して快や幸福感を求める欲求が強ければ強いほど、またその欲求を表明したり充足したりすることが強く阻害されているほど、そして他の行動の選択肢（つまり他の方法によってその欲求が充足される方法）が少ないほど、それだけ早期に急性または慢性の疾患が生じうる。その反対に、人は柔軟であればあるほど、つまり幸福感や快への欲求を日常生活で表現し、充足させる能力が高いほど、またその際内的および外的な抑圧が少ないほど、さらに他の選択肢を見つけることがその人にとって容易であればあるほど、その人は高齢に至るまで、より健康を保つことができるのである。しかしここで尊重しなければならないのは、各個人が特有の独自性をもっているということである。これによって初めて、個々人に応じた最適な快の源泉を見出し、個人によって異なる制止や不安を極力取り除くことができるからである。

自分の欲求を認識し充足させるためには、長い発展のプロセスが必要である。人は自分の子供時代に生じた様々な不安から自らを解放し、現時点における自分の潜在能力と欲求を正しく評価することを学ばなければならない。このプロセスの中で自信と自己同一性が生まれてくるのである。

もしも我々の精神機構と脳が完璧に作動するシステムであり、あらゆる状況において最良の反応を惹き起こすとすれば、行動の改善に関する助言を与えようとする本書は無駄なものとなってしまうであろう。私の観察によればしかし、自分でこしらえた牢獄の中に住み、自らが道の上に立ちはだかっているような非合理な生き方をしている人が多いのである。

慢性疾患への罹患や健康の維持は精神的な要因のみに左右されるわけではないものの、それがシステムの中で重要な役割を演じていると言うことはできる。人間は非常に複雑なシステムなので、全ての不調の原因を特定できるものではない。つまり我々は蓋然性についてのみ語ることができるのである。例えば罹患の危険度がどの程度であるかといった具合に。我々の理論に従えば、慢性疾患はシステム内の以下のような要因の相互作用によって生じる。

1　セルフレギュレーションの障害（好ましい環境条件の積極的な創造と、好ましくない環境条件の積極的な排除における障害）。

2　システムないし臓器の酷使（慢性的に不健康な食事や多量のアルコール摂取等）。

3　特定の疾患に関する遺伝的な素因（直系の家族において頻度の高い疾患）。

4　臓器の器質的障害（慢性気管支炎や肝硬変、胃潰瘍等）。

5　物理的・化学的な環境に起因する有害物質への暴露（例え

ばタバコの煙、排気ガス、ウィルスや細菌、騒音や環境汚染、アスベストへの暴露、毒性の強い木材保護材等）。

6 体内で生じる有害物質への暴露（過剰なコレステロール、高い血糖等）。

7 生理機能の障害（高血圧等）。

8 ネガティブな社会経済学的要因（例えば特定の社会的グループからの排除、失業等）。

以上に加えて、信仰や自己および他者の間で愛のエネルギーの循環が阻害されることも危険因子の一つとして挙げられる。慢性疾患は上記のような諸要因どうしの相互作用の結果と言えるが、それは次のような式で表すことができるであろう。

Chr. E. = IF (ExU, ExO, OV, OÜ, D, PhF, GhSr, GSI, GLE)

Chr. E.　慢性疾患*[42]

IF　相乗的相互作用関数*[43]

ExU　物理的・化学的な環境に起因する有害物質への暴露*[44]

ExO　生体外からの、あるいは生体内で生じる有害物質への暴露*[45]

OV　臓器のあらかじめの損傷*[46]

OÜ　臓器の酷使*[47]

D　特定の疾患に関する家系的・遺伝的な素因*[48]

PhF　生理機能の障害*[49]

GhSr　セルフレギュレーションの不調*[50]

GSI　社会的統合に関する障害*[51]

GLE　自己、社会的環境、信仰（神との関係）との間の愛のエネルギーの循環不良*[52]

我々が想定する疾病の概念は、単なる身体的・器質的な概念とも、単なる心理的な力動による概念とも違い、観察及び計測可能な身体的要因と、認識され体験可能で認知・感情的に操作された要因（感情、仮説、行動パターン、社会的関係）の絶えざる双方向的相互作用を意味する。つまり、認知・感情的な制御の失敗（例えば長期間に渡ってネガティブな環境条件下にあることが分かっていながら、その状況を変えられないこと等）は身体的な危険因子を強化しかねない（例えば血圧の上昇やタバコやアルコール摂取の増大等）。またネガティブであるのに遮断することができない身体的危険因子の認識はさらに新たな疾病を惹起する要因になりうる。我々の実証的研究によれば、セルフレギュレーションの不調はそのような意味で疾病を発生させる最も重要な要因である。というのもそれは、式であげたその他の全ての危険因子と最も強い相互作用を生み出すからである。

様々な病気の発生に関する上記の相互作用については、Grossarth-Maticek R：Systemische Epidemiologie und präventive Verhaltensmedizin chronischer Erkrankungen.[*53] Walter de Gruyter, Berlin, 1999 に詳述した。

ここに挙げた諸要因は密接な相互作用の形で現れるが、例えば特定の社会的集団からの疎外などは、もしそれが認知・感情的に破滅的に体験されるなら、より甚大な悪影響を及ぼすことになる。健康の維持ないし疾病の発生に関してセルフレギュレーションは、多くの危険因子がシステム内で、疾病の発生傾向をより悪化させる方向へ作用するか、あるいは健康を維持する方向へ作用するかを決定するがゆえに、中心的な役割を果たすことになる。一つだけ例を挙げておこう。ハイデルベルクにおける研究で、我々はセルフレギュレーションの違いによって三つのグループ分けを行った。

第一グループ。ここに属する人々は、長期間に渡ってネガティブな状況を回避することができず、望ましい状況を自らの行動によって構築することができない。彼らは長期間幸福感に到達することができず、ひどい不幸感と不快に苛まれている。

第二グループ。ここに属する人たちは、ネガティブな状況を部分的にしか回避できず、望ましい状況にも部分的にしか到達できない。従って部分的な幸福感しか得られず、しかもそれは明らかに嗜癖的な行動を通した場合のみに限られる。

第三グループ。ここに属する人たちは、柔軟な行動によってネガティブな状況を繰り返し回避することができ、望ましい状況に到達できる。彼らは常に幸福感と快を享受している。

我々の前向き観察研究は以下の結果になった。第一グループの人々を十五年間に渡り七十歳に至るまで観察した結果、六

*42 Ⓒhronische Erkrankung
*43 interaktiv-synergistische Funktion
*44 Exposition gegenüber physisch-chemischen Noxen aus der Umwelt
*45 Exposition gegenüber Noxen aus dem oder im Organismus
*46 Organvorschädigung
*47 Organüberforderung
*48 familiär-genetische Disposition für bestimmte Erkrankungen
*49 physiologische Funktionsstörungen
*50 gehemmte Selbstregulation
*51 gehemmte soziale Integration
*52 gehemmte Zirkulation der Liebesenergie zwischen dem Selbst, der sozialen Umwelt und dem Gotteserlebnis
*53 タイトル邦訳は十三頁の注釈を参照。

二・八%が死亡し、観察開始から死亡までの期間は平均五・三年であり、わずか一五・九%の人しか健康を維持できなかった。第三グループの人々は同じ期間内に一五・五%が死亡し、五七・三%は健康を維持することができた。第二グループの人々の値は、両者の中間を示した（二九・六%の人が亡くなり、三五・五%が健康を維持した）。

第四章　セルフレギュレーションとは何か

自分の必要とする環境条件を自ら確立せよ

セルフレギュレーションとは、自らの活動を通して、欲求の充足、内的平衡[*54]および幸福感という反応を惹き起こす環境条件を、生体内ならびに社会および自然環境内に創出することを可能にする、個々人によって異なっている能力、と定義することができる。ここで言う自らの活動とは、環境ならびに自己自身に対しての積極的な行動、考え方や価値観の変更を意味している。

セルフレギュレーションは生活の全ての領域、つまり食事、運動、社会的繋がりやパートナーとの関係、職業や信仰などの領域に渡るものである。良好なセルフレギュレーションの中心となる活動は、感情的に重要な欲求や希望を表現し、それらを積極的に充足させること、ならびに内的平衡と幸福感を持続できるよう、制止と過度の興奮という二つのプロセスを統合することである。

個々の生活領域は互いに別個のものではなく、強い相互作用関係にあり、互いに影響を及ぼし合っている。したがって、ある特定の領域における制止は——特にそれが感情的に非常に重要な意味を持つ場合——、他の全ての領域（例えば食事や運動等）にネガティブに影響する。反対に、極めて良好なセルフレギュレーションは、特定の領域において制止された部分を一時的に補償することができる。

セルフレギュレーションはまた、適切な時点で適切な行為を遂行し、それによって幸福感と欲求の充足を見出す行動であると言うこともできる。

個々人にとって何が「適切なこと」であるかは、その人の欲求の構造や状況の特殊性に依存している。例えばある人は雲ひとつない晴天下で日光を浴びながら横たわりたいと思うかもしれないが、他の人は日光を避けることで幸福感を増大させるかもしれない。セルフレギュレーションに関する画一的なルールは存在しないのである。

問題が発生した場合、積極的な行動によってその行動を解決しようとする人もいる。つまり、自らの活動によって幸福感と充足感が得られる反応を惹き起こすような環境条件を創出ないし再構築したりできるのである（良好なセルフレギュレーション）。しかし消極的なまま、諦念のうちに問題の解決を期待するものの、いつもネガティブな結果しかもたらさないような同じ行動パターンを繰り返す人もいる（不良なセルフレギュレーション）。

四・一　良好なセルフレギュレーションの指標

人間のセルフレギュレーションの強度を測る最も重要な指標は、その人の主観的な幸福感の大きさである。人がどれだけ良好なセルフレギュレーションを行っているのかはとりわけ、その人個人にとって重要な目標を追求しているかどうか、自分の問題を他者と話し合っているかどうか、自分にとって明らかに心地よいやり方を積極的に採択しているかどうか、また自分の行動によって精神的な自立を確保しているか、未来に希望を抱いているか、そして自分の生きる意志を受け入れているかどうかという指標によって確認することができる。そのような人は感情的に最も重要な欲求を表明し、充足させようとするが、時には必要に応じて試行錯誤し、成功するまで様々な行動パターンを試してみることによって、それを達成するのである。つまりそのような人は、望ましい結果が得られるまで自分の行動を変容する能力がある訳である。また精神的・身体的に無理な状態がどういうものであるかが記憶され、そのような状態が極力回避される。それによって人間は自己の能力に対する強い感情を持つことになるが、それは「自分は行動によって問題を解決できるのだ」という確信に外ならない。また良好なセルフレギュレーションはしばしば、自発的で情緒的な信仰や、自分が他者にとって重要であるという感情を伴う。良好なセルフレギュレーションを持つ人はさらに、自分にとって重要な人物に対して適度な近さに留まったり、適度な距離を取ったりすることができ、自分の欲求を制止なしに、しかも社会的に受け入れられる形で充足する能力を持つ。

良好なセルフレギュレーションのその他の指標は、自らの行動の結果を常に観察し、自分の位置を確認すること、十分な身体活動、幸福感と快を高める食事、そして個人的な自立性の感覚、つまり感情的に重要である人がいてもいなくても幸福に生きることができるという感覚である。

うまく行われているセルフレギュレーションが幸福感と内的

平衡を伴っているように、不良なあるいは阻害されたセルフレギュレーションは不幸感と明らかな内的不安定感を伴う——それは制止あるいは過度の興奮のどちらが優位である場合でも同じである。

上記のような良好なセルフレギュレーションの指標を全てネガティブに逆転させれば、不良なセルフレギュレーションの指標として通用する。とりわけ自分の感情的な欲求や希望を認識し、許容し、表明し、積極的に充足させる能力の欠如がそれに当たる。

セルフレギュレーションが阻害される原因は多種多様である。それらは現時点で置かれている環境条件にも、子供時代の経験にも見出すことができる。子供を純粋に子供として愛し、子供の自力行動を系統的に促すような教育は、良好なセルフレギュレーションをもたらす。しかし「劣悪な」子供時代を送った人も、様々な理由や状況から、良好なセルフレギュレーションを確立したり、長じた後にそれを獲得することもできる——それは自らの努力や後の人生における幸運な状況、あるいは心理療法等のいずれでも起こりうる。

人は子供時代に強い感情的な欲求を持つが、それが充足されるか欲求不満に終わるかによってポジティブないしネガティブな体験をする。このような早期の体験が、その人の後の人生にとって大きな影響力を持つことになる。子供時代の感情的な欲求の充足が、例えば拒否的な、ないしは冷たい両親によって脅かされた場合、その子供には（生そのものを脅かすような）不安が生まれるので、長じてから繰り返し、転移した形でこの欲求を充足でき、古い傷を癒す期待のもとで拒否を回避するような状況を創り出そうとするのである。

分かりやすくするために例を挙げてみよう。

Mさん（男性）は子供時代、母親ととても楽しく遊んだので、彼女を愛していた思い出を今も持っている一方で、当時は自分の行動が原因で母親が自分を嫌ってしまうのではないかという大きな不安も抱いていた。彼はこの不安を、大人になるまでかかえていた。Mさんはいつも、母親からの疎外がいつ始まるの

＊54　inneres Gleichgewicht（英 interior equilibrium）。過度に抑え込まれたり、過度に興奮したりすることなく、適度な抑制と適度な興奮とがバランスよく存在する、安定した心地よい心の状態。グロッサルト理論において非常に重要な概念である。

先に補遺（十二・五節）の解説（四一九頁）を参考図（四三二頁）とともに参照されることをお勧めしたい。また、十三・三節には対象者が制止、興奮、平衡のどの状態にあるかを判定するための質問票がある。併せて参照されたい。

かを感知しようとした。それは自分の行動によってその疎外を回避するためであった。母親と離れようと試みるたびに、例えば母親以外の女性に関心を向けるたびに、母親はMさんを極端に疎外したので、Mさんには不安と抑うつが起こるのだった。Mさんが母親に対して、自分は他の女性に関心はあるが、それほど真剣な気持ちではないと証明することができたときには、母親はポジティブな反応を見せるのである。

しかしMさんが結婚し、妻にポジティブな感情を示すようになると、状況は先鋭化した。当初Mさんは母親との関係を断絶しようと試みたが、母親と話がしたい、彼女のそばにいたいという彼の願望が大きすぎたため、その試みは失敗した。母親が落胆しないようにMさんが振る舞うので、彼の妻は抑うつ状態になった。そしてとうとう妻の方が病気になった。十二年の結婚生活ののち、妻は突然Mさんのもとを去ったが、それは彼女のことをもっと愛してくれる男性を好きになったからであった。離婚に際してMさんは、すでに母親との関係において体験して知っていた不安感や抑うつの反応を起こした。

Mさんにとって離婚は非常なショックであったため、彼はもはや母親の助言を聞き入れることができなくなった。集中力が非常に減退し、精神的な緊張が非常に高まったので、仕事もままならなくなってしまった。少しでも緊張を和らげるために、Mさんは一日にワインを二リットル、あるいはウイスキーを〇・五リットル飲むようになった。また彼は常にバリウム[*55]を大量に服用するようになった。以前は定期的に行っていた運動をあまりしなくなり、食事も偏ったものになった。その後Mさんはまず重症の糖尿病に罹患し、最後は肝硬変になって四十三歳で亡くなった。Mさんは亡くなる数年前から、自分の活動を通じて幸福感を達成したり、自分の欲求を自力で充足したりすることができなくなっていた。Mさんは数度、元の妻に電話をかけて、彼女の人格を無視していた自分の罪を悔いていること、自分にとってそれがどれだけ辛いことになっても、これからはもっと彼女のことを愛することを伝えた。元の妻がそれを拒否すると、彼は完全な抑うつと無気力の状態に陥り、薬物を大量に服用して自ら命を断とうと試みた。

今度は良好なセルフレギュレーションを示す例を挙げよう。

Zさん（男性）は両親から拒否されて育った。職業生活においてZさんはとても創造的で多面的な才能があったが、かえってそのために彼は同僚たちから認められるというよりは、むしろ疎んじられていた。

妻もZさんから離れて行ったが、それも彼にとって心の負担になった。彼は両親から疎んじられることに再三苦しんだあげく、自分が自分を拒否する人に惹きつけられるということを自己観察によって認識して、ようやく自分の問題を克服することを決意した。彼は自分の弱点をしっかりと認識し、自分が傷つけられ、疎まれた子供であったことを受け入れた。彼は妻との離婚後、苦しみだけではなく、ある種の満足感を得たことも自己観察していた。こうして彼は、新たなパートナー探しに活動の大きな力点を置くことになった。そしてついに、彼の強い面や弱点、また傷つきやすさを全て受け入れてくれるような女性を見つけた。彼は両親に、自分が彼らから疎まれていると感じていたことを伝え、もし両親が自分に愛情を示してくれるなら、そのときにのみ親子関係を続けるつもりであることを伝えた。仕事において彼は、彼のことを妬んでいる人がたくさんいることで、かえって尊敬を集めるようになり、自分の創造性をますます磨いていった。職業的な業績が彼に自己承認と自己愛を教えた。彼はつまり外部からの攻撃に対して、いわゆる「自己愛的防御」をするようになったのである。身体活動への欲求が生じた際は、幸福感を高める様々なスポーツをするようになった。彼は長年誤った食習慣を持っていたが、少なめに、コントロールされた食事を摂るほうが幸福感はずっと大きいことに気づいた。以前の結婚生活では、彼は無制限に食べていたのだが、離婚後に彼の食事のコントロールはますますうまくいくようになったのである。

ストレス状況においてセルフレギュレーションが成功したその他のいくつかの例を示そう。

慢性疾患に悩む女性がいた。彼女は慢性の痛みと、病気に負けてしまうのではないかという大きな不安を抱いていた。彼女は「試行錯誤」の原則に従い、様々な行動パターンや治療法を試してみたが、それは病気を克服したいという希望を持っていたからであった。しかし状況は悪化し、失敗続きだった。それでも彼女は、病気と闘うための新しい重要な行動パターンを見出した。例えば以前なら、強い痛みがある時は仕方がないと諦めがちだったのだが、今では痛みがあるときもリラックスし、この痛みはいつか消えてしまい克服できるのだと思えるような体験をするようになった。彼女はあちこちを探し回り、いろいろ試したのちに偶然ある薬と出会ったが、その薬はよく効いたため、その効能を信じるようになった。夫との関係に関しては、彼女が夫の個性をより尊重するようになり、実現不可能な要求を持ち出さないことによって改善された。新たな行動パターンを通じて幸福感は増し、慢性疾患の経過も改善した。このよう

＊55　抗不安薬の一種。

な状態が彼女にさらなる幸福感と安定感を与え、悪性のストレスも良性のストレスへと変化した。

ある人は何年も仕事のストレスにさらされていた。そのストレスは、自分は確かにとてもよく働くけれど、上司たちからはずっと疎まれていると思い込んでいることから来ていた。その人は上司たちの行動パターンを拒否ととらえていたのである。現在ではその人は自分の価値判断を変更し、自分があらゆる状況下で拒否されているという証拠を探すのではなく、自分の仕事と能力を使って極力会社に貢献する可能性を模索し始めた。上司たちはこの人の新しい活動をポジティブに評価したので、この人は安定感と幸福感を持つことができるようになった。ここでも悪性のストレスに代わって良性のストレスが生まれたのである。

あるサッカーチームの若いフォワードの選手は、コンディションもベストで才能もあるのに、ゴールをなかなか決められずにいた。彼は自分のミスを監督からも同僚の選手たちからも非難された。また彼も自分に腹を立て、自信をなくしていた。心理学者との面接の中でこの選手は、シュートを打つ際に自信がなく、失敗するのではないかと思っているということがわかった。彼は自己評価を変え、シュートを打つ際に成功するというイメージを描くことを始め、それが身体的な反応にもポジティブな影響を与えた。この行動の変化が成功を導き、幸福感と安定感を得られるようになった。

オートノミートレーニングの目的は、人間のセルフレギュレーションを刺激し、改善することである。その際仮定されているのは、個々人にとって習得可能な、新しい、ほとんどの場合創造的な行動パターンが導入されれば、ストレス状況は克服可能であるということである。

ただし習得のプロセスが始動し、それが発展しうるのは、新しい反応や洞察、経験や感情をもたらすような新しい活動や環境条件や状況を、当事者自身が創出する場合に限られる。

四・二　セルフレギュレーションはどう機能するか

セルフレギュレーションは、人間の活動の様々な領域において、自らの行動を通じて達成される。それはポジティブあるいはネガティブな環境条件を日々創り出すところから始まり、極めて複雑な人生設計や長期的な行動戦略にまで影響を与えることで完成する。

セルフレギュレーションの日常的な実践に関する簡単な例を示そう。

Ａさんはベッドに横たわっている。寒さを感じているにもかかわらず、ベッドのすぐそばに置いてあるもう一枚の掛け布団を取って来るのが面倒で、そのままにしている。そのままだと風邪を引くかもしれない。Ｂさんは掛け布団を取り、布団の中の温度を心地よいものにする。その結果ぐっすり眠ることができ、疲れが取れる可能性は高くなる。

もう一つ例を示そう。

ある旅行者が一目見て気に入った部屋を借りることにした。しかしじっくり見てみると、その部屋には新しい絨毯が敷いてあり、それがひどく臭うために頭が痛くなることに気づいた。彼はしかし、ホテルのフロントに他の部屋が空いているかどうか尋ねるのを恥ずかしく思った。というのも彼はその部屋に入ったばかりであり、フロントにその部屋が気に入ったと伝えたばかりだったからだ。彼は十二日間我慢したが、その結果は絶えざる頭痛、ついには吐き気を催すまでになった。彼は疲れ切り、病気になって休暇から戻ってきた。しかしこの旅行者は別の行動を取ることもできたであろう。ホテルのオーナーにかけあい、問題を説明することもできたであろう。もしかしたら同じようなランクだが以前から絨毯を敷いてある他の部屋が空いていたかもしれない。彼は部屋を替えることができたかもしれないし、もしかしたら替わった部屋が快適で、休暇は楽しいものになったかもしれない。

このような簡単な例を見ても、セルフレギュレーションは人によって良好なものとそうでないものに別れることが分かる。セルフレギュレーションが不調な人もしかし、いつでもそれを改善することができるのである。

それが少し難しくなるのは、セルフレギュレーションの改善が、まず徹底的な自己観察と自己分析、ならびに自らの感情や気分を認識しようとする気持ちを前提としなければならない場合である。そのようなセルフレギュレーションの場合、例えば重度の飲酒癖のある人やチェーンスモーカーは、自分の行動のネガティブな結果を認識することから始めなくてはならない。自分の人生設計や行動戦略を分析することや、セルフレギュレーションという文脈でそれらに影響を与えることは、簡単なことではない。そのためには適切な治療的支援が必要になる場合もある。また彼らは、非常に長期間に渡って自分を観察し、「試行錯誤」の原則に従って、自分にとって何が本当に良いのかを見つけ出す作業をしなくてはならないだろう。

セルフレギュレーションがさらに困難になるのは、子供時代の体験が良好なセルフレギュレーション確立の障害になっている場合や、その障害の原因が、一見するだけでは分からない場合である。また、そもそものような状況下で、セルフレギュレーションを刺激するために必要となる別の行動を見つけ出すこと自体が難しい。

本書は上記のような問題の解決に関する助言を行うものである。

四・三　我々の行動を動機づけるものは何か

失われた、あるいは望ましい幸福感の模索

人間はある点においては、他の全ての生物と似ている。つまりポジティブで欲求を充足させ、心地よく、生命を維持できるような環境条件を創り出そうと常に試み、ネガティブで不快感を催させ、脅威となるような環境条件を回避しようとするのである。ポジティブないしネガティブな環境条件は生のあらゆる瞬間に発生するので、人間はいつも活動的であるように強いられている。人間は自分がポジティブないしネガティブに反応するることになる環境条件を自分の活動によって創り出している。しかしまた人間は、長期に渡ってしばしば不合理な目標を追求することもある。つまり理想的な欲求充足に達するために最短かつ最も簡単な経路をたどるのに適した行動を取るとは限らないのである。このことを理解するために我々は、学習された考え方や価値観や感情によって自分たちの行動がどのようにコントロールされるのかということを考察しなくてはならない。また人間の行動は、強烈に体験された快ないしは不快の源泉によって長期間に渡って左右される。強烈な不快や脅威を感じたところでは、強い回避傾向が現れる。また生における特定の状況が欲求充足を通じて幸福感と大きな快感に繋がった場合、人間は繰り返し同じ、あるいは類似した状況や関係に到達するように努力する。人間はしばしば、失われた幸福を模索する途上で、その代用となる対象やシンボルを探すことになるが、それらは結局のところ求める充足を与えてはくれない。それによって潜在的な、あるいは明らかな抑うつが起こる。なお一層悪いのは、失われた幸福を模索するあまり、今ここにあるチャンスをあまり認識することができないということである。

過去のネガティブな体験もまた、柔軟な反応を妨げ、今ここにあるチャンスを認識することを阻害する原因になる。現在のパートナーと幸福感や快に到達することができず、長期間に渡ってそのときどきのパートナーと窮屈な思いで過ごすような人がいる。しかし別れてしまえば、失ったパートナーを過剰に理想化し、近くにいたいという強烈な欲求が起こる。この欲求は、それを実現する客観的なチャンスが少なければ少ないほど強力になる。ある種の人間はこのような状態に何年にも渡って苦しみ、重篤な心身症的・抑うつ的な兆候を示す。他の人たちは例えば自分が捨て去られたように感じるが、この大きな別離の痛みと、もうこんなことは繰り返したくないという不安から、再び捨て去られないためならどんなことでもするという気持ちを持つようになるのである。

なぜ人間はこのように不合理な反応を起こすのであろう。またこのような行動パターンはその人の子供時代とどのように関係しているのであろう。

最も強い感情は、原則として子供時代に形成される。というのも、子供は、対象を価値判断する際、無防備に魅了されることがあるし、批判する力も十分でないからである。子供はまた痛ましい、非常に脅威的な体験に、生身でさらされている。子供時代の強烈にポジティブまたはネガティブな体験はしばしば、大人になってからの動機や行動パターンの核を形成する。大人になってから人は確かに自分の環境に適合した多くの新しい行動戦略を開発するが、しかし子供時代の特定の動機や反応が今なおその行動のコントロールや生の戦略の核をなしているということは十分に考えられる。

個々人はその生涯において、感情的に最も強い期待や経験の焦点となるような時点に立ち返る。その時点にこそ個々人の最高度の幸福感や快の体験、またこの快の源泉となる対象への愛情が集中しているのである。このような事態は、幸福感と安定と快を創り出す重要な対象、例えば父親（母親）に執着するものだという人間の実存的な心の構造と結びついている。このような体験が一生の間、その人の直感と動機の源泉となりうるのである。

もともとの対象は交換可能なので、もともとの対象を極力想起させるような、つまりそれに類似した状況や対象が繰り返し模索されることになる。人間はさらなる快と幸福感に導いてくれるような新しい関係が見つかるまで、古い関係の網目の中に留まる。ポジティブな体験が一生の間行動をコントロールしうるように、ネガティブで嫌悪をもたらすような体験も長期間行動に影響を及ぼすことがある。例えば、辛いこと（ネグレクトや虐待等）を繰り返したくないという不安から特定の状況や人物を回避することがある。

快・幸福感や、反対にネガティブな体験を反復することへの不安を経験するうちに、人はみなその人特有の行動戦略、欲求の構造ならびに人格的個性を作り上げていく。こうして人は、自分に固有の行動を組織していくのみならず、自分の人生そのものを設計していくのである。このようにして個々人の人生は特徴づけられ、様々に異なった状況下において、その人に典型的な行動が現れることになる。ある人にとっては苦痛に満ち、不快であるところのものを、別の人は欲求充足のために求めるということもある。外面的には幸福そうな二人の人間が、内面的には全く違う反応を示すこともある。ある人は幸福を長く維持したいという目標を持って人生を設計するが、別の人は罰が伴わなければ幸福は得られないと信じていることもある。さらにまた別の人は、自分はそもそも幸福感に浸る権利などないと思っている。

人の行動の動機は極めて多様であり、またそれは非常に複雑なシステムの力学に左右されている。しかしそれぞれの行動の動機は、その人の真の感情と、その人の行動をコントロールしている仮説についての情報が十分にある場合には、理解可能である。複雑なシステムの過程や展開は通常、偶然によってではなく、特定の仮説や価値観、経験や欲求によってコントロールされているからである。

四・四　我々の行動を規定するプログラム、仮説と経験

人間とは、複雑な仮説、行動パターンならびに経験によってコントロールされている、活動的で自らの環境に作用を及ぼすシステムである。そこでは、自らの活動を特定のプログラムでコントロールしようとする、その個人に特有の組織化が行われる。その特定のプログラムとは、ある種の状況で反応と行動がどのように継起するかということを、しばしばあらかじめ決定している刺激―反応の法則を指す。人はみなその人生の全体を一定の方向へコントロールするような、内的プログラムを持っている。つまり人はそれぞれ、個々人によって非常に異なる行動を取るがゆえに、日常生活、例えば職業生活やパートナーとの関係において、異なった仮説を持っている人同士がコミュニケーションを取る段になると、極端な誤解が生じることになるのである。

個々人に特有なプログラムにコントロールされた行動戦略は、その人にとって非常に重要な欲求や目標設定を観察すれば、観察可能なものとなる。中には子供時代の決定的な経験に非常に強くとらわれているために、子供時代の外傷体験を想起させる経験を回避したり、またポジティブで快を感じた経験の象徴的な反復に自分の人生の大半を費やそうとする人もいる。この目標を達成するために、彼らは様々な戦略を動員する。例えばある人は、子供時代に受けた傷と類似した傷を負うかもしれないような場合、突然あらゆるコミュニケーションを遮断してしまう。また子供時代と似た強い快が期待できるパートナーを見つけるためなら、ありとあらゆるコミュニケーションを厭わない人もいる。そのような源泉が見つかった時にも、個々人で異なった反応が現れる。

このように拒否されることへの不安から関係を遮断してしまう人もいれば、密接な関係を築く希望を繰り返し表明する人もいる。また過去の快の源泉から遮断され、現時点においても幸福感や快に到達する希望を全く持っていないような人もいる。

そのような人の場合、苦悩と不快が非常に強くなるので、現状のままなら生きているよりは死んだほうがましだと思い、「死のプログラム」のスイッチが入ることがある。

人間の行動戦略において快が模索されるのはしかし、もっぱら快楽主義的な動機からだけではない。人間はまた、社会的存在として、特に自分にとって感情的に非常に重要な人たちとのコミュニケーションを改善しようと試み、幸福と安定感が感じられるように、コミュニケーションを調整しようとするのである。このような要素は、情愛に満ちた社会的な人間関係においてのみならず、反社会的な傾向や病的な症候を示すような行動パターンにおいても見て取ることができる。例えば自分は父親から虐待を受けたのだが、その父親を自分の行為によって正当化するために――それが自分の子供をいかに傷つけるのかということを認識することなく――自分自身の子供を虐待するような場合等である。

行動のプログラムはその個人に特有の仮説によってのみならず、感情や欲求、またこの両者の相互作用によってコントロールされている。そこにはしばしば葛藤が生じるが、それが破滅的な結果を招くこともまれではない。

人間は自分の行動を現時点での環境条件・状態・対象に適合させればさせるほど、また現時点での欲求を子供時代のそれから独立させて表明したり充足したりできればできるほど、それだけ安定しており健康であると、原則的には言うことができる。逆に、自分の現時点での行動が子供時代の満たされなかった欲求に動機づけられていればいるほど、その人は不安定で危険な状態にある。子供時代に生じた、感情的に非常に重要な欲求が現時点で刺激されたような場合、そして子供時代のネガティブな体験を想起させる行動パターンによってその充足が阻害された場合、その人の行動システム全体は破壊される恐れがある。そのような場合、人を死や慢性的なアパシーの方向へと導くプログラムが始動しかねないが、それは通常、不快や不安や目の前にある脅威に耐えることができないからである。

一つ例を挙げよう。

カーリンは子供の頃、父親に対して非常に強い絆を感じ、共感を持つようになった。彼女は父親から認められ理解されたと思うと、最高度の幸福感を得、その幸福な状態は持続した。彼女は父親にいつも自分のおもちゃを見せ、父親と遊びたがった。三歳から五歳までこのようなことが繰り返された。父親との非常に心地よい経験は、彼女が自分の両親を突然冷たく拒否的に感じるという体験によって何度も中断された。そのような時に彼女は、自分が母親から何度も理解と愛情を引きだそうと試みたことを思い出した。この試みは普通、長い時間をかけても成功しなかった。子供のころ彼女は何度か重い抑うつ状態になったので、児童専門のカウンセラーに連れて行かれることになった。数日後父親はふたたび、何事もなかったかのように、幼いカーリンにポジティブな態度を取った。彼女は、しばしば何日もこのような状態を待っており、かつてこうつぶやいていたことを思い出した。「もしパパがもう私と遊んでくれないなら、私は死んでしまうに違いない」。

幼かったカーリンは成長し、高校卒業試験を受け、大学で政治学を中心に勉強をした。その時々でカーリンには何人かの恋人がいて、彼らはカーリンに優しくしてくれたが、彼女は恋人たちとは非常に強い感情的な期待や経験が生じるような関係には決して至らなかった。恋人たちが彼女に強い感情的な要求を持ち出すと、彼女はたいていそのような感情的な期待に応える用意が自分にはないと言って、彼らを拒否した。二十五歳の時に彼女は偶然イヴァンという学者と出会い、彼に感情的にも強く惹かれて即座に恋に落ちた。イヴァンはある面では大変優しかったので、彼女はイヴァンとなら何時間でも話をし、いろいろなことを彼と一緒にしてみたいと感じるようになった。しかし同時に彼女は特定の状況にあっては、彼に対して恐れを感じた。というのもイヴァンが急に冷たく拒否的になるからであった。そんな時カーリンは抑うつ的になり、落ち着きをなくし、イヴァンが再び自分の方に愛情を向けてくれるまでの時間を数えた。その望みがかなえば彼女は生気を取り戻し、あなたが私を愛してくれる時だけ私は幸福に生きることができる、というう確信をイヴァンに告げるのだった。残念なことにイヴァンはより頻繁にそっぽを向くようになり、言うことも行動もどんどん残酷になっていった。このような状況下で、カーリンはイヴァンの母親とコンタクトを取るようになったが、それは彼女に自分のことを理解してほしいからであった。しかし母親はカーリンに対して全く理解を示さず、息子のイヴァンに「この娘はお前にふさわしい子ではない」というモットーのもと、彼女を疎んじるように息子をたきつけた。しばらくの間カーリンを激しく拒否したかと思うと、イヴァンは再びカーリンに非常に情愛に満ちた感情的な愛を向けたが、それは彼の強い性欲と関係していた。しかし再び激しく拒否されて、カーリンは自分を救うために他の男性と関係を持とうと試みたが、それを自分から断ち切ることになった。というのもイヴァンを思う気持ちが、その試みとは比べようもなく強かったからである。

ある日イヴァンは出張で海外に赴き、カーリンにハガキを書き送った。そこには自分はとても元気であること、そしてカーリンがいないほうが自分はずっと快適だということにとうとう気がついたこと、そして彼女とはもうコンタクトを取りたくないということが書かれていた。ハガキを読んでカーリンは即座に抑うつ的で無気力になり、自殺しようと決心した。彼女に残された行動はただ、飛び降りるのに適した場所を探すことだけだった。彼女は精神病院に入院するように言われた。彼女の両親は確かに形式的には彼女のことを心配したが、実のところは精神病院に入ることになった娘のことを恥じていた。両親はこうしていつもの冷たいやり方で逃げてしまったのである。カーリンは三十歳になる目前に高層ビルから飛び降りた。

この例は、いかに子供の時の欲求（例えば父親からの愛情）が大人になってからも反復されるか（例えばパートナーからの愛情）ということをはっきりと示している。上の例は、感情的に強い欲求と、その欲求を表明した場合に対峙することになった耐えがたい拒否が、悲劇的に結びついた例である。カーリンにはいつも最終的な拒否に対する不安があった。この不安はイヴァンからのハガキを読んだ時にどうしようもなく強くなった。カーリンがさらに精神病院で両親の冷たさを認識した時、彼女のプログラムのスイッチはとうとう「死への傾向」の方へ入ってしまった。なぜなら彼女は、もはや拒否に耐えられなくなり、欲求充足のチャンスがもう望めない世界では、これ以上生きていく気力も能力もないからであった。このようなケースは「葛藤から生じる死への傾向」と呼ぶことができるであろう――葛藤は愛情への欲求と拒否への不安から生まれるのである。

もちろん、強いポジティブな、あるいはまたネガティブな体験を子供時代から持ち越して来ているような人のほとんどが自殺するという訳ではない。彼らは問題を解決するために別の戦略を開発するのである。中には、子供時代の期待を思い起こすことがないよう、強い感情的な欲求との関係に踏み込まないという戦略を取る人もいる。こうして彼らは確かに反復と幻滅からは身を守るのだが、その代わりに単調さという高い犠牲を払わなくてはならなくなる。彼らはしばしば感情的な高みも深みもない、自分たちの欲求にとっては望ましい刺激もないような生活を送る。また別の人たちは、子供時代の欲求を蘇らせ、それを部分的には充足するような、感情的にポジティブな状況を繰り返し体験する。しかし彼らは、拒否されることへの不安から、自分のパートナーや周りにいる人間を、もしかするとこの人たちに深い傷を負わせたり外傷を与えたりするのではないかと洞察することもなく、慎重に斥けるのである。

四・五　行動の動機としての幸福感と不快感の統合――グロッサルトの視点

人間の行動はしばしば、ネガティブないしポジティブな体験と感情的な期待との相互作用および統合にコントロールされている。人間は感情的に非常に強いポジティブな体験を反復し、その実現のための環境条件を構築しようと試みる。同時にまた人間は、不安や脅威や動揺といったネガティブな体験を回避する、ないしそれらがもう現れないような環境条件を構築しようと試みる。しかし周りにいる特定の人間に対する特定の行動が、いつも決まってポジティブないしネガティブな感情や体験をもたらすとは限らない。たいていの場合、ポジティブ・ネガティブ両方の体験が生じ、人間は妥協せざるを得ない。つまり異なる体験を統合する行動パターンの構築を余儀なくされるのである。ポジティブまたネガティブな影響や体験を比較考量し、その結果に従って行動パターンを構築することは、人間行動の動機の一般的な原則である。にもかかわらずそれぞれの人間は、個々人に特有な独自の快・不快問題を持つようになり、独自の行動パターンを構築する。つまり一般モデルは遺伝的に、あらかじめ中枢神経の機能に与えられているのではあるが、その内容は個々人によって特有のものとなるのである。

快と不快の源泉の処理過程における個人に特有の動機と、そこから生まれる行動を、私はグロッサルトの視点と呼びたい。快と不快の処理過程の分析は行動の原因を説明し、治療上の戦略を練る際の助けとなるであろう。

以下に幾つかの例を挙げ、より詳しく説明したい。

三十五歳のＭさん（女性）は母親と一緒に暮らしていた。母親は娘との関係をうまく保とうと腐心し、外の世界は危険で、悪い男たちもいるというネガティブなイメージを娘に植え付けようとしていた。娘はそのイメージを受け入れ、母親といるとほとんどいつも安全と幸福を感じた。やがて彼女には大好きな恋人ができた。母親はその男性を批判し、ひどくこきおろした。Ｍさんは恋人のことを考えると、空想の中では部分的にはとても嬉しい気持ちになるのだが、そのあとで繰り返しパニック発作に陥り、息苦しさや目眩、死への恐怖等の症状を示すようになった。Ｍさんは時々恋人に会った。彼はＭさんに惚れ込んでいて、結婚したいと思っていた。Ｍさんの不安症状はさらに進行し、彼女は逃げ道を探し始めた。絶望して彼女は親友の女性に事情をうちあけ、自分を所有したい、拘束したいと望むような男性はもう相手にしないと心に決めた。彼女は恋人のことがとても好きであったにもかかわらず、彼と別れることにした。Ｍさんは母親に、自分はこれからも母親と一緒に暮らし、自分に要求をつきつけないような男性を探すと伝えた。こうしてＭさんの不安症状はおさまっていった。

この例が示すように、Ｍさんは恋人と自分の母親が創り出す快と不快の作用の間で妥協をし、自分の幸福感を改善する結果を導くような行動パターンを模索した。この例で示したのは、その他の全てのケースにおいても当てはまる動的な過程である。この過程は常に幸福感を最大化し、不幸感を最小化するという意図をもって遂行されるのである。例えばＭさんの場合、二番目の恋人ができた時も、不安感ゆえにその人を捨てて完全に母親のもとへと立ち戻ったのだが、三番目の恋人ができた時は、母親を捨てて、彼と別の町へ引っ越したのである。

いかなる場合においても葛藤を解決してくれるような結果をもたらす行動パターンを見い出そうとしても、それはしばしば失敗に終わる。なぜならそこでは非常に強いアンビバレンス――つまり賛成と反対の動機――が支配しているからである。また、別の行動パターンが見つからないことも、快と不快の有意義な統合を妨げることになる。

以下に葛藤がもたらす快―不快処理の例を、さらに二つ挙げてみたい。

Sさん（女性）の行動は、理想化された父親に極端に適合させたものだった。彼女は父親の期待に沿わないような行動パターンを自分が取ることを、極端に恐れていた。父親はSさんに、性的な振る舞いを望まず、Sさんが男性たちと関係を持つことも望まなかった。思春期を迎えてからも父親はあらゆる男性とSさんとの交際を非難した。

結婚生活に入ると彼女は自分の夫の行動パターンに動揺した。それは夫が父親のようには、また彼女の期待ほどには自分の方を向いてくれないからであった。彼女は夫を罰するために、別の男性を恋人にしたが、それは新しい関係の中で自分の可能性を拡げたいという希望からであった。しかしそこでも新たに不安と苦悶が生じたので、彼女はパートナー関係と性生活から距離を取ることにした。そうして彼女は幸福感と開放感を感じるようになった。

Bさん（男性）は誠実なパートナーを望んでいる一方で、そのような女性たちを非難していた。というのも、女性の不実さは彼を不安にするけれども、それがまた彼を魅了したからである。Bさんはこのような葛藤に苦しんでいた。何人かの女性との関係の中で彼は、誠実な女性たちが彼を裏切るまで、あの手この手を弄した。その後の新しい関係の中でも彼は、恋人の誠実さを支援する一方で退屈を感じている自分にたいそう苦しむのである。

これらの例は、心理的な処理においては快の源泉と不快の源泉の統合のみが問題ではないことを明瞭に示している。実際のところは、様々な領域において様々に認識され知覚された快および不快の源泉が関連づけられ、特定の結果がもたらされるような処理が起こるのである。

例えば、まだ両親の家で暮らしているある息子が、母親と一緒に住んでいることを楽しく、幸福感と安定感を与えるものであると思っていた。他方息子は父親との間に葛藤を抱えていた。というのも父親は息子と母親の結びつきが強すぎるので、息子を拒否していたからである。父親との関係が悪いため、息子は特定の状況において不安を感じることがあった。例えば息子が母親に対して過度の要求をするような場合である。息子は母親と一緒に住みたいという動機がいまだに強く、父親からの拒否を甘受する結果になった。特定の職業分野においてこの息子は高い創造性と才能を示した。彼はある出版社に職を得て、他の町へ移ることになった。しかし母親との結びつきの方が勝り、大きな葛藤があったにもかかわらず母親と同居し続けることを決めた。そして新しい職場に就くことに対する不安が生まれたのである。

数カ月後に息子はある女性を好きになったが、彼女は他の町へ移るように彼を説得した。恋人とのポジティブな経験や期待が非常に強くなったので、母親との結びつきは弱まったが、母親が若い二人の関係に反対してからは、自分と母親との結びつきをネガティブに見るまでになった。恋人はその後二年に渡って、息子がまだ母親と強力に結びついており、そのせいで自分がしばしば疎んじられたりぞんざいに扱われたりするように感じた。例えば彼は毎日、長い時は二時間も母親に電話をかけたが、そのあとでは明らかに機嫌が悪く、彼女に対して拒否的になったのである。その後彼女は、恋人の母親への執着に絶望して彼のもとを去り、新しい恋人をつくったが、彼のことはこの息子ほどには愛していなかった。

何週間、何カ月間とこの息子は苦しみ、やがて心理療法的な処置が必要になった。彼は恋人のことを、母親より、また他のどんな女性よりも愛していることに気づいた。二人はある飲み屋で偶然再会したのだが、そこで仲直りをして再び一緒に暮らすようになった。彼は彼女との同棲に満足し、幸福感を感じ、彼女をとても愛していたので、母親とはもうめったにしか話さないようになった。

その後母親は、強迫観念に駆られ、置き去りにされた女性の執念をもって自分の息子を奪還しようとした。母親の行動は息子の反感を呼び、彼は自分の恋人をはっきりとポジティブに評価し、彼女の方と結びついた。我々が最後に会った十七年後、彼らは世帯を持ち、三人の子供をもうけ、感情的に満たされた結婚生活を送っていた。母親は乳がんおよび子宮がんで他界した。

この例が示すように、多くの要因（この場合は母親、恋人、職業、別離、再会と宥和）は快へも不快へも算入されうるし、またそれら全ての要因からは常に結果としてある種の傾向が現れてくる（例えば「僕は母親と一緒に暮らす」、「僕はこの家から出ていく」、「僕は母親の方により惹かれる」、「僕はやはり恋人の方により惹かれる」等々)。快ないし不快への算入はまた、意識と無意識の間でも起こりうる。例えばある人がある事柄を常に理想化するので、別の人がそのような理想化を受け入れるように強制されたように感じてしまい、自分の反対意見を制止してしまうような場合である。その際あまりに多くの不快を催させる抵抗を無意識が飲み込んでしまうなら、対象に対して爆発的な、例えば攻撃的な行動が現れる場合がある。

快—不快マネジメントとその結果として現れる行動が常に合理的で理性的であるとは決して言えない。というのもそれらの行動はしばしば、誤って学習された仮説に影響されているからである。その仮説に基づくなら、普通なら不快と不幸感が現れるようなところに、人は快と幸福感を期待することになる。このような仮説はすでに子供時代に成立することがまれではない。そのような仮設は人が自分の幸福感を実現するに当たって一生の間障害となりうるものである。特に危険なのは、例えば片方の親または両親が幸福感と快と安定感の最高の源泉であることと、拒否されるのが怖いので親の期待を裏切らないようにしなければならないという不安とが結びついているような、感情的な仮説と確信を持っているケースである。そのような人たちはしばしば一生の間、「今ここ」という現時点において快適な人間関係を築くことができず、パートナーや周りの人間と先入観なしに接することができない。

行動と結びつく快—不快マネジメントは、人間の行動基盤になる動機であり、健全な行動のみならず、行動の障害をも詳しく説明するのに役立つ。

オートノミートレーニングにおける分析の中で、快—不快の葛藤によって一貫性が失われた結果、アンビバレントな行動が生じていることが判明した場合や、過去の経験や執着のせいで現時点において快を実現できないといった場合、その分析対象者自身の活動によって、またその人の能力に応じて獲得でき、また対象者に決して過度の要求を課さないような快の源泉を見出す方法が模索される。それに成功すれば、過去の葛藤や制止を取り除くような反応が自動的に始動することになるのである。

誤った仮説によってコントロールされたり阻害されたりしないとすれば、快—不快マネジメントは基本的には自律的なプロセスである。例えばある行動がよりポジティブな結果、つまり不幸感と不快よりは少しでも多くの幸福感と快をもたらすとすれば、ネガティブな結果がいくつか生じたとしても、それは何年間も維持されうる。また年月の経過の中で、快—不快の関係において突発的あるいは潜伏的な不快の増加傾向が現れるなら、人は快よりは不快を引き起こすようになった行動を自発的に放棄するのである。

二つの例を挙げてみよう。

最初の例は、葛藤状況において自律的なプロセスがいかに始動するかを、また第二の例は、誤って学習された仮説に基づくネガティブな結果が現れているにもかかわらず、セルフレギュレーションがうまくいかなかったケースを示している。

Bさん（男性）には数年来取り組んでいる問題があった。彼は極端に肥満しており、運動不足を感じていた。彼の食習慣は、いつも寝る前の夜の時間だけに集中する誤ったものであった。昼間の間彼はどちらかと言えば小食であったが、二十時から二十四時にかけて、夜間によく眠れなくなるほどの大食を始めるのだった。年月とともに不健康な生活の結果が、例えば胃炎や吐き気、強い不快感や呼吸困難等として明らかになって来ると、彼は次第に食生活を変え始めた。つまり少しずつ食べる量を減らし、十八時以降は何も食べないように心がけたのである。彼の体重は正常なものになり、運動量も増え、明らかに気分がよくなった。「こうなるに違いないと分かっていました。なぜなら私は結局のところ、生きる喜びと幸福感を得るようプログラムされているからです」。

別の人物、Fさん（男性）も非常に似通った問題と症状をかかえていた。彼は自責の念を感じる傾向があり、眠れない夜はいつも自分を非難し続けた。子供のころ彼は両親から拒否され常に批判された。彼はいつも自責の念を感じるように仕向けられたのである。Fさんはネガティブな結果を招くことは分かっているにもかかわらず、夜間の食習慣を変えることができなかった。逆に彼は、ついには夜間に約一キロのバターあるいは五〇〇グラムのベーコンを食べるまでになった。彼は心血管病[*56]のため、四十八歳で亡くなった。

オートノミートレーニングは特定の結果をもたらす快―不快マネジメントに介入し、人が快を増進させ不快を減少させる方法を模索する。その際その人特有の欲求のみならず、その人の欲求にマッチした新しい刺激を創造することができるかもしれない、これまでとは違う、潜在的な行動の可能性にも配慮する。本書では快と不快のより良い統合を可能にする新たな活動に関する多数の例を紹介したい。

多くの政治的、倫理的、美的および宗教的姿勢も、快―不快マネジメントの結果であると考えれば理解可能なものになる。例えばある人がある民族と極めてポジティブで快に満ちた体験を持つことができた場合、その人は当の民族を擁護するであろうが、その民族とネガティブな体験を持たざるを得なかった場合は、同じ民族を批判するであろう。また、神に祈る際に非常に幸福感を感じ、神に受け入れられ愛されていると感じる人は、教会や学校の「宗教の時間」で極端にネガティブな体験をし、神を感情的にポジティブに体験できなかった人よりもより信仰を篤くするであろう。さらにポジティブな体験を与えてくれた人間を想起させるようなパートナーを、その逆のことを想起させるようなパートナーよりもポジティブに評価するであろう。個人的な快―不快マネジメントの特性とそこから生じる行動パターンを相互に認め合うことによって、我々はより良い社会的セルフレギュレーションと人間相互間の寛容ならびに理解への第一歩を踏み出すことができるであろう。

四・五・一　ストレスとは――セルフレギュレーションとの関係

多くの人は日々「ストレス」について語り、また多くの一般向け書籍は、ストレスとは本当は何なのかをしばしば知らずに「ストレスよ、さようなら」といった約束をするので、ストレスという現象の正確な定義は見つからないままである。

ハンス・セリエ Hans Selye はストレス状態において何が起こるかを、特に生理学的に記述している。私は本書においては行動の次元におけるストレスを定義したい。というのもストレスの克服は結局のところ行動の変更によってもたらされるからである。日常的な用語においては、学者がディストレス（悪性ストレス）と呼ぶものがいわゆるストレスとして語られるが、もうひとつユーストレス（良性ストレス）と呼ばれるものがある。ディストレスは一つの脅威に対して不全の（つまり不十分な、一連の症状を起こす）応答しか生じない場合に起こる。逆にある要求に対して、幸福感へと導く明らかにポジティブな反応が起こる場合、我々は良性のストレスについて語ることができる。

国際的な文献を読むと、ストレスの定義については三つの異なったアプローチがある。

(a) いわゆる反応定義　ストレスはここでは、その発生源に関係なく、生体内の現象として定義される。

(b) いわゆる刺激定義　ストレスはここでは、それを惹き起こす環境によって定義される。

(c) いわゆる横断定義　ストレスはここでは、それを惹き起こす環境条件、ならびにストレス反応の両者を考慮に入れて定義される。

＊56　本書では、冠動脈疾患（虚血性心疾患、特に心筋梗塞）と脳卒中（特に脳梗塞、脳出血）を主とする循環器系の疾患を「心血管病」と表記する。死亡率から見た場合、ドイツを含む欧米諸国では、心血管病に占める脳卒中の割合は比較的少なく、冠動脈疾患、特に心筋梗塞が多くを占めている。

相互作用的なアプローチを代表するのは、例えばアメリカの心理学者ラザルスである。彼によれば、ストレスの決定的な指標は生体と環境との関連性ということになる。ストレスを惹き起こすには特定の生体と特定の環境条件が必要である。ラザルスは、ストレスとは多数の相互に関連した問題一般を表すカテゴリーであり、それゆえこれを一義的に定義することは困難であるとしている（Lazarus, 1966）。

フリースとセンマーはラザルスの主張をまとめて、ストレスを以下のように定義した。「ストレスとは、環境からの要求と、それに対処する個々人の能力との不均衡を意味する。ラザルスによれば、人がそのような不均衡を恐れる場合、つまり状況を脅威と認識する場合、そこにストレスが生じるのである」（Frese and Semmer, 1987）。

自分なりにストレスを定義するために、私は以下の要素を取り込みたいと思う。

(a) 刺激―反応と行動との関係における過度の負荷。
(b) 社会・心理・生物的制御システムにおける不調や障害。
(c) 症状の生起（例えば不安、過敏、抑うつなど）。

私のストレスの定義も相互作用的なアプローチによるものである。というのもこのアプローチは、環境からの刺激と、生体に典型的な反応や行動の両方を考慮に入れているからである。

個々人に特有の反応や行動は、基本的にはその個人の主観的な仮説や価値評価にコントロールされるので、私のストレス概念はラザルスのそれと同様、認知的なプロセスを考慮する。

私のストレスの定義が、ストレスのあらゆる現象形態が勘案された、普遍的なストレスの定義となっていることを望むものである。

ストレスの定義

ストレス（悪性ストレス）は個人の社会・心理・生物的システムにおけるあらゆる制御の障害を意味する。それは（適切で問題を解決するような、また目標に到達し欲求を充足するような行動パターンが見つからないために生じる）刺激―反応関係における過度の負荷に起因する。またストレスは特定の症状を発現させる（例えば不安、抑うつ、激怒、攻撃、どうしようもない過敏さ等）が、それらは個人の環境に対する適応障害の現れである。

ストレスを次のように定義することもできるであろう

ストレス（悪性ストレス）は、社会・心理・生物的システムのメカニズムが十分に機能していないがために生じる物理的、社会的、生理的刺激（ストレッサー）によって惹

> き起こされる、個人におけるあらゆる過度の負荷である。
> 良性のストレスは、個人の社会・心理・生物的制御が成功した体験である。その制御は刺激―反応関係における強い要請への回答として生じ、幸福感、快および安定感を呼び起こす。

刺激―反応という行動システムにおける過度の負荷は、生体内の刺激からも環境からの刺激からも生じうるが、それらは非常に厄介なものなので、人は何らかの症状を惹き起こさないように適切に行動したり反応したりはできないのである。システム内における過度の負荷はまた、無害な刺激を誤って認知し、それによって操作された反応や行動を取ってしまった場合、例えば不安のような過敏な症状が惹き起こされた場合にも生じうる。

ストレスの生起には通常、生物的・生理的な要因と、社会的な要因、ならびに心理的（認知的―感情的）な要因が関与している。ストレスのない状態において人間は、これら三つの要因を一つのものとして機能する全体へと統合している。ストレス状態においては、セルフレギュレーションによる修復能力のないシステムの一つで過度の負荷が生じる。例えばある人が解雇されるとしよう。これに対してはネガティブにまた認知的に（例えば暗澹たる将来を先取りする等）、精神的な興奮が中枢神経系内で起こり、特に不安を発現させる。また、このストレスを惹起する刺激が身体内の領域にあることもある。

ストレスの最も大きな危険は通常、客観的な刺激にではなく、ストレッサーに対する不適切な反応と、ストレス反応を抑えられない個々人の無力さにある。生体からの、また物理的・社会的環境からの刺激は、それが認識されると直ちに主観的にも価値評価される。それゆえ特定の反応と行動を惹起する刺激が「客観的」であると言い切れることはほとんど無い。そうではなくて、問題は「主観的に評価された刺激」なのである。例えばあまりトレーニングを積んでいない人が急に激しいスポーツを始めた場合、循環器系に過度の負荷による症状が現れることがある。この状態を認識するとその人は強い不安を持ちかねない。というのもトレーニングをしていないのにスポーツをすれば、心血管系の発作で人は死ぬことがあることをその人が知っているからである。このような価値評価はそれ自体第一段階の反応である。しかしこの反応は第二段階においては刺激の質を決める要因となりうる。というのもこの刺激（発作の脅威）の評価は、より強い不安反応を惹起する場合があるからである。このように見れば、特定の反応のあらゆる精神的・物理的誘引は一つの刺激である。行為（行動）の名のもとに我々が理解するのは、望ましい反応が生じるように刺激を変更することを目指すあらゆる活動である。行為はふつう刺激に対する反応に動機づけられているのである。

ストレス（ここではストレスの概念を、日常的な用法に従って悪性ストレスという意味で用いている）は様々な原因から生起しうる。例えば身体的要因（痛みや臓器の疾患）、社会的な要因（例えば特定の社会的グループからの疎外や失業等）、また認知―感情的要因（例えばある状況のネガティブな評価や思い出等）などからである。このような要因は個々人にとって特定の脅威となるが、個々人はそれに何らかの形で反応したり行動を起こしたりすることになる。つまり特定の行動パターンを形成するのである。その行動パターンが十全なものでない場合、特定の症状が現れるのである。

このことをいくつかの例で明らかにしてみよう。


例えばある人ががんに苦しみ、この病気を克服できるという自信を与えてくれるような行動パターンを見つけられないでいるとする。この状態は強い不安感や抑うつに通じかねないし、また絶望感を呼び起こしかねない。ここにストレスが生まれる。

また別の人は強い痛みの症状を持ち、痛みが襲ってくるたびにそれが精神的な絶望感の証拠であるように感じているとする。痛みとともにその絶望感は強くなるのである。これもストレスである。

あるいはまた別の人は、解雇されたとしよう。その人は途方に暮れ、不当な扱いを受けたと感じ、もはや欲求を充足させるような行動パターンを構築できなくなっている（例えばなんとか仕事を続けられるように努力するような）。そして過度の興奮を感じ攻撃性を持つようになる。

また別の人は表面的には極めて安定した物質的、職業的、社会的環境で暮らしているとする。しかしその人は特定の状況で（例えば大勢の人の中に一人でいると）突然、心血管系の発作で死ぬという想像に襲われる。身体的には健康であるにもかかわらず、その人は想像（刺激の構造）に対して激しい反応（例えば過度の興奮等）を起こしてしまうのである。というのもその人は、非現実的な感覚やその影響を抑えることができる適切な行動パターンを見つけることができないからである。そのような場合、非常に強いパニック発作が生じかねないが、それは場合によっては思いこみや絶望感をさらに強化しかねないので、悪循環へ陥るのである。これらも全てストレスである。

ストレスはつまり常に刺激―反応関係において生じるが、それは制御システムの機能を阻害するのである。
個々人は膨大な数のサブシステムから成り立つ極めて複雑なシステムであり、それらのサブシステムの全てがその個人の中で、相互的に調整を行っている。制御が意味するのは常に、あるサブシステムにおける欠陥状況をそのサブシステムの活動あるいは他のシステムによって補償しようとすることである。そうして当の欠陥状況を取り除こう、あるいは現状と望ましい状態との差を縮めようとする。

制御を改善するために、相互にそのプロセスに介入するような生理的、社会的および認知・感情的な制御システムがある。例を一つ挙げよう。血中塩化ナトリウム（食塩）の濃度は制御システムによってコントロールされている。血液は一定量の塩化ナトリウムを必要としている。大量の汗をかいて多くの塩分を失った場合、人は生命の危機に陥りかねない。そのような時には、ひどい暑さにもかかわらず発汗の停止が起こりうる。そうなると皮膚は乾き、体温は急激に上昇しかねない。そうなれば生命の危機が訪れるが、それは体温が摂氏四十二度以上になれば人間は死の危険に曝されるからである。このような状況下では別の制御システムが、つまりは行動のレベルにおける制御システムが介入しなくてはならない。人はさらに汗をかくことができるように、食塩水を飲まなくてはならないのである。そうすれば体温は自動で調整されることになる。

生理的なレベルのストレスとして挙げることができるのは、例えば一型糖尿病である。この病気の場合身体は「高血糖」という刺激に対して、血糖を下げるインスリンを創り出し、動員するという適切な生理的反応を起こすことができない。当初は純粋に病的な生理現象であったこの問題は、この病気に関する研究と薬の発達によって解決され、患者は自分の行動（インスリンの自己注射）によって自らを救い、かつては死の病であったこの病気から逃れることができるようになったのである。

全てのストレス現象においては通常、生物的、社会的および知覚・感情的なシステム間に複雑で特殊な相互作用が生じている。そのような状況の下、ストレスの発生についてもその克服についても、個人的な行動パターンは非常に重要である――特にそれは、人間が自分の身体や環境、人格に積極的に作用を与える能力を持っているからである。

我々は、自らの行動がストレスの発生とその克服に対してある種の役割を果たしている全ての領域において、セルフレギュレーションについて語ることができる。セルフレギュレーションとはつまり、自らの積極的な行動によってストレス状況を阻止したり、克服したり、緩和したりすることができるように現状を変更したり、そのような環境条件を創造したりできるような個人の能力を意味する。ストレスは日常生活の構成要素であるため、誠実な科学者であれば誰も、(「ストレスよ、さようなら」といったモットーで表されるような）ストレスのない生活等を約束することはできない。それでもなお我々は皆、ストレスをよりよく克服する術を学ぶためのトレーニングを行うことができるのである。

四・五・二　ストレスの原因と対処の方法

個人的および社会的なストレスは、現代社会における病気やその他の諸問題の非常に重要な発生要因となっている。ストレスが生じるのは常に、特定の刺激が人間の適応能力に過重な負荷をかけ、その能力を減退させるような反応を惹起する場合であり、その結果人間の精神的な平衡は失われ、特定の精神的・身体的な症状が惹き起こされることになる。人間は身体内や社会的環境に自らが創り出す状況に対してだけではなく、自分にとってポジティブないしネガティブな作用を及ぼす所与の状況に対しても反応を起こす。我々は前者を個人的ストレス、後者を社会的ストレスと呼ぶことにしよう。この両者の間には密接なつながりがある。

繰り返せば、人間は自らの行動によって、それに対してポジティブにもネガティブにも反応を起こすような状況を創り出す。比較的ストレスが少なく、幸福を感じ、精神的な平衡を保ったままで生活したいと思うのであれば、人は自分の行動によって、まずは自分の欲求を満たしてくれるような反応が起こる環境条件を創り出さなくてはならない。また、ネガティブな結果を招くような、誤って習得された行動パターンを放棄することも学ばなくてはならない。人間は確かに高度に発達した脳を持っている。脳は病気の発生、あるいはまた健康の維持と関係のある機能を、もしかするとこれまで想定されてきたよりも多く持っているのかもしれない。しかし脳は、ストレスの克服という点ではいくつかの弱点を示している。トレーニングを通じてそれらを克服することが重要なのである。

決断力の不足によるストレス

人間の行動パターンにおける重大な錯誤および持続的なストレス要因の一例として、短期的にはポジティブであるが、長期的にはネガティブであることに関して、この両者のどちらを取るかの選択が比較的苦手だということが挙げられる。多くの人たちは何年にも渡り、ポジティブな結果（例えば大量の高カロリー食品を食べて快を獲得することや、リラックスするためと称してタバコを吸うこと等）を期待しつつ、実はネガティブな結果（例えば肥満による運動困難や、喫煙による気管支炎等）しか得られていないことが分かっていながら、そのような行動パターンを変更できずに反復することがある。このように人間は短期的にのみポジティブな結果に拘泥するように見えるので、選択がなされる瞬間においては、長期的にはネガティブな結果を感知する能力が人間には失われているように思える。人間のこの特徴は、個人的な健康だけではなく、社会の健全性を保つ機能にとっても脅威となりうる。

過度の執着によるストレス

今日のストレス研究にとって第二の非常に重要で大きな問題は、人は過去の特定の人間や状況に非常に執着しているので、現時点が刺激も意味もなく感じられるようになるという傾向である。例えば父親（母親）や、現在あるいは過去のパートナー、あるいは過去の社会的地位に非常に執着しているため、現時点において抑うつ感情や病気が招来され、現実のチャンスを見過ごしているような場合である。

この事実は、人間の行動の非合理性を示唆するだけでなく、人間の脳の能力の限界をも示しており、新たな行動トレーニングを必要とする重大な問題を示唆しているのである。

過度に強力な束縛や執着はどのようにして生じるのか

過度に強力な束縛や執着は、人間が非常に強いポジティブな感情、快の感情ならびに魅了されたという感情が体験されたところに生じる。その際脳の快中枢が刺激され、それを反復しようとする衝動が生まれる。もともとの快が結びついていた対象が、想像の中で理想化され高く評価されることはまれではないので、執着はそれによってさらに強いものとなる。過去の対象への執着が強ければ強いほど、現時点における抑うつや絶望感も明確なものになる。またそれら抑うつや絶望感の原因はしばしば認識されないか、他の要因に帰せられがちなのである。過去への執着のみに生き、現在をただ耐えているだけ、といった人たちも数多くいる。その結果、生活の質が低下するだけでなく、慢性疾患への罹患率も高くなる。過去の感情への執着と、長期的に見ればネガティブな結果を招く自分の行動パターンを遮断することができないことが結びつくのは、まれなことではない。そのような行動パターンにおいては、表面的で短期的な欲求の充足に逃げ道が探索されるのである。執着はまた、対象を失うのではないかという不安によっても生じることがある。

拒否された結果としてのストレス

さらなる、もしかすると最大のストレスの問題は、子供のころの外傷的な拒否の体験を現時点で修復したいという人間の傾向にある。大切な母親（父親）から無条件に愛されたいという人間の基本的な欲求は、家族関係において叶えられないこともしばしばある。例えば子供は、成績が良ければその時だけ愛していると言われたり、パートナーや兄弟姉妹たちよりも容赦なくぞんざいに扱われたり、その他のやり方で、条件なしに愛されることはないと教えられることがある。このような状況下では外傷的な拒否の体験が生じるが、それは大変な痛みを伴うので、それを体験した人間は生きていく上で、この拒否の痛みにもはや出会うことがないよう、一連の防御的な行動上の機制を発達させる。それにもかかわらずそのような人は、現時点においても感情的な関係を構築しようと努力するのである。しかしそれがかえって子供の時に愛情もなく拒否されたのと似通った状況を招いてしまうことがある。そのような場合、今度こそ完全に愛され認められる経験を得ようと試みられる。もしそれに成功すれば、子供時代の外傷的な思い出は「修復」され、克服されるという希望が生まれるであろう。しかし残念ながら、概してそういうことは起こらない。それは単純な理由からである。つまり、再び幻滅するのではないかという不安や悪い予感が非常に強いので、それらがポジティブな確証をじゃまし、それを否定してしまうからである。その結果新たな拒否の体験をすることになるのだが、そのような体験は（例えば抑うつや不安を惹き起こすような）より強い外傷を与えるのである。

この問題がより複雑になるのは、異なった欲求を持ったパートナー同士が出合い、双方で誤解を招くようなシグナルを与え合う場合である。例えばパートナーの片方が相手から拒否されたと思い、再び愛情を向けて欲しい、認めて欲しいと望んで、気分を害したふりをする。すると相手は、ややもするとこのシグナルを誤解し、自分の方が拒否されたと感じる。こうして双方が距離を取り、下手をすると別離にまでエスカレートするのだが、このような状況に双方ともが非常に苦しむことになるのである。過去に、例えば両親のもとで強い愛情と承認を経験したが、自分が他の人に愛情を向けてしまうと両親からの愛情を失ってしまうと信じている人がいる。それゆえ自分のパートナーのネガティブな面を熱心に探し、結局別れてしまうことになるのである。このような行動パターンの背後にも結局のところ必ず、父親（母親）に十分に愛されない、あるいは特定の条件付きでしか愛されないという不安が存在するのである。

ここで改めて示したかったことは、持続的なストレスを生じさせる非現実的な幻想をいかにして人間の脳が抱くかということである。親にもいろいろなタイプがあるにもかかわらず、また彼ら全てが自分の子供たちを拒否する訳ではないにもかかわらず、子供が様々な状況下で感情的に非常に重要な欲求を発達させ、それが充足されないと拒否されたと感じるということを誰も妨げることはできない。親やパートナーを非難することは何の益にもならないので、人間にとって重要なのは、拒否の体験の再三の反復が以後消失するような行動テクニックを習得することである。

葛藤によって生じた制止によるストレス

長期的に見て非常に厄介なその他のストレス状況としては、アンビバレントな動機があるために一貫した行動や価値評価ができないという葛藤から生じる制止が挙げられる。このような状況は全人格を覆ってしまうまで拡大し、ついには重い抑うつや不安、その他の症状を惹き起こしかねない。

一つ例を挙げてみよう。

ある娘は父親のことが好きで、父親に対しては非常に感情的な期待を表明していた。父親は娘に、しばしば攻撃的かつ軽蔑的に、認めて欲しいのならそれなりの成績を修めなくてはならないという条件を課していた。娘は生徒時代も大学でも、最高の成績を取ることができるように、脇目も振らずに勉強に勤しんだ。しかし彼女は、感情的な側面と認知的な側面の両方から、成績に関して分裂した判断を抱くようになった。彼女は一面では父親から認めてもらうために良い成績を取りたいと思っていた。他方、父親が期待するような成績を取っても、父親はそれに決して満足せず、自分を拒否するのではないかという不安が彼女にとってどんどん大きくなっていったのである。この葛藤のために彼女は精神的・身体的に明らかに疲弊し、不安は昂じ、とうとう無気力と抑うつ状態に陥った。このような状態のもとで彼女は抗うつ薬を処方され、何年もかかってようやく症状は持ち直した。しかし彼女は自分の根本的な葛藤を克服することはできず、強いモチベーションと同時にはっきりとした不安が現れる「成績」というテーマに対しては、今でも極めてアンビバレントな状態に置かれている。

我々は様々なストレスを多くの例を通して研究してきた。以下にそれらのいくつかを短くまとめてみる。

(a)　外傷体験の後の心理的機構の麻痺。人は特定の外傷体験の後、精神的な方向づけとその支えを失う場合があるので、外面的には長期間に渡ってアパシー（無気力・無感動状態）と映ることがある。それは多くの重要な心理的機能が麻痺しているからである。そのような人には自殺の危険性があり、その後長期間に渡ってコミュニケーションおよび職業の能力に欠けることになる。このような反応は通常、例えば突然の別離等の外傷体験のために、感情的に非常に重要な欲求を充足させることができず、また自分自身をいつものように体験したり解釈したりすることができないようなとき（「世界がもう理解できない」とき）に生起する。

(b)　二つ目の、より軽度のストレスは、ある特定の領域においてのみ刺激—反応関係の障害を示すが、他の多くの領域においてはリラックスと幸福感を達成できるような人に現れる。例えばある人の場合、高く評価している母親とそれよりも低い評価しかしていないパートナーとを（例えば料理のうまい下手等の特定の領域で）比べたようなときに、どうしようもなく興奮してしまうのである。

人は確かに、上述したようなストレス状況を自分で分析し、把握することができる。というのも脳は明らかに、そのような把握を可能にする機能を持っているからである。しかし人はまた、様々なストレス状況に上手に対処する方法を十分に学習しているとは言いがたい（それゆえに人は、幸福感と快というよりは、ストレスに対する不安と、なんとなくやる気がない状況の中に生きているのである）。新しくて効果のあるストレス克服の方法が習得されれば、そのようなトレーニングによって本来の脳の機能が、ストレスをより効果的に克服する方向へ改善されるであろうことが予想される。

　克服されなかったストレスは病気を招くだけでなく、職業的・社会的・政治的な諸問題の硬直性を高め、解決法の創造性を減少させ、柔軟性を削ぐといった結果を招来しかねない。

　長年に渡る行動研究の中で我々は、行動療法的な技法とカウンセリング・システムを開発してきた。それによって我々は、人が今ここにおいて自分の道を見つけ、自分の行動を長期的にはポジティブな結果を招くようにするための手助けをすることができる。さらに我々は多くの個人的・社会的なストレスの原因を研究し、ストレス克服のための様々なトレーニング方法を開発してきた。これらの方法はトレーニングの中で読者に提供されることになる。

　現代科学の様々な領域（例えば遺伝子研究や分子生物学等）は、多大な物質的・精神的努力を通じて日々新しく進化を遂げ、社会的にも支援されている一方、ストレス研究の意義はまだ十分には認識されていないように思われる。ストレスがどのように克服されうるかに関する助言を与えるような、大衆的で中途半端に科学的な本はたくさんあるが、それらがストレスを体系的に研究しているとは限らない。リラックスやポジティブな思考を生み出すかどうかはさておき、それらの多くは科学的には、根本的に間違った前提から出発している。つまり、原因を認識したうえでこれに変更を加えるというプロセスを飛ばして症状を取り除こうと試みているのである。

　研究に基づいて我々が知っているのは、人間は自分の活動によって、自動的にそれに反応するような環境条件を創り出すということ、および自分の活動によって、ポジティブな反応が再び自動的に続くように環境条件を変更できるかどうかがまずは重要だということである。前提条件を変更する可能性はたくさんある。例えばある状況から抜け出すこと、ある状況に対して違った行動を取ること、違った行動に移れるように価値評価を変えること等である。

　我々のストレス研究の中心的な概念は、個人的および社会的なセルフレギュレーションである。セルフレギュレーションとして我々がとらえているのは、欲求充足、幸福感と問題解決をもたらしてくれる、あらゆる個人的ないし社会的な活動である。人間は、欲求充足や成長とともにその内部で絶えず繰り返し機能不全や障害が生じている、非常に複雑な社会生物学的システムである。それゆえに、真摯な科学者であれば誰も「地上の楽園」を約束することはできない。何と言っても、人生の大半を苦難の内に過ごし、自分にとって不利な条件下で生きている人がいるのである。そしてそれは主に、彼らが自分の活動によって不利な条件を変更することを学ばなかったという理由による。他方また、総じて、また長期間に渡り、幸福にリラックスして高齢に至るまで生きる人たちもいる。このトレーニングシステムの目標は、研究の結果と理論的経験に基づき、自分の活動によってより多くの快と幸福感に到達し、同時に社会的なセルフレギュレーションに個人としての貢献ができるよう、人々を援助することにある。

人間の悪性および良性のストレスと、中枢神経系の機能との間には重要な関連がある。例えば大脳皮質は思考過程、認識、仮説と連想の座である。大脳辺縁系は例えば憎しみや愛といった感情の中枢である。脳のこの両者の間が良好に協調すると一方では、感情の表現が理性によってコントロールされ、他方、感情が理性にポジティブな影響を与えて柔軟性に富んだ好条件が整うのである。

大脳皮質と大脳辺縁系の間の相互作用は、純粋に器質的な理由から阻害されることがある（例えば脳腫瘍や外傷等によって）。しかしこの相互作用の機能をより頻繁に阻害するのは、心理社会的な要因である。自分をうまくコントロールすることができ、ストレスを予防でき、繰り返し良性ストレスを生み出すことのできる健康な人間には、感情と理性の間に良好な協調性が見られる。感情は理性に影響を与えながら理性を正し、理性はまたポジティブな感情を促進して協調関係を形成する。この相互作用が阻害されるとストレスが生じるのである。例えばある人は、非常に厳格で自分の感情に反した合理性を示すので、自分の感情的な欲求を長期間に渡って封印したままになる。このような人においては大脳辺縁系の機能とその大脳皮質における展開が阻害されているのは明らかである。我々のハイデルベルク前向き観察研究で得たデータでは、例えば極端に合理的―反感情的な行動を取る人のほうが、感情と理性の間に平衡関係がある人よりも頻繁にがん、特に脳腫瘍を発症した。

中には感情がほとんど完全に理性を規定し、理性を支配するような人もいる。このような場合、大脳辺縁系が過剰に活動しており、大脳皮質の活性が封印されているのである。そのような人は確かに感情に規定された領域（例えば芸術の領域）においては非常な創造性を発揮するが、自分の行動の根拠を理性的に説明することがほとんどできず、様々な事柄の価値を理性的に評価し、整理することができない。このような人の場合、大脳辺縁系と脳の快中枢の間に強力な相互作用が生じており、強い感情によって快中枢を常に興奮させておきたいという欲求が生まれているのである。その際、大脳辺縁系はあらゆる方法で理性的コントロールを排除しようとする。麻薬の摂取やアルコール依存、過度の喫煙は、大脳皮質によるコントロールを排除し、快中枢を刺激する試みに外ならない。それによって短期的にはポジティブなストレス（良性ストレス）が生じるかもしれないが、純粋に感情的な行動は結局のところ多大なストレスとなる。なぜならそのような人は、すでに自分の内部に存在しているが発揮できずにいる自らの理性、および周囲からの理性的な批判との間の葛藤に陥らざるを得ないからである。

四・五・三　ストレスの健康影響

大規模な縦断研究によって我々は、ストレスが健康を阻害する重要な要因であり、それが様々な慢性疾患の発生とも関連していることを明らかにした。様々なストレス状況には身体的危険因子が潜在するという相互作用があるとともに、この相互作用がまたストレス状況を生み出すのである（つまり、相互作用そのものの中にストレス状況が潜在しているのである）。

セルフレギュレーションがうまくいかず、幸福感をあまり感じることができず、ネガティブな自己コントロールしかできない上に、特定の身体的な危険因子を伴う場合に、病気への罹患率が高まる。我々の研究結果を私は、著書 Systemische Epidemiologie und präventive Verhaltensmedizin chronischer Erkrankungen — Strategien zur Aufrechterhaltung der Gesundheit.[*57] Walter de Gruyter, Berlin, N. Y., 1999 に詳述した。ストレスと病気というテーマに関する研究結果はまた、Stierlin H, Grossarth-Maticek R: Krebsrisiken und Überlebenschancen — wie Seele, Körper und Umwelt zusammenwirken.[*58] Carl Auer-Systeme Verlag, Heidelberg, 1998 でも読むことができる。

四・五・四　子供時代のストレス――パートナー関係のストレス

幸福感に繋がる興奮のパターンは子供時代に形成されるが、その時期にはまた、大人になってから繰り返しストレスを惹き起こすある種の過敏性も学習される。例えばある子供に、父親（母親）との間に生じた素晴らしく快に満ちた体験の思い出があれば、その子供は長じてから心地よい子供時代の思い出を連想させるような人たちに対してポジティブな反応を見せるであろう。また子供時代に欲求不満や幻滅やその他のネガティブな体験があり、それが記憶に蓄積されると、それらは現時点での特定の人物や状況において連想を通して再体験され、非常なストレス反応を惹き起こすであろう。子供時代と現時点の人間関係が結びつくのは、とりわけパートナー関係においてである。パートナー関係においては普通、まず最初に子供時代の快い体験とのポジティブな連想が重要になる。例えばパートナーはポジティブな体験をした父親（母親）を思い出させるのである。

そこでは感情的に非常に重要な欲求が刺激される。しかし第二段階になると、しばしばネガティブな体験もパートナーによって刺激されるようになり、それは極めてネガティブな反応や重荷になりかねない。また、まだ処理されていないが存在している、両親ないし近しい人への子供時代の執着は、例えばパートナーに絶対的な献身を求められたとき等に発現する。そのような場合、パートナーとの葛藤がしばしば非常に高まるので、パートナーと別れてしまうこともある。別れた後に、まだ潜在している父親（母親）への執着が、当の別れたパートナーに転移されることもある。多くの人はパートナーとの関係の中で、自分の子供時代の執着や期待を表明することを非常に恐れているので、それらが非合理で非理性的に見える場合、自分の感情や期待を表明するよりは、生気のない退屈な関係を築くことの方がましだと思っているのである。

子供時代の体験をパートナー関係において処理する際にも、幸福感と快は重要な役割を果たす。健康維持のためには、快と幸福感へと誘導してはくれるが、幻滅をも惹起するような子供時代の期待を特定の行動パターンによって刺激する方が、それらを制止するよりも重要であるように思われる。強いポジティブないしネガティブな感情は、退屈な状態で精神的に必要な刺激が欠如したまま生きていくよりも、ストレスの克服と幸福感にとっては有益だと言えよう。

四・五・五　職場でのストレス

ストレスは一つの脅威に対して十分な回答を与えられないといったことが起こる全ての領域で生じる。我々は確かに個人的なストレスと職業的なストレスの間に区別を設けてはいるが、しかし二つの領域はしばしば相互に影響し合っている。つまり、個人的なストレスが職業生活に影響することも、また職業上のストレスが個人的な領域の行動パターンに影響を及ぼすこともあるのである。我々はまた、個人的なセルフレギュレーションと社会的なセルフレギュレーションも区別している。

個人的なセルフレギュレーションにおいて人は、自分の活動によって自分をコントロールしているが、社会的なセルフレギュレーションにおいては、共通の目的を追っているグループ内の人々の、互いに関連している活動が前面に現れる。職業生活におけるストレスは、しばしば社会的セルフレギュレーションの不調の結果である。職業生活におけるストレスの結果は多様

＊57　タイトル邦訳は十三頁の注釈を参照。
＊58　タイトル邦訳『がんのリスクと生存の機会——心、身体、環境はどのように作用し合うか』

でありうるが、それは例えば病気への罹患率の高さや、社員の創造性の不足、会社内の問題解決の質的低下等に現れる。企業内で良性のストレスが支配的である場合、やる気と創造性を通じて高い要求を成功裡にクリアできるチャンスも高まる。良性のストレスは常に、企業内における良好なセルフレギュレーションの結果である。

我々は悪性ストレスと良性ストレスの、企業における業績不振期間への影響について研究し、その関連でまたサッカーチームの成績との関係も研究した。我々はサッカーチームの不調時と好調時について多数の要因を研究したが、それらは社会的セルフレギュレーションの不調、不調の高い出現率ならびに職業的な、つまりは競技上のミスと関連していた。また別の要因は、良好なセルフレギュレーション、不調がより少ないこと、ならびに職業的な、つまりは競技上の成功と正比例していた。

社会的なセルフレギュレーションにおける最も重要な要因の一つは、個人的な能力と関心を職業上の要求や目標設定に統合すること、および個人的な能力を問題解決を目指す機能的な全体へと統合することである。

サッカーにおけるトレーニング事例

例えばサッカーチームの監督が、自分のチームの選手たちの個人的能力を良好なチームワークのために統合し、個々の選手の能力をチームの目標のために最大限に活かし、社会的なセルフレギュレーションのメカニズムを目標実現のために刺激することができれば（例えば選手同士あるいは選手と監督が十分に話し合い、自分たちの良い点や弱点、希望を表明し、お互いを賞賛し合い、お互いの個人的な能力を認め合えば）、監督の成功は約束されたようなものであり、例えばリーグの上位に位置することが可能になるであろう。

我々が実際に行った研究（様々な時期、様々な国のサッカーリーグ）では、七つのチームは非常に良好なセルフレギュレーションを、九つのチームはセルフレギュレーションの不調を示した。各シーズンの最終順位の平均は、良好なセルフレギュレーションを示したチームの場合三位、セルフレギュレーションが不調なチームの場合十位であった。

あるサッカーチームの中でセルフレギュレーションのメカニズムが阻害されている場合（例えば選手と監督が互いにかみ合わず、個人的な能力をうまく機能する全体へと統合できないような場合）、たとえ選手個々人が良好な身体的コンディションと高いテクニックを持ち、監督が専門的な資格を持っていたとしても、失敗はあらかじめプログラムされているようなものである。サッカーチームにおけるストレスは身体にも影響を及ぼす。例えば自信のなさ、動きの連携の悪さ、競技上の要求に対して柔軟な適応ができないこと等である。良好なセルフレギュレーションが全体として機能している場合は、良性のストレス、プレーすることの幸福感や快感、また身体的活動の気持ちの良い高揚感が活性化される（チームが「自分を越えて成長する」）。我々はサッカーチームへのオートノミートレーニングの導入がストレスの防止に役立ち、良性のストレスのための環境条件を系統的に創り出しうることを示すことができた。

企業の不調時期についての事例

企業における重大な不調時の研究、ならびになぜ特定の部署で、職業上の問題がうまく克服できないのかという研究においても、ストレスと良性のストレスが大きな役割を果たしていること、またこの現象の背景には良好なあるいは不調な社会的セルフレギュレーションがあることが示された。

最も不調期間が短かった（平均して年に六・八日）人々は、透明性があり、チームワークがうまく機能している仕事グループに統合されており、彼らにとって個々人の能力を職業上の要請に十分に結びつけることが可能となっていた。個々人の能力と関心を職業上の要請と結びつけることができず、良好に機能している作業チームに統合されていない場合（例えば、チームとの一体感を得ていない、あるいは成功に対する賞賛を体験していない等）や、チームの中での自分の機能を十分に理解していなかったり、それを受け入れていなかったりしている場合、不調期間は最大になった（平均して年に三六・二日）。

大企業において成果の上がらない部署は、通常セルフレギュレーションに関しても不調を示している。例えば社員たちは透明性のあるチームに組織されておらず、ミスの原因について互いに話をせず、創造的で問題解決に通じる刺激をもたらすことができない。また個人的な能力を職業上の要請とうまく結合できない場合もある。

職業的に成功していない十二のグループを分析した結果、十一のグループで社会的なセルフレギュレーションに問題があることが分かった。残りの一つのグループは非常に良好なレギュレーションを示していたが、外的な要因（企業の上層部）によってシステムが閉塞状態になっていた。

ストレスとその良性ストレスへの変化に関する研究は、個人的な領域においても職業生活上も、また生活の質を高めるためにも、さらに個人的・職業的な成功のためにも、非常に重要である。我々はオートノミートレーニングの中で、個人的および社会的ストレスを診断し、それをうまく良性のストレスに変えていくことができるような方法論を開発した。本書は個人的なストレスをテーマとし、それを良性のストレスへと変えていくための刺激について議論しているため、社会的なストレスの診断と処理に関してはごく簡単に触れるに留めて、詳細は他の本で紹介することにしたい。

四・五・六　ストレス因子と抗ストレス因子

様々な要因がストレスを惹き起こす。八九七二名の人々（その半数は四十～六十一歳の男女）を調べた研究で、我々はストレスを以下のように定義した。ストレスとは長期に渡って絶えず繰り返す落胆・興奮・極端な不快感（例えば吐き気を催す等）のうち、精神的な平衡状態を保つための行動戦略を再構築できないようなものを言う（例えばネガティブな感情をもたらす影響から距離を取ることができない、あるいはストレスを阻止するような新しい解釈や行動パターンを構築できない等）。ストレスを惹き起こすネガティブな感情は、様々な領域に現れる。以下に、右記の研究で明らかになったいくつかの領域と、そのストレスの度合いを示したものを箇条書きで列挙する。

長期に渡り絶えず繰り返すネガティブな感情（落胆、抑えがたい興奮、極端な不幸感や不快感等）の原因。

1　家族（両親、子供、兄弟姉妹、義理の息子・娘等）
対象者の四一％に該当。ストレスの強さは四・九点（〇点から七点までの選択肢を用いて評価した得点の平均値、以下同様）。

2　パートナー関係
対象者の三三％に該当。ストレスの強さは四・八点。

3　職業生活
対象者の二七％に該当。ストレスの強さは五・三点。

4　現職の政治家と現在の政治状況への不満
対象者の一〇％に該当。ストレスの強さは四・七点。

5　人間の環境との付き合い方への不満
対象者の八％に該当。ストレスの強さは三・八点。

6　産業、企業、役所による人間の軽視
対象者の九％に該当。ストレスの強さは三・九点。

7　物質的な、例えば金銭的な問題
対象者の一九％に該当。ストレスの強さは四・五点。

8　自らのふがいない行動
対象者の一八％に該当。ストレスの強さは四・一点。

9　ネガティブな出来事
対象者の一七％に該当。ストレスの強さは五・六点。

10　社会からの極端な孤立
対象者の一二％に該当。ストレスの強さは五・五点。

11　過度の負荷（例えば職業上、仕事や課題が多すぎる等）
対象者の二一％に該当。ストレスの強さは五・四点。

12　職業や余暇の単調さ（変化のなさ、刺激のなさ）
対象者の一五％に該当。ストレスの強さは四・七点。

調査対象者の二三％はこれらのストレス要因を一つも挙げなかったが、七七％はこれらの要因のうち少なくとも一つを挙げた。ストレス要因を持たないグループの人たちは、二十一年の観察期間において一つ以上のストレス要因を抱えた人たちよりも慢性疾患への罹患率が明らかに低く、明らかに長生きであった。

ストレスの作用は病理学的にはどのように解釈すべきであろうか。ストレスはとりわけセルフレギュレーションに障害を惹き起こす。個人ないしグループがある人に対して、その人が途方に暮れ、非常にネガティブな感情を持つような影響を与えるような場合（例えばその人が、吐き気を催させる隣人の行動からもはや逃げることができず、セルフレギュレーション活動を構築できないような場合）、そのような事態は明らかに身体の健康と心理に特定の反応を惹起する。ストレス要因に強烈にさらされており、そこから逃げられないような極端なストレスを受けている人は（右記の研究対象者の二三％に当たる）例えば、高血圧の割合が通常の六倍、不整脈が二十一倍、糖尿病、がん、心筋梗塞と脳卒中の割合がそれぞれ数倍であった。

ストレスとなる要因だけではなく、ストレスに抗して作用する要因や状況も存在する。普通それらには、長期間快い感情をもたらし、個人に安全と満足と自信を媒介する効果がある。

以下にストレスに対抗するいくつかのポジティブな要因を挙げる。

1　主観的な充足感と心の支えを得られる信仰
対象者の二三％に該当。ストレス軽減の度合いは六・二点。

2　快適な性生活
対象者の二四％に該当。ストレス軽減の度合いは四・〇点。

3　幸福感をもたらす趣味
対象者の三三％に該当。ストレス軽減の度合いは三・九点。

4　家庭内の和
対象者の三一％に該当。ストレス軽減の度合いは四・六点。

5　職業上の自己実現
対象者の二六％に該当。ストレス軽減の度合いは三・七点。

6　良好な生活条件から得られる幸福感
対象者の五一％に該当。ストレス軽減の度合いは三・六点。

7　ポジティブな自己イメージ
対象者の一三％に該当。ストレス軽減の度合いは三・八点。

8　自らの活動による平衡状態の達成（良好なセルフレギュレーション）

＊59　ドイツで市販されている健康食品・薬品の一つ。

＊60　ドイツで市販されているビタミン剤の一つ。

対象者の二四%に該当。ストレス軽減の度合いは四・七点。

9　健康な食事およびアルコールなどの嗜好物を断つことによる幸福感

対象者の一六%に該当。ストレス軽減の度合いは三・九点。

10　規則的な休息と熟睡による幸福感

対象者の三九%に該当。ストレス軽減の度合いは四・〇点。

11　身体活動による幸福感

対象者の三一%に該当。ストレス軽減の度合いは四・二点。

12　薬剤の自己投与を通じて精神的消耗と健康問題を緩和し、快を得ること（例えば眠れないときにクロスターフラウ・メリッサ精[*59]を用いる、あるいは心身が疲れている時や風邪の症状がある時にオイノバ[*60]のような総合ビタミン剤を取る等）

対象者の四三%に該当。ストレス軽減の度合いは三・九点。

ストレス因子が強いほど、また抗ストレス因子が弱いほど、慢性疾患に罹患する率は高くなり、逆に抗ストレス因子が強いほど、またストレス因子が弱いほど、高齢に至るまで健康を維持できる率は高まるのである。

第五章　動的イメージ
——想定され経験された現実

人間が自己自身や他者、また所与のシステムをどのように知覚し体験するかは、ストレスの生起ならびにその克服の結果にそのまま現れる。想定され体験された現実を、我々は動的イメージと呼ぶことにしよう。例えばある人は自分のことを、頑なで、鈍重で、のろまな人間だと思っているかもしれない。あるいはまた、とても愛されたがっていて、活動的で、少々やることがずれていると思っているかもしれない。また別の人は自分のことを、病に打ちひしがれ、社会的に孤立し、まるで「ガラスの鐘の下にいる」[*61]かのように思っているかもしれない。現実をどのように体験するかが、特定の作用を生む。例えば我々が、葛藤によってもたらされる死への傾向、あるいは生への傾向と呼んでいる作用等である。動的イメージから結果として導かれる傾向は、健康の維持や慢性疾患の進行にとって、非常に重要なものになる。例えば葛藤によって生じた死への傾向からがん細胞増殖のシグナルが発せられるかもしれない。また快と幸福感の追求と結びついた、葛藤から生じる生への傾向からは、がん細胞の増殖を抑制するようなシグナルが発せられるかもしれない。また、意識的な行動の傾向と無意識的なそれの間にある葛藤も、動的イメージに特定の作用を及ぼすであろう。例えばある人が、幸福で満たされたパートナー関係を意識的に構築しようとしたとしよう。しかしその人は、無意識に存在する傾向によって不安反応を惹き起こし、結果としてそのパートナー関係から逃避しようとしたり、自らを傷つけることに甘んじながら、その関係に固執したりすることがあるのである。

五・一　心理社会的葛藤や体験イメージは器質的プロセスに転移されるか

慢性疾患は身体的および精神的要因の相互作用から生じるのではあるが、しばしば動的な体験イメージの内容が器質的プロセス、特定の疾病の発症等に転移されているような印象がある。例えば女性としての役割を繰り返し拒否されたように感じている女性たちに、より高頻度に乳がんが発生することなどである。

例えばある女性が、父親からの愛を求めているものの、当の父親から拒否され、認められもせず、また同時に母親からも受け入れられないような場合（おそらく母親は娘を自分のライバルであると感じている）、さらにまた大人になってからパートナーにも拒否された場合、彼女は自分は女性としての十分な価値がないのだと感じてしまうことであろう。一〇〇人の乳がん患者のうち、七〇人はその生涯において右のような二重の拒否を体験していた。また乳がんを発症していない一〇〇人の女性で同じ問題を抱えていたのはわずか一〇人であった。

自分の子供を巡る葛藤を抱えた女性は、生殖器系悪性腫瘍を発症する割合が高い。そのような女性は一人の子供に感情的に執着しているか、あるいは子供を死や別離によって失っていた。また子供を産みたいと望んでいたが果たせなかった場合もあった。

性行為に大きな問題を抱えた女性、例えば性交を望んでいるが、行うと重度のうつ状態に陥るような女性の場合（そのような性交が頻繁にあってもまれにしかなくても）、子宮がんの発症がより頻繁になる（Grossarth-Matieck R, Eysenck HJ, Pfeifer A, Schmidt P, Koppel G: The specific action of different personality risk of cancer of the breast, cervix, corpus uteri and other types of cancer: A prospective investigation. Person Individ Diff 23: 949-960, 1997）

事例。Zさん（女性）の一人息子が突然亡くなった。彼女は重いうつ状態に陥った。二年後に彼女は骨盤臓器のがんと診断された。

若い男性がその父親によって抑圧された場合（父親に認められなかったり拒否されたりする、あるいは父親が息子を冷酷あるいは不当な扱いによって幻滅させる場合）、さらに息子が母親の方に近づこうとするが、彼が母親からの期待に応えることができないような場合、またさらにこのようなパターンをパートナー関係において再現するような場合、そのような男性は自分の男性性が象徴的に去勢されたように感じる。このような心理的構造を持つ人は、睾丸がんになる確率が明らかに高い（一〇〇人の睾丸がん患者のうち六十五人が上記のような心理構造を持っていた。他方同年代で睾丸がんを持たない一〇〇人の男性のうち、上記のような心理構造を示したのはわずか八人であった）。

心筋梗塞患者の七三％はいわゆる「敵対的な忠誠葛藤」を明確に示している。この葛藤において人は、ある対象を理想化し、それを極端にポジティブに評価する一方、別の対象を理想化された対象と関連づけ、それを極端にネガティブに評価するのだが、まさにその否定的に評価した対象にどうしようもなく固執しているのである。このような人はしばしば自分を、破裂寸前まで膨らんだ風船であるかのように、あるいはどうにも救いようがなく疲労困憊するまで追い詰められたように感じている。

事例。Fさん（男性）は母親に強く依存していた。結婚後彼は、自分の妻を頻繁に批判し非難するようになるが、その口調は同居中の母親と同じであった。妻が彼に口ごたえすると、彼は興奮し、不当な扱いを受けたように感じた。とうとう妻が愛人とともに彼のもとを去った時、Fさんは何日も精神的に緊張し、興奮し、ぴりぴりしていた。三カ月後にFさんは心筋梗塞で亡くなった。

「調和的な忠誠葛藤」に悩んでいる人は、宥和することが不可能な複数の対象を宥和させようと試み、自己犠牲に至るまでその仲介役を引き受けようとして疲れきってしまう。調和的な忠誠葛藤が特に強い人、例えば家庭内で嫁姑の諍いがあるにもかかわらず母親の期待も妻の期待も建設的に聞き入れようとするような人では、このような行動傾向のない人よりも肺がんの罹患率が高くなった。調査した全ての肺がん患者のうち三一％がこのような葛藤の傾向を明確に示していたのである。他方、肺がんに罹っていない人の場合、この傾向はわずか二％にしか見られなかった。

長期に渡ってある人物や状況を、非常に妨害的、厄介で、有害なものと見なしたり、あるいはそういうものとして体験したりしている人の場合、高血圧や二型糖尿病（成人型糖尿病）を示す人が明らかに多くなった。高血圧患者の六三％が慢性的な脅威、被害感、欲求不満等の感情を抱えていたが、正常血圧の人の場合はわずか一〇％にすぎなかった。

Nさん（女性）は夫と別居生活をしていた。彼女は夫のもとを離れたのだが、夫からは脅威を感じていた。夫は彼女が戻って来るよう、あらゆる手を尽くしたのである。それが彼女にとって気がかりだった。別居開始から既に三年が過ぎており、夫は彼女にもう何の要求もせず、彼の方でも別の女性との関係に入っていたにもかかわらず、Nさんはまだ脅威を感じていた。

＊61　アナイス・ニンAnaïs Nin（一九〇三－一九七七、フランス出身、その後アメリカに移住して活躍した著作家）による小説「ガラスの鐘の下で Under a Glass Bell」より。

Nさんは治療を要する重症の高血圧を示した。

眼病の一種である緑内障の人は、罹患する何年も前に特定の生活領域において、価値評価や感情的な判断に関して非常に硬直した行動を示すことがある。例えばある人は特定の色の靴が欲しいと思うのだが、同じタイプの靴なのに少しでも色が違えば絶対に買おうとしない。あるいは、子供のうちの一人のみに食事を持って来させることにこだわり、他の子供たちが食事を持って来るとそれを受け付けようとしないのである。

事例。Wさん（男性）は裁判官であったが、現在は退職している。これまでの人生経験の中で彼は、自分が何を望み、何を我慢することができないかを正確に知っていた。例えば彼はカレーソースをかけたソーセージは大好物だったが、ソーセージに少しでもケチャップがかかっていたら、たとえ飢えることになったとしても決して食べようとしなかった。Wさんには子供が七人いたが、そのうちの三人を彼は全く信用していなかった。彼は娘の内の一人だけを理想化し、彼女にだけは全幅の信頼を寄せていた。あるときWさんは重病を患い、自宅で何カ月も療養しなくてはならなかった。彼はこのお気に入りの娘だけに食事を運ばせることを許した。食事を持って来たのが本当にこの娘であると確信した時にのみ、自分の部屋のドアを開けたのである。この娘が予定していた休暇旅行に行ってしまうと、彼は一週間もの間誰一人自室に入れず、餓死寸前の状態になった。これを知った娘は休暇旅行を一週間で打ち切り、父に食事を運ぶために戻ってきた。

Wさんには信頼できる親友が一人だけいた。Wさんも親友もキリスト教徒であったが、Wさんはプロテスタント、親友はカトリックであった。ある日Wさんはカトリックの親友に、ローマ教皇は地上における悪魔の代理人であると説いた。親友はその言葉に深い侮蔑を感じ、Wさんが謝罪して自説を撤回しない限り絶交だと言って、Wさんのもとを去った。Wさんは親友ともう会えないことに何年も苦しんだが、謝るつもりはなかった。このように頑迷で善と悪を極端に区別するWさんの行動は、子供時代にまで遡る。自分が言ったことで思い出せる最初のものは、「したくない—要らない」であった。またこんなことも言ったという。「僕は僕が知っているものを見る。僕が見るつもりのないものは見たくない」。

短期記憶を強度に喪失する一方で長期記憶は良好に保たれるアルツハイマー型の認知症を後年になって発症する人は、右記の例と同じように、病状を呈するようになる何年も前に特定の行動特徴や体験イメージ、また社会的コミュニケーションにおける特殊性を示す。これらの人は感情的な高まりや深まりを示さず、はっきりとした知的興奮を表さず、単調な毎日を生きている。彼らは自分を興奮させるような、また落ち着きを失わせかねないもの全てを回避する。同時にまた、多くの場合、その人の認知や思考のプロセスはネガティブな結果ばかりと結びついている。そのような人は、自分が何年も夫から拒否されたり認められなかったりしていることを認識せざるを得ないようなこともある。

このような例を一つ挙げる。

Kさん（男性）は七十五歳で、短期記憶が次第に悪化している。彼は今日が何曜日で、朝食に何を食べたか、いやそもそも朝食を取ったかどうかがわからなくなり、意味の通らないことをしばしば言うようになった。誕生日にお祝いを言われたときなど、Kさんは彼に近しい、お祝いを言ってくれる人が誰であるかが分からず、誕生日そのものに何の関係もないことを呟いた。「強いものと弱いものがいるのはすばらしい。アイスホッケーしかり、社会市場しかり」。しかしKさんに誕生日や生まれた場所、子供時代の思い出などを尋ねると、それに正確に答え、詳細を描写することができた。Kさんは戦後に結婚し、妻との間にたくさんの子供をもうけたが、彼女からは心から認められることがなかった。彼女がいつも強調したのは、この結婚が窮余のものであったこと、つまり、自分は戦争で婚約者を失ったし、戦後は適齢期の男性がほとんどいなかったためにKさんと結婚したのだ、ということであった。Kさんは彼の人格に関するこれら全ての否定や軽視を禁欲的に耐え、それに皮肉なユーモアをもって応えるのがせいぜいであった。彼がこのような妻からの拒否に苦しんでいたことは、周りの人は折に触れ気づいていたのであるが。

Kさんは三歳の時に母を亡くしていたので、自分の妻に明らかに母親の役割を押し付けており、自分はそのお利口な息子の役を演じることで喪った母親との関係を代償しようとしていた。息子が少々羽目を外すことも、母親であれば許してくれるはずだった。年月が経つにつれ、彼に対する妻の拒否や批判は強くなり、それは子供や親戚、友人たちが目の前にいる時でもまれではなくなった。Kさんはどんな状況でも調和と宥和を作り出そうと決心した――心細やかな魅力をたたえた静かなる男になろうとしたのである。彼は感情的な高みや深みを知らず、単調な日常を過ごした。それはあたかも記憶を喪失することによって、「自分はあなたを愛していない、自分の人生はあなたのためにだめになってしまったのだ」という、ますます激しくなる妻の主張から、自分自身を守ろうとしているかのように見えた。

後年脳腫瘍に罹る人たちにも、特殊な行動パターンが見られた。彼らはまず、非常に理性的で反感情的な行動を示した。自分の行動を理性の尺度に完全に合わせたのである。彼らは理性と非理性とを測る一般化可能な尺度があるかのように振る舞う。純粋に感情的な発言は彼らにとっては違和感を覚えるものであり、感情の爆発に対して不安を感じている。彼らは強い感情的な脅威から逃れることができれば、たいていの場合安心するのである。理性によって行動をコントロールする傾向に反して、強力で持続的なコントロール不能の感情が彼らを支配するような状況に陥ると、彼らの中では理性と感情の葛藤が続くことになる。

大脳皮質は「理性的」行動の担い手であり、いわゆる大脳辺縁系はポジティブ・ネガティブな感情を刺激する。感情と理性が調和を保っており、かつ両部位が相互に補完的であれば、この両者の間の機能的なバランスも保たれる。しかし強い刺激を受けた感情と理性とが相互に排除しあう場合、様々な信号が飛び交って脳内に機能的混乱が生じることになる。

Hさん（男性）は子供のころから思春期にかけて、両親に感情的に強く依存していた。十三歳の時、母親は夫と別れ、再婚してHさんを新しい家に連れて行った。彼はもう会えなくなった実の父親との別離に苦しんだ。彼は母親のことも愛していたが、ときおり母親を娼婦といって非難した。やがてHさんは母親ならびに義理の父親と和解し、極めて優秀な生徒、学生、スポーツマンとして成長していった。彼は数回結婚したが、いつも柔軟で愛すべき夫であり、また良き父親であった。Hさんは学者としても人間としても、理性的な尺度に非常に厳密に従っており、感情にコントロールされるような人間や状況を軽蔑していた。学者としても彼はただ「確実なデータ」のみを重視し、感情に支配された主観性を許さなかった。このような行動によって、彼は学者としても人間としても非常に高く評価された。

何年も前から彼は、旅行に頻繁に出かけるたびに、いろいろな都市の高級娼館を訪れた。そこでは彼は非常に機嫌がよく、娼館から出る際はそこでの一切の記憶を消去しようとした。曰く、「もちろん何度も風呂に入るのだけれど、風呂に入っている間も私は、風呂桶の中が気持ちよいことさえ思い出さなかった」と。なぜ頻繁に娼館を訪れるのか、彼は自問してみたが、その答えを見つけることはできなかった。もっとも推測めいたものは感じていた。多分自分は母親のことをまだ娼婦だと非難しているのであろう。そのうえでなお母親のことが好きなので、娼婦を好むのが合理的だと思うのだろう。

ある日、全く「予期せぬこと」が起こった。Hさんはある娼婦に心底惚れ込んでしまい、理性的なコントロールを何カ月も失った挙句、彼女とぜひとも結婚したいと思い始めたのである。その娼婦は彼からお金をゆすって巻き上げ始め、奥さんにばらすと脅し始めた。Hさんはたいそう不安になり、理性的な理由からこの女と手を切り、関係を断とうと決心した。それからあとの二年間は、彼の言によれば「この世の地獄」であった。興奮した感情は収まらない一方で、再び強力になった理性は感情の高まりをもはや許容せず、そのような興奮をネガティブに、無意味なものであると評価した。Hさんは外面的にはこれまで同様、理性的でクールな学者として振る舞っていた。そんな中で彼は、悪性の脳腫瘍と診断された。数回の手術もむなしく、彼は数カ月後に亡くなった。

これらの例だけで社会心理的葛藤と誤って習得された行動が必ず病気の発生原因となる、という印象を持つとすればそれは短絡的に過ぎるであろう。ストレスは、遺伝的素因やあらかじめの臓器障害、また何らかの病原物質・病原体との相互作用があって初めて病気を発生させるような、重要ではあるが一つの要因にすぎない。このような相互作用の諸関連は、我々の研究グループによって豊富に例証されている（Grossarth-Maticek R: Systemische Epidemiologie und präventive Verhaltensmedizin chronischer Erkrankungen — Strategien zur Aufrechterhaltung der Gesundheit.[*62] Walter de Gruyter, Berlin, N. Y., 1999)。

研究結果をあと二つ報告してこの節を閉じることにしよう。一つ目はパーキンソン病の発生に、もう一つは悪性ストレスと一型糖尿病（成人に多い二型糖尿病とは異なり、若年者に多い）との関連に関するものである。ハイデルベルク前向き・介入研究[*63]で我々は、後年パーキンソン病を発症する人が、発症の何年も前に物事全般に対する、圧倒されるような制御不能の不安感に悩むということが分かった。病気の症状が表れるとすぐに、不安の症状は消えた。

一八九人のパーキンソン病患者のうち一一三人（五九・八%）の人が、発症前に長期間持続する制御不能なパニック的不

＊62　タイトル邦訳は十三頁の注釈を参照。

＊63　ここで言う「前向き・介入研究」とは、コホートにおいて対象者を観察・追跡する（＝「前向き研究」）のみならず、関心のある要因、とりわけ心理社会的要因（ストレスや行動パターン）を変化させることを目的として治療的介入を行う「介入研究」を組み合わせることにより、観察研究と介入研究の欠点を補い合い、関心のある要因の結果指標（疾患の発症や健康など）との因果関係、さらには他の要因との複雑な相互作用に迫ることを可能とする研究手法を指す。これがグロッサルト＝マティチェクの研究の大きな特徴の一つである。詳細は第七章と第十二章を参照されたい。なお、本書では、固有呼称としての「ハイデルベルク前向き・介入研究 Heidelberger Prospektive Interventionsstudie」を、以後「ハイデルベルク研究」と略記する場合があることに注意されたい。

安を示していた。他方、パーキンソン病を持たない一八九人の、年齢と性別構成が同様の対照グループを同じ期間中に調査すると、物事全般に対して制御不能なパニック症状を示した人は、わずか一名（〇・五％）であった。

面接調査後に一型糖尿病を発症した人たちは、その発症以前、感情的に重要な周囲の人との別離に対して非常に大きく、制御不能な不安を抱えていた。まだ最終的な別離は訪れていないものの、常にその不安が未解決なままとなっていたのである。後に糖尿病を発症した人の六一％がこのような不安感情を訴えた。他方同期間中に糖尿病を発症しなかった比較グループでは、その割合は一一％にすぎなかった。

五・二　子供時代の体験と現在の体験はどのように相互に作用しあうのか

同じような状況下であっても、人によってしばしば全く逆の行動を取ることがある。特定の体験はある人にとっては魅惑的で、極めてポジティブな動機となり、刺激を与えるが、別の人にとっては恐れを催させるもので、継続的なストレス反応を惹き起こすだけであるということもある。パートナーの特定の特徴に夢中になる人もあれば、似たような特徴のためにパートナーを嫌いになる人もいる。また特定の状況で感情的に非常に強く反応し、理性的なコントロールを失ってしまうような人もいれば、同じ状況でも感情的な反応を閉ざしてしまうような人もいる。なぜ人は類似の状況に、かくも異なった反応を示すのであろうか。その理由をいくつか挙げてみたい。

子供は家族の中で、あるいは非常に近しい人たちとの関係の中で、強い感情的な関与を伴う様々な状況を体験する。その際、感情的に非常に快適な体験も、非常にネガティブな体験も、記憶の中に刻まれる。子供時代のこのポジティブ・ネガティブな体験を連想させるような状況に後の人生で遭遇した場合、その時の状況によって、子供時代に記憶された性質の感情が刺激される。子供の時に特定の人間や状況に対してポジティブな体験をしているような場合、大人になってからもその人は本能的に同様な体験を再度刺激するような状況や人間を求めるものである。そのような状況や人間が見つかれば、極めてポジティブに動機づけられた、魅了されるような反応が起こるのである。パートナーがそのような人であれば、その人はパートナーにぞっこん惚れ込み、今ここに生きる充実感を持つことになる。しかしその場合、当のポジティブな感情が生起したのは、パートナーが持っている特徴と子供時代の体験が重なるものであったがゆえだということを意識してはいない。

ただし、一目惚れし合った人たちがパートナーとなるということはそれほど頻繁には起こらない。例えば感情的には比較的冷静なまま何年かを共に過ごしたのちに、パートナーの片方に突然大きな愛が芽生えることもある。何が起こったのであろう。もしかしたら二人の関係の最初の数年間には、子供のころに重要だった人物の特徴とパートナーの特徴の合致を認識できなかったのかもしれない。やがてパートナー同士がお互いを操作するようになる。というのも、人は極めてポジティブな感情を覚えたり特定の欲求の充足を期待したりしたような子供時代の状況を想起させるような行動パターンや特徴を、自分のパートナーに対しても期待するからである。子供時代のポジティブな感情や期待は、両親が子供に愛情を注ぐような状況においてのみ起こるわけではない。拒否や失望・落胆もまた、非常に強い感情的な内容を伴う期待を呼び起こすのである。例えば大人になってからパートナーに拒否されたような場合、まさにその拒否がその人に極めて強いポジティブな感情や期待を惹起することがある。というのも、そのような状況が、子供時代に同じく肯定的な期待を両親に対して抱いたような拒否の状況と合致したからである。

子供時代の経験と現在の経験とのポジティブな一致が、人にモチベーションを与え、鼓舞するような効果をもたらすのとは反対に、ネガティブな一致は特定の状況においては極めて外傷的に作用し、病気を誘発しかねない。それは、自分のことを救いようもなく無力であると感じた不快な子供時代の体験が、現在の体験と連想的に繋がっているようなケースである。例えばある子供が母親（父親）から突然拒否され、その苦痛を長期間に渡って耐え忍ばなければならず、自分ではそれをどうすることもできなかったような場合、大人になってからも似通った別離体験の際には、再び同じような反応が起こりうるのである。そうなると、長い年月の間非常に不幸なまま生きていかなければならず、もはや精神的な平衡状態を創り出すことはできなくなる。強い感情的な反応に周囲の者は気づくのだが、その人に手を差し伸べる方法は見つからず、たいていの場合周りの人はただ手をこまねいて見ているだけなのである。

一つ例を挙げよう。

私は二十五年前にハイデルベルク大学病院の外科で相当数のがん患者と話をした。ある五十五歳のがん患者（女性）に私は、どのような体験や経験があなたに幸福感を与えるか、また不幸感についてはどうか、いろいろな状況でどのような気持ちになるかを尋ねてみた。彼女はすぐに激しく泣き始めたが、それはまるで今しがた恐ろしい知らせを受け取ったかのような、感情的な動揺をはっきりと示していた。彼女はパートナーから突然、予期せず拒否され捨てられたので、人生においてもう一度他人を信頼することは非常に難しいと言った。この体験ののち彼女はあらゆる男性を信じることができなくなっていた。彼女はまた、この別離体験から二度と回復することはできないと言った。何歳の時にその体験をしたのかを聞いてみると、十九歳のころということだった。

実家の様子を聞いてみると彼女は、母親は彼女が三歳の時に亡くなり、六歳になるまでは父親と幸福に暮らしていたと答えた。その後父は新たに女性と付き合うようになり、間もなく結婚し、娘である彼女を七歳の時に里子に出した。彼女はその後も数回、父親が驚くほど冷たく、感情的に自分を無視しているように感じた。彼女自身の恋人も最初の数年間はとても優しく気遣ってくれたが、そのうち別の恋人を作り、彼女に冷たく、感情的に無視し、彼女を放っておいた。

ここで、研究にとっても治療法にとっても非常に重要なある問いが浮かび上がってくる。なぜある種の人たちは、年を重ねると、あるいは治療を行う中で、子供時代と現在の体験のネガティブな一致の契機を比較的容易に克服することができるのであろう。またなぜ他の人たちの場合、同じようなネガティブな一致が長期間に渡って精神的な絶望感や抑うつや興奮を惹き起こし、しばしば適応そのものや良好なセルフレギュレーションと幸福感のうちに生きていくことをとてつもなく難しくしてしまうのであろう。

この問いには明確にこう答えることができるであろう。子供時代と現在のネガティブな体験の結びつきを連想させるような状況において、その絶望感に対して新たな別の、まさにそのネガティブな感情を克服できるような行動を追加的に起こすことができるような人は、そのような行動パターンを構築できない人よりも、状況をポジティブに乗り越えるチャンスを多く持っているのであると。

これについて一つ例を挙げる。

子供時代に母親（父親）から拒否された経験を持つ二人の人がいた。彼らは予期せず突然に、それぞれのパートナーから拒否の最終通告をうけた。別れを告げられた後、二人とも動揺し、明らかな抑うつ状態に陥った。しかし、片方の人はすぐに様々な活動を始めた。例えば多くの知人たちに別離の痛みを語り、自分に同情してくれる人を訪ね、身体活動を活発にし、苦痛を意識化した。つまり非常に高い確率で自分の別離の痛みを速やかに克服できるような状況に移れるような、様々な行動戦略を示したのである。

もう片方の人は抑うつ状態のままで、ネガティブな感情を自分から引きはがそうともがき、自分の失望感を他の人に語ろうとはせず、ますます無気力になり、さらにアルコールや睡眠薬・抗不安薬などを服用するに至った。

新たな行動パターンを獲得する能力に関しては、既に子供の時にそれを習得する場合もあれば、大人になってからのこともある。例えばある人が子供の時に拒否されたとしよう。その場合、自尊の感情が維持されるような可能性が与えられていたとすれば、その子供は、あらゆるチャンスも同情もなく拒否された子供よりも、新たな行動パターンをより有利に習得することができる。大人になってからだと、新たな行動パターンは通常社会的コミュニケーションの中で、あるいは自分の行動によって望ましい環境条件を実現しようとする自らの活動によって習得される。もしもその際社会的な承認や賞賛が経験されると、その人は特に困難な状況においても動員できるような、新たな行動パターンを習得するのである。

多くの人は本能的に、子供時代の期待や感情が現在のそれと一致するような状況を探す。その際ポジティブな、あるいはネガティブな体験が生じる。また別の人は本能的に、そのような状況を回避しようとする。例えばそれは、再び耐えがたい状況に陥るのではないかという無意識の不安を持っているからである。後者の回避状況は、例えば長年に渡って外面的には仲が良いように見えても、内面的にはかなり単調で退屈であるようなパートナー関係の中で生じる。現時点において子供時代の経験が連想的に復活するのを避ける場合、その代償はしばしば感情的な退屈であり、またそれを紛らわせようとする嗜癖行動、例えば大食、飲酒、喫煙、あるいは薬物摂取等である。また社会的な嗜癖——例えば仕事中毒、賭博依存、趣味への過剰な没頭等——も生じうる。子供時代のポジティブないしネガティブな感情を復活させようとする衝動は非常に強いので、それを諦めてしまう代償はしばしば、復活させることそのものに失敗したり、復活によってかえって外傷を負ってしまうといった代償と同じぐらい大きい。ハイデルベルク研究の結果によれば、嗜癖への傾向と結びついた感情的な高みや深みのない単調な生活は、例えば感情的に重要な人との別離や喪失といった長期に渡る明らかに外傷的な体験に勝るとも劣らず健康を損なう。

ここで次のような疑問が浮かぶであろう。人間には、感情的に重要な行動パターンにおいて子供時代の体験と現在の体験を結びつけるという永遠の呪いがかけられているのだろうか。それでは「今ここ」に生きるということはそもそもできない相談なのであろうか。

この疑問には明確に次のように答えることができる。ある人が子供時代の経験と現在の経験をより明確に、また欲求充足がよりうまくできるように結びつけることができればできるほど、その人は子供時代の対象に依存しなくなり、したがって現在において対象に自律的に向きあうことができると。この文脈で我々が使う用語が自律化[*64]、つまり人格的な自立性[*65]、ならびに独立した[*66]判断力と体験能力の現在における再獲得である。これとは逆に、子供時代と現在の結びつきがうまくいかず、外傷的になればなるほど、また子供時代に満たされなかった欲求がより強力に抑え込まれればそれだけ、その人はまさにその満たされなかった欲求に固執することになる。子供時代と現在の間に、感情的な強度を持ってはいるが全く満たされなかった体験の関連づけが起こる場合、それは現在におけるあらゆる人間関係を阻害しかねない。

この例を挙げてみよう。

ある男性は子供のころ、母親からしばしば手ひどく拒否された。それはたいてい、明らかに感情的な期待を母親に向けた時であった。彼はただ母親の向う脛を蹴り上げることによってのみ、この耐えがたい状況を克服し、自分を取り戻すことができた。そうすると母親はたいてい態度を和らげ、やさしく「ヤーコプちゃんたら……」と言うのであった。

大人になったヤーコプは、彼を非常に刺激し、母親ととても似たところのある、ある女性と出会った。しかしその女性はやがてヤーコプを全面的に拒否し始めた。彼の忍耐の糸は切れてしまい、怒り狂って彼女の脛を思い切り蹴り飛ばした。彼女は整形外科医を訪れ、医者から診断書を受けとると、ヤーコプのもとを永久に去った。別れた後でヤーコプは、この女性に対して極めて強い感情を抱くようになった。彼は彼女の愛情を取り戻そうと、あらゆることを試みたが、受け取ったのは冷ややかな拒否だけであった。この体験の十年後、ヤーコプはいろいろな女性と関係を持ったが、もはやリラックスした幸福を感じることはできなかった。彼は容姿がかつての恋人に似ている女性たちを探したが、幾度となく幻滅することになった。彼女たちは、かつての恋人とはやはり少しは違っていたからである。

この例が示すように、子供時代の対象の質と現在のそれを結びつけようとする欲求が満たされないような場合、現時点で新しいパートナーとの間に自律的で依存のない関係を構築することが、長期間に渡ってできなくなってしまう。もしもヤーコプの恋人が彼を理解してくれ、ヤーコプは自分を足蹴にしたけれど自分のことを大好きなのだと気づいてくれていたとすれば、ヤーコプは感情的に非常に重要な欲求をその恋人との関係において満たすことができたであろう。もしこれが実現していたならば、その後の彼の自律化のチャンスはずいぶん大きなものになっていたであろう。

ここで興味深い問いが立てられるであろう。人が過去と現在の結びつきを、感情的にポジティブに、欲求充足的に、しかも自律化をも加えて克服しようとする場合、それを支援しようとするオートノミートレーニングには何ができるであろうか。この興味ある問いについては、十一章で詳しく扱うことにしたい。

五・三　健康を維持させる行動パターン

学者だけではなく一般の人も常に知りたいと思っているのは、高齢に至るまで健康で快適に過ごし、幸福に満たされた人生を送る人はどこが違うのか、ということである。そのような人々と、早期から慢性疾患に罹り、亡くなってしまう人々とはどこが違うのであろう。ここには精神的な、あるいは身体的な要因が関与するのであろうか。

学者の中には、高齢に至るまで健康を維持できるのは遺伝的なものだという仮説を支持する人もいれば、健康な生活習慣を守っていれば高齢になるまで生きることができると考える人もいる。また別の学者は、唯一重要なことは、面白おかしく生きること、自分の望むとおりに人生を楽しむことだと言う。私と私の研究グループは、いわゆるハイデルベルク研究においてたくさんの高齢者を対象とした研究を行う機会に恵まれた。これらの高齢者は既に中年の時に調査が実施された人々なので、高齢になっても健康であるにはどのような要因が先行条件として必要であるかという問いに、部分的には回答を与えてくれる。

その結果は極めて明瞭であり、法則に近いものとして次のように述べることができる。

(a) 一つの領域の一つの要因のみが決定的なのではなく、様々な領域からの異なった諸要因の相互作用が重要である。

(b) 健康であって実年齢が高ければ高いほど、より多くのポジティブな要因が集積しているに違いない。

以下に我々の研究において導出された、最も重要ないくつかの要因を挙げるが、これらもまた他のポジティブな要因との相互作用を示すことを付け加えておきたい。

1　明確な自立—自律性[*67]

「自立—自律性」とは、行動が「今ここ」の状況に沿ったものであり、現時点における展開を阻害するような過去の執着や期待に合わせる（例えば過去と現在を絶えず比較し、現在をより悪いものとして切り捨てるなど）ことがない状態を指す。

人はいつ「自律的である」と言うことができるのであろう。それは人が、自らのセルフレギュレーションのじゃまをし、自

＊64　Autonomisierung（英 autonomization）
＊65　Selbständigkeit（英 autonomy）
＊66　unabhängig（英 independent）

分の幸福感を持続的に妨げるような状態や人物、環境条件、自分の思考や感情から独立した時である。例えば自分の思考や価値観のために絶えず葛藤に陥るとすれば、その人は自分の思考や価値観から独立しているとは言えない。もし人がずっと両親の期待に自分を合わせ、それがネガティブな結果や葛藤を招いているとすれば、その人は両親から独立してはいない。明確な自立性を持っている人は、もしかしたらセルフレギュレーションを阻害するかもしれないあらゆる精神的・外面的な要因に引きずられないように、自分の行動を構築する。もちろん絶対的に自律した人間などは、実際にはまず存在しない理想像に過ぎない。しかしもしも人が自立と自律の方向へ向かって行けるならば、それだけで既に大きな成功である。自律的な人間が特定の理念や他者、あるいは自分自身に対して感情的に冷淡であると仮定するのは誤解であろう。もっともそれは、通常の社会参加がその人にとっていつも不利益になることのない限りにおいてではあるが。

2 幸福感へと導く行動

個人的な行動によって人は、何度も幸福感を得て、精神的な平衡と満足感、欲求の充足へと至ることができる。希求されている幸福感は、健康維持のためには極めて重要である。人間が具体的にどのような欲求を充足させるか、具体的にどのような目標に到達できるかということはそれほど重要ではない。むしろその人個人の欲求充足の形式において、その人が満足しているかどうかの方が重要なのである。どちらかと言えば単調な日常であっても、幸福感や満足感を何度も反復することができるような特定の行動パターンを繰り返すような人がいる。その一方で、職業的に大変成功し、その点では欲求充足もうまくいっているにもかかわらず、例えばセルフレギュレーションの過程で特定の阻害要因を取り除くことができないために、その点においてどんどん不満足な状態が増大していくこともありうる。

3 短期的にのみポジティブな結果をもたらし、長期的に見るとネガティブな結果しかもたらさないような行動パターンを放棄する能力

これが意味するのは例えば、大食、薬物、タバコの摂取などをやめることである。高齢に至るまで健康を維持している人の典型的な特徴は、長期的に見てポジティブな結果をもたらすような行動パターンを持続的に実践できる能力にある。例えばある人は、良い食べ物を味わい、その幸福感が最も強い時点で食べるのをやめることができる。そして、満腹感を感じるまで新しい食べ物をどんどん食べようという衝動を感じることなく、この状態を享受することができるのである。人間はその人生の様々な領域で、特定の環境条件を、自らがネガティブな状態に

陥ることなく、長期的に享受することができる。特定の状態をより長く享受できればできるだけ、その人が長期に渡って健康を保つことのできるチャンスも大きくなるのである。

4　規則的に反復される快をもたらす精神的・身体的・社会的刺激

これは、個人的な欲求と活動に合致した刺激を指す。人がどのような刺激を必要とするかは、外部からは分からない。というのもそのような刺激は、個人的な欲求、人格的な個性、そして人生設計の全体に完全に合致したものでなくてはならないからである。例えばある人が特定の業績を成し遂げるという明確な欲求を持っている場合、その人にとっては周囲から彼の目標到達を促進してくれるような刺激を受けることが最善のこととなる。

健康で長生きする人は普通、周囲や自分自身から受ける刺激に満足している。刺激が欲求の特徴に合致していれば、そこに満足が生まれるのである。例えば調和を好むような人は、自分のパートナーが絶えず葛藤を生み出し、冷酷な傾向を持っているとすれば、パートナーとの間に幸福な関係はほとんど築くことができない。逆にマゾヒズム的な心的構造を持ち、葛藤と争いを好むような人は、調和的な関係の中ではそのうち何ら刺激を得られなくなる。自分が必要としている刺激を得られるかどうかが最もよく分かるのは、自分の感覚である。そのためには、自分をよく観察し、感情に場所を提供し、自分の体験を知覚することが必要となる。

5　自らの活動によって生み出された、最良の、欲求を充足させるような身体的・精神的・社会的な様々な環境条件

人間は自分の周囲に既にある刺激に反応するだけではなく、自らの活動によって欲求充足へと導く様々な環境条件を創り出す。これがうまくいけばいくほど、高齢に至るまで健康を維持できるチャンスが大きくなるのである。

6　自己愛的な自己保護の維持

健康の維持にとって非常に重要な要因の一つに、自己保護と

＊67　Selbständigkeit—Autonomie。ここで類義語の訳をまとめておくと、Selbständigkeit（英 autonomy 文脈によってはindependence）＝「自立」、Autonomie（英 autonomy）＝「自律」、Unabhängigkeit（英 independence）＝「独立」である。これらの訳語（独—英—日）が相互に完全に対応しているとは言い難いが、各言語内においては非常に近い概念と考えて差し支えないであろう。

いう人間の精神的な欲求がある。例えばそれは、ネガティブで自分を傷つけるような他者や、不利な外的条件やネガティブな自己イメージに対する自己防衛等である。人間は確かに社会的動物である。ただ他人のためにだけ存在し、他人の利益になるようなことなら何でもやってのけるというのは、非常に高貴なことではある。しかし残念なことに多くの人は、自分を保護することを忘れ、自分があたかも摩耗しない材質でできているかのように振る舞い、身体的・社会的・精神的に不利なあらゆる環境条件に自らをさらすことがある。以前の研究で私はそのような行動を「自己暴露的行動」と名づけた。その意味するところは、病気の兆候や外的危険の軽視ならびに精神・身体の酷使である。明確に自己保護ができる人は、自分自身に対する愛情、承認、寛容の度合いが高い。行動の最高の目標は幸福感へ到達し、社会的安定と健康を守ることなのである。

7 快適で、個人の欲求に合った運動・食事・休養

栄養学の専門家たちは、健康な食事とは何かをはっきりと定義することができるし、スポーツ医学の専門家たちは理想的な運動についてアドバイスを与えることができる。また睡眠の研究者たちは健全で安らぎに満ちた睡眠がいかに重要であるかを知っている。しかし、健康を維持しながら長生きするためには、どのような種類の運動や食事や休養が持続的な幸福感あるいは持続的な不幸感へと繋がるのかという問題の方が、より重要であると思われる。高齢に至るまで健康を維持できる人は、むしろ運動をしたいと思った時に体を動かしており、それが彼らに快感を与えている。彼らは、例えばテニス練習場の予約を入れたので運動しなければならないから体を動かす、というわけではないのである。彼らはまた、正しいタイミングでちゃんとしたものを食べており、その後持続する幸福感を味わっている。また彼らは、本当に疲れて休息への欲求が生じた時に休養を楽しむことができる。例えば、そうしたいのであればたとえ昼間でもぐっすりと眠ることができるのである。一日をスケジュール通りに過ごしたいという欲求があり、それを遵守することで快感を得る人もいれば、いささか乱れた生活リズムでしか快感を得られない人もいる。

8 慢性的な疲弊を回避する個人的な能力

これは例えば、疲弊に繋がるある種の過度の活動、強い不安の兆候や強い抑うつを、自らの行動によって事前に回避する能力のことである。

9 様々な生活領域を統合する能力

これが意味するところは、例えば運動や食事、休養や人間同士のコミュニケーション、性生活や信仰などを、それらが相互

表5.1　60—70歳の男性における新しい行動的要因の数と健康の関係（1973年—1993年）

		明確な行動要因の数										計
		0	1	2	3	4	5	6	7	8	9	
区分対象者	N	102	101	99	106	108	124	116	40	46	22	864
1993年まで健康で	N	0	0	1	2	3	5	12	8	20	15	66
活動的な人	%	0.0	0.0	1.0	1.9	2.8	4.0	10.3	20.0	43.5	68.2	7.6
1973年における平均年齢	歳	65.1	64.8	66.2	64.6	65.8	64.2	66.0	67.5	66.9	67.3	65.5

表5.2　60—70歳の女性における新しい行動的要因の数と健康の関係（1973年—1993年）

		明確な行動要因の数										計
		0	1	2	3	4	5	6	7	8	9	
区分対象者	N	116	100	96	97	106	111	124	73	86	40	949
1993年まで健康で	N	1	2	2	2	6	6	13	15	41	28	116
活動的な人	%	0.9	2.0	2.1	2.1	5.7	5.4	10.5	20.5	47.7	70.0	12.2
1973年における平均年齢	歳	64.6	65.3	66.2	67.8	66.1	67.1	67.2	68.1	67.9	68.2	66.7

表5.3　40—60歳の男性における新しい行動的要因の数と健康の関係（1973年—1993年）

		明確な行動要因の数										計
		0	1	2	3	4	5	6	7	8	9	
区分対象者	N	395	284	293	362	513	602	405	317	201	197	3569
1993年まで健康で	N	8	10	18	24	50	75	89	126	169	190	759
活動的な人	%	2.0	3.5	6.1	6.6	9.7	12.5	22.0	39.7	84.1	96.4	21.3
1973年における平均年齢	歳	53.1	52.6	54.8	53.7	55.0	53.1	54.2	53.9	53.8	54.2	53.8

に作用を及ぼし合うことによって、幸福感や快や個人的な安定感が長期的に維持できるように統合すること等である。

上の表は右記の健康維持要因の強度と、観察期間である二十年間に実際に健康を維持できた人の割合の関係を、性・年齢で三層に分けて示したものである。

一つの要因について「明確ではない」と感じられる場合は0点、「明確である」と感じられる場合は1点が与えられ、九項目の要因からなる尺度の得点は0点から9点の値をとる。ベースラインのデータは質問紙によって、一九七三年に収集された。その後一九九三年までの二十年の観察期間を通じて、重い慢性疾患（心筋梗塞、多発性硬化症、がんなど）に罹ることなく心身ともに概ね健康に過ごしたかどうかを結果指標として調査した。

五・四　分離、分裂、統合

精神的に健康であり、柔軟で、統合の能力があるような人間は、いつでも繰り返し、自分の欲求のみならず、それを充足するに当たっての障害や困難さを認識し、自分が今置かれている状況を感情的に体験し、処理することができる。しかしこれは、体験というものが非常に複合的で多岐に渡るものであるがゆえに、人間にとってのいわば理想的状態を表しているにすぎない。もちろん実際には、これと反対のことがより頻繁に起こっている。いやむしろ、反対である方が常態であるとも言える。しかし不快な体験、満たされなかった欲求、その人にとって極めて不愉快な、また特定の状況においてはその人のアイデンティティーをも脅かしかねないような行動の傾向や情報の処理は、遮断されることになる。つまり、これらを自らの認識や体験や行動から排除することが試みられるのである。

私はここで、抑圧[*68]というよりは分離[*69]という言葉を使いたい。というのも抑圧という言葉がどちらかと言えば無意識的なプロセスを示唆する一方で、分離ないし遮断[*70]という言葉は、意識的・前意識的あるいは無意識的なそれを指し示しうるからであり、またそれが一つの状態から他の状態への動的な移行を表すからである。

遮断された、すなわち認識や体験や行動のシステムから分離された欲求や傾向は、実際には制御されているわけではなく、むしろそれが遮断されればされるだけその作用を増すことになる。遮断された感情や欲求の感情的な強度が強ければ強いほど、それらは、ポジティブな性質のものであれネガティブな性質のものであれ、より強力に作用し続けることになる。遮断された欲求や感情は、呼び戻されることもなくずっとそのままの状態に留まることはありえない。確かに人は成長するにしたがって遮断された感情を許容し統合することができるような状況に至ることもある。しかし非常に強力な遮断された感情や欲求がシステム内に統合されないようなとき、それらは場合によってはシステム全体の崩壊を惹起し、重篤な慢性疾患や明らかな機能障害——果ては自殺まで——を惹き起こしかねない。遮断されるのは感情や欲求だけではない。特定の本質的な認識もまた遮断されることがあるのである。私が開発したオートノミートレーニングはとりわけ、この分離を統合へと変換することに力点を置いている。

分離の問題とその作用を明確にし、統合を促進する、つまり分離を克服するために、以下で幾つかの例を観察してみたい。

Mさん（男性）は一年前にある女性と結婚し、彼女をとても好きで大事に思っていた。彼は結婚前に五年間、ある別の女性と非常に難しい、アンビバレントな関係を続けていたが、その女性のことをMさんはいまや激しく非難していた。その女性はMさんに対してとてもアンビバレントな態度を取っていた。Mさんを非常におだてたかと思うと、今度は極端に非難するのだった。非難と拒否に苦しんだMさんは、何度も彼女との関係を断とうと試みたのだが、うまくいかなかった。

Mさんは以前の恋人の行動を肯定することはできなかったが、彼女の気性と性的な魅力にはとても刺激を覚え、魅了されていた。子供時代にMさんは母親に非常に強く執着し、同じように母親の気性に刺激を覚えていた。自分の中にある母親についての理想像と、性の領域における以前の恋人の理想像が合致していた、つまり体験イメージが他の体験イメージをポジティブに刺激していたのである。母親からポジティブな刺激を受けていたにもかかわらず、Mさんは母親からいつも繰り返し拒否され放っておかれたと感じていた。母親からの拒否にも以前の恋人からの拒否にもMさんは感情的に耐えることができなかった。彼は親近性と性への強い欲求、ならびにポジティブおよびネガティブな感情に耐える能力が自分にはないという認識を、自ら遮断した。

結婚後Mさんはアルコールに手を伸ばし始めた。一年後には毎日ビールを数本とウイスキーを半リットル飲むようになった。彼はやがて際限なく食べ始め、体重は優に一〇〇キロを超えるまでになった。Mさんはあらゆることを試してみたが、アルコールと食事を自分で抑えることができないことに何カ月も苦しんだ。Mさんは以前の恋人のことを、例えば色情狂だとか頭がおかしい奴だといって非難した。彼女の職場のそばを通る時など、Mさんは彼女に会えるのではないかという大きな期待と同時に、大きな不安を感じた。

Mさんは、自分の問題を解決しようとする高い志を依然として持っていた。そして例えば、自分がこれまでの人生の中で、いろいろな状況に対してどのように対処してきたかを考えてみた。彼はこれまでに何度も、女性と別れてたいそう苦しんだことを思い出した。苦悩や別れの辛さを自分に対して隠しておくことができなくなり、それらを直接的に感じ、自分がその影響を受けることになる時はいつも、Mさんはやせ細り、酒を断っていたのだった。彼は以前の恋人に対する自分の今の感情が、自分に嘘をついたものであると感じ、行動を変更する決心をし

＊68　Verdrängung（英 repression）
＊69　Spaltung（英 fission, split）
＊70　Abspaltung（英 dissociation）

た。こういうステップを踏み出すことができたのも、彼が今の妻からは明らかに認められ、愛されていると感じることができるからであった。彼は以前の恋人についてのポジティブな感情が呼び起こされる時は、それを十分に許容することにした。それと同時に、あるいは少しだけ時を置いて、Mさんはアンビバレンスに基づいた以前の恋人との関係は全く見込みのないものであったという認識を受け入れるようになった。Mさんは、ポジティブな感情や認識と十分に向き合い、その際心地よい感情にも拒否の痛みにも耐えることができるという訓練を数日間積んだのち、明らかに以前よりは爽快な気分を味わうようになった。不安や疲れやすさといった症状は減退し、飲酒癖や過度の食欲も収まってきた。彼の体験世界もまた、新しい質を帯びてきた。以前は特定の内容のみにこだわり、他の内容を意識から締め出そうとしていたが、いまや次第に過去の多くの体験を統合できるようになってきた。本質的ではっきりと遮断されていた二つの領域——ポジティブおよびネガティブな感情と以前の恋人との関係の見込みのなさ——を自分の意識的な行動と体験に統合するという経験の後、Mさんの全般的な統合能力は強化された。

遮断された欲求や感情は合理的な問題解決には関連づけられず、それゆえ不合理で、通常健康を著しく害する行動の動機になる。それらは明らかに大脳辺縁系のシステムを刺激し、大脳皮質のシステムとの間に機能的に統合されることが叶わない。この遮断、すなわち大脳辺縁系と大脳皮質の分裂が解消されれば、感情と理性の機能的統合が達成されるが、それは主観的に快であると体験されることになる。このプロセスを私は統合と呼ぶのである。

上記の例におけるように、Mさんが以前の恋人に対する感情と欲求を許容することに成功した時、彼はまたその関係の見込みのなさをはっきりと認識した、つまり合理的な認識が感情的にも受け入れられ、また理性もそれまで遮断されていた強力な感情を認めたのである。

遮断された欲求や感情や認識が例えば特定の症候や疾病の生起にいかに作用するかということは、その遮断の内容に強く依存している。例えばある人は、ある対象から距離を取りたいという欲求を遮断し、耐えがたいにもかかわらず近い距離を保つことに固執する。またある人は逆に、共生的な近さへの欲求を遮断し、耐えがたく遠い距離に自らを置く。また別の人はある対象に対して自分がアンビバレントであるという認識を遮断し、その対象に対して一貫した態度を取ろうとして苦しむのである。

人間は非常に複雑で多層的な社会—心理—生物的システムなので、自らの行動戦略と行動コントロールによって、自分の最も重要な感情と欲求をできるだけ充足させ、阻害的要因を極力自分から遠ざけるような状況をいつも繰り返し創り出そうと試みる。

自分の欲求充足を阻害しかねない、既に体験されたかまたは想定された危険は、自分から遠ざけられていなければならない。その際、自分の行動戦略にそぐわない感情や欲求や認識を、自分は拒否しなくてはならない、つまり遮断しなくてはならないと再三感じることになる。そのような遮断を頻繁に行わなくてはならないと人は考えるのである。というのも特定の状況下で特定の感情や認識を許容することは非常に過重な負担、ひいては自尊心やアイデンティティーの喪失へと繋がるかもしれない、と恐れるからである。残念なことに人はその人生においてしばしば、遮断された領域を再び統合する可能性を見逃し、それに伴い自らの発展と知覚を大きく拡げるチャンスを失っているのである。

統合のプロセス、つまり遮断の止揚[*71]はふつう苦痛を伴わず、現在の欲求や刺激の構造に無理なく組み込むことができるものである。

最高の快に至るために人はそれぞれ、その人なりの刺激を必要とする。強烈な刺激を必要とする人もいれば、どちらかと言えば弱い刺激が必要な人もいる。前者は遮断された感情の許容を強烈に体験し充足感に達するが、後者の場合統合は穏やかなもので、例えばメランコリックに体験されることもある。

ほとんどの人に起こり、その人の運命を左右する分離の意味と作用をさらに明確にするために、ある夫婦の例を挙げたい。

Ｈさん（女性）は父親に対して非常に強い執着を感じていたが、父親からは再三再四手ひどく拒否された。彼女と彼女の妹は父親が昼寝をしている間、何時間もトイレを使うことができなかった。それは父親を起こしてしまうかもしれないという不安からだった。父親はそのようにして起こされると怒鳴り散らすのであった。Ｈさんは非常に美しい女性であったにもかかわらず、父親からは常に非難された。例えば思春期のＨさんに向かって父親は、お前のように足が太くて醜くかったら、どんな男も寄りつかないぞ、おれはそんなに変な趣味の男がいるとは思えない、などと言うのであった。ずっと非難されているにもかかわらずＨさんは、自分の父親が愛情を必要としており、彼

＊71　aufheben「止揚する」（名詞形はAufheben「止揚すること」ないしAufhebung「止揚」）。アウフヘーベン。ヘーゲルの弁証法の概念。古いものを廃棄すると同時に、古いものに含まれる肯定的な要素を踏まえて新たな次の段階へと発展させること。ドイツでは日常的に使われる語であり、本書でも頻用されるが、英語には（おそらく）一語でこれに対応するものは存在しない。

女を批判はするけれども、彼女からの愛情を求めていると思っていた。思春期になった彼女が恋人と会う約束をすると、父親は拒否的で攻撃的な反応を見せたが、それは彼女が見るところ、父親が彼女を勘当しようとしていると思わせる一方で、実際には絶対にできないと言っているように思えた。

Hさんは父親に対して強い感情と欲求を持つようになったが、それを父親に話すことはできなかった。というのも彼女はいつも父親からの非難や拒否に苦しんでいたからである。Hさんの母親は、夫が娘に対してアンビバレントであることをはっきりと感じていたが、いつも夫の言うがままになっていた。大人になったHさんは、たくさんの相手と交際したが、彼女が好きになるのはいつも、自分に対して感情的な欲求や支配欲を突き付けない男性たちだけであった。そのような兆候を「嗅ぎつける」やいなや、彼女は男性たちを激しく非難し、距離を取らざるをえないのであった。

彼女は例えば二十二歳の時、スペインで、二十五歳のある親切な地主の男性に恋をして、その男性の両親とも一緒に約半年間、そこで暮らしたことがあった。恋人とその両親がある時急に結婚や結婚式のことを話題にすると、彼女は慌ててスペインを去り、二度と戻らなかったのである。

彼女は二十五歳のとき、二十歳も年上の男性と出会った。彼は非常に理性的で感情に乏しく、その上長年付き合っている女性が他にいた。Hさんは彼に感情や期待を浴びせかけ、とりわけ、できるだけ早くその彼女と別れて欲しいという望みを言い募った。彼はその望みを聞き入れ、Hさんと結婚し、三人の娘をもうけた。結婚生活が長くなるにつれ、それは二人にとって恐怖劇に変わっていった。Hさんは夫に、完全に父親の役を振り分けたのである。Hさんはどんな状況であれ、夫から邪険にされ拒否されていると感じるようになった。それはちょうど子供時代に彼女が父親から受けた仕打ちと同じであった。夫は何年も前から妻との関係を改善しようと努力しているにもかかわらず、Hさんの態度は変わらなかった。Hさんはとりわけ、夫とその母親との強い結びつきに苦しみ、夫が自分に対してよりも母親に対してより強い感情的な結びつきがあると感じていた。夫がHさんの方へ歩み寄ると、いつも彼女は彼を攻撃的に拒否し、例えばあなたは私のことなんか全然考えていない、あなたはお母様の奴隷よ、などと言うのであった。しかし彼がそっぽを向いてしまうと、Hさんは夫を呼び戻し、彼に自分の落胆した気持ちと期待とを語るのだった。その際彼女には新たな希望が生まれるのだが、自分でも無意識では気づいているにもかかわらず、夫には満たすことができないような高い要求を突きつけてしまうのであった。

Hさんは結婚生活を続けながらもある若い男性と関係を持ち、それは一年以上に及んだ。しかしこの若者が感情的な欲求を表し始めると、彼はHさんからきつく何度も拒否されるようになった。その後Hさんは以前と同じアンビバレントな態度で再び夫のもとへ戻った。Hさんは夫に対するアンビバレンスのために、繰り返し精神的・身体的な疲弊状態に陥った。彼女は何度も自分の問題について熟考してみたが、解決策を見つけることができなかった。

Hさんの夫のH氏は一人っ子で、母親との非常に密接な関係の中で育った。母親はまた、最終的に養老院に入るまで、H夫妻の結婚生活の大半を同じ世帯で暮らした。H氏の父親は、息子であるH氏と自分の妻の間の密接な関係に気づいていた。彼は比較的若い時に大腸がんで亡くなった。父親の死後、H氏と母親の関係はより密接になった。この密接な繋がりと相互依存は、感情的というよりは儀式的な基盤を持っていた。例えば「コーヒーは母親と一緒に飲むものだ」、「シャツは母親以外の人に洗わせてはならない」、「朝食に食べるパンの数はきっちりと決まっている」等々。H氏は結婚生活にもこの儀式を持ち込もうとした。例えば彼は、結婚生活においては週に何回、いつセックスをするか、家事は誰がどの仕事をいつ引き受けるか等を、あらかじめ妻と取り決めたがった。妻であるHさんは、自分の父親がそうであったために、強迫神経症的な儀式化について既に知っており、夫の要求に苦しんだのだが、感情的にはそこから距離を取ることができなかった。妻からの批判と拒否が募るにつれ、H氏は夫婦関係を改善するために、妻の要求の多くに応じるようになった。例えば三人の子供が産まれたあとに妻の望みで不妊手術を受けたり、養老院の母親のところへ行く回数を半分に減らしたりした。しかし彼の努力が報われることはなく、Hさんはその努力をむしろ非難するばかりで、そのことがまた新たな緊張を生むのであった。

この例が示すように、この夫婦はともども、お互いの欲求や感情や認識をことごとく遮断し、自らその遮断の犠牲者となったのである。彼らは自分が遮断した感情や認識を統合し、それらを自らの人格の一部として体験することができなかった。それとは反対に彼らは、自分が遮断したものと直面することがないように、お互いに罪をなすりつけ合ったのである。Hさんは夫から自分に対する絶対的な愛情と母親との執着の放棄を期待したが、それは遮断された父親への愛情と夫に対する愛情とが合致することを求めてのことだった。彼女が夫を軽蔑したのは、彼がいまだに母親に執着し、強迫神経症的な儀式のために感情的に真剣には自分と向き合おうとしないからであった。しかし彼女は、夫が本当に彼女と向き合った瞬間でも夫が彼女からチャンスをもらうことはもはやない、ということに気づかなかった。夫の方は母親への感情的な依存を遮断し、本当はそこにはない一義性をあたかも持っているかのように自分を騙した。彼は母親も妻も自分のものにし、二人の間に調和をもたらしたいと思ったが、それは事実上不可能なことであった。というのも、妻と母親のそれぞれが彼に期待することは、相容れない性質のものであったからである。H氏も追い詰められた状況にあり、自分は理解されず孤独であると感じていた。

H夫妻はどのような内容を自分から遮断したのであろう。またオートノミートレーニングはこのような場合、どのような助けとなるのであろう。H夫妻は感情的な内容と特定の認識を遮断したので、あるときは理性的・反感情的だったかと思うと、その次には純粋に感情的ではあるが反理性的といったように、交互に行動するようになった。Hさんは父親への執着を遮断し、男性が要求を突きつけたら即座にその男性を近づけないことにした。彼女はまた、自分が夫に完全に父親の代理の役割を振り分けようとしているという認識を遮断したが、父親の代理をさせること以外では夫のことをまともに取り合わず、夫の弱点を夫への全面的な攻撃に利用した。夫の方は母親に対する絶対的忠誠という欲求を遮断したが、同時に妻と母親を宥和させることが不可能であるという認識もまた遮断したのである。このような感情と認識が、意識的に苦しみながらも両者によって認められたとすれば、夫婦はお互いの本当の感情も、しかしまた反感とお互いに相容れない傾向をも、体験し許容することができたであろう。

オートノミートレーニングはこのようなプロセスを非常にうまく刺激することができる。というのもそこでは、統合のプロセスにおいて過重な要求とならないよう、正しいタイミングで正しい方法によって介入するための繊細なノウハウが開発されているからである。

もう一つ遮断の例を挙げておきたい。

Zさん（男性）はある企業主の息子であった。Zさんの父親はZさんに非常にレベルの高い、実現不可能な要求をした。Zさんは父親のことを賞賛しており、彼の愛と好意を得るためなら、あらゆる領域で父の望むことに応えたいと思っていた。父は息子に高い要求をしなければならないと思っていた。なぜなら自分が築き上げた会社を継がせるためには、息子がそれにふさわしい人間に成長することが不可欠であると信じていたからである。期待に添えなかった場合など、父親は息子を、財産を継がせないと言って脅し、ひどく軽蔑した。こうして父親は学業成績などに関する要求を突きつけたが、息子がその要求を満たすことができたのはまれなことであった。ネガティブな結果と不安のため、息子は精神的に混乱し、アイデンティティーは脅かされ、極端な制止の状態に陥った。Zさんは、もっと非難されるのではないかという不安から父親に逆らい反抗することもできないまま、父親からの非難にもはや耐えることができなくなっていた。こうして彼は一貫した行動が取れなくなり、ますます強くなっていく不安感や精神的な制止に苦しんだ。

絶望して彼は心理学に逃げ場を求め、ユングの精神分析に安らぎを求めた。彼が強調したのは人間の独自性とその比較不可能性であり、また無意識や夢や寓話の力であった。人間が独自の存在であるとすれば、人間相互の比較は不可能である。それゆえに、常に他人との比較である成績に関する要求は、その根拠を失う。父親に抵抗することなくＺさんは、自分の個人性と生きる正当性の根拠を見出した。しかし、非常に高い知性の持ち主であるにもかかわらず、Ｚさんは自分が行った遮断から自らを癒すことができなかった。彼はつまり、父親への強い愛も、極端で達成不可能な父親から突きつけられた要求によって自分が受けた深い傷も、自分から遮断したままだったのである。真の治癒はただ、Ｚさんが父親に対する強い愛情と賞賛も、父親からの拒否によって受けた激しい痛みも、感情的に認め、遮断された領域を彼の自我に統合することによって初めて達成されるであろう。

最後にもう一つ例を挙げる。

十六歳の少年が長い休み中の旅先である少女に恋をした。しかし彼女は別の少年に好意を寄せていることに気づいた。少年がその少女と直接コンタクトを取ることはなかったが、少年の少女に対する恋心は募っていった。絶望して彼は、その少女が好意を寄せていると思った少年を攻撃し、殴りかかった。旅行から帰った後、その少年は食欲がなくなり、ほとんど何も口にしなくなり、無気力になったが、運動だけは激しく行った。彼は少女に対する自分の気持ちを遮断し、それは報われないものだと思うようになった。自分自身に対して彼はそのような気持ちをもはや許さなくなったのである。激高して彼は何度も冷たい海で泳いだが、そのうち咳が出始めて、ついに四カ月後に肺結核と診断されることになった。

五・五　ストレスの原因としてのアンビバレンス

人間には異なった状況においても一貫して、特定の目標の方向へ向かって行動しようとする欲求がある。例えば一人の人間に愛情を示そうと思うと、他の人間を拒否したり、攻撃的なことを言ったりするのである。状況によって人は明らかに親近性を求めるかと思うと、他の状況ではむしろ距離を求めることもある。互いに排除し合うが、同じような強度の二つの動機があるため一貫した行動ができないような場合、そこには葛藤が生じる。このような状態を我々はアンビバレンスと呼ぶ。アンビバレンスは第一級のストレス要因となる。

お互いに好意を寄せ、パートナーに対して誠実でいたいと思っているある夫婦が、一方で他の人からも惹きつけられているような場合、配偶者と他の恋人の両方に対して一貫性のある行動を取ることが阻害される。このような刺激は矛盾した反応を惹起するが、それは（例えば不整脈等の）特定の症状を惹き起こす。

アンビバレンスはまた、ポジティブ・ネガティブ双方に矛盾した価値評価や、例えば愛と憎しみのような矛盾した感情によって一貫した行動ができないような場合にも生じる。人はそれぞれの性格特徴によって、アンビバレンスの問題に様々に直面することになるのである。

執着とアンビバレンスの問題は、しばしば関連している。執着とは、そこから幸福感、快と満足感を得ることを期待する特定の対象（人物、集団、目標、状態）への排他的志向を意味する。また同時にそのような対象がない場合には、極端な不快感と孤立感が招来されるということが仮定される。人間はしばしば生涯に渡って、執着している対象に到達しようという願望のもとに行動を続ける（例えば特定の業績をあげてほしいという期待に応えようとする等）。執着が成立するのはしばしば子供時代で、たいていの場合、喪失への激しい不安、ないしは非常な快感をもたらす帰属感が生じた時である。執着している対象の最終的な喪失は、長期に渡ってネガティブな結果を伴う外傷として体験される（例えば重い抑うつ、強い不安感情等）。執着する対象を次から次に変更する人もいれば、対象に接近するためなら非合理な行動を取る人も珍しくない。また一生の間一つの対象のみを追い続ける人もいる。

対象に執着する傾向は、アンビバレンスが生じる明らかな動機のうちの一つである。というのも執着そのものが常時アンビバレントな反応を惹起するからである。つまりセルフレギュレーションのために人は対象から距離を取ろうとするが、にもかかわらずその対象に依存しているため、まさにその対象を必要とするからである。個々人の行動においては、執着とアンビバレンスを切り離し、行動を一貫性のあるものに変更しようという試みがなされることになる。

一貫性のある行動の阻害

右に述べたように、アンビバレントな反応のために一貫した行動が阻害されるという状態は、症候ないしは病気を生み出す状態であると見なしてよいであろう。同程度に強力で、しかもお互いに排除し合うような二つの動機の間で葛藤状態に置かれると人は、特定の人と一緒にいる場合にも、あるいは一人でいる場合にも、満足感に達したりリラックスしたりできなくなることがある。またパートナーと別れようと思った人が一人になった場合にも、パートナーと一緒にいた時と同じくらい不快なままであることがある。あるいはまた職業に関し、その仕事を続けても、仕事を辞めた場合と同じだけネガティブな結果がつきまとうこともある。本書で取り上げるオートノミートレーニングがとりわけ目標としていることは、このような問題を抱えた人たちが右記のような状態を克服し、一貫した行動が刺激されるようになることである。

アンビバレンス、執着、および行動を阻害するアンビバレンスから抜け出して一貫性を獲得するための行動。この三者の関係に基づき私は、既に「グロッサルト行動類型」の章で紹介したように、六つの異なる行動パターンを区別した。

タイプI――ポジティブに執着したタイプ

タイプIに分類される人は、自分が理想化している（高く評価している）対象に執着し、その対象にポジティブに強く影響されているが、その対象自体には到達できない（例えば死、別離、拒否、解雇等によって）。高く評価している執着の対象への距離を保つ中で、アンビバレンスのポジティブな面が体験される。またこのタイプには、ポジティブな感情や評価を新たな対象や目標に移す傾向がある。諦念や絶望は、個々人がポジティブに評価している対象へ接近し、対象とコミュニケーションを取る望みをもはや維持できなくなった場合に生じる。そうなると身体的・精神的な疲弊に至るまでの諦念、精神的な絶望感と過剰反応が生じうる。このタイプに属する人はしばしば、自分自身のために何かを要求したり、対象を望ましい近さにまで引き付けるような行動パターンを構築することに対して、精神的に非常に強い抵抗を覚える。タイプIの人は高く評価している対象との距離に苦しむことになる。

タイプII――ネガティブに執着したタイプ

この行動のタイプももともとは、高く評価している執着の対象（例えば母親等）に強く影響されている。このタイプはタイプIとは異なり、ネガティブに評価している、自分を阻害する対象（例えば結婚相手や上司等）へ接近しようとし、アンビバレンスのネガティブな側面を体験する。タイプIIにとって、もともとのポジティブな執着対象はただ、その時点で自分を取り巻いているネガティブな世界を推し量り、評価するための比較要因としてしか役立たない。それゆえこのタイプは、過度の興奮と刺激に絶えずさらされることになる。このタイプの人は、自分がネガティブに評価している対象の近くに留まり、逆説的にもこの対象からの愛情を期待し、また、この対象がもともとの執着対象と一つになることで、現在の執着がネガティブなものからポジティブなものへ変わることをも期待するのである。そのようなことが起こらず、自分がネガティブに評価している対象がネガティブな態度を取るような場合（例えば別離を告げる等）、どうしようもない過度の興奮と絶望が訪れる。* この行動タイプは、自分がネガティブに評価している対象の近くに留まろうとする、つまりネガティブに執着する。それはすなわち、アンビバレンスのポジティブな側面を体験することが阻害されているということである。

タイプⅢ――アンビバレンスの両面が交互に現れるタイプ

このタイプの人は、アンビバレンスの両面を交互に生きるが、特定の状況においては精神的に自律して、アンビバレンスから自由でいることができる。アンビバレンスの両面と自律状態という三つの段階は、短い間隔で推移する。つまり、このタイプは、自分がポジティブに評価している対象に近づいたかと思うと、ほんの些細なきっかけでそこから極端な距離を取ることもあるのである。このタイプの場合、執着はタイプⅠやタイプⅡの場合のように根が深くて絶対的なものではない。

タイプⅠやタイプⅡの人は特定の対象に完全に心を奪われ、その対象がなければ何の刺激も得られないが、タイプⅢの人は対象にただ表面的に執着しているのみならず、その大部分はまた、自分自身に執着していると言うことができる。つまり彼らは明らかに自己愛的である。このタイプの人は対象から自己愛的な欲求充足を引き出そうとするが、それが生じないと対象から距離を取ることができる。不安状況や抑うつを伴う心理的な危機が生じるのは、一貫性のある行動がアンビバレンスの中で阻害された場合である。

タイプⅣ――自律的なタイプ

この行動タイプは、グロッサルトの類型の中で唯一、特定の対象への明らかな執着も、障害となるようなアンビバレンスも示さないタイプである。対象に対する、また自己自身に関する行動は、様々な領域において一貫している。例えば対象に接近したい場合でも、対象に対する拒否や攻撃の段階においても、その行動は一貫している。このタイプは、自分にとって感情的に重要な特定の対象がいるいないにかかわらず、幸福感、リラックス状態、精神的な平衡に達することができる。このタイプは社会的に適合しており、信頼を置くことができ、人間味があり、自分の自律も他者の自律も受け入れることができる。対象へ執着する傾向を持たないので、人間や目的に対して過度の期待を持つことがなく、したがって過度な失望を味わうこともない。このタイプは「執着を断つ」ことができるし、また接近を楽しく愉快に体験することもできる。このタイプはその行動において極めて柔軟であり、客観的に見ればたいへんな状況においても、ストレスに過敏に反応することはほとんどない。

タイプⅤ――反感情的なタイプ

この行動タイプを示す人は、自分の執着とアンビバレンスの傾向を、理性によって導かれた反感情的な行動によって、生涯に渡って制止しようとする。彼らは感情やアンビバレンスや執着を、非合理な領域に押し込め、自分はただ合理的で根拠づけが可能な事実のみに準拠することができると信じ込もうとする。抑うつのような精神的な危機が生じるのは、（例えば仕事等で）非常に努力をしたにもかかわらず、自分の行動によって感情的な欲求を満たしたり精神的な平衡を得たりできなかった時等である。さらに危機が生じるのは、自分の傾向に反して感情が理性のバリアを突き破り、当人がこの刺激に無力な状態でさらされたような場合である（なぜならこのタイプは、感情との付き合い方を学ばなかったからである）。このようなタイプでも、その理性的な行動において、やはり感情を体験することになるのである（例えば自分の理性的な仮説が証明された時にはポジティブな感情を、また他者が反理性的な行動を取った場合にはネガティブな感情を）。

タイプⅥ——感情的・反理性的なタイプ

このタイプの人は、執着とアンビバレンスへの極端な傾向を、反社会的で自己と他者に対して攻撃的な、また社会的規範から逸脱した行動によって部分的には隠蔽し、部分的には間接的に体験しようとする。この間接的な体験は例えば、全ての人に対して物質的に過大な期待をし、それが満たされないと極めて攻撃的な発言をするといった形で現れる。

タイプⅠ、Ⅱ、Ⅲ、Ⅴ、Ⅵに共通しているのは、彼らが自分のアンビバレンスを一貫した行動によって克服しようと試みる点である。タイプⅠはポジティブな感情を表明することによって、タイプⅡはネガティブな感情を表明することによって、タイプⅢはポジティブな感情とネガティブな感情を交互に表明することによって、タイプⅤはあらゆる感情の吐露の放棄を理性的に根拠づけることによって、そしてタイプⅥはアンビバレンスを「一貫して」反社会的な行動によって「破壊する」ことで、自分のアンビバレンスを克服しようと試みるのである。

このような様々な行動タイプはどのようにして生じるのか

これらのタイプは、一部は遺伝的なものに左右されるが、一部は子供時代の体験やその後の人生によって形成されることになる。例えばタイプⅠに属する人は、賞賛し、近づこうとしているのに、その欲求がかなえられなかったような両親を持って

＊ hilflose Übererregung（英 helpless over-excitation）

いる場合が多い。またタイプⅡに属する人は、しばしば母親（父親）に極端に執着しているが、それには、自分を取り巻く世界と自分の将来のパートナーは邪悪であり、執着している母親（父親）とは比較にならないという示唆が伴っている。タイプⅢに属する人は、対象に執着していると同時に対象から距離を取っており、また自分自身に対する評価が非常に高いので、それが後の自己中心性へと発展する基礎をなしている。タイプⅤに属する人は、しばしば既に子供時代の早い時期に、感情的に激しく拒否されているが、成績や理性の領域では、それらを伸ばすよう励まされてきたタイプである。タイプⅥに属する人は、家族の中で形式的には認められ感情的な刺激も受けたが、真の意味では認められておらず、部分的には厄介者として扱われたタイプである。タイプⅣはどちらかと言えば感情的に受容されたが、過度な執着はなく、自律性とセルフレギュレーションの確立を支持されたタイプである。

快と幸福感を模索する際、この六つの行動類型はそれぞれに異なった方法を用いることになる。タイプⅠに属する人の場合、快と幸福感をもたらす活動の展開は制止されており、彼らは快と幸福感を阻害するような環境条件の方に適応する。このような行動類型に分類される人は、自分を取り巻く環境を理想化し、自分自身のことを後回しにすることによって幸福感と承認が得られると信じている。タイプⅡに属する人は、自分を取り巻く環境に対してひどく過敏に、攻撃的に振る舞うことによって幸福感を得ようと望む。タイプⅢの人は対象の価値を交互に引き下げたり高く評価したりするアンビバレントな行動によって幸福感を得ようとする。タイプⅣに属する人が快を模索する際の行動は柔軟で、積極的、自律的である。理性的で反感情的なタイプⅤに属する人は、理性によってコントロールされ、感情に乏しい行動によって幸福感に達しようとする。タイプⅥに属する人はそれとは反対に、感情的で反理性的に行動し、それによって快の源泉を開拓しようとする。社会的に適合した行動の範囲内では、タイプⅣに属する人が成功するための最も大きなチャンスを持っている。社会性に欠ける行動に関しては、タイプⅢがタイプⅥよりも多くの幸福感に達することができる。

確かに行動類型は比較的固定的ではあるが、オートノミートレーニングにおいてはそれらの行動類型は「忘却される」ことができ、タイプⅣに属する人が示す行動類型へと方向付けをすることが可能である。純粋にあるタイプに属している人もいれば、いくつかのタイプが混合している人もいる。純粋なタイプは様々な状況下で常に同じ行動を取るが、混合タイプの行動は予想が難しくなる。というのも彼らは異なったタイプの資質や傾向を合わせ持っているからである。健康を獲得し、ストレスを克服するために目指すべきは、行動においてタイプⅣの要素の占める割合が、他の全てのタイプの要素の総和よりも大きくなるようにすることである。

第六章　セルフレギュレーション、自律性と共生

セルフレギュレーションとは、自分の欲求充足にとってポジティブな環境条件の創造を可能にし、幸福感と内的な平衡に至る反応とプロセスを生み出す、自分の欲求に沿った行動を指す。セルフレギュレーションは例えば、外部から強制され、自分の最も重要な欲求を無視するような行動によって阻害されることがある。このような阻害の原因は多種多様である。例えば幻想に基づく期待に拘泥することがセルフレギュレーションを阻害することもあるし、誤った仮説や状況の誤った評価等によることもある。良好なセルフレギュレーションは人格的な自律と非常に密接に関連している。一方、不良なセルフレギュレーションはしばしば共生的で[*72]、外部から強制された行動パターンと関連している。

自律的な行動とは、個人的な欲求に動機づけられており、他者である対象の期待に過度に、あるいは自分の不利になるように従ったりすることのない、あらゆる活動を意味する。依存的な人間は、対象が現時点で表明している期待、あるいは自分で内在化してしまった対象の期待に自分を合わせようとするので、自分自身の欲求を満たすことができなくなるのである。

例えば共生的な行動への傾向を、依存の一形態として挙げることができるであろう。共生的な行動パターンと共生的な関係に特徴的なことは、二人ないしはそれ以上の人間が、自己の独立性を大幅に放棄し、他者の期待に反射的に従う点にある。その際、身体的・精神的な接近への欲求が常に強いので、距離を取ることと独立性への欲求は完全に後退してしまう。共生的な関係においてはしばしば、健康維持に必要な多くの行動パターン、たとえば運動や社会的コミュニケーション等が等閑視されることになる。また疾病を惹き起こす多くの行動パターン、たとえば誤った食習慣、多量の飲酒、薬物の濫用等が激しくなる。

共生的な関係においては、感情的に重要な人物に対する距離の調節が阻害されるが、中でも特徴的なのは、距離を取ること

ができないという点にある。健康でセルフレギュレーションが良好な人もまた、自分に快をもたらし、自分が必要としている人間に近づきたいという明確な欲求を持つことはしばしばあるが、彼はその近さが重苦しく阻害的であるような状況になれば、距離を取りたいと思うようになる。そのような人は普通、自分の行動によって望ましい近さにも必要な距離にも繰り返し到達することができ、それによって幸福感や欲求充足を得ることができる。

濃密な接近と持続的な共生をはっきりと望む人たちもいる。そのような人たちは概して、子供時代に感情的に重要な周囲の人間から拒否された経験を持っており、濃密な近さへの欲求が満たされないままなのである。

そのような人たちが大人になってから密接な人間関係を構築すると、彼らはしばしばその関係を理想化し、数年経てば最も重要な欲求が充足されることのない関係に陥る可能性について、もはや思いを致さなくなる。彼らは、改めて拒否されるかもしれないという不安から、共生の内に留まろうとする。そのような共生的関係には単調さと刺激の欠如が忍び込みやすく、共生の当事者たちは、自分にとって重要な他者がいてもいなくても、幸福感や精神的な平衡に到達できなくなってしまう可能性がある。距離を取ろうとする望みは全て、パートナーに感知され、罰せられることになり、人は共生ゲームのルールから逸脱しないように自己をコントロールすることになる。共生関係にある人たちが精神的あるいは身体的にお互いから距離を取った場合、強い不安感情が生まれるが、その不安のために彼らは、再び自分の行動を修正することになるのである。一例を挙げよう。

四十四歳の息子が同じ家に母親と暮らしていた。彼は極端に肥満しており、飲酒量も多く、運動不足に悩んでいた。彼はときどき、家の周りを少しだけでも散歩してみようとした。しかし母親から離れるやいなや、彼はパニック的な不安に襲われ、自分は死んでしまうが、死体が発見されても、誰もその死体がどこの誰なのか分からない、という妄想に取りつかれるのであった。彼の散歩はしだいに短くなり、家の方へ方向転換するまでの時間はどんどん短くなっていった。息子が家を出ていったあと、母親はその帰りを待ちわびていた。息子が例外的に長い時間町に出たままになると、彼女は心臓の不調や気絶しそうな不安などの強い症状を覚えた。

他方、密接な接近や共生への要求に対し、過度の不安を抱えている人もいる。そのような人たちは、接近や特定の環境条件への要求がなされない場合にのみリラックスして愛情とセックスを享受することができる。このような人たちは高齢に至るまで、一人でいることが比較的多い。彼らは部分的には孤独を楽しみ、不安から免れているということを享受するが、意識するにせよ無意識的であるにせよ、周りの人間との親近感に乏しく、寂しさも感じている。

自分にとって重要な周囲の人間との共生や接近に対し、非常に不安を抱いているため、感情的な欲求を完全に放棄し、ただ理性的な法則のみに従う人もいる。また、特定の状況においては接近や距離についての自分の欲求をしっかりと満喫するが、その接近や距離を作り出す行動を、社会的に許容される範囲内で統合できないような人もいる。たとえばある状況では誰かと濃密な性交渉と接近を体験しながら、全く同じ人ともはや言葉も交わさなくなり、関係を唐突に断ってしまうような人もいるのである。

自律的で自己をコントロールできる人間は、様々な状況下で自らの欲求を体験し、その欲求を充足するような行動パターンを構築することができる。またそこでは、その欲求をできるだけ社会的に適合した形で表現し充足するような努力がなされる。彼らは、現状と望ましい状況との間の緊張関係を調停し、幸福感を惹起するような状況を繰り返し創り出すことができる。彼らはまた、その幸福感を受け入れ、享受し、十分に味わうことができる。さらに彼らは、周囲の人間も幸福感を模索していることを認め、それを支援することができるのであって、例えば周囲の人間の自律性やセルフレギュレーションに制限を加えるような期待を表明するなどの行為で、周囲の人間を自己中心的に操作したりしない。

共生を助長し自律を妨げる行動パターンは、我々の文化圏においてはしばしば家庭内で習得される。子供なら誰でもその幼い時期に両親、特に自分が生き延びるためには不可欠の母親との共生に対して強い欲求を持つ。両親は子供のこのような欲求をほとんどまるごと受け入れるか、あるいは意図しないにせよ、その要求を無視し、子供を外傷的な欲求不満状態に置いてしまうかのどちらかになりがちである。また、両親と子供の双方が、彼らの共生状態の破棄を大人になるまで怠ることもある。このような状況では両親の方が、自分の満たされなかった共生への欲求を、もう大人になった子供との共生によって満たそうとするのである。そのような場合、母親（父親）は子供に対し、あたかも自分がまさにその子供の子供であるかのように振る舞うことがある。子供はしばしば、欠落している夫または妻の役割を引き受けることになるのである。子供が大人の年齢になってからの親子の共生においては、たとえば新しいパートナーの出現などで共生関係が崩壊する脅威が迫ると、親子ともども、強

＊72　symbiotisch（英 symbiotic）共生的。

い不安を覚えるようになる。

例えば、母親と同居しているある五十歳の男性は、自分の八十五歳の母親が男友達と会っていると聞いて——母親がその男と一緒に自分のもとを去ってしまうという不安から——自殺してしまった。母親が自分の息子たちや娘たちに対して共生への欲求を持ち続ける場合、体得した共生ゲームのルールの範囲内で、子供たちが自分に少しでも愛情を向ければそれを成功として体験し、また子供たちに少しでも拒否されればそれを外傷として体験する。同じことがもちろん父親たちについても言える。子供たちが共生関係から自分自身を最終的に解放し、他のパートナーへ愛情を向けたのだと悟ったときに親たちが病気になることは、まれなことではない。

家族の構成員がお互いを受け入れあい、極端な服従と忠誠への要求を相互にしないような自律的な家族構造においては、このようなことは全く生起しない。自律的な家族構造を持つ家庭では、お互いへの愛と承認の欲求を家族の構成員が満たしており、たとえば新しくパートナーができるといった新たなコミュニケーション様式も許容される。彼らはお互いの接近と距離感の双方を享受しており、欲求を満足させることはできるが、共生的—利己的ではない関係を構築している。このような家族構造のもとでは、構成員は互いに相手に罪悪感を持たせることも、病気を惹起するような依存のシグナルを発することもなく、自由に振る舞うことができるのである。

家族内での共生関係は、外部から観察するなら、しばしば一方的な依存関係であるかのように見える。たとえば観察者には、家族の誰かが同じ家族の他の誰かに極端に依存しているが、後者は全く前者に依存しておらず、むしろ前者の自律にこそ関心があるように振る舞っていると見えがちなのである。たとえば母親は、息子が実家からようやく出て行き、結婚相手を見つけ、落ち着いてくれるのをぜひ見たいと再三強調する。しかし息子が少しでも距離を取るような素振りを見せると、母親は息子が依存を再構築するような方向へ強く反応する。それは彼女が息子の依存を、自分の精神構造のために必要としているからである。

オートノミートレーニングの課題は、独立したセルフレギュレーションを可能にする能力を極力促進し、共生的関係に由来するネガティブな結果、ならびに非常に外傷的に体験されることもある満たされなかった共生への欲求をできるだけ弱める点にある。

人間は、自動的にポジティブな反応が惹き起こされるような環境条件や刺激の状態を自らの活動を通して創り出すことによって、そのような状態に到達することができるのである。

六・一 精神的な困難や行動の問題はいかにして生じるのか——どうすれば成功に至る行動が構築できるのか

この章では、精神的な問題がいかにして生じ、また健康でうまくいく行動がどのように構築されるかについて述べたい。これらの問題を具体的に分かりやすく描くために、理論的な解説と非常に具体的な実例の双方を取り上げよう。精神的な問題の生起と健康な行動パターンの構築の双方が正確に記述されたときにのみ、治療的に有効な方法を考慮することができるであろう。

人の一生は、その死に至るまで、子供時代に起源を持つ様々な影響に曝され続ける。人生のあらゆる段階で、しかし特に子供時代において、二つの出来事が中心的な意味を担っている。というのもそれら二つの出来事が、人間の最も重要な動機を形成し、その行動をコントロールするからである。一つ目の出来事は、感情的に極めて大きな重要性を持つ欲求や希望の形成である。これらの欲求や希望は、幸福感や快、安定感や人生の意義の充実といった内容を最も明確に表しており、またそれらには快や幸福感を実現したいという強い希望が内在しているのである。二つ目の出来事は、感情的に最も重要な欲求の充足が、突然、あるいは密かに——またしばしば外傷的に——阻止され、妨げられる状況、ならびにそのような経験である。

この二つの出来事に基づき、人はしばしば行動戦略を構築するが、それはしばしば一生の間、この外傷体験と欲求不満を消去あるいは中和するため、また幸福感と快への欲求を満足させるためのものなのである。

この二つの出来事は相互に作用し、互いに影響を与え合うので、行動戦略とこの相互作用に由来する現時点での欲求は、相互を規定する関係にある。人間の行動には、起こってきた欲求を充足し、緊張と葛藤を止揚しようとする機能がある。自分の行動によってこれらの目標に到達できるなら、人は欲求を充足させ、幸福感を得ることができ、また健康で効果的で独立した行動を構築することができる。しかし、感情的に非常に大きな重要性を持つ欲求を自分の行動によって充足することはしばしば困難である。確かに比較的目標の方向を向いていたとしても、十分とは言えない行動しか示されないことがあるのである。また、おそらくは子供時代の体験のせいで、非常に硬直した行動しか取れないような人もいる。すなわち、起こってきた欲求を充足させたり、今起こっている葛藤を克服したりするためのアプローチすらできないといったことが起こる。

しかしながら人間の発達は、非常に強い感情的な欲求が活性化される、あるいはその欲求が強い充足不全に陥るといった状況のみに左右されるのではない。生きていく中で起こるその他の出来事や職業的状況、個人的な特性等もまた、人間の発達に影響を及ぼす。欲求の充足や外傷的な欲求不満作用の克服が様々な方法を通じて達成されるように、人生における様々な出来事やそれを処理するメカニズムが行動を調節するのである。

いくつかの例を挙げて、上に述べたことを具体的に示したい。これらの例は、出発点を成す家族内の状況が似ていたとしても、後に生起した出来事や個人的な特性、あるいは葛藤を処理する戦略の違いによって異なった成り行きを示すようになったものである。ここに登場する何人かの女性たちは子供時代、我々の文化に特徴的な、典型的ストレス状況にあったが、その後の人生における出来事にも影響されて、そのストレス状況に対して非常に異なった処理機構をもって反応した。

Fさん（女性）は三十五歳。様々な症状、特に被害妄想を示している。彼女は、教会、国家ならびに政治が、自分の非道徳的で娼婦のような行動を非難していると思っているのである。この症状は二年前から強くなったが、それはちょうど彼女が職場から解雇を言い渡され、経済的に困窮してからのことであった。自分の子供時代についてFさんは次のように語っている。彼女が父親ととても仲好くしているとき、母親は彼女に強く嫉妬しているようだった。そんなとき母親は感情的になって、Fさんを罵り、無視した。Fさんが七歳の時、近所の男の子とお医者さんごっこをしていると、母親がそれを見つけて彼女を罵った。思春期に彼女が男の子とデートをすると、Fさんは同じように母親から非難され、売女と呼ばれた。父親はたいていの場合、母親の意見に従った。子供のころFさんは父親に対する愛情を繰り返し感じていたが、父親からは決して受け入れられなかった。また、Fさんはいつもそうしたかったにもかかわらず、母親との間には全く身体的接触がなく、相互承認の関係も築けなかった。

数年前、Fさんは母親の膝に頭をあずけてみたが、母親が彼女の頭をなでることができないことに気がついた。性生活やパートナー関係においてFさんは非常に分裂した行動を取るようになった。（母親に知られることがないよう）極力秘密を保持してくれるようなパートナーを探す一方で、パートナーが見つかった場合はいつも非常に積極的になり、極端な逸脱的行為も厭わなかった。そして、彼女自身が最初は見通せなかったと言う非道徳的な意図はパートナーのせいにし、パートナーが自分を商売女と見なしていると信じた。また、秘密にしていたことをも自ら操作し、たとえば当の「秘密」をいたるところで言いふらすことで情事を白日の下にさらし、例えば狙いを定めたパートナーの妻がそれを聞き知るように仕向けた。しかもそのような不純な意図をパートナーのせいにした。

彼女には豊富な性体験があるにもかかわらず、知人の仲間内では自分は処女だと言い張った。数年前にはその知人たちに、矛盾することを言ったのを忘れているのである。彼女は自分自身を純潔な処女だと思っており、彼女の知人たちのみならず、社会の強力な機構に対しても自分が娼婦であると見られることのないよう、慎重に気をつけていた。彼女は今、バチカンのとある枢機卿に惚れ込んでいるのだが、直接彼に会ったことはなく、ただ彼の写真を見ただけなのである。しかし、Fさんはこの枢機卿の子供が欲しいと思っている。彼女にとって主要な問題は、この枢機卿が彼女を好きになってくれるかどうかまだ分からないことであった。しかし、これから起こる情事のためにバチカンで大スキャンダルが持ち上がることは、彼女にとっては明白なことであった。彼女から枢機卿を遠ざけておくために、バチカンはインターネットに匿名で、彼女のことを名指しで娼婦呼ばわりする情報を流すであろう…。Fさんはこのような緊張にあとどのくらい耐えることができるか分からず、このような出口のない状況にいるくらいなら自殺した方がましだと考えている。

Fさんは、彼女にとって感情的に非常に重要な母親から繰り返し外傷的な拒否を受けた。拒否が行われるのはいつも、子供時代あるいは後の思春期にFさんが性的な欲求を表明した状況においてであった。Fさんはその後の人生で、一方では性的なパートナー関係を持ちたいという希望を繰り返し表明し、それを充足しようとしたが、他方で不安に駆られてそのような自分の傾向から距離を取ろうとした。Fさんはそれによって、母親による外傷的な拒否の体験を回避しようとしたからである。彼女は、厳密な秘密保持が保証されているような、またパートナー関係へと至る可能性が極めて低い状況を探す一方、他方ではあちこちでその秘密を吹聴し、このような自分の行動によって秘密を暴露して回ったのである。彼女はつまり母親という審判に対して、自分は「悪いこと」を目論み、母親から見れば不道徳な娘なのだという情報を与えようとしたのである。母親を正当化しようとするこのような行為は、「お母さん、あなたは正しい、私は娼婦なのよ、それを私が認めたら、あなたは私を愛し、認めてくれないかしら」というモットーのもとに行われたものであって、Fさんが待ち望んでいる母親からの愛情を得ようとする欲求の現れに外ならない。しかしそれと同時に、このような告白をすれば母親からひどく拒否されるのではないかという不安も強まる。それゆえFさんは、今度は全く反対の行動を取り、自分を無垢な処女に仕立て上げることになる。彼女はその際、自分が本当に非道徳的で娼婦であるという内的な確信を、彼女に対して陰謀をめぐらし、彼女を公衆の面前で弾劾する外の世界に対して投影しているのである。

Fさんの行動の特徴は、非常なアンビバレンスと、矛盾した行動パターンならびに評価の仕方にある。これでは一貫性があり、欲求を表明したりそれを充足したりするような行動を構築することはできない。Fさんは、自分に不幸感と不安を与えるような硬直した非効率的な行動しかできなくなっている。彼女においては、現実の作用関連への洞察が鈍化しており、それによって彼女はますます非理性的で非現実的な解釈へと陥らざるを得ない。そのような解釈には、相対的には利益はあるものの、大きな不利益が伴う。不利益とは、彼女が周囲の人間からますます拒否され、おかしな女と見られることになり、職業的にも私生活においても、チャンスがさらに減って行くことを指す。あえて利益の方を挙げれば、彼女は自分の非理性的な世界の中では自分に特別な意味を付与することができ、それによって自分の人生に相対的な意義（たとえば自分は不当にも迫害され、密告されている女であるといった）を与えることができるのである。Fさんの被害妄想は強まり、数年後には精神病院に収容されることになったが、診断名は「妄想型統合失調症」であった。

次はMさん（女性）の例である。彼女も母親との関係、また家庭環境に関して、Fさんとほとんど同じ経験をしているが、そこからは全く異なった行動パターンが生まれた。

母親によって道徳的な非難を受ける不安から、Mさんは母親に密接に執着し、母親を徐々に理想化するようになり、どんな状況でも母親の方が正しいと思うようになった。彼女は道徳的に厳格なある宗教団体に入会し、自分や他人の行動がほんのわずかでも性的想像と結びつこうものなら、そこに大きな罪の匂いを嗅ぎつけるのであった。彼女は、男性と交際するとすれば、その人が最初から自分との結婚を前提としており、教会で正式な結婚の手続きを踏み、彼女と彼女の家族を養ってくれるという明確な証拠を見せたときだけにしようと決心した。彼女はまた、母親から認められ、道徳的に非の打ちどころがないというお墨付きを母親からもらった男性としか結婚しないと心に決めた。Mさんは何度か男性と軽い交際をしてみようともしたが、ひどい罪悪感を持ったので、職業生活に引きこもって疲弊するまで働いた。

三十歳の時Mさんは、同じ宗教団体に属する三十三歳の、仕事を持つ男性に出会った。彼はとても品がよく、Mさんの母親もすぐに彼のことが気に入った。Mさんは彼と結婚し、子供を何人かもうけた。セックスの面で彼女は、リラックス感や快をほとんど感じたことがなく、セックスは結婚に伴う義務の遂行だと思っていた。母親は、結婚した娘とは距離を置くようになり、むしろ自分の夫であるMさんの父親に向き合うようになった。Mさんは、結婚生活において感情的な起伏を感じることもなく、自分が本当に何を望み、何を欲しているのか分からなかったと語っていた。Mさんの夫は、Mさんに冷たく扱われたと感じており、結婚七年目に愛人をつくった。彼はそのことをMさんに伝え、自分がこれまでもずっと感情の豊かな女性に憧れていたこと、そしてMさんの冷たさにはもう耐えられないことを伝えた。Mさんはひどく拒否されたように感じ、長い間精神的なショックから立ち直れず、自分がガラスの鐘の下にいるように感じた。彼女は日常の家事はこなしたが、幸福感を得るような行動パターンを構築することはできなかった。Mさんは四十二歳で乳がんにかかり、一年後に他界した。

Mさんは F さんとは異なる行動パターンを選択した。Mさんは母親から学んだ制止に自分の方を合わせたのである。彼女は、他人が彼女のことを娼婦のようだと非難しかねないようなあらゆる状況を回避するために全力を尽くした。その際彼女は、自分の性的な願望を口に出したり充足させたりすることを諦めたのだが、それは、その願望がもしかすると「非道徳的な領域」に由来しているかもしれないからであった。Mさんは学習した制止を、母親からこれ以上拒否されることがないように保ち続けた。夫から拒否された時、自分の欲求を表明したり充足したりするような行動パターンを見つけることは、彼女にとってはもはや不可能なことだった。

Xさん（女性）も、これと同じような家族状況にあったにもかかわらず、全く異なった経過を示した。

彼女もまた最初は、パートナーを探したり、性体験を持ったりすることに非常な不安を示していた。また、Xさんも自分の母親に近づきたいと思い、母親から拒否されることに不安を感じていた。自分にこの二つの感情があることを彼女は認識した。彼女はまず、母親から拒否されるかもしれないという不安としっかり向き合い、味わった上で、それを自分の人格に統合することができた。その後彼女は母親と話し合い、自分は母親のことが好きだが、母親の道徳的な尺度に合わせることはできないことを母親にはっきりと告げた。パートナー関係においてXさんは、自分は愛情を感じてはいるが、不安感にも苛まれていること、特にパートナーが自分を所有したいと表明する場合にそうなることを、パートナー自身に伝えた。そうすることで彼女は自分の欲求に適合したパートナーに対する近さと距離を得ることができたのである。自分の行動を通してXさんはいつも繰り返し幸福感を得ることができ、子供時代の制止や障害は、それを克服するためのきっかけを与えてくれた、決して無駄なものではなかったのだと思えるようになった。

第七章　複合的因果関係を明らかにする方法としての前向き・介入研究

後ろ向き研究、半前向き研究、* および前向き研究といった方法論では、原因と結果とを区別することはできない（例えば特定の行動が複合因的に作用を及ぼすのか、あるいはその行動自体ががん疾患の結果なのかといった区別は不可能である）。したがって、これらの方法の科学的な価値は限定的であり、仮説の構築を可能にする程度に留まる。我々が行っている前向き・介入研究では、前向き観察研究で同定された危険因子を、実験的条件下において治療的介入によって変更している。危険因子の変容が成功した介入群において対象となる疾病の発生率が下がれば、そこでは複合因的な関連が証明されたということになるであろう。もちろんその研究結果は、外部の研究者グループによる批判的な検証を受けなければならない。

国際的に報告されている疫学的・心身医学的研究でしばしば行われているのは、後ろ向き、半前向き、ならびに前向きの研究である。これら三つの研究形態はすべて、複合因的な関連を研究したり議論したりする方法としては不適切である。というのもこれらの方法では、見かけの関連の複合因的な因果関係を解明することができないからである。複合的な要因が証明できるのは、いわゆる前向き・介入研究によってのみである。この研究方法では、前向き観察研究における危険因子（結果指標を予測すると考えられる要因）が、治療的介入によって変化を加えられる。関心のある要因を変化させることに成功し、介入群において判断基準（たとえば乳がんの発生率）が、その治療を受けていない対照群と比べて明らかに減少した場合に、複合因的な因果関係についての議論が可能になるのである（その関連は、批判的検証研究を通してのみ確実なものとなる）。

ハイデルベルク前向き・介入研究プログラムにおける介入研究では、通常マッチさせた組を使ったランダム化比較試験が行われる。最初に年齢、性別、危険因子の分布、腫瘍の部位と進行度、医学的治療の様態などについてマッチさせた組が作られる。そして、各組のうちからランダムに選ばれた一人が介入（通常はオートノミートレーニング）を受け、対応する対照者は特別な介入を受けない。

心身医学的システム研究におけるハードなデータとソフトなデータの問題について

心理的要因と身体的要因との相互作用を研究するという目的のもと、たとえばがんを対象とした研究における化学療法や、局所進展、遠隔転移などの「ハードな」医学的データが、個人の行動や感情、内面的な葛藤等についての自己評価といった「ソフトな」心理―感情的なデータと関連づけられる場合、そこには科学的な問題が生じる。というのも、ソフトなデータはきわめて可変的であり、客観化することが困難だからである。心理学的な研究アプローチの大半は、ソフトなデータをハードなデータと見なして統計的解析結果のみに関心を置くか、あるいは普遍的な法則性を見出すことを放棄して個人の独自性のみに焦点を当てるかの、どちらかの間違いを犯している。

我々はハイデルベルク前向き・介入研究において、人間は誰でもそれぞれ個別のシステムであるという前提を維持したまま、ソフトな心理学的データから比較的ハードなデータを導き出すことを可能にする研究方法を開発した。

以下にソフトなデータをハードなデータに変換する方法を簡単に概観してみよう。

(a) 対象者との面接は、外面的な条件設定を標準化するのみならず、精神面での条件設定も標準化して行われる（例えば面接において対象者への本格的な質問が開始される前に、ポジティブ・ネガティブな体験と、その際の典型的な反応について語ってもらう時間を三十分ほど設定する等）。

(b) 対象者自身が報告する内容（例えば対象者が精神的な制止や興奮を感じているか、あるいは落ち着いているか等）は、面接者による観察や、対象者の家族や親しい知人らによる評価を加えて勘案される。研究課題となっている現象を予測する精度・能力に関して、対象者本人による評価と対象者以外による評価とが一致するとすれば、それは主観的に知覚された諸関連の客観化が一歩進んだことを意味する。

(c) 客観化されるのは、特定の葛藤や感情についての主観的な評価ではなく、主観的な信念や反応とともに形成される、客観的に観察可能で一般化可能な行動パターンである。対象者には例えば、自分の体験や信念、またそれらと関連する行動パターンに基づいて、長期的に見たときにどちらかと言えば精神的な平衡状態を保てるのか、あるいはどうしようもない興奮状態に陥るのか、あるいはその原因が分かっているような制止状態に至るのか、あるいはこれらの状態が短期間のうちに移り変わるのか、といった質問がなされるのである。

(d) 客観化された主観的な（ソフトな）データが、客観化可能な予測能力を有するとすれば（たとえば乳がんの罹患率が明確に増加した、あるいは臨床的に同等の進行度であるにもかかわらず明らかに生存期間が長い等）、ソフトなデータをハードなものにするための次の一歩が踏み出される。

(e) 客観化された主観的な（ソフトな）データを変更し、その変更内容や度合いが客観化されたハードなデータの変化としても現れる場合、ソフトなデータのハード化のための新たな一歩を進めることができる。これは例えば、前向き・介入研究における実験的介入研究を通して行うことができる。介入前に非常に強い制止（例えば二重の拒否等）を受けていた対象者にとって、介入後にそのような制止が明らかに減少し、その結果例えば病状の明らかな改善が観察されたならば、この証明段階はクリアしたと言える。

(f) 他の研究者によって行われる追試は、もともとの研究グループと同じ方法を用いて行うという条件の下で実施されるべきである。追試の結果がオリジナルな結果と同様なものとなれば、この過程もまたソフトなデータの客観化に貢献することになる。

現代の実験的・疫学的な、心理学的—心身医学的研究は、追試を実施するに当たっていまなお大きな困難をかかえている。というのも、それらの追試の多くは、データ把握の段階でソフトなデータを比較的ハードなデータに変換する努力を払うことなく、ソフトで客観化できない主観的データをハードなデータとみなそうとしているからである。例えば様々な人々にいろいろな条件下で質問紙調査を実施したとすれば、主観性と関連した誤差をデータの客観性から排除することは不可能である。

＊ bedingt prospective Studie（英 semi-prospective study, quasi-prospective study）

第八章　がん研究における心身医学的次元

八・一　セルフレギュレーションの意義について——一次およびニ次予防を可能にするもの

現代の自然科学的ながん研究は世界的に見て、主として以下のような特徴を示している。

1　現代の自然科学的ながん研究は、単一因果論的に、一つの原因（例えば肺がんの原因としての喫煙等）を、あるいは限定された分子生物学的プロセス（例えば遺伝的因子によって決定される細胞の死や細胞の増殖、あるいは乳がんの発症に関わる遺伝子の発見等）を、がんの原因と見なしている。

2　現代の自然科学的ながん研究は、生体の物質的な構造に準拠している。すなわち、遺伝子の構造やがん組織そのものが病的であるとし、最終的にはそれらが機能障害を惹起すると考える（そしてその逆、つまり何らかの原因が遺伝子の病的構造やがん組織を作り出すとは考えない）。

3　現代の自然科学的ながん研究は、中枢神経系の制御機能や、これらの機能が心理社会的な行動、および感覚によって統制された行動に依存しているという問題を、その科学的テーマの設定から系統的に排除しようとする。

4　複合因的な関連を疫学的に証明する方法論は、いまだ不十分である。というのも、後ろ向き、半前向き、および前向き観察研究デザインは、仮説の構築には貢献するであろうが、因果関係を証明する方法としては不十分と言わざるを得ないからである。

我々は、これら四つの問題点を克服すべく、以下のような研究戦略を立てた。

1 単一因果論的な研究は（これ自体は、がん特有のプロセスや諸関連への洞察を与えるので、当然必要かつ正当なものであるのだが）、複合的で体系的な研究構想によって拡大されなければならない。この構想で仮定されているのは、様々な領域の様々な要因どうしが複雑に相互作用を及ぼし合う関係にあるということ、あるいは疾患としてのがんが単一因果論的に限定された比較的一元論的なプロセスによって誘導されるというよりは、むしろそれが（何段階にも別れた）インタラクティブなプロセスにおける相互作用の結果であるということである。

2 疾患の発生に関しては、機能的かつインタラクティブに構造化されたモデルが、これまでの生物学的に構造化されているという考え方にとって代わらなくてはならない。つまり、機能的な変化、例えば極めて重要な感情の表現が阻害されていること、あるいはそのことが惹起する中枢神経系の制止が、構造的な変化が機能に影響を与えうるのと同様に、生体の構造に変化をもたらしうると考える。

3 疾患の発生と治療に関する考え方では、認知的―感情的な行動コントロール、認知的―感情的な行動の特性、および認知的―感情的な中枢神経系の機能的状態の三つが、同等に重要な危険因子・ポジティブな因子として考慮される。このことはまさに、がんの進行にまで影響しうる心理的―神経生物学的な調節機構を特別に考慮したものである。

4 証明方法の一つとして、我々が開発したいわゆる前向き・介入研究を用いる。この研究においては、前向き研究によって示された危険因子が、実験的介入研究の中で系統的に変更されるのである。

単一因果論的ながん研究では、相互作用を議論の俎上に乗せるために、様々な領域の様々な要因を関連づけようとする考え方があった（例えばSchmähl D, Habs M: Krebs[*73] als Funktion von Dispositionen, Exposition und Alter. Naturwissenschaften 69: 332-335, 1982）。最近になってようやく国際学術誌上で、がんの発症における心理社会的な危険因子と身体的な危険因子の相互作用についての研究が発表されるようになったが、それらは概ねグロッサルト＝マティチェクの研究結果を支持するものである（例えばKnekt P, et al: Elevated lung cancer risk among persons with depressed mood. Am J Epidemiol 144: 1096-1102, 1996）。グロッサルト＝マティチェクらによる広範囲に渡る学際的研究では、このようなコンセプトを用いると、単一因果論的な心理学や疫学の枠内での試み（例えばDoll R, Peto R：The Causes of Cancer. Oxford University Press, 1981）と比べて格段に良好な予測が可能になることが確かめられている（例えばGrossarth-Maticek R, et al: Standard risk factors for lung cancer, cardiac infarct, apoplexy, diabetes mellitus and, their canges in psychosocial context. Psychother Psychosom 37: 13-21, 1982）。

八・二　がん研究における心身医学的アプローチへの批判について

心身医学的ながん研究の様々なアプローチに対する批判は、まず最初に、一般的な方法論批判の枠内でなされるべきであろう。実施された膨大な研究で適用された全ての方法は、研究が導き出した結果について、その原因と結果とを区別することができなかった（例えば、がん疾患には何が先行するのか、あるいはがん疾患の結果として出てくるものは何かを区別することができなかった）。それに加えて、複合因的な関連における見かけの相関も識別できなかったのである。

国際的な心身医学的がん研究には、三つの大きな潮流がある。最も長い歴史を持つ最初の潮流は、主として精神分析的手法を用いる治療者による観察と理論であるが、それらには例えばユング派、フロイト派、ライヒ派その他がある。ここには興味深い理論と観察が見られる（例えば、がん患者は自分の葛藤をより強力に制止する傾向にあるといった仮説など。Bahnson CB, Bahnson MB: Role of ego-defenses: denial and repression in the aetiology of malignant neoplasm. Ann NY Acad Sci 125: 827-845, 1966）。個々の観察、例えばLe-Shan: Psychotherapie gegen Krebs.[*74] Klett-Cotta, 1982やWeber W: Hoffnung bei Krebs.[*75] Herbig, 1995等は、それぞれがどの程度の真実を含んでいるのかが検証されなくてはならないような、モザイクを構成する個々の一片である。また、個々の精神分析家や心理学者の個別的な症例観察について言えるのは、それらにおいては原因と結果とが区別されておらず、そこではおおよそ「葛藤とストレス＝がん」と定式化できるような、比較的単純で一元的な理論が打ち立てられているということである。

心身医学的がん研究の第二の潮流は、その研究において心理学的なテストシステムを用いている。テストシステムは一般的に言って、がん患者に特徴的な行動に合わせたものではなく、

＊73　タイトル邦訳「素因、暴露、年齢の関数としてのがん」
＊74　タイトル邦訳『がんに対する心理療法』
＊75　タイトル邦訳『がんにおける希望』

本来は全く異なるテーマを目的として作成されたものである。この研究手法によって、治療研究、あるいはがんの発症に関する複雑な心理的・身体的な相互作用の解明に寄与する興味深い結果が得られたことはほとんどない。個々のネガティブないしポジティブな結果が見出された場合でも、それらの解釈は非常に難しく、それぞれの研究によって別の内容が示されている。多くの著者たち、例えばシュヴァルツは、このテーマに関する様々な研究を要約し、それぞれのアプローチに対して総じて理性的な批判を加えている(Schwarz: Die Krebspersönlichkeit — Mythos und Realität. Schattauer-Verlag, 1994)[*76]。

自分たちのことを理性的な心理腫瘍学者であると呼んでいる第三の潮流に属するグループ（例えばMeerwein F: Einführung in die Psychoonkologie. Huber, 1981；Schwarz R, 1994（上掲））[*77]が、がん疾患の複合要因的な理解のために、心理的な要因の研究を求めていることは意義深い。シュヴァルツは、心理学的であると定義できる素因もまた危険因子の文脈からは決して除外されるべきでないと主張するが、そうであるならば「ストレス＝がん」といった短絡的な対応関係よりは複雑な相互作用の存在を想定していることになる。理性的―批判的な心理腫瘍学者を代表しているメーアヴァインやシュヴァルツ（Fox BH：Current theory of psychogenic effects on cancer incidence and prognosis. Psychosoc Oncol 1：17-32, 1983）にとって悲劇的なことは、彼らがもっぱら自分たちの全エネルギーを他の著者たちの研究アプローチへの批判に費やすことに終始し、自らが高く掲げた複合要因的でインタラクティブな腫瘍学を構築するという理性的な目標や要請に対してはあらゆる面で応えていないという点にある。彼らは、自らが要請した体系的―相互作用主義的な腫瘍学の観点から、様々な領域に由来する要因の相互作用を包含するような理論を構築することもできていないし、またそのような諸関連を証明するのに十分な方法論を開発しているとも、自分たちの研究において効果的な介入処置を確立しているとも言うことができない。彼らが使用した方法は、原因と結果を区別することには適しておらず、彼ら自身が求める複合要因的ながん研究においても、例えばグロッサルト＝マティチェクによって行われたがん研究（Grossarth-Maticek R: Systemische Epidemiologie und präventive Verhaltensmedizin chronischer Erkrankungen.[*78] Walter de Gruyter, Berlin, 1999）においても、建設的な貢献を何ら為しえなかった。

体系的で心身医学的なアプローチに則ったがん研究の発展のためには、心身の相互作用ならびにがん疾患の心身医学の両者に関する適切な理論の開発と、研究上のデータ把握に関する理論・概念・方法論などの整備のみならず、効果的な心理療法の方法論が必要とされるであろう。

がん患者に関するランダム化比較試験についても、それらが疾患の経過にとってポジティブあるいはネガティブな諸要因を把握する前向き観察研究と連動していない限り、科学的意義に乏しいものとなる。我々の実験、観察ならびに科学的な研究結果によれば、心理療法的な介入は三つの効果を示すことができた。つまり(a)心理療法的な介入は何の変化も惹起しない、(b)心理療法的な介入は効果的である、(c)心理療法的な介入は有害である（例えば生活の質を明らかに損なったり余命を明らかに縮める等）の三つである。実験的な治療において、もしも介入処置の有効性に関する知見を持たない、あるいは疾患の経過にポジティブ・ネガティブに作用する諸要因に関する知見が十分でないとすれば、そのような介入処置は科学的であるとは言い難いであろう。また、どのようなポジティブな要因やネガティブな要因が治療の遂行に影響を及ぼすのかという知識がない場合も、科学的な介入処置とは言えなくなる。

　デービッド・スピーゲルは（Spiegel D, et al.: Effect of psychosocial treatment on survival of patients with metastatic breast cancer. Lancet 13: 888-891, 1989）、どちらかといえば非科学的な方法論を用いている。彼らはまず、彼らによる治療的な実験を転移を伴う乳がん患者を対象として実施したが、それはグロッサルト＝マティチェクらによる治療の結果 (Grossarth-Maticek R, et al: Psychotherapy research in oncology. In: Steptoe A, Mathews A, eds.: Health care and human behavior. New York, Academic Press, pp. 325-341, 1984) を覆す意図のもとに計画されたものであった。ところがスピーゲルは、意に反して肯定的で、グロッサルト＝マティチェクらの実験結果を支持する結果を得ると、驚くべきことにそれを定評ある雑誌「The Lancet」に発表したが、その際上述したような諸要因を考慮することはなかった。介入群には、一般的な「心理療法」の範疇にある様々な治療的処置が行われた。治療は（週に一回の）集団療法で構成されていたが、患者たちはそこで自分の感情を表現するように指導された。その際投げかけられた質問の内容は、死ぬこと、また死そのものに対する不安、生きていく中で変遷してきた価値観、家族関係の深化、医学的な治療が制御可能になること、痛みを精神的に克服すること、患者―医師関係の改善等であった。治療を受けた介入群においては、不安症状、痛みが軽減し、病気の克服度に改善が見られた。介入群の患者は対照群よりも生存期間が二

＊76　タイトル邦訳『がん性格―迷信と真実』
＊77　タイトル邦訳『心理腫瘍学入門』
＊78　タイトル邦訳は、十三頁の注釈を参照。

倍長くなったが、これはグロッサルト＝マティチェクの結果を正確に裏付けるものであった。デービッド・スピーゲルの結果から言えることは、様々な治療的処置の多くによって、転移を伴う乳がん患者の生存期間が延長したということである。ここまでは良いであろう。しかしそこからは、どの特定の処置に余命を伸ばす効果があったのか、またそれがどのような心理的プロセスを通じて実現できたのかを知ることはできない。また我々はスピーゲルの結果からは、病気の経過の中でどの要因がポジティブないしネガティブに作用したのか、さらに、自らを組織していく集団の力学がその際どのように貢献したのかを知ることもできない。同様にまた、治療の中でどのようなシステムがポジティブないしネガティブに変化したのか（例えば食事、運動、医学的治療処置等）も分からない。とりわけ知ることができないのは、効果があったのは治療の中で患者が学習した自力活動なのか、あるいは治療者から受動的に受け入れた支援だったのかということである。

このような理由から我々は、自分たちの治療的実験を、病状経過の研究と結びつけることにした。前向き病状経過研究においては、病状の経過にポジティブないしネガティブに結びつく要因が特定された。

ポジティブな要因には例えば次のようなものがある。

1 病気をポジティブに打ち負かし、克服することができるという、自力活動的確信（自らの行動によって勝ち得た確信）。

2 病気の克服と病状経過の改善に向けた自力活動の遂行能力（自らの行動によって見つけ出した方法と姿勢）。

3 幸福と快に繋がる心地よい刺激を自力活動によって獲得する能力の改善。

4 自力活動によって、家族内での緊張を緩和し、拒否体験の痛みを癒す能力。

5 感情的に重要な対象からの疎外による孤立体験を自力活動によって克服すること。

6 自力活動と自分の遂行能力が、治療を受ける中で望ましい問題解決の方向へと刺激されるという患者の感覚。

7 自分に関わる欲求の表明と社会的コミュニケーションとの間の統合の改善。

8 生きたい、生き延びたいという欲求の増大（将来快と幸福感と安定が得られるという期待のもとに）。

一方、例えば次のような諸要因は病気の経過にネガティブな影響を与えかねない。

1 治療者が、患者が自力活動を構築するよう刺激することなく、むしろ患者の受動性を高めてしまうこと（そのような場合、治療者側にも典型的な援助者症候群が惹起される）。

2　感情的に重要な対象からの疎外による孤立体験の強化。

3　効果がなく、目標へ到達することのない行動を取る傾向の強化。

4　不快、不幸感、不安定感の増大。

5　孤独の原因となる諸要因への親和性が増すこと。

6　生きる意志よりも死への傾向が明らかに強くなること。

7　病気に打ち勝ち、克服することが不可能であるという自らの確信。

オートノミートレーニングは問題解決のための自力活動化を徹底して刺激する方法論である。より詳しく言えばオートノミートレーニングは、患者に治療的処置の享受者という受動的な役割を押し付け、患者の創造的な自力活動をむしろ阻害するあらゆる処置は効果的ではないという仮説から出発している。介入研究は右に挙げたような病気の経過にとってのポジティブならびにネガティブな要因の知識を得たうえで初めて実施されたが、そこでは実際にオートノミートレーニングによって全てのがん患者の約四〇％においてポジティブな要因が明らかに増加し、ネガティブな要因が明らかに減少したことを証明できた。また、この治療介入を受けた群では、対照群よりも明らかに生存期間が長かったのである。このようにして前向き研究と介入研究とが円環的に繋がり、治療介入と生存期間に関するポジティブならびにネガティブな要因の変化との間の関連も明らかになった。

八・三　理論と仮説

我々は、がんはもっぱら遺伝的要因および生理的・化学的・物理的有害物質ならびに病原微生物の相互作用によって生成するという仮説から出発している。中枢神経系からの刺激がどの程度がんの生成に関与しているのかについては、今日まだ回答が与えられていない。自然科学的な手法を取る多くのがん研究者は、この関連を想定することができない。がん発生のプロセスは医学上、イニシエーションという名で概念化されている。我々は、健康な生体内においてもがん細胞が繰り返し出現していること、しかしそれが必ずしもがんの進行、臨床的ながんの発症や転移、さらにはがんによる死亡に至る訳ではないことを知っている。がんの進行に関して医学的には、腫瘍プロモーションという概念が用いられる。がんの進行は、がんの発生よりも、実際的にはより大きな意味を持つと思われる。というのもがんの進行の方が、一次的および二次的がん予防により大きな意味を持っているからである。

体系的な構想を描くにあたって我々が依拠するのは、様々な危険因子、特に家族的―遺伝的な素因、併存する臓器の負因、有害物質の作用および特定の心理社会的なストレスは総合的に作用する、さらにその際、それらが相乗的な効果を示す（つまり、システム内での個々の要因の作用は、単にそれらを加算しただけの作用よりも遥かに大きくなる）という仮説である。

がんの進行にとって心理社会的要因と個人的な行動システムが重要な役割を果たしていると主張するとすれば、我々はがんの進行に関連する行動パターンの内容およびその心理的力動を、極力正確に描出しなければならないであろう。以下にその試みを述べる。

心理的力動という観点、ならびに身体的要因や身体的プロセスとの相互作用という観点から見れば、がんの進行は、個人にとって存在そのものに関わる重要性を持つ欲求が満たされなかったことに対する生物学的な代償、ならびにそれと同時に生じている、求めていた欲求充足を阻害する（内的および／あるいは外的な）制止に対する生物学的な代償であるように思われる。

しかも上記のような阻害された願望と目標達成における制止の結合は、自分の行動の選択肢から切り離されてしまうので、自力活動は、切り離されてはいるが慢性的に刺激されている欲求を改めて充足させることができるような環境条件を創り出すことができない。

切り離された欲求と制止は、意識的、前意識的に、また無意識でも体験されうる。

刺激されたが充足されることのなかった欲求は、体験された制止とともに、様々な症状を惹起する。例えば、絶望感、生きる意味の喪失、半抑うつ状態等である。行動そのものはたいてい受動的ではなく、しばしば精神的・肉体的に疲弊するまでに活性化される。その場合行動は誤った仮説にコントロールされており、例えば当事者は、自己犠牲をささげ、調和を求め、葛藤を回避することによって、渇望する欲求の充足がまだ可能なのではないかという期待を持っている。そのような行動を通して人は、どちらかと言えば、制止を維持するような環境条件を支持してしまい、もっと幸福感を感じることやより快に満ちた葛藤の克服という別の可能性を、自ら排除してしまうことになるのである。

もしも存在そのものに関わるような重要な欲求を充足するチャンスがもはや感知されず、幸福感よりも不快の体験がより強くなれば、無意識のスイッチは生のプログラムから特定の意味によって操作された病気のプログラムへと切り替わる（例えば、もし私ががんになれば、私を拒否してきた父親（母親）の愛情が得られる等）。

このような行動パターンは、「阻害された願望」と「制止の源泉に従い、制止を維持するような行動」という概念で描写することができるかもしれない。がんの発症については、次のような法則性が観察される。願望の阻害がより明らかであればあるほど、つまり阻害された願望が主観的により重要であるほど（例えば自律性や特定の人物に近づきたいといった欲求の阻害）、また欲求充足において制止がより明確に体験されるほど、がん発症の危険性は高まり、葛藤からがん発症までの時間は短くなり、患者ががんと診断されてから死に至るまでの時間も短くなる。

グロッサルト行動類型に関する理論

人間は幸福感と快、また精神的・外的安定を求める、特定の意味によって操作されるシステムである。人間は満たされたいと思う欲求を持続的に創り出す。感情的に極めて重要な欲求は人間の存在そのもの、例えば病気になったり健康を維持したりする際に、大きな意味を持っている。そのような欲求はしばしば子供時代に形成される。というのも子供は大きな感情的自発性[*79]を有しており、理性のバリアが低いからである。人間の行動には、有利な環境条件を創り出すことによって欲求を充足させ、不快な状況を回避し、それらをポジティブなものに変更していこうとする機能が備わっている。問題が発生するのは、人がもはや行動を通して自分の欲求に見合った環境条件を創り出すことができないため、非常に重要な欲求が満たされないまま、そこで体験された制止とともに行動システムから切り離されるものの、その欲求がさらに作用し続け、その充足を迫るような場合である。そうなれば絶望感、過興奮や不安、抑うつ等の症候といったネガティブな感情が生まれることになる。

感情的に非常に重要な欲求が充足されると、幸福感と精神的な平衡、快と満足感が生まれる。

無意識は動機づけの中枢機関であり、個人が幸福感と快と安定感を体系的に模索するのを援助する、主観によって操作されるコンピュータプログラムのような働きをしている。体験された、および／あるいは期待された快や、体験されたあるいは目標とされた幸福感が、不快や不幸感よりも強力である場合、無意識からは生のプログラム、すなわち生の過程を支援するプログラムが活性化される。幸福感や安定に対する希望が阻害されており、不幸感、不快と脅威体験が支配的で、個人がポジティブな変化に対する希望を持てないような場合、葛藤の結果として、特定の意味によって操作される病気と死のプログラムが作動することになる（例えば「私にとって命と同じくらい大切な最愛の母と和解できないなら、もう生きている意味はない」と

＊79　他の束縛を受けない主体的な様子。

いった)。

我々は感情的に非常に重要な欲求の充足が阻害されている人々をはっきりと二つの行動パターンに分けた。これらのパターンをタイプI行動およびタイプII行動と呼ぶことにする。

タイプI行動の心理的力動

タイプI行動(過度に諦観的に順応すること、新たな行動パターンの開発を制止すること)の力動は、以下のように描写することができる。

1 慢性的に刺激されているが充足されなかった感情的に極めて重要な欲求(例えば認められること、愛されること、感情的な接近、理解されること、その他の欲求)は、体験された(内的および/あるいは外的な原因が考えられうる)制止のために、欲求を充足できるような環境条件を創り出すことができるかもしれない行動システムから切り離される。

2 誤った期待に基づき、プログラムによってコントロールされて、対象と環境条件へ自分を合わせるようになる。そのように対象に自分を合わせることで、もしかしたら欲求が充足されるのではないかという誤った期待が抱かれる(例えば「私は両親の間に調和をもたらさなくてはならないし、父親の成績に対する期待にも応えなくてはならない、また一人のパートナーに感情的に入れ込んではならない」等々)。活性化されるが、結局は欲求を満たすことのできない行動によって、新たな行動パターンを開発する際に生じる制止の原因が堅持されることにもなりかねない(例えば、失望への不安から、自分を拒否している母親との縁を切ってしまう等。そうなると母親が和解を期待していたとしても、当人はもはやそれを知ることもできなくなる)。

3 充足されなかった欲求と願望のために、次第に諦念と絶望の度合いが増すが、それらは通常より強固にパターン化され、制止を維持する順応とその活性化という反応を惹き起こす(例えば、対象が離れていくという経験の度合いと比例して高まっていく対象喪失の不安等から)。

4 しばしばいわゆる自己曝露的な行動(自分に辛く当たること、病の兆候や病気のサインを無視すること、自分にとって不利益な周囲の環境条件や労働条件に甘んじること)として現れる、不適切で不十分な活動によって、常時心身の疲弊を来たし、その他の不快感を持つようになる。

5 精神的な過重負荷と行動システムから切り離された欲求は、外面的にはしばしば利他主義、周囲の人間に対する感情移入的で理解に満ちた行動、調和を作り出すための努力、あるいはその他の社会的に望ましい行動パターンとして隠蔽される。

ここで描写した行動はタイプⅠａと名付けることができる。我々はタイプⅠの第二の行動も観察することができるが、それをタイプⅠｂと名づけよう。この行動ではふつう突然の非常に外傷的な出来事（例えば、個人にとって感情的に極めて重要な人物との死別や別離、あるいは個人にとって非常に重要な社会的ないし職業的地位の喪失等）によって、目標とされ普段は行われてきた欲求の充足が、急激かつ完全に阻害される。状況は変更が全く不可能なものとして認識されるので、制止を伴う満たされなかった願望は、強烈で持続的なアパシー的諦念を惹起する。当事者は外面的には通常、なお礼儀正しく常識的に順応しているように見えるが、内面的には死への傾向が活性化された諦念と絶対的な絶望の中に生きている。つまり、不快な状況の中で、生きることよりも死へ向かうこと、存在に終止符を打つことの方が魅力的だと感じているのである。

タイプⅠ行動のこれら二つの力動形態を示す人々に関して、以下のような法則性を指摘することができる。

- タイプⅠｂの人々は、タイプⅠａの人々よりもがんの臨床的発症が早期に起こり、また発症から死に至るまでの期間が短い。
- タイプⅠａの中では、その特性が際立っている人ほどがんの発症が早く、発症後の経過がより悪い。

タイプⅠは力動の特徴を体系的に示している。つまりここには、拒否を行う対象も、不適切な活性化も、無意識を最終的に死の傾向の方へと活性化させる特定の症候も現れるのである。これを考えるなら、いわゆる「がん性格」に関して国際的に行われている単一因果論的な議論は、あまりに単純であるように思われる（例えば、抑うつの様相を詳しく記述することなく抑うつ症状とがんを関連づけるかどうかが問われたり、制止や過剰適応傾向といったひとつの特徴ががんと関連づけられたりする等）。

がん疾患の体系的特徴が明らかになるのはまた、観察システムが拡大されたり、心身の相互作用が分析されたりするような場合である。例えばタイプⅠ行動パターンを示す人の場合、特定の臓器負因（例えば気管支炎や胃潰瘍等）があらかじめある、あるいは家系的に特定のがんに罹りやすい素因がある場合、また物理的・化学的有害物質や病原微生物などの発がん物質に曝露されている場合等に、がんの罹患リスクがより高まることが分かった。臓器負因や家族的負因に加えてそのような害毒が存在する場合、それらは細胞の成長プログラムをがんの方向へ切り替えることがある。一方、絶望感を伴い過剰適応したタイプ

Ｉ行動パターンは、がんの進行を助長するのである。

適切な情報のもとで個人的にセルフトレーニングを行うことや、明確な目的と科学的根拠を持った心理療法介入によって短時間のうちにその行動を簡単に変更することができないとすれば、このように多くのネガティブな結果を伴うタイプＩ行動をドラマチックに描写することは、治療においては無意味なばかりか、不安と罪悪感を惹起するという意味でむしろ禁忌であるとも言えよう。

タイプＩ行動から健康的な行動へと変更することができたがん患者の治療事例を一つ示そう。

三十七歳のＢさん（女性）は、乳がんであった。彼女によれば、両親は感情的に冷たく、まるで冷蔵庫のようだと感じていたらしい。母親からも父親からも、彼女が望むような愛情を得られたためしはなかった。彼女は結婚し、三人の子どもをもうけた。彼女はまず夫を拒否した。それは彼女が、両親からの愛情を得たいという欲求が満たされなかったためにまだ両親のもとにいたからである。その後夫のほうが彼女を拒否したが、それを彼女は非常に苦痛に感じた。彼女は自分ががんに罹った意味に気づいた。「こうなることで私は両親からの保護と愛情を得たかったのだ」と。しかし彼女は失望することに対する不安のために両親に背を向けた。オートノミートレーニングの中で彼女は、特に母親に対して抱く満たされなかった願望がいまだに強いということを認めた。トレーニングの中では、両親とのコミュニケーションの改善を目的とした新たな行動パターンが発見された。オートノミートレーニングにおける新たな行動パターンは、自力活動と欲求のシステムに、まるで鍵穴と鍵のようにぴったりと合致すべきで、システムにとって違和感があったり実現不可能として退けられるようなものであってはならない。開発された行動パターンが当事者に明らかにポジティブに、また高い動機を伴って受け入れられる場合、我々はそれを「符合点」[*80]と呼ぶことにした。

Ｂさんは、例えば母親に対して自分がまだポジティブな感情や期待を持っていることを、直接本人に伝えることに非常に不安を感じていた。それはＢさんが、いつものように母親から拒否され、まともに取り合ってもらえないのではないかと恐れていたからである（例えば「ねえお前、ちょっとおかしいんじゃない。何のことを言っているのかさっぱり分からないわ」等）。しかしＢさんとともに見つけ出した行動パターンをＢさんは受け入れ、統合することができた。次に母親に会ったときＢさんは母親を抱擁し、「お母さんは冷蔵庫みたいに冷たいけれど、それでもお母さんのことが好きよ」と言って頬にキスをした。母親はＢさんのこの言葉が気にかかり、次に会ったときに「あの冷蔵庫ってどういう意味だったの」と尋ねた。そこでＢさんは、母親が感情的な能力に乏しく、感情の興奮を感じることもできなければそれを表現することもできないのだと説明した。すると母親は涙を流し、自分は娘のことをずっととても愛してきたのだが、感情を表すことにいつも本当に不安を持っていた、そしてそのことに今初めて気がついたと言った。二人はともに涙を流して固く抱擁しあい、娘は「お母さん、私はどれだけ長い間、私がお母さんをどれだけ必要としているかを伝えるこの瞬間を待ったことでしょう」と言った。母親はそれに「私にも同じことを言わせて。私は、自分があなたにとってもう大切じゃないといつも考えていたので、あなたが私から離れて行ってしまうのではないかという不安にいつも苛まれていたのよ」と答えた。

タイプII行動の心理的力動

タイプII行動も、行動システムから切り離されている慢性的に満たされなかった願望と、充足されなかった欲求に特徴がある。つまり、ここにも欲求充足と目標達成を阻害する制止が存在するのだが、行動が目標を達成することができないがために、その制止は、満たされなかった願望とともに行動から切り離されるのである。このような状態はタイプI行動の場合と似ているが、反応と行動プログラムに関して両者は本質的に異なっている。

どちらかと言えば利他的に振る舞うタイプI行動とは異なり、タイプII行動を取る人は、欲求を阻害すると信じている「原因」に対して激しくネガティブに反応する。しかしそのような行動は絶望的で効果のないものに終始する。なぜならそのような行動によって興奮と苛立ちの源泉が縮小することはないし、距離を取ろうとしても結局ネガティブに感じられる対象の近くに留まり続けることになるからである。このような様相を我々はどうしようもない過興奮と呼ぶ。このタイプに属する人は、例えば母親からの愛情といった求める願望には、当の対象に対する激しいネガティブな感情を体験し、それを表現することによってのみ到達できるという仮説に基づいたプログラムに操作された行動を示す。

どうしようもない過興奮と心身の疲弊は、対象（例えば職場の特定の人物や状況等）のネガティブな面が実際に証明されるような体験をした後などに強化されることになる。タイプII行動は心筋梗塞や脳卒中、動脈硬化等の心血管系の疾患と強い相

＊80　Knackpunkt（英 crunchpoint）発音は「クナックプンクト」。会話の中などで、合点がいった瞬間に指をパチンと鳴らす動作からの比喩表現。適当な訳語を見つけるのが困難だが、本書では仮に「符合点」と呼ぶことにした。

関を示すが、肺疾患（例えば肺気腫）等の他の特定の疾患とも関連がある。このタイプの人は絶えず闘争状態にあるので、中枢神経系が常にどうしようもない過興奮状態にあるのである。

オートノミートレーニングにおいて人は、欲求の表明と幸福感を増進させるような新たな行動パターンを構築し、ネガティブな経験の結果として生じる過興奮を解きほぐすことを学ぶ。ここでも主観的に適切な欲求充足を個人的に模索するシステムが活性化され、個々人に合ったトレーニングのプログラムが作成される。

タイプⅣ行動の心理的力動

制止や過興奮とは異なる最も重要な行動は、いわゆるタイプⅣ行動（自らをコントロールし、欲求を表明し、それを充足させるような、幸福感と快と安定と精神的な平衡へと繋がる柔軟な行動の活性化）である。

タイプⅣ行動の特徴は数多く挙げることができる。しかし本質的なことは、このタイプに属する人は、主観的に幸福感と快を感じる反応を惹き起こすような、また不幸感や充足を与えてくれない対象への執着を解きほぐすことを助けるような環境条件や状態に、自力活動（能動的な行動、執着の放棄、新たな解釈の三つの組み合わせからなる行動戦略）によって到達することができるということである。その際無意識は、生への傾向と健康の方向へと活性化され、自力活動に寄与することになる。

以下に自分自身をコントロールする行動戦略のいくつかの例を挙げてみよう。

- 明確な自己保護、すなわち、脅威と不幸感が現れるような状況下で自分を護ること。また、環境条件を幸福の方向へ変更するモチベーションを持っていること。
- 食事、飲酒習慣、運動、睡眠を、長期的に幸福を維持できるように整えること。つまり、ちょうど幸福感が湧くような時間帯に、適量の、質の良いものを食べ、ネガティブな気分になるような習慣を回避すること。
- 「試行錯誤」の原則に従って、過去における快と欲求充足への願望の再活性化ではなく、「今ここで」十分な幸福感と快に至ることができるような状態と環境条件を（身体内部に、また社会的・物理的な環境の中に）創り出そうとすること。つまり、過去と現在、ないしは望む快と実現可能な快を比較しつつ、快の不足を克服しようとすること。この快の不足という状態は、あらゆる種類の嗜癖が形成される際の中心的動機となる。
- 過去の（例えば子供時代の、あるいは両親に対する、または別れた特定の人たちに対する）満たされなかった願望や望みを体系的に探し出し、阻害された願望を実際に、あるいは象徴的に充足させる方法を自発的に開発すること。つまり不全制御の（つまり快の方向へのセルフレギュレーションを阻害する）プロセスを継続的に認識し、これを不活化すること。

- 現在の幸福感あるいはまた不幸感から、想像の中で、欲求を充足させる状況を創り出し、それに向かって努力すること。
- そうすることが必要であると考え、ある対象を放棄したり活動を中止したりすることをも快として体験すること（食事や酒の量を減らしたり、ネガティブな体験をした人と別れる等）。
- 理性的および感情的なプロセスの統合を進めること。例えばシステムが必要としている特定の状況を感情的に模索する行動を、たとえそれが理性的だとは思えなくても、妥当なものとして認めること（例えば、感情的に非常に重要な欲求や期待を活性化させるために、特定の対象による拒否を感情的に操作すること等によって）。
- 幸福感が得られるような活動を繰り返し行うこと（例えば仕事やスポーツを熱心に行う等）。
- 主観的に極めて重要な目標に到達するため、自力活動を通じて社会的承認と社会的支援を得ること。
- 長期的に見てポジティブな結果をもたらす行動方針に則って、短期的に見ればポジティブだが長期的に見ればネガティブな結果をもたらす行動を放棄する能力。
- 制御可能な快を得る能力と、快をもたらすけれども過度の負担を求められる対象を回避する傾向。
- 快を感じることができ、幸福感を基準とした近さと距離の調整ができること。
- 自発的で幸福感と快と健康をもたらす信仰（神とのポジティブな関係、祈りにおける快、気づきの喜び等）。
- 幸福感と快を求める動機を個人的な自己概念とアイデンティティーの認識に統合すること（快と幸福感を模索することが、自分自身が受容している自分の内的な本質に属していること）。
- 影響を及ぼすことができないと感じる不快を惹起する対象や状態から、系統的・戦略的に上手く距離を取ること。
- 不都合で不安定と不幸感をもたらすような状態や状況を、可能であれば、創造的でポジティブなもの、快を感じることができるもの、安定感をもたらすものへと変更していく傾向。
- 自己愛、自己の受容、他者への愛、他者の受容、自然への愛、動物への愛、自分にとっての神への愛が、交互に自由に循環し、心地よく欲求に合致するような愛の経験。
- 「無意識」、「欲求」、ならびに「生きる意味を操作して無意識を生の方向へと活性化するような環境条件を創造するという目的」の三者を、快を感じつつ協調させること。

- 幸福感と快へと導く快適な刺激を持続的に創り出し、不快な環境条件を取り除くことができる能力。
- 様々な具体的状況下で幸福感と安定へと到達できる達観的な認知—感情的基準。例えば「ネガティブな体験の全ては、もしかするともっとひどいものでもあり得たのだから、思ったほどは悪くなかったのだ」という普遍的命題に従うこと。多くの人々は達観的な基準（例えば宗教、家族に対するポジティブな態度、自分自身と他者に自分の強靭さを示すこと等）に基づいて、非常に困難な状況（例えば強制収容所、戦争捕虜の経験等）を巧みに、また健康的に克服してきたのである。
- 繰り返し生じる、強い快を感じることのできる幸福体験（例えば自力活動に基づく、神との関係における、ある種の諦観による、セックスにおける、パートナー関係における、ある種の考え方を通じての、自然との一体感を感じることによる、あるいは社会的な承認による幸福体験等）。

総じて言うならば、タイプⅣ行動は、現時点での欲求を活性化させ、それを充足し、無意識を健康と生の方向へ刺激するような、互いに影響しあい互いを学び合えるような行動パターンや考え方から成り立っている。

我々が多様な実証的実験において繰り返し示してきたのは、危険因子（喫煙、飲酒、誤った食習慣等）の健康にとっての重要性が、また宗教や仕事に対する積極性、パートナー関係や自動車の運転、薬の開発などの要因の健康にとっての重要性が、まさしく次の問いに規定されているということである。その問いとは、それらの要因が、病気を発生させたり健康を維持したりする機能に関して、欲求を表明し自分自身をコントロールするタイプⅣ行動を支持し刺激しているか、あるいは逆に諦念に甘んじ、欲求を阻害し、どうしようもない過興奮の方向で欲求を阻害する行動を強化してしまうか、というものである。例えば、タバコを吸うことでつかの間の落ち着きを得るものの、まさにその喫煙行為によって自分のシステムを、慢性的に欲求が阻害されているにもかかわらず諦念に甘んじている状態として支持してしまうような人は、喫煙によって自分の快を実現するような探索行動（例えば性的関係の探索等）を刺激している喫煙者よりも、肺がんや心筋梗塞に罹るリスクが極端に高くなる。快感のポテンシャルを高めるような適度の飲酒の場合、飲酒によって自分の受動性[*81]を心理的に耐えがたい状況になるまで昂じさせるような人と比べて肝硬変に罹りにくい。自発的な信仰を持ち、祈る時に非常な幸福感、至福の感情を得る人は、祈りの中で様々な領域において快を模索する全システムを刺激することが可能であり、宗教において罪の意識に苛まれ、自分と他人の罪をなじり、感情的な欲求を制止したままになってしまう人よりも病気に罹りにくい。

八・四　最終的孤立、セルフレギュレーション、グロッサルト行動類型とがん

本書のいろいろな箇所で我々は、グロッサルトの六つの行動類型を様々な視点から見てきたが、その多くは非常に抽象的な視点によるものであった。ここからは、これら行動類型の心理的力動を、医師や心理学者・社会学者だけでなく一般の読者にも理解しやすいように、また必要であれば治療への応用も可能なように解説してみたい。

グロッサルト類型論の基盤でもある心理的力動に関する基礎理論は、次のようなものである。人間は行動するに当たって、自分が体験した最高度の快の源泉（それを反復しようとする）と、最悪の不快の源泉（それを回避しようとする）に影響される。日常の行動においては、この二つの傾向の間で、しばしば妥協が模索される（例えば、少し快は減少するが、その分安定感が増すような行動等）。快、幸福感、安定感を最高度に得るための模索の途上で、人間は感情的に極めて重要な欲求を持つようになる。この欲求に満足な回答がなされると、精神的な安定が得られ、欲求が充足される。心理的力動の危機は、快の源泉が突然低下し、不快と脅威が増すような場合に起こる。人はそれぞれ、どの程度までこの状態に耐えられるか、そしていつ死の脅威が生じるかという、個人的な限界を持っている。快の減少度は通常、以前の経験や理想を物差しにして測られる。以前到達できた快の源泉にもはや到達できくなり、その快の源泉が突然低下してしまった場合には、不快感が生じるだけでなく、中枢神経系への刺激が非常に弱くなり、個々人に死の危険をもたらす、もはや克服不可能な抑うつと不活性が生じる。この状態に至ると様々な代償行動が起こるが、例えばそれは拒否されている対象の理想化であったり、アルコール、薬物、タバコなどへの依存、あるいは脅威として認識している環境への激しい攻撃といった形をとる。また例えばがんやパーキンソン病などの疾病も、心理的に耐えがたい状況に対する、とりわけ生物学的な代償である可能性を排除できない。これに対抗するセルフレギュレーションは、欲求充足、快、幸福感と安定感をもたらし、不幸感（例えば社会的孤立等）を取り除く環境条件を身体および環境に創り出す、あらゆる個人的な活動である。

＊81　不利な状況に甘んじている状態。

オートノミートレーニングにおいて自分の幸福感と快を再建することが学ばれると、代償行動や特定の疾病を惹き起こす原因も少なくなる。快と幸福感は決して一方通行の道の上にある訳ではなく、規範的な提案（「〜すべきだ」や「〜しなければならない」）によって到達できる訳でもない。というのも、人はそれぞれ固有の人生の中で、個人的な幸福感や個人的に何を脅威と感じるかを独特に習得し、処理するからである。それでもなお、特定の行動パターンとその背後にある心理的力動にはある種の一般化できる特徴があるのであり、それを我々はグロッサルトの類型としてまとめたのである。グロッサルト行動類型の体系的特徴は、様々な側面（視点）から記述することができる。ここではグロッサルトの類型を一般読者にも分かりやすいように、また心理的力動に配慮して記述してみよう。

タイプI　利他的代償を伴う精神的孤立

タイプIに属する人たちは、感情的に非常に重要な刺激の源泉から自分が拒否され、軽んじられ、孤立していると感じているので、欲求の核を形成することができない。彼らは外部の対象に依存しているが、自分を利する自信を形成するのに不可欠な、対象からの愛情や感情的な承認を得ることができない。[*82]このタイプの人は積極的な行動を通じて、感情的に極めて重要な欲求が集中している刺激の源泉を、理想化と利他的行動によって自分にとってポジティブなものにしつらえ、それに到達しようと試みる。そのような行動によっては普通、様々な理由から、目標に到達することはできない（例えば理想化された人が離れて行ってしまったり、外傷的な失望が生じたり、単調な生活の中で望まれる刺激が起こらなかったりといった理由で）。タイプIの主たる問題は、自己中心的な欲求の表明と充足が欠落していること、ならびに、快と幸福感、幸福そのもの、安定感が、自分を利する欲求の充足を制止したままで、外部からの愛情によって与えられるという誤った思いこみ、ないし期待にある（例えば子供が私の方を向いてくれたら、私は幸せだ。子供がそっぽを向いてしまったら、私は不幸だ、等）。望んでいた、また期待していたポジティブな愛情が外部から得られない場合、このタイプの人は自己中心的で自分を利する欲求を充足させる行動や活動をもはやコントロールすることができず、不快は脅威になるほど蓄積し、ポジティブな刺激ですら脅威となるほど落ち込むことになる。このタイプの人はしばしばこのような状態を、対象に依存した新しい活動によって代償しようとするが、普通それはネガティブな結果を招く。このような状態においては、自分を利する構成要素を実現するために、がん疾患という形で生物学的代償が生じることがある（がんは利己的で、生体の環境を無視した新生物である）。例えばある肺がんの患者は、オートノミートレーニングの後に、次のような夢を見た。がんが彼にこう言った。「お前は人のことばかりを優先するろくでなしだ！人はどうやって利己的に生きるのか、お前に見せてやる！」それに対して彼はこう答えた。「お前が俺に説教するのは、少し待て。俺の方がお前に、人はどうやって利己的に生きるのかを見せてやる。」この夢を見て以来、彼は生き方を変え、医者からはあと半年の命と言われていたにもかかわらず、その後十四年間を快適に過ごしたのである。

タイプI行動には様々な形がある。外部からのポジティブな刺激の低下が突然かつ外傷的に経験されるため、自分を利する欲求を表明したりそれを充足したりする能力の完全な喪失を伴う、急激で極めて強いアパシー的抑うつに陥る人もいる（内的・外的な制止を活性化し維持することによって）。第二の、より頻度が高いケースは、潜伏的な過程をたどるものである。自分の欲求の表明や充足を制止することが再三苦痛を惹起するが、その苦痛は、外部からの愛情によって代償されることもある。しかし望む対象からの愛情は長期的に見れば配給されないので、結局は精神的な孤立と心身の疲弊に至る。このようなケースでは、ポジティブな刺激や興奮は潜伏的に低下し、外部の対象の理想化という代償が起こるのである。

タイプI行動との関連で、利他的自己疎外についても述べておきたい。疎外と言うのはつまり、外部の対象に合わせることによって自らの欲求が充足されず、また欲求充足に適した行動パターンを構築することも維持することもできず、さらに外部によるコントロールが強まるという事態を指す。

タイプI行動を取る人は、ポジティブに評価し、自分が求めている対象の愛情によって、自分を利する行動の制御と欲求充足の内的欠損を埋め合わせることができる、という幻想の中に生きている。しかしそのような行動によって獲得できるのは、その反対のものである。利他的で対象を理想化する行動が昂じればそれだけ、自分に対する価値評価は貶められ、ポジティブに自分が求めている対象への依存度は高くなる。この対象から孤立してしまうと、精神的な絶望感や拠り所のなさが生じるのである。

タイプIの人は、高く評価しているが、しばしば自分を拒否する対象からの愛情によってのみ、快と幸福感と安定感を得られると信じているように思える。しかし彼らはそこで自分の欲求、またそのためのセルフレギュレーションや自力活動が阻害されていることに気づかないのである。

＊82　類義語を次のように訳し分けた。egoistisch＝利己的な、ego-zentrisch＝自己中心的な、ich-bezogen＝自分を利する。ただし、これらの語が本質的な違いを含んで用いられている訳ではないため、読む際にあまり神経質になる必要はないであろう。

オートノミートレーニングでは新たな行動パターンが刺激されるが、その行動パターンを通じて、人が本来の自分を感じることができるよう、また自分の経験を一般化することで（もちろん社会的欲求の刺激と充足をも含めて）自分の自己中心的な欲求に配慮し、それを充足させ始めるように、欲求が刺激され充足されなければならない。オートノミートレーニングが目指すのは、考え方の変更のみならず、欲求充足と目標到達という反応が生じるような環境条件と刺激の構造を、個人的な活動によって新しく構築することである。欲求充足を促進する行動の変更は、人がそれに自動的に反応するような環境条件が変更された時にのみ起こりうる。例えばある人が食習慣を変え、その結果快を感じている場合や、あるいは自分の欲求に準じて社会的諸関係を変更したような場合である。環境条件の積極的な新構築を通じ、制止されていた感情的に非常に重要な欲求が充足されて初めて、新たに習得された積極的で欲求を充足する行動が様々な領域へと一般化され、相互作用的システムが問題解決のために動き出すチャンスが生まれるのである。[*83]

タイプII　諦念を伴う内的興奮

タイプIIの行動パターンを示す人は、自分の対象と一緒にいると、脅かされ、何か気に障るような、うっ屈した感情を持つ。このタイプは、気に障り脅威と感じる対象と距離を取ることができた時にのみ、あるいは望み通りにその脅威が弱まるように対象を変更できたときにのみ、自らの安定感と幸福感という目標に到達できると感じている。自己中心的な欲求充足においているると感じてはいるが、気に障る対象によって自分がじゃまをされているという感じではいるが、この対象に対しては全く無力である。というのもタイプIIの人は、自分の積極的な行動によって対象から距離を取ることができず、対象に関して体験した否定性が強調されるような環境条件がさらに強化されてしまうからである。タイプIIの人は、自分自身に、そして願わくば自分にとって重要な周囲の人たちにも、自分を取り巻く外界がいかに欠陥と否定性に満ちているかということが証明されたときにのみ、自分は幸福感と快に到達できるのだと信じているように思われる。彼らはそのような行動こそがネガティブな結果を招来していることに気づいていない。タイプIIに属する人は最終的には、彼らが自己実現を阻害すると感じている、本当は実在しない脅威に満ちた世界で生きていくという諦観に至る。彼らの行動は柔軟性に欠け、硬直的に興奮したものとなる。このような行動はあるいは血管の硬化を招く多くの構成要素の一つであるかもしれないし、もしそうであるとすれば、動脈硬化の進行に何らかの影響を与えうるかもしれない（常に攣縮的に緊張していて、決して柔軟な弛緩状態にならないのであるから）。

タイプⅢ　社会を巻き込む自己中心的行動

タイプⅢに属する人は、自分を利する欲求に極端に従い、それが自分に対してどのように関わるのかということだけを基準として、自らを取り巻く環境を解釈する。彼らは積極的な行動によって、自分の欲求を表明しそれが利己的に充足されうるように、自分の環境を操作する。例えば子供時代に父親（母親）からひどく拒否されたが、その痛みを拒否のし返しによって鎮めることができたような人の場合、大人になってから、自分のパートナーが自分を拒否するように操作し、そののちにパートナーを自分から誇大に拒否するようなことをしかねない。このようなことは、タイプⅢの人には欲求の充足と緊張の緩和をもたらすかもしれないが、パートナーにとっては外傷的な経験となる。ただタイプⅢの人は、自己中心的な欲求充足のために自分の環境を引き続き必要としているので、総じて彼らは創造的であり、想像力に富み、ある程度社会的である（この点は、自己中心的で反社会的なタイプⅥとは異なる）。

タイプⅢの人は、例えばある時は短期的に対象に愛情を向けたり、またある時は短期的に対象を拒否したりといったことを自己中心的に享受し、アンビバレントな行動を解消することで、短期的な欲求を充足させ、快と幸福感に到達する。

タイプⅣ　自己中心的な欲求充足と社会的な欲求充足の間の平衡

タイプⅣの人は自分を利する欲求と社会的な欲求（例えば感情的に重要な人に対する愛と承認への欲求等）の両方に従おうとする。このタイプは自分を利する行動パターンと社会的な行動パターンとを統合することができる。

タイプⅤ　理性的―反感情的行動

タイプⅤの人は、自分を利する欲求と社会的な欲求を、理性的で合理的な行動によって根拠付け、それらを統合しようとするが、その際感情に導かれる行動は放棄される。しかしこのようなやり方では、感情的な欲求が突きつけられた場合、常に問題に直面することになる。

タイプⅥ　反社会的―自己中心的行動

このタイプに属する人は、たいてい社会的に孤立した領域における反社会的な行動によって自分に刺激を与えている。このタイプは自分自身に対してアンビバレントであり、ある時は極端な自己破壊的傾向を示すかと思うと、ある時には、自分を非

＊83　Ich-Fühlung

現実的に過大評価する。

なぜ以上のような異なった行動パターンが生じ、またそれらはどのような機能を持っているのであろうか。人間は自分の積極的な行動によって、子供時代に経験した状況を想起させるような状況、状態、関係を操作する。人間は幼少時の体験を想起させる状況を反復するのである。様々な行動パターンが様々な関係の質を操作するのは、過去における最も強くポジティブであった刺激を現時点でも維持できるようにするためである。刺激に関して人間は、自分の快が最高度になり、また不快が最小限になるような、様々な状況に依存している。例えばタイプIの人は、ポジティブに評価し、憧れてはいるが、しばしば自分から離れていく対象に依存している。このような利他的な依存性の中で、自分の欠陥（例えば自分の欲求に適応するように自己をコントロールする能力が欠けていること等）は隠蔽される。危機が生じるのは、このタイプの人が理想化された対象を失った場合である。その場合、生きる意味の喪失、絶望感、感情の起伏の喪失といった症候が現れる。タイプIIの人はネガティブに評価せざるを得ない状況や関係を操作するが、それは例えば、自分にとってネガティブで脅威的な外界を仲介するような人、例えば母親の承認を得ようとしてのことなのである。このタイプに危機が訪れるのは、特定の出来事によって彼のネガティブな世界観が正しいと証明されかねない場合である。[*84] タイプIIIの人は、例えばあるときは対象を理想化し、またあるときは対象の価値を貶めるといった、矛盾した、アンビバレントな反応を惹起するような状況を操作する。タイプVの人は理性と分別が要求されるような状況を操作するが、それはポジティブで快を与える、それが正しかったという確証を得ようとしてのことである。このタイプの人が危機に陥るのは、自分の理性的な原則が機能しないほど感情的な体験によって動揺してしまう場合である。タイプVIの人は、反社会的で部分的には自己破壊的な行動、または極端に自己中心的な行動によって、自分にとっての快と安定感に至ることができるような状況を操作する。

その柔軟な行動によってタイプIVの人だけが、危機と失望があらかじめプログラムされているような子供時代の諸関係のパターンを強化した形で複製するという、反復への強迫観念なしに、現時点における対象を幸福感の源泉として認識することができる。

どのような心理的力動が様々なタイプの行動を動機づけているのであろう。理論的な説明の一つの可能性は、我々の共生の理論から導き出すことができる。我々は心理学的な意味における共生を、主体と対象が一つに溶け合うという傾向を持ち、対象どうしがお互いにお互いを傷つけることから守り、自分たちの欲求を満足させる、最も一般的な相互保護関係と考える。共生関係において拒否の体験が生じると、調停的で、共生を再び維持するような行動傾向が生まれるが、そこでは行動が利他的な自己犠牲にまで至ることもある。共生的関係においては、様々な行動パターンが、いろいろな行動傾向や動機を示すことになる。

ポジティブな共生（タイプI）

　タイプI行動は、感情的に重要な対象に対して、長期間に渡り直接的でポジティブに動機づけられた共生への傾向を示す（その対象が両親であれパートナーであれ上司であれ）。わずかでもその共生が脅かされると、通常自動的にその共生を維持しようとする反応が起こるが、そのような反応はしばしば連鎖的に強くなっていき、完全に利他的な自己犠牲にまで至ることがある。タイプIに属する人たちが危機に陥るのは、共生が突然あるいはいつの間にか阻害され、行動によって共生をもはや維持できなくなった場合である。そうなるといわゆる共生サイクルというものが生まれる。つまり、想像上のあるいは実際の拒否に対する不安が共生を維持しようとする行動傾向を強化するが、それがかえって拒否を感知する敏感さを高めてしまうのである。例えば利他的な行動パターンがあまりに強くなり、自分を利するセルフレギュレーションが完全に麻痺してしまうことさえある。

　共生関係に対する突然の、あるいはしだいに顕在化する脅威が訪れると、激しい心理的な反応（例えば孤立や内的空洞化[*85]、アパシー、生きる意味の喪失や絶望感等）だけでなく、次のような健康を害する行動が惹起される。

(a) 共生関係に至るために習得された行動が、心身が疲弊状態になるまで強められる。

(b) 失われた刺激を取り戻すための代償的な物質依存（喫煙、飲酒、薬物等）。

(c) 間接的な自己攻撃による代償（例えば自分に辛く当たること、病気の兆候の無視、自分にとって不利な周りの環境条件に敢えて甘んじること等）。

ネガティブな差異との共生（タイプII）

　このタイプの人は概して、人生の早い段階でポジティブに評価していた対象と、現時点においてネガティブに体験している

＊84　例えば、妻の浮気を疑っていた男性に、その疑いが事実であることが判明した場合。

＊85　心にぽっかりと穴が開いた状態。

対象との間のネガティブな差異を、長期間に渡って経験している。現時点においてネガティブに評価している対象に対してこのタイプは極度に苛立ちを覚えているにもかかわらず、その対象から距離を取ることができない。というのも彼はこの対象との共生を、意識的ないしは無意識的に望んでいるからである。このタイプの人は感情的に重要な対象を批判し、ネガティブに評価することを通じて、なおもポジティブな共生に達しようと試みるが、通常それは成功しない。それとは逆に、対象のネガティブな面はますます強くなるように感じられるので、どうしようもない興奮がさらに強まることになる。それとともに、想像上の、あるいは実際の理想（例えば母親との関係）と、現時点の対象との間に生じるネガティブな差異も広がっていくのである。

ポジティブな共生、ネガティブな差異との共生、ならびに自律的行動相互の短期的交替（タイプⅢ）

このタイプの場合、短期的なポジティブな共生（例えば非常に密接なパートナー関係を望む）期間と、やはり短期的なネガティブな共生（脅威と感じられる体験に対する、強力だが、たいていは的を射ていない批判）期間、ならびに比較的自律した欲求充足期間（その間は対象に依存せずに幸福感に達することができる）が交替する。この三つの期間はそれぞれが独立して現れるのではなく、相互に影響を及ぼし合う、インタラクティブな関係にある。

このタイプの人はしばしば混合タイプに属している、つまり共生に関する様々な行動パターンの要素を合わせ持っているということができる。しかしながらその最終段階においては、定義可能な類型へと収斂する、最終的な行動パターンを示す（例えば非常に重要な共生関係を失うことによって重篤なアパシー的抑うつに陥る人や、慢性的で非常に激しい興奮状態にあるため、内的平衡をもはや得ることができない人等）。我々はこの節ではタイプⅤとタイプⅥについては軽く触れるに留め、四つの最終的タイプの健康にとっての共生問題の重要性を記述することにしよう。

行動を規定する共生を伴わない自律的な欲求充足（タイプⅣ）

タイプⅣの人は自分の欲求を表明し、充足させ、社会的なコミュニケーションを取ることができ、自律的である。つまり自己の存在を決定づけるような共生への欲求から独立している。自らの自我と対象を共生的に融合させたいという欲求がないので、主体と対象の間にはコミュニケーションが成立し、欲求も充足される。

健康維持に関するタイプⅣの秘訣は、以下のようなものであると思われる。タイプⅣは個人的—自己中心的な側面と社会的

—協調的な側面の間にバランスと互いに刺激し合う互助関係を築いている。このタイプの人はこの両方の欲求と機能に関して遺伝的な素因を持っているように思われる。このタイプの人は、社会的・生理的な協調機能を有しており、そこでは欲求が充足され、課題が処理されている。他方このタイプもまた、自己中心的で反社会的な欲求も、（例えば発がん遺伝子に象徴されるような）自己中心的で反社会的な細胞構造も持っているのである。反協調的ないしは超協調的な傾向が支配的になると、タイプI、II、III、V、あるいはVIに現れるような平衡状態の破綻に至る。

心理療法的介入を効果的に行うために知っておくべきことは、個人がどのような状態にあり、どのような危機が、なぜ、繰り返し生じるのかということである。オートノミートレーニングが目指すのは、個人の発展と自律化である。それはつまり、個人が現時点において快を感じることができるようになるように、つまり過去に起因する神経症から独立できるように、その人を誤った脅迫的反復から解放することを意味する。

八・五　修復の複製—負荷の複製—治癒の複製

人間はその物理的・社会的環境に受動的に反応するだけの存在ではなく、自分の物理的・社会的環境に対して、ポジティブないしはネガティブに反応するような環境条件を積極的に形成し、操作するような存在である。各自にとって感情的に非常に重要である、積極的に操作された対象との関係は、精神的な病あるいは精神的な健康にとって特に重要である。人間は、自力活動だけでは任意の状況や関係の質を創造することはできない。人間の積極的な、環境を操作する行動は、ある種の法則性に支配されているのである。人はたいてい、子供時代に体験した状態を想起させる関係の質を操作する。通常は、例えば拒否や自分の価値を貶められたといったような、ネガティブで不快をもたらした体験が、操作を通して現時点において再現される。例えばパートナーからの拒否などが操作されるのである。同時に、受けた傷を修復したいという、感情的に極めて重要な欲求が活性化される（例えば、対象から拒否されたと感じているが、その対象からの愛情の獲得に成功したい等）。修復の期待と結びついたもともとの外傷的状況と似通った状況の再現、つまり外傷的状況を快と幸福感へ変化させようとすることを、我々は修復の複製行為[*86]と呼ぶ。

残念なことに、修復の複製行為が治癒にまで至ることは比較的まれであり、ふつうは新たな負担の追加という結果を招く（例えば愛情を得られないこと、新たな拒否の体験等）。この状態を我々は、修復による負荷の加重[*87]と呼ぶ。

ただし、修復の複製行為によって欲求が充足されると、もともとの外傷が本当に治癒されることがあり、そこで体験される幸福感が、自律的で自分をコントロールするような行動を刺激することがある。

オートノミートレーニングの重要な目的の一つが、修復による治癒である。

グロッサルト類型の様々な行動パターンは、様々な内容の修復の複製行為を操作する。タイプⅠの人は例えば、拒否、価値の貶め、社会的孤立を操作する。このタイプは同時に、代償的に、愛情と感情的な暖かみを求めて、社会的に利他的な行動を構築する。しかし愛情が得られない場合、社会的孤立は強くなる。このようにしてセルフレギュレーションの悪化と制止を招く悪循環が生じるのである。

タイプⅡの場合、ネガティブで自分を刺激する環境条件を操作するが、それらの諸条件に対してこのタイプは、自分が愛情と承認を得られるよう、積極的に抵抗することができる。しかし、普通は反対のこと、つまりどうしようもない過興奮と過剰刺激が生じるのである。タイプⅤはその理性的な行動にもかかわらず感情が呼び起こされるような状況を操作するが、それは彼が、感情と折り合いをつけることを学ぼうとしてのことなのである。タイプⅥは反社会的な行動によって愛情を得ることを通して状況を操作するが、自己の治癒のためには首尾一貫した拒否を求める。それはそうすることで本当の自律を見つけるためである。

中にはまだ治癒が始まる前に、修復の複製行為を恒常的に反復することから距離を取ろうとする人もいる。しかしこの試みは、欲求の充足と発展というよりは、むしろ単調さと自己疎外を招来することが多い。

オートノミートレーニングは内容的に様々に異なった方法で、修復の複製行為を通じた治癒を目指している。例えば、突然強い快を喚起するようなポジティブな承認を来談者に与えることで、その人に感情的な自己実現を得させること等である。

がんの発生の観点からすれば、特にタイプⅠ行動の力動における最終的状態は重要である。これを我々は、「自分を利するセルフレギュレーションの阻害を伴う対象からの最終的孤立」と呼ぶ。あるいは単に、自己疎外と呼ぶこともある。これには以下の三つの特徴がある。

1　感情的に耐えがたい、対象からの孤立（個人にとって感情的に非常に重要な、高く評価し、求めている対象からの孤立）。この状況下では人は、感情的に非常に重要な対象から捨て去られ、拒否され、完全に孤独で、期待されず、愛されず、必要とされず、じゃま者扱いされ、余計者と思われ、疎外されているように感じる。

2　自己中心的な（自己中心的な欲求を表明したり充足したり

し、また自分を利する自己表現にとってポジティブな環境条件を創り出す、自分に有利な自力活動の）セルフレギュレーションの阻害。

3　孤立を解消することができず、自分を利する欲求充足を刺激することができずに、既に陥っている孤立と自己中心的なセルフレギュレーションの阻害をさらに強化するような、非効率的な代償行動。過剰な活動という形を取るこのような状態は、普通心身の疲弊をもたらす。

最終的孤立とはどういう意味であろう。この概念は、人が孤立への不安、孤立の苦悩、そして様々な活動による孤立の代償の成功という三つの状態の間を長期間彷徨した後にたどりつく、最終的な状態を指す。内的あるいは外的な出来事によって代償が損なわれてしまう場合、またその人の行動がもはや外傷として体験された孤立から抜け出せないような場合、我々はこれを最終的孤立と呼ぶ。タイプＩの行動パターンはこの最終的孤立への先行素因であるとは言えるが、最終的孤立がタイプＩだけに起こるという訳ではない。特定の環境条件下において、全ての行動パターンの人が最終的（でどうしようもない）孤立に陥ることがありうるし、また効果的な行動の変更を通じて、この状態から再び抜け出すことも可能なのである。

自分を利する欲求の表明が長期間に渡って阻害されているような、対象からの極端な（最終的）孤立状態は耐えがたいものなので、人は代償的な行動パターンを構築しようとする。そのような行動パターンは、状況をまだなんとかポジティブに克服できるという希望、例えば極端に利他的に、調和的に、対象を理想化して、ポジティブに順応して振る舞えば状況を克服できるといった希望を与えるものである。

タイプＩの人が必ずしも、遠ざかって行くので自分が孤立状態に陥ってしまうような対象を持っている訳ではない。このタイプはまた、（例えばヒステリックなパートナーや職場での気分屋の上司等による）葛藤や不快な状況、潜在的な拒否や価値の貶めを、自分を利するセルフレギュレーションが慢性的に阻害されるようになるまで、利他的で調和的な行動によって隠蔽し代償する。このような行動を取る人も、制止されており、自らの欲求から疎外されているのである。

他の危険因子とのインタラクティブなプロセスの中で、我々ががんの発症と関連づけているタイプＩ行動は、最終的・包括的にはどのような特徴を持っていると言えるであろうか。制止と興奮がお互いに正の相関関係にある、つまり両者はいわば同

＊86　Reparaturabdruck

＊87　Reparaturüberforderung

じ一つのコインの表と裏であることを我々は知っているが、それではタイプI行動とタイプII行動の本質的な違いはどこにあるのであろう。

我々はタイプI行動を、慢性的にポジティブな刺激が低いと呼ぶこともできるであろう。つまり、このタイプの人は、自分にとって必要な刺激の構造、対象、状態に到達することができないが、それにもかかわらずむしろ積極的に利他的で、調和を模索し、宥和的で建設的な態度を取るということである。彼らはどちらかと言えば自らは肯定的に評価する世界に住んでいるが、自分の欲求の構造は望んでいる刺激には到達することができず、自分を利する欲求を柔軟に、自力活動によって表明したり充足したりすることができない。自分を利する活動の制止と、必要とし望んでいる刺激と状態からの孤立が原因となって、中枢神経系においては脳機能の調和に制止と障害が生じる。望んでいる対象からの孤立は、自分に対するマゾヒスティックな厳格さや身体的疾患の兆候の無視、疲弊状態などの代償を惹き起こしかねない。

タイプII行動は、慢性的に強いネガティブな刺激にさらされている、と言うことができるだろう。つまりこのタイプの人は、否定的に感じられる世界の中に生きており、この世界によってどうしようもなく興奮させられるが、それにもかかわらずネガティブで自分を動揺させる対象や状態やテーマから距離を取ることができない。このような状態は中枢神経系を常時興奮状態に置くので、脳機能は調和を保つことができない。

もちろん人はしばしば、タイプI行動とタイプII行動の双方の特徴を持っている。であるとすれば、タイプIとタイプIIを比較的明瞭に弁別することは、どのようにすれば可能になるのだろう。例えば被験者の感情や典型的な行動パターンが刺激されるような事前の会話を省略して、両方のタイプの人に共通する項目を並べた質問紙なりアンケートなりを行うとすれば、この両者を弁別することは容易でないであろう。我々の研究においては、調査対象者は、三十分から一時間かけて、まず自分のポジティブあるいはネガティブな体験や、現在抱えている問題、また自分に特徴的な行動について語るように依頼される。さらに彼らは、様々な状況に置かれた時に自分が典型的に取る行動について語るように依頼される。このような方法で示されたのは、タイプIIの人は、どちらかと言えばネガティブで阻害的な状態や対象の描写にあらかじめ傾いており、自分の考えを展開したり目標を実現したりしようとする際に、低く評価している嫌な対象から自分がじゃまをされる、と報告する。タイプIに属する人は、どちらかと言えば、環境を理解し、ポジティブに解釈し、特定の高く評価している人物や状態や目標に積極的に到達したいという望みを述べる傾向にある。しかし同時に、制止や障害、また孤立の原因も見て取れる。このタイプの人が嘆く場合、ネガティブな体験がどのような状態に関連しているのかを、嘆きとは別の言葉で言い換えることができる（例えば「私の妻には十年前から愛人がいて、それが私を非常に傷つけるのです」等）。その際彼が自分の苦悩をタイプIIのように、否定的な世界観にまで一般化することはない（対照的にタイプIIの人は、ポジティブに言い表された目標設定を明確に定義することによって、例えば対象への接近を望むといった定義によって、自分の問題を把握する）。

タイプI行動はすなわち、ポジティブではあるが自己破壊的な行動パターンを伴い、心地よく望ましい刺激からは慢性的かつ無抵抗に孤立している点に特徴がある。タイプII行動はどちらかと言えば、抵抗し、ネガティブに評価するにもかかわらず克服できない、不快で脅威的な状況に苦しんでいる点に特徴がある。

グロッサルトの類型をより詳しく理解するために、ここでは少なくともタイプIIIとIVについて、同様の視点から描写してみよう。タイプIIIにおいては、ポジティブな刺激が低い状態、ネガティブな刺激が高い状態、および中枢神経系の調和をもたらす平衡的な刺激状態が、短期間のうちに交替して現れる。タイプIVは、欲求の充足、快と幸福、安定感をもたらすような柔軟で自分の欲求に沿った行動を通じて、持続的で平衡的な刺激状態にある。

対象からの孤立と自己疎外の対極にあるのが、タイプIVの行動である。これは、以下の二つの特徴が調和した、インタラクティブな関係にあると言うことができるが、それは「自分を利するセルフレギュレーションを踏まえた上での欲求を充足させる社会的コミュニケーション」と名づけることができる。

1　快が強調され、幸福感と安定感を作り出し、欲求を充足させる、感情的に重要な人との社会的コミュニケーション。

2　欲求を充足させ、目標に到達し、自己中心的で自分を利するセルフレギュレーション。

無意識は欲求の全システムの中で、快—不快マネジメントを司り、例えば生きる意味を見つけるか死へ傾くかといった方向性を、結果的に決定するような行動の動機を刺激する機能を持っている。無意識はまた、快—不快関係の結果として生じる価値評価によって、人間の発達あるいは退行を決定する。刺激—反応関係が幸福感を増す方へ変更されるとすれば、無意識もまた、幸福感を維持するような刺激と活動を支持するように働くのである。

八・六　がんの発生と進行に関する仮説

対象からの最終的な孤立や自己中心的なセルフレギュレーションに対する自己疎外が非常にはっきりとした人の方が、欲求を充足させながらプライベートでも社会的な領域においても調整のできる人よりもがんに罹りやすいということが証明できるとすれば、がんの発症と病気の経過についての暫定的で思弁的な仮説を立てることができる。このような仮説に従えば、がん遺伝子は中枢神経によって活性化され、がん抑制遺伝子が不活化されるということが起こりうる。それはすなわち、阻害された自己中心的なセルフレギュレーションと、心理的に耐えがたい最終的孤立の生物学的代償として起こりうるのである。孤立状態と阻害された自己中心的レギュレーションの状態が改善されれば、中枢神経系から送られる遺伝子発現へのシグナルは変更されうる。例えばがん抑制遺伝子が再活性化されうるのである。

がんの発生は多くの中間段階を含む数多くの要素が関与するプロセスである。それゆえ、様々ながんの種類に応じて特殊ながん遺伝子があるように思われる。それらはもしかすると、中枢神経からの刺激によっても（それらはまた行動要因にも依存しているが）活性化されるかもしれない。それに加えて生物学的要因も考慮されるべきである（例えば気管支炎、肝硬変、胃潰瘍等の臓器負因、あるいは物理的・化学的・微生物学的な病原の影響等）。

物理的な、また社会心理学的な要因は、いろいろな種類のがんにおいて、様々な相互作用として現れる。しかし結局のところいつも、利己的な細胞の生成を活性化し許容するがん遺伝子が、多種多様なプロセスで活性化されるのである。中枢神経の刺激が同定され実験的に証明されれば、がんを一次的および二次的に予防することができる有望な措置の一つを講じることができるようになるだろう。

がんは体系的疫学の視点から見れば、家系的・遺伝的な負荷（FGB）、生体のあらかじめの損傷（OV）、臓器に対する過重負荷（OÜ）、発がん物質への暴露（EK）および行動素因（VD）の相互作用的関数である。

行動素因はシステム内の以下の要因の相互作用的関数である。

1　対象からの孤立（個人的に極めて高く評価され、存在そのものに関わる重要性を持つ欲求や感情が準拠している人物、目標、状況からの孤立）へのポジティブな順応。このような状態に当事者はポジティブな順応を示す（利他主義、対象の理想化、等々）。

2　自分を利する、自分の欲求に沿ったセルフレギュレーションの制止と阻害（その代替として、対象に依存した、利他的な、他者によるレギュレーションが起こる）。

3　制止と対象からの孤立を強化ないし維持する不適切な行動・活動。

4　自分を危険にさらすような行動、不利な環境条件に甘んじること、例えば体に悪い食事、過度の負担を背負うこと、病気の兆候を無視すること、自分に対する厳しさ等により、慢性的に生体／生体機構に過重な負荷をかけること。

5　孤立体験、心身の疲弊、不快感、不眠等の症状や警告兆候。

ここに挙げた五つの要因の相互作用から成る症候群は、制止されたセルフレギュレーションと生体への過重負担を伴う孤立、と表現することもできる。これらの行動素因は様々ながんの危険因子と相互に作用し合う関係にある。これらの行動素因を我々はタイプIとして描写した（タイプII行動も類似した危険因子を示したが、このタイプはネガティブな反応を示していたこと、例えば対象の価値を切り下げたり、自分が脅かされ阻害されていると感じていたり、距離を取ろうとしてうまく行かなかったり、といった点がタイプIとは異なっていた）。この両方の行動パターンはともに数多くの身体的危険因子と関係しているが、両者それぞれの危険因子には質的な相違がある。例えばタイプI行動の場合、タイプII行動の人よりも明らかに低い血圧値を示す。またタイプIIの場合、何度測定しても総コレステロール値が高いレベルを示すが、タイプIの場合それは、比較的高い値と比較的低い値の間を揺れ動く。タイプIIの場合の平均的揺れ幅はプラスマイナス四〇mg／dlあるが、タイプIの場合のそれはプラスマイナス一〇mg／dlである。また眼底の動脈硬化はタイプIIの方がタイプIよりも明らかに顕著である。

ここで説明した最終的孤立と自分を利するセルフレギュレーションの阻害という行動パターンも、危険因子の全システムに影響を与える。例えばこれによって身体運動は減少し、食事はより不健康なものとなり、アルコール、タバコ、薬物（特に抗不安薬、睡眠薬、鎮痛薬）の消費は多くなる。眠りの質は悪化し、休息を取る能力も低下する。同様に生体のあらかじめの損傷や生体に対する過重な負荷（例えば誤った食習慣等による）も悪化する。これらの危険因子はまた一方で、心理社会的ストレスの悪化に繋がるのである。

最終的孤立と自分を利するセルフレギュレーションの阻害を示している人に対するオートノミートレーニングが集中して取り組む課題は、その人にとって良い効果を与え、孤立体験を緩和し、効果のない、疲弊させるような代償的行動パターンを撤廃するような状況と諸関係を創造することによって、患者が自らの欲求を刺激し、充足させることができるようにすることである。

八・七　がん発生の相乗モデル（グロッサルトの神経生物学的相互作用モデル）

神経生物学的影響を伴う行動要因

感情的に重要な対象との共生を阻害するような、自分を利するセルフレギュレーションの制止、幸福感と快と安定感の減少、過剰な利他的行動、自分に対する厳しさ、心身の疲弊。これらの状態は、

- 物理的・生理的な危険因子を強化し、中枢神経系のコントロール機能に影響を与える。すなわち、
- 刺激伝達に関する中枢神経機能を制止する。
- 物理的危険因子に対する耐性を弱める。
- 中枢神経ががん遺伝子を刺激し、がん抑制遺伝子を不活化する。
- タバコ、アルコール、薬物（特に抗不安薬、睡眠薬、鎮痛薬）の消費を増加させる。
- 中枢神経系が持つ調和をもたらす機能を抑制する。
- 発熱を伴わない反応により病気への罹患率を高める。
- 休息というプロセスに関し、睡眠障害および活力の再生障害を惹起する。
- 身体的運動を減少させる。
- 誤った食事（ビタミンおよび繊維質がほとんどない、脂肪と炭水化物、蛋白質に偏った食事）を誘導する。
- 免疫力を低下させる。
- 生体と生体組織に過重な負荷（例えば誤った食事や心身の疲弊の無視等による）をかける。
- 生理的な影響（例えば血圧の低下、血中コレステロール値の大幅な揺れ等）を与える。

- これらの要因は以下の項目とのインタラクションとして現れる。
- 家系的・遺伝的負荷（遺伝的素因）。
- 物理的、化学的、微生物学的発がん性物質。
- がんの発生を誘発する生体的要因（例えば気管支炎、潰瘍、肝硬変等）。

（これら三つの要因グループは、ストレス状況下および中枢神経によるコントロールが妨げられた状況下では、病気発生に対する耐性を小さくする。つまり、良好なセルフレギュレーションと中枢神経系の調和的な機能がもたらす耐性の大きい状態と比べると、これらの要因が少し増えただけで疾患発症リスクが高まるのである。）

- これらの要因は、
- がんのイニシエーションとプロモーションに、相加的・相乗的な影響を与えるものとして、相互に作用しあう。

がん発生の相乗作用モデルは、グロッサルト＝マティチェクらによる数多くの既発表論文において実証的に確認されている。

以下に最終的孤立と自分を利するセルフレギュレーションの阻害を評価するための質問（ＦＩ調査票）を示す。

八・八　最終的孤立の主観および客観評価のための質問（ＦＩ調査票）

導入

対象者は約一時間に渡って自分のポジティブな、またネガティブな体験、自分の問題や葛藤、自分の典型的な行動や感じ方について報告するように求められる。その後自分自身で、根拠を挙げながら、以下の項目に従って自己評価する。同様に、対象者に近しい人も約一時間、特に葛藤状況における対象者の典型的な行動について報告するように求められる。その後、この対象者に近しい人は、説明を付けて、対象者を以下の項目に従って評価する。対象者およびその近しい人との会話に基づき、最後に面接者が対象者を評価する。三つの評価全ての平均値を求めて最終評価とする。

1　対象者は、自分にとって最も大きな感情的重要性を持つ対象から孤立していると感じている（例えば突き放されている、放っておかれている、切り離されている、ばかにされている、距離を置かれている、望むような距離まで近づかせてくれない、あるいは望ましい状況や活動から隔離されている等）。

対象者が感じている孤立感はどの程度ですか？
0―全く感じていない　1―極めて弱い　2―弱い　3―中ぐらいだが、どちらかと言えば弱い　4―中ぐらいだが、どちらかと言えば強い　5―強い　6―とても強い　7―極めて（耐えがたいほど）強い

2　対象者においては、自分のため、自分の欲求充足と目標設定のために、自分に有利な要求を出し、そのための行動を構築することが制止されている。

対象者はどの程度制止されていますか？
0―全く制止されていない　1―ごくわずかに制止されている　2―わずかに制止されている　3―中ぐらいだが、どちらかと言えば制止は弱い　4―中ぐらいだが、どちらかと言えば制止は強い　5―強く制止されている　6―とても強く制止されている　7―極めて強く（完全に）制止されている

3　対象者の行動・活動は、すでに対象者が感じている苦痛や孤立の体験を緩和することができない。

これはどの程度当てはまりますか？

0—全く該当しない　1—ほんの少ししか該当しない　2—少し該当する　3—中ぐらいだが、どちらかと言えば少し該当する　4—中ぐらいだが、どちらかと言えば強く該当する　5—強く該当する　6—とても強く該当する　7—極めて強く該当する

4　対象者の活動は、もっぱら感情的に重要な対象（人物やグループや状況）に利するよう、利他的な目標の実現に向けられている。

これはどの程度当てはまりますか？

0—全く該当しない　1—ほんの少ししか該当しない　2—少し該当する　3—中ぐらいだが、どちらかと言えば少し該当する　4—中ぐらいだが、どちらかと言えば強く該当する　5—強く該当する　6—とても強く該当する　7—極めて強く該当する

5　対象者の利他的な活動は、しばしば心身の疲弊や過度の負荷を惹起する。

これはどの程度当てはまりますか？

0—全く該当しない　1—ほんの少ししか該当しない　2—少し該当する　3—中ぐらいだが、どちらかと言えば少し該当する　4—中ぐらいだが、どちらかと言えば強く該当する　5—強く該当する　6—とても強く該当する　7—極めて強く該当する

6　対象者は、孤立体験を苦痛と感じながら、なすすべなくそれに甘んじ、この状況をポジティブな考えや行動（例えば状況をたいしたことは無いと軽視する、対象を理想化する、意図的に楽観的に振る舞う等）でごまかそうとする。

これはどの程度当てはまりますか？

0—全く該当しない　1—ほんの少ししか該当しない　2—少し該当する　3—中ぐらいだが、どちらかと言えば少し該当する　4—中ぐらいだが、どちらかと言えば強く該当する　5—強く該当する　6—とても強く該当する　7—極めて強く該当する

7　対象者は、子供時代から現在に至るまで、片方の親あるいは両親から、一人にされ孤立させられている（例えば拒否されたり、価値を貶められたり、不利な立場に置かれたり、承認されなかったり、精神的に受け入れられなかったり、といった具合に）。

これはどの程度当てはまりますか？

0—全く該当しない　1—ほんの少ししか該当しない　2—少し該当する　3—中ぐらいだが、どちらかと言えば少し該当する　4—中ぐらいだが、どちらかと言えば強く該当する　5—強く該当する　6—とても強く該当する　7—極めて強く該当する

8 孤立感はここ数年の間に強くなってきている。

これはどの程度当てはまりますか？

0―全く該当しない 1―ほんの少ししか該当しない 2―少し該当する 3―中ぐらいだが、どちらかと言えば少し該当する 4―中ぐらいだが、どちらかと言えば強く該当する 5―強く該当する 6―とても強く該当する 7―極めて強く該当する

9 対象者は客観的に見て[*88]、感情的に重要な周りの人間から孤立している、つまり、これらの人々に対して望んでいる距離にまで近づくことができずにいる。

これはどの程度当てはまりますか？

0―全く該当しない 1―ほんの少ししか該当しない 2―少し該当する 3―中ぐらいだが、どちらかと言えば少し該当する 4―中ぐらいだが、どちらかと言えば強く該当する 5―強く該当する 6―とても強く該当する 7―極めて強く該当する

10 対象者は客観的に見て、自分にとって重要な、望ましい目標を達成したり、そのような状況に到達したりすることが阻害されている。

これはどの程度当てはまりますか？

0―全く該当しない 1―ほんの少ししか該当しない 2―少し該当する 3―中ぐらいだが、どちらかと言えば少し該当する 4―中ぐらいだが、どちらかと言えば強く該当する 5―強く該当する 6―とても強く該当する 7―極めて強く該当する

11 現在の孤立の体験（拒否、喪失、別離等）が対象者に、子供時代の似たような体験を想起させる。

これはどの程度当てはまりますか？

0―全く該当しない 1―ほんの少ししか該当しない 2―少し該当する 3―中ぐらいだが、どちらかと言えば少し該当する 4―中ぐらいだが、どちらかと言えば強く該当する 5―強く該当する 6―とても強く該当する 7―極めて強く該当する

12 感情的に重要な対象（人物、状況、物）によるポジティブな刺激が、突然および／あるいは気づかないうちに失われてしまった。

これはどの程度当てはまりますか？

---

*88 被験者本人が回答する場合は、「自分のことを客観的に見て」と読み替えるように指示する。

0―全く該当しない　1―ほんの少ししか該当しない　2―少し該当する　3―中ぐらいだが、どちらかと言えば少し該当する　4―中ぐらいだが、どちらかと言えば強く該当する　5―強く該当する　6―とても強く該当する　7―極めて強く該当する

自分にとって最も重要な心の欲求や、自分の最大の内的願望は、自分にとって重要な人との良好な意思疎通やその人の近くにいることによって、満たされるかもしれない。

13 対象者は、このような願望をどの程度明確に抱いていますか？

0―全く抱いていない　1―ごくわずかに抱いている　2―わずかに抱いている　3―中ぐらいだが、どちらかと言えば願望は弱い　4―中ぐらいだが、どちらかと言えば願望は強い　5―強く抱いている　6―とても強く抱いている　7―極めて強く（明確に）抱いている

14 対象者は、この願望の実現がどの程度強く阻害されていると感じていますか？

0―全く感じていない　1―ごくわずかに阻害されていると感じている　2―わずかに阻害されていると感じている　3―中ぐらいだが、どちらかと言えば少し阻害されていると感じている　4―中ぐらいだが、どちらかと言えば強く阻害されていると感じている　5―強く阻害されていると感じている　6―とても強く阻害されていると感じている　7―極めて（耐え難いほど）強く阻害されていると感じている

評価基準

次頁の表に評価の基準を示す。

八・九　グロッサルトの四つの行動類型へ分類するための主観および客観評価質問票（尺度目録）

導入

対象者は約一時間に渡って自分のポジティブな、またネガティブな体験、自分の問題や葛藤、自分の典型的な行動や感じ方について報告するように求められる。その後自分自身で、根拠を挙げながら、以下の項目に従って自己評価する。同様に対象者に近しい人も約一時間、特に葛藤状況における対象者の典型的な行動について報告するように求められる。その後でこの対象者に近しい人は、説明を付けて、対象者を以下の項目に従って評価する。対象者およびその近しい人との会話に基づき、最後に面接者が対象者を評価する。三つの評価の平均値を求めて最終評価とする。

タイプI行動　ポジティブに評価する他者に操作され、自分に有利なセルフレギュレーションが阻害されている

評価の基準
14の質問と評価項目に対する得点を合計して14で割る。孤立の度合いについては、7段階に区分する。

区分	得点	解釈
1	0 —1.5	ほとんど孤立していない
2	1.5—2.5	ごくわずかに孤立している
3	2.5—3.5	中ぐらいだが、どちらかと言えば少し孤立している
4	3.5—4.5	中ぐらいだが、どちらかと言えばかなり孤立している
5	4.5—5.5	強く孤立している
6	5.5—6.5	非常に強く孤立している
7	6.5— 7	極端に孤立している

1　対象者は常時、感情的に重要な価値を持っているが自分から遠ざかろうとする対象（人物、目標、状態、規範、価値、組織、グループ等）に、利他的に合わせた行動を取る。

対象者が、ポジティブに評価している対象に利他的に合わせる度合いはどの程度ですか？

1―非常に弱い　2―弱い　3―中ぐらいだが、どちらかと言えば弱い　4―中ぐらいだが、どちらかと言えば強い　5―強い　6―非常に強い　7―極めて強い、全面的である

2　対象者において、対象に利他的に合わせることによって、自分に有利な／自分の欲求に応じた行動を表明したり実践したりすること（例えば自己保護、自律、快、幸福感の模索等）が抑制され、妨げられている。

対象者において、自分に有利なものごとの展開が抑制されている度合いはどの程度ですか？

1―非常に弱い　2―弱い　3―中ぐらいだが、どちらかと言えば弱い　4―中ぐらいだが、どちらかと言えば強い　5―強い　6―非常に強い　7―極めて強い、全面的である

3　対象者が求めていた対象との密接な結びつきが突然、あるいは気づかないうちに悪化した（例えば高い価値をおいていた人と

の別離、あるいはその人の死去によって、あるいはパートナーや職場において、自分の価値がだんだんと貶められるようになって、等)

対象者が求めていた対象との結びつき、および/または、周囲との望ましい関係の状況が悪化した度合いはどの程度ですか?

1—非常に弱い　2—弱い　3—中ぐらいだが、どちらかと言えば弱い　4—中ぐらいだが、どちらかと言えば強い　5—強い　6—非常に強い　7—極めて強い、全面的である

4　対象者は、感情的に重要な対象(人、グループ、物)との間に、自分自身を投げ打ち、自分を犠牲に供し、自分を制止しても、その代償として承認と愛情と親近性を体験できるような共生的関係を、自分の行動を通じて構築しようとする。

このような行動の明確さはどの程度ですか?

1—非常に弱い　2—弱い　3—中ぐらいだが、どちらかと言えば弱い　4—中ぐらいだが、どちらかと言えば強い　5—強い　6—非常に強い　7—極めて強い、全面的である

5　対象者は、常時心身の疲弊を来たすほど利他的な活動を行う(例えばいつも他人のために待機し、自己犠牲に至るまで他人のために働く、等)。

このような行動の明確さはどの程度ですか?

1—非常に弱い　2—弱い　3—中ぐらいだが、どちらかと言えば弱い　4—中ぐらいだが、どちらかと言えば強い　5—強い　6—非常に強い　7—極めて強い、全面的である

6　対象者は、感情的に重要な対象に非常に依存しているので、この対象から孤立してしまうと、長期間アパシーや生きる意味の喪失、絶望、精神的な空虚感等を覚える。

このような傾向の明確さはどの程度ですか?

1—非常に弱い　2—弱い　3—中ぐらいだが、どちらかと言えば弱い　4—中ぐらいだが、どちらかと言えば強い　5—強い　6—非常に強い　7—極めて強い、全面的である

7　対象者は、自分から突然ないし気づかぬうちに離れていく、感情的に極めて重要な対象に、精神的に依存している。

これに該当する度合いはどの程度ですか?

1—非常に弱い　2—弱い　3—中ぐらいだが、どちらかと言えば弱い　4—中ぐらいだが、どちらかと言えば強い　5—強い　6—非常に強い　7—極めて強い、全面的である

8　対象者は、相互に理解し合い、傷つけることを回避して、最終的には調和的な関係の中で精神的に同化することによって、感情的に重要な対象との間に、ポジティブで調和的な関係を構築

しようとする。

このような行動の明確さはどの程度ですか？

1―非常に弱い　2―弱い　3―中ぐらいだが、どちらかと言えば弱い　4―中ぐらいだが、どちらかと言えば強い　5―強い　6―非常に強い　7―極めて強い、全面的である

9　対象者は、感情的に重要な対象と密接で調和的な関係に到達し、それを注意深く維持することに意を注いでいるが、同時にその目標への到達を阻害されてもいる。

対象者が共生という目標に意を注いでいる度合いはどの程度ですか？

1―非常に弱い　2―弱い　3―中ぐらいだが、どちらかと言えば弱い　4―中ぐらいだが、どちらかと言えば強い　5―強い　6―非常に強い　7―極めて強い、全面的である

10　対象者が、自分の目標実現を制止している度合いはどの程度ですか？

1―非常に弱い　2―弱い　3―中ぐらいだが、どちらかと言えば弱い　4―中ぐらいだが、どちらかと言えば強い　5―強い　6―非常に強い　7―極めて強い、全面的である

11　対象者は、日常の行動において自分のこと（例えば過労の兆候、心身の疲弊、病気の兆候等）をほとんど気にかけず、自分に対して厳しい。

これに該当する度合いはどの程度ですか？

1―非常に弱い　2―弱い　3―中ぐらいだが、どちらかと言えば弱い　4―中ぐらいだが、どちらかと言えば強い　5―強い　6―非常に強い　7―極めて強い、全面的である

12　対象者は、自分に関すること（例えば自分の望みや欲求や願望）を脇に置いて生きており、むしろ他人である対象の期待や目標や願望に合わせている。

これに該当する度合いはどの程度ですか？

1―非常に弱い　2―弱い　3―中ぐらいだが、どちらかと言えば弱い　4―中ぐらいだが、どちらかと言えば強い　5―強い　6―非常に強い　7―極めて強い、全面的である

13　対象者は、ネガティブな感情や、苛立たせ、障害となる体験や経験、関係の質を隠蔽し、ポジティブなもの、望ましいものを強調する。

これに該当する度合いはどの程度ですか？

1―非常に弱い　2―弱い　3―中ぐらいだが、どちらかと言えば弱い　4―中ぐらいだが、どちらかと言えば強い　5―強い　6―非常に強い　7―極めて強い、全面的である

タイプII行動　ネガティブに評価する他者から操作され、自分に有利なセルフレギュレーションが阻害されている

1　対象者は長期間に渡って、ネガティブに評価し、自分の感情を刺激し、興奮させる対象（例えば人、状態、関係）にとらわれている。

ネガティブにとらわれている度合いはどの程度ですか？

1—非常に弱い　2—弱い　3—中ぐらいだが、どちらかと言えば弱い　4—中ぐらいだが、どちらかと言えば強い　5—強い　6—非常に強い　7—極めて強い、全面的である

2　対象者は、ネガティブに体験された対象が、自分が幸福感を追求するじゃまをし、阻害していると感じている。

対象者がこの阻害を感じている度合いはどの程度ですか？

1—非常に弱い　2—弱い　3—中ぐらいだが、どちらかと言えば弱い　4—中ぐらいだが、どちらかと言えば強い　5—強い　6—非常に強い　7—極めて強い、全面的である

3　ネガティブに評価し、自分を苛立たせ、どうしようもない興奮をもたらす状態が、体験のなかで突然、あるいはいつの間にか強くなった。

対象者がこのネガティブな状態の作用を受ける度合いはどの程度ですか？

1—非常に弱い　2—弱い　3—中ぐらいだが、どちらかと言えば弱い　4—中ぐらいだが、どちらかと言えば強い　5—強い　6—非常に強い　7—極めて強い、全面的である

4　対象者は、脅威と感じ、じゃまで、阻害的な、ネガティブに体験している状態（例えば特定の人物の行動や、目標を実現する際に立ちはだかるじゃまなど）に、なすすべなく甘んじている（つまり、対象者はその状態を望ましいものに変更することも、ネガティブな対象から距離を取ることもできずにいる）。

ネガティブな対象に対する対象者の無力感はどの程度ですか？

1—非常に弱い　2—弱い　3—中ぐらいだが、どちらかと言えば弱い　4—中ぐらいだが、どちらかと言えば強い　5—強い　6—非常に強い　7—極めて強い、全面的である

5　対象者は、ネガティブに体験している対象と状態によって、完全に外部から規定され、支配されている。

このような感情の明確さはどの程度ですか？

1—非常に弱い　2—弱い　3—中ぐらいだが、どちらかと言えば弱い　4—中ぐらいだが、どちらかと言えば強い　5—強い　6—非常に強い　7—極めて強い、全面的である

6　対象者は、ネガティブに体験し評価し、自分を苛立たせ、障害を与える対象（人物、目標、状態）から距離を取ることができず、その近くに留まっている。

これに該当する度合いはどの程度ですか？

1―非常に弱い　2―弱い　3―中ぐらいだが、どちらかと言えば弱い　4―中ぐらいだが、どちらかと言えば強い　5―強い　6―非常に強い　7―極めて強い、全面的である

対象者は、自分を苛立たせ、障害を感じ、ネガティブに体験している対象（人物、目標、状態）から距離を取ることができず、それにとらわれていて、その件に集中し、長期間に渡ってそれと関わっている。

7　対象者が、ネガティブに体験し評価している対象にとらわれている度合いはどの程度ですか？

1―非常に弱い　2―弱い　3―中ぐらいだが、どちらかと言えば弱い　4―中ぐらいだが、どちらかと言えば強い　5―強い　6―非常に強い　7―極めて強い、全面的である

8　ネガティブに体験された対象から距離を取る能力の欠如の明確さはどの程度ですか？

1―非常に弱い　2―弱い　3―中ぐらいだが、どちらかと言えば弱い　4―中ぐらいだが、どちらかと言えば強い　5―強い　6―非常に強い　7―極めて強い、全面的である

9　対象者は、ポジティブなもの、快適なものを隠蔽し、ネガティブなもの、じゃまなもの、障害となるものを強調する。

これに該当する度合いはどの程度ですか？

1―非常に弱い　2―弱い　3―中ぐらいだが、どちらかと言えば弱い　4―中ぐらいだが、どちらかと言えば強い　5―強い　6―非常に強い　7―極めて強い、全面的である

タイプⅢ行動　自己中心的でアンビバレントなセルフレギュレーション

1　対象者は、自分の欲求、感情、感じ方において自己中心的である（完全に自分に有利になるよう配慮する）。

対象者が自分に有利になるような配慮をしている度合いはどの程度ですか？

1―非常に弱い　2―弱い　3―中ぐらいだが、どちらかと言えば弱い　4―中ぐらいだが、どちらかと言えば強い　5―強い　6―非常に強い　7―極めて強い、全面的である

2　対象者は、対象に対するポジティブな評価とネガティブな評価との間を、極端な振幅で揺れ動く（例えば対象を理想化し、非常に高く評価したかと思うと、否定し、価値を貶めたりするといった具合に）。

対象者における、この評価の揺れの大きさの度合いはどの程度ですか？

1―非常に弱い　2―弱い　3―中ぐらいだが、どちらかと言えば弱い　4―中ぐらいだが、どちらかと言えば強い　5―強い　6―非常に強い　7―極めて強い、全面的である

3　対象者は、明確な自己愛的自己保護の傾向を示す（例えば、なんでもない状況においても周囲への不安を感じ、ちょっとした拒否に過敏な反応を示す等）

このような行動の明確さはどの程度ですか？

1―非常に弱い　2―弱い　3―中ぐらいだが、どちらかと言えば弱い　4―中ぐらいだが、どちらかと言えば強い　5―強い　6―非常に強い　7―極めて強い、全面的である

4　対象者においては、ネガティブに体験された対象に対する抑えがたい興奮と、ポジティブに体験された対象からの孤立体験と、内面的な自律による欲求充足とこれによる幸福感とが、短期間の間に交替して現れる。

これらが短期間に交替する明確さはどの程度ですか？

1―非常に弱い　2―弱い　3―中ぐらいだが、どちらかと言えば弱い　4―中ぐらいだが、どちらかと言えば強い　5―強い　6―非常に強い　7―極めて強い、全面的である

5　対象者は、ポジティブに体験された対象へ非常に接近したり、ネガティブに体験された対象から突然距離を取ったりといったことを、短期間の間に交互に行い、これによって繰り返し、短期間ではあるが、自分にとって最も望ましい対象との間の近さや距離に到達できる状況を実現する。

このような性質の明確さはどの程度ですか？

1―非常に弱い　2―弱い　3―中ぐらいだが、どちらかと言えば弱い　4―中ぐらいだが、どちらかと言えば強い　5―強い　6―非常に強い　7―極めて強い、全面的である

6　対象者は、拒否や孤立や対象の喪失を体験したり、興奮したりした後でも、代償的に（例えば規範をはずれたり、創造的になったりして）快と幸福感を得るため、自分をコントロールする（例えば本当に、あるいは空想上、自分を傷つける対象から離れたり、無視したりすることで対象を罰し、苦しめること等によって）。

この傾向の明確さはどの程度ですか？

1—非常に弱い　2—弱い　3—中ぐらいだが、どちらかと言えば弱い　4—中ぐらいだが、どちらかと言えば強い　5—強い　6—非常に強い　7—極めて強い、全面的である

7 対象者は、あるときはポジティブなものを、あるときはネガティブなものを、それぞれ強烈に交互に体験しながら生きている。

この行動の明確さはどの程度ですか？

1—非常に弱い　2—弱い　3—中ぐらいだが、どちらかと言えば弱い　4—中ぐらいだが、どちらかと言えば強い　5—強い　6—非常に強い　7—極めて強い、全面的である

タイプⅣ行動　統合されたセルフレギュレーション

1 対象者は、長期間に渡って、自分に有利な欲求を表明し、充足することができる——そしてその際、快と幸福感と安定感に到達できる。

この性質の明確さはどの程度ですか。

1—非常に弱い　2—弱い　3—中ぐらいだが、どちらかと言えば弱い　4—中ぐらいだが、どちらかと言えば強い　5—強い　6—非常に強い　7—極めて強い、全面的である

2 対象者は、自分の欲求を表明したり充足したりする際、精神的に自律している、すなわち、目的を達成するのをじゃましている対象（例えばポジティブに評価しているが自分を拒否する対象や、ネガティブに評価しており過興奮をもたらす対象等）に依存していない。

欲求を充足させる際、対象者の自律度の明確さはどの程度ですか？

1—非常に弱い　2—弱い　3—中ぐらいだが、どちらかと言えば弱い　4—中ぐらいだが、どちらかと言えば強い　5—強い　6—非常に強い　7—極めて強い、全面的である

3 対象者は、自分に有利な欲求を充足させる際、感情的に重要な対象（例えば家族や友人たち）の欲求をも、幸福感へ導くようなやり方で統合している。

このような統合の能力（例えば他者をポジティブに刺激したり、他者からの刺激によって幸福感を感じたり、といった）の明確さはどの程度ですか？

1—非常に弱い　2—弱い　3—中ぐらいだが、どちらかと言えば弱い　4—中ぐらいだが、どちらかと言えば強い　5—強い　6—非常に強い　7—極めて強い、全面的である

4 対象者は、その行動において、長期的に、様々な状況において、快と幸福感と安定感を求めて努力し、不快と不幸感と不安定感を回避しようとしている。

この行動の明確さはどの程度ですか?
1―非常に弱い　2―弱い　3―中ぐらいだが、どちらかと言えば弱い　4―中ぐらいだが、どちらかと言えば強い　5―強い　6―非常に強い　7―極めて強い、全面的である

5　対象者は、幸福感や快の模索に当たって柔軟であり、特定の、あらかじめ心に抱いている価値観や目標、仮説にとらわれていない。
この行動の明確さはどの程度ですか?
1―非常に弱い　2―弱い　3―中ぐらいだが、どちらかと言えば弱い　4―中ぐらいだが、どちらかと言えば強い　5―強い　6―非常に強い　7―極めて強い、全面的である

6　対象者は、信仰に関して自発的で、快を感じている（祈る際に幸福感と快を得、神に愛されていると感じており、神と隣人と自然を愛している）。
この行動の明確さはどの程度ですか?
1―非常に弱い　2―弱い　3―中ぐらいだが、どちらかと言えば弱い　4―中ぐらいだが、どちらかと言えば強い　5―強い　6―非常に強い　7―極めて強い、全面的である

7　対象者は適度にポジティブな、またネガティブな人生を生きている（良いことも悪いこともある）。
この行動の明確さはどの程度ですか?
1―非常に弱い　2―弱い　3―中ぐらいだが、どちらかと言えば弱い　4―中ぐらいだが、どちらかと言えば強い　5―強い　6―非常に強い　7―極めて強い、全面的である

評価基準
対象者は、最も得点が高くなったタイプに分類される。各タイプの得点は、属する各項目の点数を合計し、項目数で割って平均を求め算出する。

八・十　心身医学的がん研究において複合的因果関係を明らかにするための方法論

我々は前向き観察研究において、身体的な要因のみならず、行動と体験の特性をも考慮するよう試みている。我々は精神と身体の間に相互作用があるという前提から出発しており、危険因子だけでなく、ポジティブな要因も把握するよう努力してきた。もし我々が危険因子と病気の力学のみを研究しているとすれば、健康な行動を通じていかに病気を克服すればよいかは分からないままであろう。健康の力学だけを研究していても、病気へと至る力学は単純化されてしまうであろう。というのも、

そうなれば見かけ上健康な行動が自動的に病気の力学を惹起するのではないかという仮説を立てることができないからである。このような理由から我々は数多くの行動類型を描いてきたが、以下の三つはそのうちでも特に重要なものである。

(a) 制止そのものを維持してしまうような不適切な行動を伴う願望の制止。この場合、何をしても、どうせ自分は望んでいる対象や目標には到達できないのだ、という感情が伴う。

(b) 極度の興奮と、妨害されていると思っている障壁に対する隠された攻撃性を伴う願望の制止。この行動には、ネガティブに体験された対象や状況が自分のじゃまをしているが、それさえなければ自分は幸福を得ることができるのに、それらに全く対抗することができない、という感情が伴う。

(c) 快と幸福感と安定感への欲求を、柔軟に、今ここで充足すること。そこでは現在の希望や快が、過去の制止された願望よりも強い。

面接の質問項目には様々な要因が挙げられている。もしも前向き観察研究における危険因子の布置が病気に先行し、治療的介入によって危険因子を変更することで病気の発生頻度が下がったり、病気の経過が改善されたりするとすれば、それは複合因果論的な関連が証明されたことになるであろう。

測定手段を主観的なものの測定にどのような条件で応用するかという問題もまた極めて重要であるが、それは実証的研究においては総じてなおざりにされてきた。調査の際、もっぱら外的条件の比較可能性だけが重視され、内的な標準化の必要性が理解されてこなかったのである。

調査が始まる前に対象者は、約一時間、自分の人生にとって良かったことや、特に強く快や幸福感を感じたような状況について語ることになる。その後対象者は、彼らがネガティブなこと、つまり不快や脅威を感じた状況について語る。同様に対象者は、両方の状況において自分が取る典型的な行動パターンについて、また未来へ向けての自分の希望や現在の気持ち等を語る。また、自分の願望とその実現可能性についても尋ねられる。感情とその人に典型的なセルフレギュレーションが刺激されるようなこのような会話の後に初めて、標準化された面接に基づく質問が開始され、被験者の回答が評価されるのである。事前にこのような手続きを経ずに調査を行えば、心理的力動の評価にとって役に立つような回答は、まず得られないであろう。

前向き・介入研究において我々は、多くの特徴ができるだけ類似するが、関心のある要因についてのみ明確な相違を示すような比較グループを構成した。介入研究では、対象者は治療を受ける介入群と治療を受けない対照群とにランダムに割りつけられるので、両群の全ての特徴が類似することになる。両群間での唯一の違いが治療介入の有無のみであることが期待できる。

　面接評価と治療的介入から何年もたって、疾病への罹患と死因についての調査が行われた。この研究によって、どのような要因の布置がどちらかといえば健康の側に、どちらかといえば病気進行の側にあるのかについての全般的傾向についての知見が得られた。このような知見は、一次的および二次的な予防の一般的指標として役立つであろう。もっとも、行動療法的プログラムにおいて我々は、安定感と快と幸福感に到達できるように、個々人の独自性という原則に立ち、その人特有の欲求を充足させ、その人特有の病的心的力動を寛解へと向かわせ、その人独自のポジティブな資源（習得された、または遺伝的な能力）を動員するように刺激を行った。

八・十・一　がん患者の前向き・介入研究における比較グループの構成

　それゆえ、例えば特定の治療的処置の効果の検証のような、複合因果論的な諸関連を証明するに当たっては、「前向き・介入研究」という方法が取られた。というのも、例えば前向き観察研究のみ、あるいは介入研究のみという片方だけでは不十分であったからである。前向き研究だけでは、ある要因の予想効果が、調査の際に把握できなかった他の要因の交絡によるものである可能性を排除することができないであろう。また介入研究のみであれば、例えば治療者によるプラセボ効果が生じうるであろう。前向き研究と介入研究の両方が一つの結果を同じ方向性において確認できる場合のみ、追求された因果関連が確定できるのである。

　対照群を作る（特定の治療を受ける群と受けない群を構成する）方法論は、前向き・介入研究における非常に重要な要件である。

　前向き研究では、全ての要因が正確に一致するような対照群を作ることは不可能である。それゆえに我々はまず、いくつかの特定の、しかしながら診断にとっては本質的な特徴が概ね一致する、相対的に比較可能なグループを構成するために、非常に多数の、特定の種類のがん患者を調査した。その際、少なくとも五つの変数が群間で一致すれば、把握されていない変数も両群でランダムに同様に分布するという仮説を立てた。

　がん患者の前向き・介入研究における比較グループを作るに当たって、我々は特に次の要因に注意した。すなわち、年齢、性、腫瘍の部位、腫瘍の進行度（ＴＮＭ分類）、医学的治療、それに診断にとって重要な一つ以上の特徴（例えば乳がんの場合閉経前か閉経後か、転移の有無と転移臓器、ホルモン受容体の陽性／陰性、ホルモン療法無効例における化学療法の有無等。また肺がんの場合は小細胞癌か非小細胞癌か、さらに小細胞癌の場合は限局がんか進行がんか等）である。

比較グループは普通右記のうち最初の五つの基準によって構成される。もしも比較可能な情報、診断のために重要な他の特徴がある場合、これらの要因もグループの構成に利用される。

少なくとも五つの要因が同等という条件で比較グループを構成すると、我々のランダム化の推測、つまり比較グループ間では考慮されなかった要因に関する推測が正しいことが確かめられた。例えば五つの要因に加えて化学療法の有無のみをグループ分け基準としていたにもかかわらず、用いられた化学療法の種類（例えばカルモフールやアドリアマイシン等）に関してもグループ間で明確な偏りが生じないことが分かった。

介入研究において我々は、あらかじめマッチさせた組を作成したうえで、実験群と対照群とにランダムに割りつけてランダム化比較試験を行った。

マッチさせた組の構成に当たっては当然ながら、全ての比較ペアにおいて正確に同じ変数となるように作成することはできなかった（医学的にも事実上無理である）。我々が注意したのはむしろ、五つの要因についての比較可能性を確保した上で、必要に応じて基準を追加し、グループ間で全体として比較可能となるように組のマッチングを行うことであった。

八・十・二　データ収集について

二種類の研究が実施された。最初の研究の目標は、一次予防に関するものであった。それは一九七三年から一九七八年にかけて行われ、明らかな慢性疾患のない約三万五〇〇〇人（四〇～六八歳の男女）が対象となった。これらの人々全体から複数の比較グループが形成された。それらは、多くの特徴は似通っているものの、一つの特徴がはっきりと異なっているような構成にした。比較グループのうちの一つに、ランダムにオートノミートレーニングのような一次的介入が施された。データ収集を開始してから十五～二十五年後に対象者たちに対してもう一度調査が実施された。それはその間、誰がどのような病気に罹ったのか、あるいは死亡したのか、また誰が比較的健康に暮らしているのかを把握するためであった。（データ収集の詳しい方法論、およびその理論と結果については、以下の本で取り上げた。Grossarth-Maticek R: Systemische Epidemiologie und präventive Verhaltensmedizin chronischer Erkrankungen.[*89] Walter de Gruyter, 1999）

二番目の研究とデータ収集は、がんの二次予防に関するものであった。ここでは一九七一年～一九八八年の間に、一万人を超えるがん患者が調査された。その目的は、医学的治療および

＊89　タイトル邦訳は、十三頁の注釈を参照。

セルフレギュレーションの程度による、長期的に見た場合の効果を検討することにあった。一九九八年に追加調査が行われたが、それはがんの診断から死亡するまでの生存期間を把握するためのものであった。

八・十・三　解析結果

前向き研究では以下のような結果を確認することができた。

1 上述したような行動パターン（欲求充足への制止を維持し、現在における快、幸福感、安定感が得られる新たな行動パターンの構築を放棄する傾向）を持つ人は、他の行動パターン、特に明確なセルフレギュレーションによって柔軟に欲求を充足させる人よりも、がん罹患リスクが明らかに高かった。

2 行動パターンと身体的危険因子との間には相乗的相互作用があり、特にがんの進行に関してその相乗作用が顕著であるように見える。

3 がんの経過もまた、願望の制止の強さとは正の、柔軟な欲求充足の強さとは負の関連がある。

4 個人のセルフレギュレーションを刺激し、欲求を制止する力動を弱める方法であるセルフレギュレーションは、一次予防（疾患の発生予防）、二次予防（疾患の経過の改善）の双方に貢献することができる。

5 心理療法のありようが、もし患者の楽観性よりも悲観性を刺激し、分析と介入が個人の独自性を考慮するというよりは定型的な手法に終始するとすれば、そのような治療ががん患者のためになることはほとんどないであろう。また、多くの治療者たちは過度に介入する援助者的行動を取りがちであり、そのために患者が無気力になり、受動性に陥ることに気づかないでいる。

以下にハイデルベルク介入研究のいくつかの結果を示す。両方のグループは、年齢、性別、腫瘍の種類、腫瘍の進行度、医学的治療、がんの診断時期が同様である。研究に参加した患者は、オートノミートレーニングによる介入群と介入のない対照群にランダムに割りつけられた。がんの部位は、結腸、直腸、胃、肺、乳腺であり、その分布は両群間で同じであった。

表8・1に、がん患者におけるオートノミートレーニングの効果に関する結果を示す。介入群の生存期間は対照群と比べて約二倍の長さであった。また、八三・八％の組において、オートノミートレーニング介入を受けた患者の方が対照患者よりも長く生存した。

この結果は以下のことを示す。

1 オートノミートレーニングを受けた介入群は、トレーニン

表8.1　がん患者に対するオートノミートレーニング介入の効果[a]
ハイデルベルク前向き・介入研究　1977-1993

	群全体の生存期間（月）	割りつけ対照者よりも長期間生存した人	割りつけ対照者よりも早期に死亡した人
介入群（N=74）			
平均（範囲）	128（17-273）		
N（%）		62（83.8）	12（16.2）
行動パターンの変化（治療前 → 1カ月後）			
タイプI		5.6 → 3.5 *	5.5 → 5.4
タイプIII		1.8 → 3.6	1.6 → 1.8
タイプIV		2.3 → 5.9	2.5 → 1.9
対照群（N=74）			
平均（範囲）	63（9-141）		
N（%）		12（16.2）	62（83.8）
行動パターンの変化（初回評価 → 1カ月後）			
タイプI		5.3 → 3.9	5.7 → 5.8
タイプIII		1.9 → 2.7	1.9 → 1.8
タイプIV		2.3 → 5.5	1.7 → 2.0

[a]1：1マッチングによるランダム化比較試験

グを受けていない対照群の人々よりも明らかに長く生存する。

2　割りつけ対照者よりも長命であった人々は、治療の一カ月後にはタイプI行動を減らし、タイプIII行動を適度に高め、タイプIV行動を明らかに高めるという傾向を示した。

また、対照群のうちの六十三名（八五・一%）が治療の一カ月後に、オートノミートレーニングを通して、幸福感と快と安定感の増加へと導く自力活動が刺激され、自分を適正に活性化する能力が刺激されたという感覚を得たと報告した。一方、対照群で「自然に」このような感覚を得た人は十五名（二〇・三%）に留まった。

表8・2にがん罹患後に様々な心理療法等を受けたがん患者と、受けなかった患者とを生存期間について比較した結果を示す。両群は、年齢、性別、腫瘍の種類、腫瘍の進行度、医学的治療ならびに診断の時期に関して比較可能である。この結果は、がん患者への心理療法的ケアが必ずしも効果があるとは言えないこと、それどころかそれが非科学的に応用されると逆効果にもなりうることを示している。

何らかの治療を受けたグループのうちの三十九名（二二・五%）は治療の一カ月後に、心理療法によって自分が幸福感と快

表 8.2 がん罹患後に心理療法等を受けたがん患者と受けなかったがん患者の生存期間の比較
ハイデルベルク前向き・介入研究 1973-1993

グループ	N	生存期間（月）平均（範囲）	割りつけ対照者よりも長期間生存した人 N（%）
様々な心理療法を受けた患者	152	89（10-124）	67（44）
心理療法を受けなかった対照患者	152	116（12-203）	85（56）

と安定感の増加へと導く自力活動、および適正な自己の活性化に対する刺激を受けたという感覚を得たと報告した。一方、対照群で「自然に」このような感覚を得た人は二十八名（一八・四％）であった。

極端な身体的危険因子

表８・３に示す各群は、年齢、性別が同等で、行動パターンと身体的危険因子の程度が異なっている。ここで言う極端なタイプI行動は、「最終的孤立の主観および客観評価のための質問（FI調査票）」を用いて評価したものである。また、身体的危険因子は、特に強いと考えられる以下のようなものである。

1　父母および祖父母のうちの少なくとも二名ががんに罹患し、死亡している。
2　十六歳以前から今日まで一日中絶え間なくタバコを吸っている。
3　発がんへの関与が指摘されている内臓疾患（臓器損傷）の診断が少なくとも一つある。
4　慢性的に鎮静作用のある向精神薬（例えば睡眠薬や抗不安薬）を服用している。
5　不健康な食事（脂肪過多で、新鮮な果物、野菜、ビタミン補給に乏しい）。

表８・３の結果は、極端な身体的危険因子と、極端なタイプI行動とが相乗的に作用することを——これらの片方だけでもがんの危険性を何倍にも高めるのだが——つまり両者が揃うと相加的効果を超える影響を与えうることを示している。

表８・４の結果からは、オートノミートレーニングを行った介入群は、十五年の観察期間において、がんによる死亡ないしがん罹患が対照群と比べて明らかに少なかったことが分かる。また、興味深いことに、慢性疾患に罹ることなく健康に生存した人々では、タイプI行動が明らかに弱まっていた。つまり治療的介入の成功は、治療の一カ月後にタイプI行動が減少し、タイプⅣ行動が増加していた人々ではあらかじめ予測可能であ

表 8.3　がんの発生と進行における行動パターン（タイプⅠ行動）、身体的危険因子、および両者の相互作用の影響
ハイデルベルク前向き・介入研究 1973/77-1993

		がん死亡	がん罹患	がん罹患／死亡[a]	心筋梗塞脳卒中死亡	他の原因による死亡	生存だが慢性疾患あり	生存かつ健康	計
極端なタイプⅠ行動と身体的危険因子ともにあり	N	273	201	474	90	124	139	67	894
	%	30.5	22.5	53.0	10.1	13.9	15.5	7.5	100.0
極端なタイプⅠ行動のみ（身体的危険因子なし）	N	72	82	154	46	100	306	108	714
	%	10.1	11.5	21.6	6.4	14.0	42.9	15.1	100.0
高度の身体的危険因子のみ（タイプⅠ行動なし）	N	62	65	127	59	152	124	201	663
	%	9.4	9.8	19.2	8.9	22.9	18.7	30.3	100.0
タイプⅠ行動、高度の身体的危険因子ともになし	N	17	20	37	25	89	186	597	934
	%	1.8	2.1	4.0	2.7	9.5	19.9	63.9	100.0
合計	N	424	368	792	220	465	755	973	3205
	%	13.2	11.5	24.7	6.9	14.5	23.6	30.4	100.0

[a]がん死亡とがん罹患の合計。

表 8.4　極端なタイプⅠ行動と身体的危険因子の併存者におけるがんの発生と進行：オートノミートレーニングによる介入効果[a]
ハイデルベルク前向き・介入研究 1973/77-1993

	がん死亡	がん罹患	がん罹患／死亡[b]	心筋梗塞／脳卒中死亡	他の原因による死亡	生存だが慢性疾患あり	生存かつ健康	計
介入群								
N	10	11	21	5	15	13	43	97
%	10.3	11.3	21.6	5.2	15.5	13.4	44.3	100.0
行動パターンの変化（治療前 → 1カ月後）								
タイプⅠ	5.2 → 5.3	5.1 → 5.4	5.1 → 5.3	5.4 → 5.1	5.0 → 5.1	5.3 → 5.0	5.4 → 3.1	
タイプⅢ	1.2 → 1.1	1.2 → 1.3	1.6 → 1.8	1.4 → 1.6	1.5 → 1.6	1.5 → 1.7	1.3 → 1.5	
タイプⅣ	1.4 → 1.3	1.3 → 1.5	1.5 → 1.7	1.6 → 1.7	1.7 → 1.8	1.8 → 1.9	1.4 → 4.9	
対照群								
N	29	24	53	7	12	19	6	97
%	29.9	24.7	54.6	7.2	12.4	19.6	6.2	100.0
行動パターンの変化（初回評価 → 1カ月後）								
タイプⅠ	5.0 → 5.4	5.3 → 5.3	5.2 → 5.3	5.3 → 5.0	5.2 → 5.0	5.1 → 4.9	5.3 → 5.2	
タイプⅢ	1.4 → 1.6	1.7 → 1.9	1.7 → 2.0	1.5 → 1.6	1.9 → 2.1	1.8 → 1.9	1.5 → 2.3	
タイプⅣ	1.6 → 1.7	1.8 → 1.9	1.4 → 1.3	1.7 → 1.9	2.3 → 2.5	2.2 → 2.0	1.8 → 4.3	

[a]1：1マッチングによるランダム化比較試験。　[b]がん死亡とがん罹患の合計。

ったことになる。同時に、健康生存者ではタイプⅢ行動も幾分増加していた。また、同様の区分に属した人々（健康生存者）は、治療を受けていない対照群の六％にも見られた。

トレーニングを受けたグループの五十八名（五九・八％）は、治療の一カ月後に、心理療法によって幸福感と快と安定感の増加へと導く自力活動が刺激され、適正な自己の活性化が刺激されたと感じたと報告した。健康生存者四十三名では、そのうち四十名（九三％）がこれに該当した。

対照群で「自然に」このような感じを持った人は八名（八・二％）であり、その中の六名の健康生存者のうちで該当する人は四名（六六・七％）であった。

表8・5の結果は、以下のことを示している。

1 家族構成員に胃がんへの罹患が多いほど、調査対象者の胃がんの発生頻度が上昇した。

2 同様の家族的負因においては、タイプⅠ行動を持つ人々における胃がん罹患率は、良好なセルフレギュレーションを持つタイプⅣ行動者よりも数倍高かった。

3 家族的負因がなくてもタイプⅠはタイプⅣよりも胃がんへの罹患率が相対的に高かったが、家族的負因のない人々での胃がん罹患率そのものは、いずれのタイプとも比較的低かった。

表8・6の結果は、以下のことを示している。

極端な家族的負因があったとしても、オートノミートレーニングを受けた介入群では、受けていない対照群と比べて胃がんへの罹患率が明らかに低かった。また介入群では、他のがんへの罹患も少なく、観察期間中明らかに高い確率で健康を維持していた。

介入研究の結果は、胃がんのがん遺伝子発現が中枢神経系からのインパルスによって、刺激されたり抑制されたりするという仮説を支持した（もっともその科学的なメカニズムはほとんど解明されていない）。

表8・7の結果は、以下のことを示している。

1 胃がんの罹患者は非罹患者と比べて、四つの身体的危険因子のそれぞれを持つ者が多く、これら四つの因子すべてを持つ者の割合も高かった。

2 胃がんの非罹患者の中では、タイプⅣ行動の人はタイプⅠ行動の人と比べて胃がんに関する身体的危険因子を持つ割合が明らかに低かった。

3 反対に胃がんに罹患したタイプⅣ行動の人では、胃がんに罹患したタイプⅠ行動の人よりも身体的危険因子を持つ人が顕著に多かった。

表 8.5　胃がんの遺伝的素因（家族歴）とタイプⅠ行動との相互作用
ハイデルベルク前向き研究 1973/77-1988/1993

	直系家族内での胃がん患者数[a]							合計
	0	1	2	3	4	5	6	
タイプⅠ行動								
区部対象者 N	982	521	296	103	27	19	16	1964
がん累積罹患 N	8	7	21	20	16	9	10	91
がん累積罹患 %	0.8	1.3	7.1	19.4	59.3	47.4	62.5	4.6
タイプⅣ行動								
区部対象者 N	1319	718	377	128	38	30	28	2638
がん累積罹患 N	4	4	9	10	5	5	6	43
がん累積罹患 %	0.3	0.6	2.4	7.8	13.2	16.7	21.4	1.6
同等の家族歴におけるタイプⅠとタイプⅣのがん罹患率の比	2.7	2.4	3.0	2.5	4.5	2.8	2.9	2.8

[a]家族的負因あり：70 歳以前の直系家族における胃がんの診断や治療歴があること。少なくとも 70 歳まで、直系家族の構成員全員に胃がんの診断や治療歴がない場合は、患者数=0。

表 8.6　明確なタイプⅠ行動と顕著な胃がんの家族歴[a]を持つ人に対するオートノミートレーニング介入の効果[b]
ハイデルベルク前向き・介入研究 1975/78-1990/1993

N	合計	胃がん罹患	胃がん死亡	胃がん罹患／死亡[c]	他のがん死亡	他の原因による死亡	生存だが慢性疾患あり	生存かつ健康
介入群								
N	32	5	3	8	4	3	7	10
%	100.0	15.6	9.4	25.0	12.5	9.4	21.9	31.3
行動パターンの変化（介入前 → 1ヶ月後）								
タイプⅠ得点				5.4 → 5.6	5.1 → 5.2	5.0 → 5.2	5.0 → 5.2	5.2 → 2.6
タイプⅣ得点				1.9 → 1.5	1.8 → 1.7	2.3 → 1.7	1.5 → 1.8	1.9 → 4.7
対照群								
N	32	14	4	18	6	3	4	1
%	100.0	43.8	12.5	56.3	18.8	9.4	12.5	3.1
行動パターンの変化（初回評価 → 1ヶ月後）								
タイプⅠ得点				5.3 → 5.9	5.4 → 5.3	5.1 → 5.1	4.9 → 5.6	5.3 → 3.3
タイプⅣ得点				2.0 → 1.9	2.1 → 2.0	2.2 → 2.1	1.7 → 1.7	2.0 → 3.9
対照群に対する介入群のリスク比		0.4	0.7	0.4	0.7	1.0	1.7	10

[a]8 組では 6 名の直系家族構成員が、15 組では 5 名の直系家族構成員が、9 組では 4 名の直系家族構成員が、それぞれ胃がんに罹患していた。
[b]1：1 マッチングによるランダム化比較試験。
両群の年齢、性別、およびその他の身体的危険因子（胃切除歴、不健康な食事、悪性貧血、アルコールおよびタバコの摂取）に関して大きな違いはない。
[c]胃がん罹患と胃がん死亡の合計。

表8.7 タイプⅠ行動およびタイプⅣ行動を示す人の胃がんに関連する身体的危険因子

		タイプⅠ行動		タイプⅣ行動	
		胃がんあり N=99	胃がんなし N=1865	胃がんあり N=43	胃がんなし N=2595
胃切除	N	28	62	21	41
	%	28.3	3.3	48.8	1.6
不健康な食事[a]	N	59	825	29	199
	%	59.6	44.2	67.4	7.7
臓器への過重負荷[b]	N	46	131	30	52
	%	46.5	7.0	69.8	2.0
飲酒および喫煙	N	61	698	39	265
	%	61.6	37.4	90.7	10.2
4つの因子すべて	N	17	30	15	10
	%	17.2	1.6	34.9	0.4
悪性貧血（参考）	N	6	24	3	29
	%	6.1	1.3	7.0	1.1

[a]脂肪分・塩分が多く、繊維質が少なく、新鮮な野菜や果物がほとんどなく、塩漬けされた、ないしは薫製の肉をよく摂取する。
[b]不適切な時間に大食をするなどの食習慣。

以上のことから、良好なセルフレギュレーションを持つタイプⅣ行動の人における胃がん罹患リスクには主として身体的危険因子が寄与し、タイプⅠ行動の人では身体的要因と行動要因とが相乗的に相互に作用し合うことで胃がんを発症すると考えられる。

表8・8の結果は、以下のことを示している。

1 タイプⅠ行動が明確になればなるほど、がんによる死亡率は上昇した。
2 タイプⅠ行動の明確さは心血管系疾患についてはほとんど重要ではないが、他の死因に関しては非常に重要であった。
3 タイプⅠ行動の明確さは、ここに挙げた全ての身体的危険因子の有無と強く関連していた。
4 がんの家族歴の程度は、タイプⅠ行動の明確さとはあまり関連がなかった。つまり、人の行動とがんとの関連が遺伝的に規定されているわけではなく、人の行動はむしろ学習によって形成されると考えられる。

表8・9に示す四つの行動類型グループは、年齢と性別の分布に関して等しい。グロッサルト行動類型は、「行動分類のための主観および客観評価質問票」（八・九節を参照）を用いて評

表 8.8　タイプⅠ行動の明確さとがん死亡率、他の原因による死亡率、および身体的危険因子
ハイデルベルク前向き・介入研究 1973/78-1998

		タイプⅠ行動の明確さ[a]				合計
		非常に弱い 0−2.5 N = 415	比較的弱い 2.5−3.5 N = 628	強い 3.5−5 N = 314	非常に強い 5−7 N = 159	N = 1516
がんによる死亡	N	19	32	52	50	153
	%	4.6	5.1	16.6	31.4	10.1
心筋梗塞／脳卒中による死亡	N	36	66	27	21	150
	%	8.7	10.5	8.6	13.2	9.9
他の原因による死亡	N	42	78	50	43	213
	%	10.1	12.4	15.9	27.0	14.1
1998 年時点で生存	N	318	452	185	45	1000
	%	76.6	72.0	58.9	28.3	66.0
1日 15 本以上の喫煙	N	71	102	98	89	360
	%	17.1	16.2	31.2	56.0	23.7
常習的飲酒	N	52	129	127	99	407
	%	12.5	20.5	40.4	62.3	26.8
不健康な食事	N	101	195	155	133	584
	%	24.3	31.1	49.4	83.6	38.5
運動不足	N	15	50	140	127	332
	%	3.6	8.0	44.6	79.9	21.9
睡眠薬／抗不安薬／鎮痛薬の常用	N	20	45	63	22	150
	%	4.8	7.2	20.1	13.8	9.9
不眠	N	23	75	148	121	367
	%	5.5	11.9	47.1	76.1	24.2
がんの家族歴：直系における数		1.4	1.3	1.6	1.7	

[a]「最終的孤立の主観および客観評価のための質問（FI調査票）」（8.8 節を参照）を用いた評価。
タイプⅠ行動の強度による 4 区分は、年齢、性の分布について同等。

表8.9　グロッサルト行動類型とがん死亡率および他の原因による死亡率
ハイデルベルク前向き研究 1975-1993

グロッサルト行動類型[a]		がん死亡	心筋梗塞／脳卒中死亡	他の原因による死亡	生存だが慢性疾患あり	生存かつ健康	合計
タイプⅠ	N	209	104	252	216	121	902
	%	23.2	11.5	27.9	23.9	13.4	100.0
タイプⅡ	N	96	251	204	217	89	857
	%	11.2	29.3	23.8	25.3	10.4	100.0
タイプⅢ	N	39	72	117	133	314	675
	%	5.8	10.7	17.3	19.7	46.5	100.0
タイプⅣ	N	32	43	122	151	462	810
	%	4.0	5.3	15.1	18.6	57.0	100.0
計	N	376	470	695	717	986	3244
	%	11.6	14.5	21.4	22.1	30.4	100.0

[a]「グロッサルトの4つの行動類型へ分類するための主観および客観評価質問票（尺度目録）」（8.9節を参照）を用いた評価。

価した。ただし、この研究では、被験者自身による評価、家族による評価、および面接者による評価の三つがほぼ一致する者のみを対象としている。五十二名の訓練された面接者によって五二一六人の被験者を調査し、このうち三二四四名（六二・二％）をこの基準によって明確に特定のタイプに分類することができた（残りの三七・八％は四つのタイプのいずれにも分類することができなかった）。

表8・9の結果は以下のことを示している。がん死亡率はタイプⅠが最も高く、心筋梗塞または脳卒中死亡率はタイプⅡが最も高かった。いずれの原因による死亡率もタイプⅣで最も低く、健康生存者の割合はタイプⅣで最も高かった。また、タイプⅢはタイプⅣとタイプⅠ・Ⅱとの中間の値を示した。

八・十一　乳がんの発症と進展における精神と身体の相互作用および相乗効果

人間は様々な領域のいろいろな要因が相互に作用を及ぼし合う、非常に複雑な生物学的・社会的・認知-感情的システムである。体系的疫学が試みるのは、病気の発生と経過にとって重要ないくつかの要因とそれらの相互作用を研究することである。それによって、単一因果論的な疫学や治療に関する研究の補完を目指すことになる。

体系的疫学は、複合因果論的な諸関連を証明する新たな方法に加えて、そのための新たな、効果的な介入戦略を見つけていかなければならない。この節では、このような研究上の努力がどの段階まで達しているのかについて報告したい。

議論の対象は乳がんの発生に関与する様々な身体的要因である。例えば脂肪分の多い食事、アルコール摂取、乳腺症等の問題であるが、中でも主要な役割を担うとされているのは遺伝的素因である。ただし極端な家族的負因は、遺伝的に決定されている素因の一つの代理指標に過ぎないかもしれない。心理社会的な要因が把握されても、それは通常、医学的に重要なデータや危険因子とは関連がないとされてきた。グロッサルト＝マティチェクのグループによる研究を例外として、心身の相互作用について検討した前向き研究は発表されていない。しかし身体的危険因子と特定の悪性ストレス質の相互作用こそが乳がんの発生において重要な役割を演じているように思われる。乳がんの一次予防にとって、悪性ストレスを低減し、セルフレギュレーション能力を改善する介入を行うことは、重要なテーマの一つとなると思われる。

病気の経過もまた医学的治療の成否のみに依存しているのではなく、患者が自己の能力とセルフレギュレーションを増進できるかどうか、生体の調節機能を乱す行動パターンの撤廃に向けた自力活動を構築できるかどうかが重要なのである。繰り返し行われた介入研究において明らかになったのは、セルフレギュレーション改善のための行動療法と組み合わせた医学的治療が、病気の経過と転移の抑制にとって相乗的な効果を示すことである。このような結果も乳がんの二次予防にとって意義があり、それゆえ治療に携わるスタッフがセルフレギュレーションを刺激する方法に習熟することは有用であると思われる。

八・十一・一　研究と治療における体系的疫学の理論的概念

体系的（相乗的）疫学は単一因果論的な疫学と医学研究を、新たな理論的構想と新たな方法論で補い、拡大することを試みる。そこで重要になるのは、個々の要因やプロセスの影響を正確に把握すること、ならびに様々な領域の要因の共起や相互作用を学際的に把握することによって、医学的研究をさらに発展させることである。その際、我々が開発したような体系的疫学は、特に以下の側面を強調する。

(a)　把握された要因や作用の、システム内の他の作用や要因への文脈依存性。例えば特定の化学療法が、自己制御が良好な人と不良な人とでは病気の経過に対して異なる作用を及ぼす可能性がある。またうつ病を合併したがん患者では、有効な薬物療法を受けた方が、薬物療法を受けていない場合よりも生命予後が良い傾向が見られた。ただし、系統的

な文脈依存性は、普通ただ一つの要因ではなく、多くの要因の相互作用に左右される。

(b) 相乗効果が生じること。身体的要因と行動要因はしばしば相乗効果を起こす。すなわち両方の要因の相互作用は個々の要因を単に加算した作用をはるかに上回る。

グロッサルト＝マティチェクとそのグループはハイデルベルク前向き研究において、様々な領域に関して文脈依存性ならびに相乗効果を研究し、結果を得てきた。

乳がんの発生に関してはいまだにその原因が解明されてはいない。自然科学的医学の枠内において最も重要な要因は、明らかに遺伝的素因である。しかしこれが全てを決定するわけではない。我々は、慢性的な悪性ストレスが遺伝的素因と相乗的に作用するという仮説を立てた。

病気の経過、すなわち生存期間の延長や転移の予防について、良好なセルフレギュレーションは医学的治療と相乗的な相互作用を及ぼす。

乳がんの発症とその進行に関与する慢性的な悪性ストレスは、正確に描写でき、特定の測定方法によって把握可能である。

悪性ストレスは本質的に、以下の二つの要因から発生する。

1 セルフレギュレーションの不調、すなわち、自力活動によって持続的な幸福感に到達できず、長期的に見ればネガティブな結果を招き、反調節的な、つまりセルフレギュレーションを阻害するようなプロセスを刺激する行動パターンや不適切な期待を放棄することができないこと。

2 ネガティブに体験された二重の拒否による慢性的な悪性ストレス。すなわち、父親（母親）または両親から、子供時代、思春期、さらに大人になってからも拒否されていると感じていること。拒否の体験は、パートナーや、例えば職場の上司のような感情的に重要な他の人物との関係においても繰り返される。体験された拒否は拒否する対象に近づきたいという願望を惹起するが、この欲求の充足は客観的条件、あるいは主観的な操作によって不可能となっている。そのような場合、絶望感、心身の疲弊等が生じるが、外面的には適応しようとするので、新たな行動パターンを構築することがさらに難しくなる。

オートノミートレーニングにおいては個人的な特色のみならず、個々人それぞれが持つ能力や弱点（それが遺伝的なものであれ学習されたものであれ）が考慮され、またセルフレギュレーションを刺激するそれぞれの個人に合った方法論が模索される。我々は、対象者が自分に合った特別な方法によって自分をコントロールしようとすること、またセルフレギュレーションを阻害するものも、その原因と様態において個々人で個別的であることを想定しているため、オートノミートレーニングでは、特定の問題一般に効果があることを前提とするような、あらかじめ定められたやり方は援用されない。オートノミートレーニングでは、診断のための対話と診断手続き（例えば本人への面接や家族からの聴取等）のあとで、個々人にとっての個別の方法が考案される。その一方でまたオートノミートレーニングは、科学的結果ならびに理論的構想一般にも従う。これら理論的構想は、普遍的な基準と目標設定の構築に資するものである。目標へ至るための道程はしかし、個人的な分析の中で、個人のために個別に作られる。

人間の行動は、欲求を充足し、不快の源泉を減少させる機能を持つ。無意識は、快を最高のレベルに調節し、システムを統合する機能を持つが、その機能の源泉は感情的で本能的な領域にある。しかし無意識には二重の機能がある。もしも快を模索する機能が障害を起こし、耐えがたく重大な不快を伴う絶望的な状況に陥ると、無意識からはシステムを破壊するような信号が発せられることがある（例えばそれは自殺や、重篤な慢性疾患への罹患、あるいは病気の悪化といった形で現れる）。無意識は快の源泉や快が潜む場所を自ら探し当てるが、同時に克服しがたい制止も探し当ててしまう。それゆえに例えば、期待した快と実際の快の間に乖離がある場合、それを代償する嗜癖などが起こるのである。無意識は快または不快の源泉に従う、複雑で主観によってコントロールされた情報システムであり、自己を生存の方向ないしは死への傾向へと操作する。無意識は制止のない快の源泉を模索し、快と幸福感が統合される方向で、自己概念を完成させる努力をするように個々人を動機づけるので、そこにはコントロールされた十分な快と幸福感が生じうるのである。望んでいる快の源泉からの疎外が、無意識によって主観的に克服不能と認識された場合、絶望や諦観あるいは死への傾向の受け入れといった自己破壊的プロセスが始動することもありうる。

オートノミートレーニングは無意識を助け、それが快と幸福感を模索することを支援し、無意識の傾向を理性的部分と統合しようとする。オートノミートレーニングはまた同時に、新しい環境条件を創造することによって、無意識が自動的に自己破壊の方向へ反応することを変更しようとする。それは、例えば新しい状況下でも、快を模索する新たな反応とプロセスが始動できるようにするためである。無意識は自動的な情報処理と感情処理を行うため、そのような変更によって無意識が快を模索する動機は強化され、その破壊的機能は弱体化されうるのである。このような理由からオートノミートレーニングは、主観的で特殊な快と不快のあらゆる処理に個別的に入りこむことになり、あらかじめ定められた方法論を用いるということはない。

オートノミートレーニングが実際に導入されるためには、次に挙げるような科学的基盤が必要となるであろう。

1 トレーニングの方法が、科学的素養を持つ医師と臨床心理士にとって、矛盾なく受け入れられるようなものであること。

2 この方法が広範に応用可能であること、医師にとって容易に習得可能であること、また大半の乳がん患者たちにとって感情的にポジティブに受け入れられるものであること。

3 どのような条件のもとで治療が効果的であるのか、またその効果を検証するためにどのような評価項目が存在するのかということに関して、科学的に明快な回答が用意されていること。

ここに挙げられた問題に関してグロッサルト＝マティチェクは詳細な研究を行い、その一部を国際誌や著書において発表してきた。

八・十一・二　乳がんの心理的力動

詳細かつ緻密な観察と、心理療法の経験を基盤として、我々は乳がんに関する心身医学的理論を構築することができた（その内容は、他の種類のがんに関するものと本質的な違いがある訳ではない）。

非常に感情的で、存在そのものに関わる重要性を持つ欲求や願望（例えば愛情や承認の希求、近さ・安定感・被保護感への願望）の表明や充足が慢性的に制止され、阻害され、阻止されたとする。当事者は自らの行動を通じて、制止され阻害された欲求の充足ができないことが常であり、当の制止の原因をさらに強化するような行動しか構築できないとする。そうなると当事者の体験の中で、制止と阻害された願望が混然一体となり、それらは当事者の今現在の行動システムから（無意識、前意識あるいは意識の中へと）切り離される。感情的に極めて重要な欲求が、もはや充足不可能なものとして体験されるので、無意識のスイッチは死のプログラムないし病気のプログラムへと切り替えられる。その際、刺激されたが充足されなかった欲求、ならびに行動戦略と無意識的操作の両方が、生きる意味はどこにあるのかという問いを認識させる。すなわち、中枢神経系を経由して生体プロセスへと切り替わる心理的プロセスは、生きる意味によって大きく操作されているのである。

例えばある女性が、自分を拒否している母親の愛を勝ち取ろうと闘っていた。女性は子供の時から大人になった今でも、望んでいた母親の愛には到達不可能だと感じていた。彼女は長年、様々な生活条件に順応し、三十五歳で転移性の乳がんを発症した。治療の中で、彼女は自分が母親から愛情を得たいという願望を制止していることを認識した。母と娘は心から和解し、彼女の最も重要な欲求は満たされた。無意識のスイッチは死のプログラムから生のプログラムへと切り替わった。この患者の病気の経過は、非常に良好なものとなった。

乳がんの心身医学を我々は二つの時期に区分した。すなわち、(a) 乳がんが臨床的に診断される前の段階、および (b) 診断の後の段階、である。

我々は、行動システムから切り離された、充足されていない感情的に極めて重要な欲求が、乳がんがまだ臨床的に診断される前の段階で、高い割合（六〇％を超える）の人々にあることを発見した。それらは主に、拒否の体験によるものであった。これら拒否の体験のほとんどは、子供時代に父親（母親）あるいは両親から受けたものであった。彼らは、両親との和解、および、両親からないしは現在自分の周囲にいる特定の人から、遅ればせながらでも認められたいという深い欲求を抱いていた。彼女たちは、自分を拒否する対象に対して、自分が弱く、愛情と好意を欲しているという無意識のメッセージを送ろうとするのだが、それが病気として現れることになるのである。

八・十一・三　乳がん患者のオートノミートレーニング――セルフレギュレーションを刺激する方法

乳がん患者を対象として集中的に行った調査の結果、様々な理由から彼女たちのセルフレギュレーションがしばしば阻害されており、セルフレギュレーションが刺激されると、病状に根本的な改善がみられるようになることが示された。

患者は調査の中で、以下の二つのことにしばしば言及した。

(a) 再発への潜在的な、あるいは明確な不安（例えば転移への不安）。

(b) 有効なセルフレギュレーションの妨げとなる、解決されていない葛藤（例えばパートナーや両親との）。

オートノミートレーニングにおいて患者が学ぶことは、再発への不安を効果的に減少させ、葛藤を縮小させるような環境条件を、自力活動によって創ることである。不安と不安定感に代わって、効果のある、自信に支えられた、自律的な行動が優勢となるためである。

オートノミートレーニングを開始するに当たって患者には、オートノミートレーニングの基盤を形成している「幸福感を探す」行動モデルについての詳細な情報が与えられる。人間は自力活動によって幸福感と問題解決へと繋がる環境条件を創造することができるという情報を提供するだけでも、すでに治療への動機づけを高める効果がある。また最初の面接において対象者には、彼女がありのままに受け入れられること、またどんな小さなテーマやささいな領域でも取り上げることが可能であることが告げられる。というのも、ごく小さな刺激が大きな効果を上げることもしばしばあるからである。

導入となる最初の面接で患者は、自分が今現在抱えている問題や願望について報告する。そのあとで、次のような質問がなされる。

1 幸福感と精神的な安定感をもたらしてくれる源泉と領域について。
2 ポジティブで快適な刺激の源泉について。
3 自分に能力があると自信を持っている領域について。
4 不安やいろいろな症状、不安定感が起こる領域について。
5 目標と願望について。
6 特定の行動モデル（例えば宥和を優先させたり、自己主張をしない等）を学習した家族関係について。

導入としての会話ののち、対象者に最初に質問されるのは、彼女が自分の目標に到達し問題を克服するために、自分自身で何ができるかということである。

それに続いて対象者には、いくつかの行動モデルが紹介される。さらにそこで挙げられたトレーニング内容を吟味し、それらが対象者のシステムにとって適切かどうかが問いかけられる。

習得目標は、(a) 自律化（葛藤を生み出す依存性から精神的に解放されること）、(b) 葛藤の解決、(c) いろいろな症状（例えばがんに対する不安等）の克服、および (d) 自ら幸福感と快に満ちた体験を得るための新たな源泉の開拓である。

オートノミートレーニングにおいて目指されるのは、理性的なプロセスと感情的なプロセスの統合、ならびに無意識によって操作されている生への傾向の刺激である。さらに、社会的関係において体験された自己像をポジティブに統合すべく、自らに快を与え、葛藤からの解放を体験し、自力活動を活性化するための刺激である。

この目標を達成するために、オートノミートレーニングには非常に多くの方法やテクニックが動員される。医師、心理学者、看護師の養成のためには、まず三つの方法が習得されなければならない。

1 葛藤の解消のための二重戦略。患者たちはしばしば特定の対象にアンビバレンスを感じているが、それらは行動と目標到達の一貫性を阻害している。例えば患者たちは母親への接近を求めている一方で、母親のある種の行動パターンによって、自分が疎外され拒否されていると感じている。そうなると患者たちは、不安や重い心身疲弊の状態に至るまでに、激しい葛藤状況におかれることになる。患者たちはこのような場合には、二重戦略を構築することになる。そこではつまり、ポジティブな側面が模索され体験される一方で、ネガティブな側面は、例えばそこから距離を取ることによって、系統的に回避されることになるのである。

2　葛藤克服のための「あれもこれも」戦略。葛藤はしばしば、「あれもこれも」という戦略が可能であるにもかかわらず、特定のアスペクトがお互いを排除し合うように思われているために生じているのである。

3　自己の能力および快を与える葛藤から自由な自己像と、がんに対して不安を持つ必要はないというイメージを結びつけること（また、がんへの不安と、葛藤がつきまとい不快を催させるセルフレギュレーションの疎外の結合を解除すること）

オートノミートレーニングにおいては、あるいは存在するかもしれないのに、まだ認識されていないか制止されている領域――そこでは患者が自己の能力を感じ、自分の環境を心地よく葛藤なしに体験できるような領域――が体系的に模索される。もしこのような領域が見つかり、高い感情的な動機で刺激されれば、がんへの明確な不安は普通消滅する。

乳がん患者たちと日々接している医師、心理学者、看護師たちは、まずオートノミートレーニングの週末セミナーに三回以上参加する（第一週　理論、第二週　症例研究、第三週　スーパービジョン）[*90]。実質的な作業は、定期的な集まりの中で、参加者が事例について報告をするとともに、プロジェクトの指導者が自らの体験を参加者に報告するというものである。それらは積極的な情報交流を基本として運営されるが、それによってがん患者たちの新たな問題が常に感知され、柔軟なやり方で新しい方法論が試みられることになる。すでに完成された方法論は、医学教育システムの中では、まずはドイツ語を使用して導入され、その後他言語でも提供されることになる。

この節を閉じるに当たり、乳がん患者に対するオートノミートレーニングの方法を明らかにするための事例を一つ示す。しかし、この方法は、乳がん以外の領域にも適用可能なものであ

＊90　心理療法を専門的に学ぶ過程において、学習者がロールプレイや実際の事例への対応を行い、その対応のしかたについて指導者から具体的に指導を受けること。オートノミートレーニングのセミナーでは、学習者自身がクライアントとなり、自らの問題を語り、指導者による「治療」（トレーニング）を受けることを通じて学ぶ形式も採用されている。

る。

Fさん（女性）、四十三歳、三年前に乳がんと診断され、手術と化学療法を受けた（原発巣の径は五㎝、六カ所のリンパ節転移あり、遠隔転移なし）。

トレーナー「Fさん、まずオートノミートレーニングに関しておおまかに説明します。オートノミートレーニングは幸福感、精神的な安定感、および自己の能力に対する自信（つまり自分で問題を解決できるという感覚）を強化し、不幸感と不安定感を惹き起こす源泉を縮小させることを目的としてアドバイスを行うものです。ここではあなた自身の意見や欲求、願望を重視してとりあげることになりますが、あなたはそのようなテーマにのみ注意を向け、あなたにとって興味ある質問にだけ答えてください。今あなたにとって何が最も重要な目標であるか、また何が問題で何を恐れているかをお話しいただけますか。」

Fさん「私が最も心配しているのは、がんが転移し、また治療を受けなくてはならなくなりはしないか、とりわけがんが悪化して死ぬことになりはしないかということです。私は、まるで道路工事用の大きなローラーが抵抗できない私を轢いていくような、病気に対してまるで無抵抗であるような気持ちがしています。不安は意識していることも無意識であることもありますが、いずれにせよいつも骨身に沁みているのです。」

この患者は、多くの乳がん患者やがん治療にあたる医師たちが見守る中、心身が疲弊し、極端に不安定な様子で、夫と共にこのセッションに参加した。

トレーナー「今のあなたにとってポジティブあるいはネガティブな意味を持つ、家族内、あるいはご主人との間、あるいは職業上の問題はありますか。」

Fさん「夫は私にとってとてもポジティブな存在です。彼は私を全面的に、あらゆる面で私を支えてくれます。私が大きな問題をかかえているのは母との関係です。先ごろ亡くなった義理の母ともそうで、それが尾を引いているように思えます。私は長い間義理の母にコントロールされていたように思います。なんとか彼女の期待に応えようとして、私の自律性を放棄してしまったようです。でも主要な問題は、実の母との間の、とても難しい関係にあると思います。私の弟は七歳の時、白血病で亡くなりました。その後母は私もがんで死ぬのではないかという強い不安に苛まれていました。彼女は今でもいちいち私をコントロールし、過度な心配のために私を抑圧しています。」

トレーナー「お母様との理想的な関係とはどのようなものだと思いますか。」

Fさん「とても難しいです。というのも、母は自分の不安のせいで私を抑圧していることをまるで理解できないからです。もちろん私は母との良好な関係を望んでいますが、大人としてふさわしい自律性もまた望んでいるのです。私が母に、昼も夜も私のことを心配するのをやめて、私がちゃんと生きているかどうか、日に十回も電話して確かめるのはやめて、などと言うものなら、母は、お前は私の不安をまるで分かってくれないといってさめざめと泣き、私を非難するのです。私は時々、私を自由に、自律へと解放するより、自分の不安を私にぶつけるほうが母にとっては大切なのではないかという印象すら持ちます。」

トレーナー「お母様との関係に関して感じることは。」

Fさん「私はたいてい、心身とも疲れ切っていて、自分自身、病気が悪くなるのではないかと大変心配しています。私が母に口答えすると、母は私につらく当たります。私は、母が私の妨げになっているような気持ちをかかえる一方で、とてつもない罪悪感に苛まれます。」

トレーナー「あなたの強みは何でしょう。またどのような状況で心地よさを感じますか。」

Fさん「私はもともとはエネルギーが十分にあって、もし私をコントロールし阻害する女性たちからある程度自由でいられたなら、知的で魅力的な女性でいられると思います。それから私は夫といると、とても心地よいです。私の最大の願いは、夫と愛し合いながら幸せに年を重ねていくことです。」

トレーナー「あなたは、お話しいただいた二つの問題を克服するために、今後どのようなことをなさるおつもりですか。つまり、がんに対する不安を減少させ、お母様と良好な関係を築くために。」

Fさん「私の目標が何であるかは分かっているのですが、どうやってそれを達成できるのかを想像することができません。私は母から精神的に解放されたいと思う一方で、母を大切にし、愛したいとも思っています。また私は自分の愛のエネルギーを夫に集中したいとも思っています。なぜなら、そうすることが夫を幸福にし、それが私の欲求でもあるからです。私は母から解放されてしっかりと自分自身を取り戻したいです。例えば散歩をしたり、眠ったり、朝起きたりするときに、自分に対して快い感覚を持ちたいのです。」

トレーナー「私はここに、もしかしたらあなたの目標到達にとって役に立つかもしれないいくつかの行動モデルを用意しました。どうぞ少しお聞きになって、お考えになってみてください。それから、それは受け入れられないか、あるいはその一部ないし全部を受け入れることが可能かどうかをお答えください。

まずあなたのお母様に関して。あなたはお母様との望ましいコミュニケーションのあり方を正確に思い浮かべたり、さらにそれらを書き出したりすることができそうですか。同じくお母様とのコミュニケーションでの望ましくない場面を思い浮かべることはできますか。それから、お母様が望ましい、つまりあなたを満足させるような、あるいはあなたが自分の欲求を充足させることができるような行動を取った時にはいつも、例えば褒める言葉をかけたり、抱擁したりするなど、ポジティブな感情を表すことでお母様に報いてあげることができそうですか。逆にお母様が望ましくない行動パターンを取った時にはいつも、あなたができるだけ罪悪感を持たなくて済む範囲で、つまり結果的に精神的なバランスを崩すような事態を避けることを十分に意識したうえで、例えばお母様から距離を取ったりお母様を無視したりといった方法で、ネガティブなメッセージを伝えることはできますか。」

Fさん「先生のおっしゃることは十分に理解できました。先生は、そのような方法によって私が母に対してようやく明確な行動を取ることができるとお考えなのですね。母が私を追い詰めなかったり、自分の不安を私に覆いかぶせたりしようとしなかったときは、母を認めて愛情を表し、他方で母が私をコントロールし、自分の不安を私に押し付けようとし始めたら無視したり距離を取ったりする訳ですね。もし母が望めば、私は彼女に一度あるいは何度でも、私のしていることを説明することができます。母が私を理解しようとしなかったら、それはもう彼女の問題です。そうなれば彼女は私が何をしようとしているのかを学ばなくてはなりません。何年か前ならこのような方法は成功しなかったと思います。今では私の苦悩が非常に大きいし、私自身、自分を犠牲にしてもいいという気持ちは少しも持っていません。」

トレーナー「あなたがご自身の新しい行動をとてもよく理解されていることを嬉しく思います。お尋ねしたいのですが、あなたはもう第二の問題も解決なさっているのではないでしょうか。もしかするとあなたは以前、お母様に関して『あれかこれか』式でお考えだったのではないでしょうか。例えば、お母さんを愛していてお母さんのためなら何でも、全力でしてあげる、もしくは、お母さんから離れようとすると罪悪感を感じるので、またお母さんにべったり近づかざるを得ない、といったふうに。今ではあなたは『あれもこれも』式で、つまりお母さんを愛してはいるが、お母さんがあなたを、望んだ訳ではないにせよ傷つけるような場合は、お母さんを拒否することもできる、とお考えではないでしょうか。」

Fさん「全く先生のおっしゃる通りです。先生が説明されている間にも、私には前もって事のつながりが分かってきました。私は自分の態度を変更することで、私にとって中心的な問題を解決できると思えるようになりました。それは私に病気の克服のための、また私の全般に渡る幸せを改善するための、多くの力を与えてくれることでしょう。」

トレーナー「さて次にあなたの第二の問題であるがんについてです。あなたはがんに対する不安をお母様や義理のお母親との関係に対する不安と結びつけるようなことがよくあったでしょうか。」

Fさん「非常に興味深いご質問で、その一部にはお答えできると思います。母が私のことを、心配のあまりつらくてへとへとになるまで気にかけるような時、例えば『お前が死んでしまったら私が生きている意味はなくなってしまう、そうなればもう生きていたくない』等と言うような時はいつも、がんの転移に対する私の不安は昂じ、それどころか、きっとがんが転移するに違いないという確信すら持ちました。その反対に、私が夫といて、母や義理の母のコントロールから距離を取っていられる幸せな時間には、がんに対する不安は本当にどこかへ消え去って、しばらくの間は精神的に全く平静でいることができました。要するにこれも生活の質の問題に行き着くのではないでしょうか。」

トレーナー「あなたは今後、さきほど非常にうまく表現された、自分の強みとポジティブな目標に集中するということは考えられますか。そしてあなたのがんに関する考えを、これまでのようにあなたの弱みと不安にではなく、あなたの強みとポジティブな目標に結びつけることはできますか。そうすることでがんとその悪化に対する不安が抑えられるのではないでしょうか。」

Fさん「そういうイメージを私はとてもよく想像することができます。私にはすでに、あまり具体的に意識したことはないけれど、そういったことをイメージした経験があります。まず私は先ほど話題になった練習を通じて、徐々に自立し、今の私と理想の私との隙間を自分への愛情で埋めていきます。自分と夫とに関する心地よい体験に到達することができれば、がんへの不安が消えることはかなり確実だと私には思えます。もしいつかがんが悪化し転移が起こっても、私は私の生活の質がとても高かったことを知っているので、そのままさらに幸福感と自己刺激を模索する方向を取り続けると思います。私はまた、そのような自立性と自己刺激が病気の経過にもポジティブな影響を与えることを確信しています。ご覧ください、今こうしたお話をしているだけで、つい昨日私をぐったりさせた化学療法や放射線治療に対する不安を、もはや感じていないことがお分かりでしょう。」

トレーナー「お話ができてとても嬉しかったです。あなたが必要とされるときには、私はいつでもあなたのお役に立ちたいと思います。最後にここで私の観察について結果を申し上げ、それが正しいかどうかあなたとお集まりの方々にお尋ねしたいと思います。あなたは、この面接の最初の時とは対照的に、エネルギーに満ち、目標を見定め、自分の能力を信じておられるように見えます。」

Fさん「私自身もそう思います。」

この観察には、同席しいていた患者のグループや医師たちも賛同した。

この患者は一時間の会話の中で、自分の理性的機能と感情的機能を統合することができた。彼女は新たな希望に基づき、幸福感を求めて生きる強い意志と、幸福感と安定感を模索する明確な動機を構築することができた。

その後三年間に渡って毎月行われた定期的な追跡調査の結果は次のようなものであった。

彼女のセルフレギュレーションの能力は測定するたびに上昇していった。追跡期間に転移は起こらなかった。ある追跡調査の際に行った自由な会話の中で分かったのは、彼女が自分の能力を信じ、自信に満ち、快を重視した行動を取っていたということであり、それは多くの領域にも波及していた（例えば快を感じる運動を始める等）。

八・十一・四　研究データの収集について

一九七三年から一九七八年にかけて、乳がんの既往のない一万三四一五名の女性を対象とする調査が行われた。被験者たちは、母親、父方母方双方の祖母およびその姉妹たち、また本人の姉妹たちにおける乳がん患者の有無について質問された。同様に、セルフレギュレーションの度合い、ならびに過酷な拒否体験の有無に関する質問票調査が実施された。さらに、ハイデルベルク研究の代表標本から一万三四一五名の男性を抽出して調査対象に加え、またさらに以上の男女の対象者の知人や親戚五八七六名も調査対象に加えた。彼らに尋ねたのは、自分たちの親戚や知人の女性で、その直系（母親や祖母）に乳がん患者が多い人がいるかどうかであった。この調査でもし家族的負因の高い女性が見つかった場合、その人とコンタクトを取り、趣旨を説明した上で調査に加わっていただいた。

全ての対象者から年齢について同等の四つのグループを構成した（表8・10参照）。一つ目はもっぱら慢性的な悪性ストレスにさらされているグループ（セルフレギュレーションの不調、慢性的な拒否体験、望んでいる欲求をもはや実現できないという絶望感がある）。二つ目は極端な家族的負因のみを持つグループ（母親と二人の祖母の全員に乳がん罹患歴がある）。三つ目は悪性ストレスと家族的負因の両方を持つグループ、四つ目はそのいずれも持たないグループ（幸福感と快と安定感を伴う柔軟な欲求充足ができるグループ）である。

また三九六五名の乳がん患者を含む一万一二三名のがん患者の調査を行った。その目的は、病気の経過においてセルフレギュレーションがどのような意味を持つかを研究するためであった。その際、例えば治療の要因や腫瘍の転移に関する比較を可能にするために、いくつかのサブグループが構成された。表

表8.10 乳がん罹患／死亡リスクの予測における家族歴と心理社会的ストレスの相互作用
ハイデルベルク前向き・介入研究 1977/78-1998

健康関連の結果指標		慢性ストレス[a]あり	高度な乳がんの家族歴[b]あり	慢性ストレス、家族歴ともにあり	慢性ストレス、家族歴ともになし[c]
乳がん罹患	N	5	8	39	2
	%	0.9	2.6	18.1	0.1
乳がん死亡	N	6	11	46	1
	%	1.1	3.6	21.4	0.1
乳がん罹患／死亡	N	11	19	85	3
	%	2.0	6.2	39.5	0.2
他の原因による死亡	N	159	47	61	96
	%	29.4	15.4	28.4	5.8
生存かつ乳がん罹患なし	N	371	239	69	1550
	%	68.6	78.4	32.1	94.0
合計	N	541	305	215	1649
	%	100.0	100.0	100.0	100.0

[a]心身疲弊を伴う不良なセルフレギュレーションおよび慢性的な拒否体験。
[b]母親と二人の祖母のいずれにも乳がん罹患／死亡あり。
[c]良好なセルフレギュレーション、明確な自律性、母親と祖母いずれにも75歳以前の乳がん既往歴なし。
4つの区分は年齢、体重、脂肪の多い不健康な食事、アルコール摂取、乳腺症の診断歴について大きな違いがない。

8・12は、手術後にCMF化学療法を受け、異なる度合いのセルフレギュレーションを示した女性患者たちに関するサブグループの構成を示す。対象者全員には以下のような特徴がある。四〜六個のリンパ節転移がある、遠隔転移は認められない、ホルモン受容体は陰性、原発巣の径が四〜六㎝であり、六クール以上のCMF療法を受けている。同様にCMF化学療法を受けた人たちと、化学療法を拒否した人たちの比較グループも構成された。このそれぞれのグループをさらに無作為に二つに分け、そのうち一つのグループのみがオートノミートレーニングを受けた。つまり、CMF療法を受けた患者たちのうち、一つのサブグループはオートノミートレーニングを受けるが、他方はCMF療法の化学療法のみを受けたグループとなる。もう一つの区分では、化学療法を拒否してオートノミートレーニングを受けたグループ、および化学療法を拒否してオートノミートレーニングも受けていないグループである（表8・13参照）。
これらの対象者について、診断後三年以内に遠隔転移が認められるかどうかの追跡調査を行った。またオートノミートレーニング介入の十年後に、生存状況に関する情報が収集された。

表8.11 強いストレスと乳がん家族歴を持つハイリスク者における
オートノミートレーニングによる一次予防効果
ハイデルベルク前向き・介入研究 1977/78−1998

健康関連の結果指標	介入群 N=15		対照群 N=15	
	N	%	N	%
乳がん罹患	1	6.7	5	33.3
乳がん死亡	1	6.7	8	53.3
乳がん罹患／死亡	2	13.3	13	86.7
他の原因による死亡	7	46.7	1	6.7
生存かつ乳がん罹患なし	6	40.0	1	6.7

両群は年齢、体重、脂肪の多い不健康な食事、アルコール摂取、乳腺症の診断歴について大きな違いがない。両群とも、母親、二人の祖母、姉妹のいずれか一人以上に乳がん罹患歴あり。

表8.12 所属リンパ節転移がありCMF化学療法を受けている乳がん患者における、セルフレギュレーションの程度別にみた生存期間および転移の発生
ハイデルベルク前向き・介入研究 1977/78−1988/93

	セルフレギュレーション[a]		
	良好 (5—7) N=25	中等度 (3.5—5) N=26	不良 (1—3.5) N=38
診断から3年以内の遠隔転移 N（%）	3（12.0）	7（26.9）	30（78.9）
平均生存期間（月）	109	65	34

3つの区分は、年齢、原発巣の大きさ、リンパ節転移の数、治療内容において大きな違いがない。いずれもホルモン受容体陰性の低分化癌である。
[a]「がん患者のセルフレギュレーションに関する質問票」（11.8節を参照）を用いた評価。

研究結果から抜粋して表8・10と8・11は、ベースライン調査時点で乳がんの既往のなかった人々を対象とした研究結果の一部である。一方、表8・12と8・13は、乳がん患者を対象とした研究結果の一部である。以上は全て、いわゆる前向き・介入研究を構成するものであり、表8・10と8・11は一次予防、表8・12と8・13は二次予防に関するものである。

死亡と乳がん罹患の発生は四つのグループ全てにおいて、一九八八年の調査日までに確定された。表8・10に示す結果からは、慢性的なストレスへの暴露単独では乳がんリスクはそれほど高くならない。家族的負因と関連するリスクは比較的高く、ストレスと家族的負因とが揃うとリスクが極めて高くなる。すなわち、二つの因子の間には相加効果をはるかに越える、相乗的相互作用があることが分かった。

表8・11は、極端な家族的負因と強い悪性ストレスを抱えた患者たちに対する介入研究の結果を示している。オートノミートレーニングを受け、セルフレギュレーションが改善されたグループでは、十年の観察期間における乳がんの罹患率と死亡率がはるかに低かった。

表8・12は、化学療法を受けた乳がん患者の生存期間が、セルフレギュレーションの度合いに大きく依存していることを示している。セルフレギュレーションが良好であるほど生存期間は長く、三年以内の遠隔転移の出現は少なかった。

表8・13は、化学療法を拒否した乳がん患者と化学療法を受けた患者の双方において、オートノミートレーニングを受けた人の方が長期間生存したこと、ならびにオートノミートレーニングと化学療法の間には、生存期間の延長に関して相乗的な相互作用があることが示された。

以上の結果は、セルフレギュレーションの不調を惹起する慢性的な悪性ストレスと身体的な危険因子が、病気の発生ならびに病気の経過に関して、相乗的に影響を及ぼしあうこと、さらにオートノミートレーニングによる悪性ストレスの軽減は、一次的・二次的な治療効果があることを示している。

ここに紹介した、不良な予後因子を持つ乳がん患者における、化学療法とオートノミートレーニングの相乗効果は、我々が以前の研究で得た、乳がんの転移におけるオートノミートレーニングとアドリアマイシン治療の相乗効果に関するデータと一致する（Grossarth-Maticek R, Schmidt P, Vetter H, Arndt S: Psychotherapy research in oncology. In: Steptoe A and Mathews A: Health care and human behavior. New York, Academic Press, 1984))。スピーゲルらは我々の研究結果を検証するための実験において、オートノミートレーニングに似たある種の心理療法を受けることによって、乳がん患者の生存期間が明らかに長くなることを証明した（Spiegel D, et al: Effects of psychosocial treatment on survival of patients with metastatic breast cancer. Lancet 13: 889-891, 1989)。

乳がんの発生に関して我々は、家族負因が極めて重要であるという結果を得た（これは他のあらゆる種類のがんや心血管系疾患の場合にもあてはまるということも、我々は立証した—Grossarth-Maticek R: Systemische Epidemiologie und präventive Verhaltensweisen chronischer Erkrankungen.[*91] de Gruyter, Berlin, 1999)。興味深いのは、オートノミートレーニングによる行動の変更によって、家族的負因が持つ危険

＊91　タイトル邦訳は、十三頁の注釈を参照。

表 8.13　所属リンパ節転移、不良な予後因子、不良なセルフレギュレーションを持つ乳がん患者における、生存期間と遠隔転移発生への効果に関する、化学療法とオートノミートレーニングの相互作用

処置	手術と CMF化学療法 オートノミートレーニングなし N=19	手術と CMF化学療法 オートノミートレーニングあり N=19	手術はしたが 化学療法は拒否 オートノミートレーニングあり N=19	手術はしたが 化学療法は拒否 オートノミートレーニングなし N=19
オートノミートレーニング前後のセルフレギュレーション[a]	2.8 → 2.3	2.7 → 4.2	2.7 → 4.1	2.9 → 3.0
診断後3年以内の転移、N（%）	12（63.2）	3（15.8）	9（47.4）	13（83.4）
平均生存期間（月）	31	99	36	28

4群は年齢と術式に関して同等、かつ以下の条件は共通。原発巣の大きさは4−6㎝、腋窩リンパ節転移の数は4−6個、ホルモン受容体は陰性、化学療法はCMFを6クール以上。
[a]「がん患者のセルフレギュレーションに関する質問票」（11.8節を参照）を用いて評価。

性が低下するということである。理論の前提として、家族的負因は遺伝的な基盤に帰せられるため、遺伝的な素因と、行動によって発動された状況との関連を解釈する必要がある。我々は理論上、様々な刺激（状況そのもの、あるいは刺激または抑制を発動する環境条件）が特定の遺伝的素因を刺激する、あるいは抑制しているのではないか、と仮定している。例えばそれは、特定の状況が特定のがん遺伝子の発現を刺激する、あるいはまた別の状況ががん抑制遺伝子の活性化を惹き起こす、といったことを意味する。しかしながら、これらは理論的に仮定できるとしても、科学的な実験による証明はまだ全くなされておらず、今後の課題である。

オートノミートレーニングが示す効果の高さは、新たな行動を取るという刺激によって、これまでとは異なった、生体にとってより健康的な遺伝情報の展開を可能にするような新しい刺激条件が構築される結果であるのかもしれない。

無意識によって操作される行動パターン（例えば不快を体験した場合に死の方向へ傾き、快を体験した場合に生の方向へ傾く等）もまた、あるいは、単に遺伝子によって操作された、様々な環境条件に対する反応に過ぎないのかもしれない。もしも遺伝情報の展開（例えばがん遺伝子の発現やがん抑制遺伝子の活性化等）が、これまでに仮定されていたよりも強く外的・内的な刺激条件に依存しているとすれば、将来的には、刺激構

造と遺伝的発現の刺激との関係の解明を目的とした科学的研究が推進されるかもしれない。

まとめ

今日得られる知見に基づくなら、がんの発生が心理・神経―生物学的要因に影響されるということは、ほとんどありそうにないこととされている。しかし多くの国際的な研究やグロッサルトの研究が報告しているように、例えばセルフレギュレーション（幸福感と安定感へと通じるあらゆる自力活動）の強度のような精神的状況が、がんの成長にとって大きな影響を与えうるのである。ここで問題となっているのは、多くの要因が病気の発生や健康増進における相互作用系に組み入れられるような、複雑な体系的プロセスである。(Grossarth-Maticek R, Schmidt P, Vetter H, Arndt S: Psychotherapy research in oncology. In: Steptoe A Mathews A (eds.), Health care and human behavior. New York,: Academic Press, 1984; Grossarth-Maticek R, Eysenck HJ, Boyle GJ, Heep J, Costa SD, Diel IJ: Interaction of psychosocial and physical risk factors in the causation of mammary cancer. J Clin Psychol 56: 33 - 50, 2000; Watson M, Haviland JS, Greer S, Davidson J, Bliss JM: Influence of psychological response on survival in breast cancer: a population-based cohort study. Lancet 354: 1331 - 36, 1999)

著者がロンドンの心理学者H・J・アイゼンク、オランダの心身医学者であり精神科医であるJ・バスティアーンス、ならびにハイデルベルクの家族療法家であるH・シュティアリンと共に開発した医師のためのオートノミートレーニングは、習得が容易で、短時間のうちに実践に移すことが可能なので、臨床医学が、体系的介入疫学の領域の研究と共同作業を行うことは、学問的にも有用であろうし、患者の利益にもなるであろう。臨床的には素晴らしい治療を受けているものの、しばしば人間的に孤立しているがん患者たちは、もしかすると今後、まだ立証されていない方法論を用いる医師たちにはあまり頼ることなく、臨床現場に設置された、学問的に保証されたコンサルティングシステムを利用することで、自分の精神的苦悩や個人的な目標設定のためのアドバイスを得ることができるようになるかもしれない。

第九章　個人的セルフレギュレーションと社会的セルフレギュレーションの相互作用

現代の文明は、理性（大脳皮質）によって導かれる文化と、行動をしばしば決定づける感情（大脳辺縁系）によって導かれる動機の間の、いまだにその構造が解明されておらず、ましてや解決されてもいない絶え間ない葛藤状況の中にある。現代の医学はしかし、もっぱら合理的で自然科学的志向を持つ原則に従っており、大脳辺縁系がコントロールする人間の感情的なプログラムが第一級の病気発生要因となりうることを認識できずにいる。政治もまた合理的な原則に従っているので、感情的な、それゆえしばしば非合理な不安や動機を理解することができない。我々の文化において感情は、しばしば一定の限られた利害のためにのみ操作される（たとえば広告において）。しかし感情および理性の諸機能が真に統合されることはほとんどない。

グロッサルト＝マティチェクが行っている研究の最も重要な目的は、感情的なプログラムや動機と、理性的な洞察や考え方とを統合することにある。

感情的なものの感じ方や欲求と、理性に基づいた行動との統合を可能にする理想的な概念は、個人的および社会的セルフレギュレーションである。個人的セルフレギュレーションにおいては、個人的プログラムや感情的な欲求と理性的な行動の統合が刺激されるような行動が促進される。社会的なセルフレギュレーションにおいては、社会的な活動が分析され刺激されるが、その目標は、人間的な欲求と、理性によって調節される相互協調的な社会活動を統合することである。個人的および社会的なセルフレギュレーションは協働し、互いに互いを必要とする。個人的なセルフレギュレーションを阻害するような社会は、社会を感知できない個人的セルフレギュレーションと同様、いずれ行き詰まることになる。経済的に最も効率の良い社会的セルフレギュレーションを想像することはできるが、それは個人的なセルフレギュレーションの欲求を無視するので、長い目で見るとそれも行き詰まるに違いない。その顕著な例を挙げるとすれば、現代的で経済的に非常に成功した文明が、人間を工学ロボットにしてしまおうとするような場合であろう。そのようなロボットを特定の経済的・政治的な利益のために操縦することは可能であっても、そのようなロボットは自らの個人的な欲求のプログラムを認識したりそれを実現させたりすることはできないであろう。それとは対照的に、個人的セルフレギュレーションに配慮した社会的セルフレギュレーションは、二十一世紀の飛躍的な技術の進歩を有効に活用し、良好に機能する世界的な文明を構築することができるであろう。

個人的セルフレギュレーションが健康にとって、また文化、政治、および経済にとって、どのような意義を持つかを明らかにするために、我々は一九六五年から今日まで、さまざまな領域において膨大な研究を蓄積してきた。この章ではそれらの研究の内容を簡単にまとめてみたい。

九・一　セルフレギュレーションと信仰

信仰や宗教の領域に関し、我々は三つの考え方を区別した。(a) 無神論、(b) 罪の意識を中心に据えた、人間の自力活動を阻害する形式、(c) 愛と創造性と自力活動に従う姿勢。実験の結果、無神論者および罪の意識を持ち受動的な信仰を持つ人々は、慈愛に満ち自力活動を援助するような信仰を持つ人々よりもセルフレギュレーションに関してずっと不調であり、明らかに早期に慢性疾患に罹患することがわかった。

この結果は、多くの宗派や教団が、歴史的に見てもまた現在においても、受動的で罪の意識をかかえやすい人間を作り出し、彼らから創造的な自力活動や神とのポジティブな関係を剝奪することを主な関心としてきただけに、社会的に極めて大きな意味を持つものである。我々の実証的研究はまた、創造的で進取の気性に富んだ人間はたいていの場合、神との間に愛に満ち自発的な関係性と高度なセルフレギュレーションを持つことを示した。また、どちらかと言えば合理的で反感情的な無神論者が、しばしば抑うつ傾向になることもわかった。

非常に高度な技術的革新への欲求を持つキリスト教的な西洋文明に属する我々も、信仰やその実質的な形態という文脈で、個人的・社会的セルフレギュレーションというテーマについて考察しなくてはなるまい。それは、創造的で革新的かつ健康維持に資する信仰の形態が存在するにもかかわらず、同時に病気を惹き起こし、人間の創造性を阻害するような信仰の形態もまた確かに存在するからである（十二・七節も参照）。

九・二　セルフレギュレーションと失業

セルフレギュレーションが良好なほど失業率は低くなり、就労者においては職業生活における個人の創造性が高まる。セルフレギュレーションの不調が、両親への極端な執着ならびに両親から独立することの失敗と結びついている場合、二十―三十五歳の人の三九％が失業状態であるが、同じ年齢層でセルフレギュレーションを良好に行い、家族内で自律している人の場合、失業率はわずか〇・一％にすぎない。個人的セルフレギュレーション能力の低下と対象（たとえばパートナーや特定のイデオロギー等）への依存度の上昇に伴い、男女を問わずあらゆる年齢層で失業率は上昇する。

セルフレギュレーション能力と職種の間にも興味深い関係がある。最も高いセルフレギュレーション能力を示すのは、自立的、創造的で革新を目指して働く人間である。終身雇用の公務員は中程度のセルフレギュレーション能力を示すに留まる。

データを繰り返し取って調査した結果、失業者に対するオートノミートレーニングが有効であることが分かった。つまり、感情面でポジティブに個人的な自力活動が刺激されると、個々の人間は自分に最も適した職業的自己実現を模索し始めるのである（四〇九―四一三頁も参照）。

このような知見は、個人的な動機を感知し、それを活性化させることができなかったこれまでの政治的・経済的な失業対策の実践を革命的に変える可能性がある。今日の研究レベルに基づき我々は、診断方法を提供することもできるし、また個人的な動機の刺激を様々な機関のレベルで実行することもできる（たとえば労働管理局がその下部機関や政治家にアドバイスする等）。

九・三　セルフレギュレーションと政治的急進主義

政治的に何に拠り所を持つのかという問いと、セルフレギュレーション能力の間にも関連がある。セルフレギュレーションが不調であるほど、また両親へのポジティブないしネガティブな依存が強いほど、政治的に右翼ないし左翼へ急進化する傾向が強まり、また個人、文化、経済を全体主義的で官僚主義的な方法によってコントロールし、支配しようとする傾向が強まる。実証的な研究によって我々は、たとえば国粋主義的、全体主義的、および無政府主義的な傾向が、外界を邪悪で危険であると説き、子供を束縛し、子供からは理想化されている母親と大いに関連することを示した。このような母親の影響を受けた人は極端な自己愛と他者への憎悪を示す。左翼急進派の人はこれとは反対に、子供に自己嫌悪を惹起させる、支配的でネガティブな母親体験をもつが、それを補償すべく彼らは、あらゆる他者を愛し、プチ・ブルジョア性の破壊に情熱を注ぐのである。

多くの政治的日曜討論家は、急進主義と国粋主義に対して断固闘わなくてはならないと言ってはいるが、それらの動機の構成要素を認識していることはまれである。ファシズム、ネオ・ファシズムや左翼急進主義の心理的力動を十分に分析した実証的研究は極めて少ない。ただ客観的事実のみに従い、その動機となっている状況を認識することができないような歴史学や政治学は片手落ちであると言わざるを得ない。

たとえば急進的な反ユダヤ主義や外国人排斥運動などの政治的偏見という動機も、セルフレギュレーションの不調や感情的な依存と密接に関連している（それらにはまた、社会—経済的な不安定さやコミュニケーションの不足、さらに民主主義的な集団による承認の不足なども相互に影響し合っている）。

我々の介入研究によって、極端な政治的姿勢を示す人々が、オートノミートレーニングによる自力活動を経験することで（そこでは政治的姿勢はテーマとはならないのだが）、高い確率で政治的姿勢を民主主義的な政治参加の方向へ変更するということがわかった（もっともこのことが当てはまるのは、それまでに急進的な政治結社等に属したことがない、つまり所属先の構成員や指導者からのプレッシャーにさらされていない人々に限定される）。

九・四　世界経済のグローバル化と個人的および社会的セルフレギュレーション

世界経済のグローバル化は、国際的コミュニケーションと文化的・学問的・経済的交流ならびにその進歩に大きなチャンスをもたらす一方で、個人的および社会的セルフレギュレーションの必要性を大いに高める結果となっている。世界経済のグローバル化は、必然的に合理化と失業率の増加を招来する。市民が受動的であり、自分の活動を創造的かつ革新的に変更し刷新することもせずに職を得ることをただ期待するだけで、受動的に社会的なケアを期待すればするほど、世界経済のグローバル化は難しくなる。セルフレギュレーションの程度が向上するほど、人間はより革新的でアイデアに富むようになるのであり、それだけ彼らが自力活動によって職場を創り出すチャンスが拡大するだけではなく、個々人の能力をもって職業上の要請に応えるチャンスも拡大するのである。

このような考え方の背景にある人間像は、活動的で、自ら様々な環境条件を創造していく個人であるが、社会環境がそのような人間を作り出すのではなく、むしろ人間の方が社会環境へと作用を及ぼすのである。このような人間像の妥当性を我々は介入研究によって証明することができた。そこでは社会—経済的に不安定な人（最初から物質的に恵まれていない人、借金を負っている人、職場を失いそうな人あるいは失業者等）や、社会的に孤立している人（社会的な援助を受けず、一人で暮らしている人）、またセルフレギュレーションが全くうまくいっていない人に、オートノミートレーニングを通じて自力活動を促す刺激が与えられた。彼らをトレーニングを受けなかった対照群と比較すると、十年後には、明らかに社会―経済的不安定さが低く、健康状態もより良好で、セルフレギュレーションの程度も高まっていた（第十二章・補遺、表12・6とその説明を参照）。

セルフレギュレーションが良好で、精神的に自立しており、自力活動を展開している人々は、セルフレギュレーションが不調で何かに依存しており、職業的に一定の行為に執着している人々よりも、世界経済のグローバル化をずっとポジティブにとらえている。

個人的セルフレギュレーションの改善はつまり、世界経済がグローバル化する時代において、社会的セルフレギュレーションが機能する基盤となる前提条件である。グローバル化した世界経済の中で、何かに依存し、特定のイデオロギーに染まった人間が、自分たちの居場所を見つけることができないような場合に、たとえばネオ・コミュニズムのような急進主義への願望が芽生えることになるであろう。

九・五　現代の政策構想における個人的および社会的セルフレギュレーションの意義

現代の欧州における政治は、経済のグローバル化という状況のみならず、欧州固有の伝統として継承されているものについても、その社会的な責任を負わなくてはならない。具体的に言えばそれは、職業上の自力活動と自己の能力の展開という方向性を持つ個人的セルフレギュレーションが、最大限に、またできうる限り非官僚主義的に刺激されなくてはならないということである。それによって市場とサービスの展開への新自由主義的な貢献が刺激されることになる。この領域において学校や大学、家庭内での啓蒙から公共の場あるいは職場におけるセルフレギュレーションの刺激に至るまで、成しうることは沢山ある。その結果、職業生活においては、柔軟で自由で創造的なコミュニケーションが構築されることになるであろう。

たとえセルフレギュレーションによる刺激を受けたにせよ、すべての人々（たとえば病人や老人、動機を与えたり活動を促したりすることが困難な人々等）が創造的なアイデアを思いつき、創造的な活動を構築できるということは期待できない。このような人々を援助する義務を負うのは、キリスト教的基盤に立つ民主主義である。[*92] 創造的な人間のセルフレギュレーションが刺激されればされるほど社会的セルフレギュレーションもうまく機能し、生産のプロセスから脱落してしまった人々にも、人間らしい生活が保証されることになるのである。

長期的な展望に立てば、個人的および社会的セルフレギュレーションが刺激されない限り、現代的で、新自由主義的ではあるが社会的な結束もおろそかにしない、社会民主主義的、あるいはキリスト教民主主義的な政治は成功しない。

個人的および社会的セルフレギュレーションの強化に貢献するため、我々は研究を通じて、セルフレギュレーションを刺激するための国際的な専門家集団とオートノミートレーニングのトレーナー養成センターを構築したいと考えている。

九・六　不合理なロビー政治の修正要因としての個人的セルフレギュレーション――政治における集合的無意識

自由な市場、世界経済のグローバル化および物質的・精神的生産物の国内・国際的な競争は、個人および文化の発展、精神的成長、ひいては二十一世紀の希望の基盤にとって必要不可欠な条件である。新自由主義が成功するに当たっての最大の危険――それは人間のアイデンティティーと尊厳、また社会的システム全体が生き延びること、究極的には人類全体にとっても脅威となりかねないのであるが――は、個人的・社会的セルフレギュレーションを脅かすように拡大しつつある、反社会的なロビー政治である。たとえば、経済的に排他的なロビーシステムや特定の社会的な利益団体が、セルフレギュレーションの刺激によって国際的な紛争を抑制するのではなく、むしろ紛争を創り出していることがある。良好なセルフレギュレーションを行っている人は、反社会的なロビーシステムに対する敏感な嗅覚をもっているが、セルフレギュレーションが不調で依存傾向にある人は、日和見主義に流れる傾向が顕著である。

良好な個人的・社会的セルフレギュレーションは、反社会的なロビーシステムをも社会的な参画の方向へと反転させることができる。

政治における集合的無意識には、個人的・社会的セルフレギュレーションと柔軟な問題解決能力を強化する傾向がある。民主的な有権者には、セルフレギュレーションを妨害し、依存的な日和見主義を強化するような政治的傾向を嗅ぎ分ける勘が働く。セルフレギュレーションを妨害する日和見主義的な政治家は、たとえ世論調査で非常に人気が高いとされたとたんに、有権者から厳しい要求を突きつけられることになるかもしれない。セルフレギュレーションの科学は、政治の無意識をも考慮するのである。

我々は個人的セルフレギュレーションを、安定感と幸福感を達成するための、あらゆる感情的―認知的にコントロールされた行動様式と理解している。人間は単に一次元的にこの目標に到達するのではない。というのも、人間は様々な社会的プロセスに組み入れられているからである。その自力活動を通して人間は自分の物質的・社会的環境に作用を及ぼすとともに、それら自体を形成していく。しかし人間はまた、自分の社会的環境からの影響にもさらされている。人間は社会的に協調する生き物であり、社会に組み入れられずに生存することができる人は一人としていない。個人ないし組織された集団が、問題を解決するために試みる共同作業や社会活動は、社会的協調の最上の形態と言える。社会的セルフレギュレーションとは、社会的問題を解決し、社会における幸福感や安定感の達成のための環境条件を創造する、社会的に組織されたあらゆる集団的活動を意味する。さまざまな社会集団はそれぞれ独自の目標を追求し、独自の利害関係を持ち、多様なゲーム上の規則や規範を保持している。しかしそのような利害関係の交錯にもかかわらず、少なくとも西洋民主主義社会には、それらの上位に置かれる一つの目標がある。それはすなわち、個人、集団および社会の利害関係を統一することである。個人的な活動はしたがって、究極的には公共の福祉という利害に奉仕すべきものであり、同じことがまた、さまざまな社会的利害を持っている集団的活動の場合にもあてはまる。ただし実際上はしばしば、利害が衝突していることもあるし、個人的な行動様式や諸集団の行動様式が社会全体の利害に鋭く対立しているようなことも珍しくない。たとえば政党は、できうる限り最善の、柔軟で統合的な社会的セルフレギュレーションを目指すこともできれば、それとは逆に、ポピュリズム的なやり方で得票率だけを稼ぎ、協調的な社会的セルフレギュレーションをなおざりにすることもできる。社会的セルフレギュレーションの改善と、個人的セルフレギュレーションの社会的セルフレギュレーションへの統合は、ただ善意や正しい政治的行動のみに依存しているのではない。それらはまた重要な学問的テーマでもあるのである。社会的な出来事は独自で個人的な体験と知覚のシステムに反映し、問題解決を目指す個人的な自力活動に抑制的ないし促進的に作用する。社会的セルフレギュレーションの成功は、個人的セルフレギュレーションの社会的な活性化に大きく依存している。この相互作用関係にある両方の極が十全に展開するときにのみ、社会は文化的、民主政治的、また学問的／先進的、さらに個々人の健康を

＊92　キリスト教を基盤とした社会奉仕活動がドイツの社会福祉において重要な役割を担っているのは事実であるが、このことは各地域や国それぞれの事情に合わせて読み替えて差し支えない。

増進する形で繁栄しうるのである。

九・七　社会的・政治的システムの運命は、個人的・社会的セルフレギュレーションの質に基づいて予見され、影響されうるか

資本主義―社会主義の議論に寄せて

戦後のヨーロッパにおいては、資本主義と社会主義という二つの社会システムが競合し合ってきたが、この競合は共産主義の全面的な敗北で幕を閉じた。しかし資本主義が最終的な、よりよい社会形態なのであろうか。どのような条件下において資本主義は安定し、発展を持続できるのであろう。またどのような条件があれば、社会主義は再び新しい歴史的なチャンスを得るのであろう。

社会システムはその本性上、非常に複雑であり、そこにはほとんど見通し難い数の社会的、技術的、物質的また個人的な要因が統合されている。我々の仮説によれば、社会システムの発展の様相は予見されうる。社会システムの発展はすなわち、セルフレギュレーションの改善の有無によって影響を受けうるのである。私は大学入学資格を取った一九六〇年にある講演を行ったが、そこで以下に挙げるような要因の相互作用に基づいて、ヨーロッパにおける社会主義システムの没落を約三十―四十年後というスパンで予見することができた。

1　経済的な生産効率は、技術的発展のレベルを指標にして測定するとすれば、生産手段が私有化されている場合のほうが、そうでない場合よりも高い。

2　共産主義は誤ったイデオロギーに従っている。すなわち社会的経済的諸条件が個人を規定するというイデオロギーである。そしてこのイデオロギーは個人の自力活動と、諸条件を創り出す自力活動を妨害している（例えば、イデオロギー的な束縛を免れている個人的な自力活動に、プチ・ブルジョア的、資本主義的ないしは反社会的傾向があると決めつけたりすることによって）。

3　共産主義イデオロギーとその実践は、人間の自然な信仰や祈りへの欲求を妨害し、自らの体制指導者にカリスマ的で宗教的感情を起こさせる役割を演じさせるという、グロテスクな試みを行う。

4　共産主義イデオロギーは、その初期においては確かにキリスト教的な連帯感（例えばすべての人間の平等や各人の同権等）があるかのように思わせるが、自らの利己主義的で人間の尊厳を傷つける行動によって、そのイデオロギーとは明白な矛盾に陥らざるをえない。

5　共産主義イデオロギーは確かに資本主義的システムを攻撃

し、それを斥けるが、その体制の代表者たちは見る見るうちに資本主義社会の物質的価値や成功に魅了され、それらに依存するようになる（例えば精神的腐敗によって）。

6　共産主義のイデオローグたちは、自らの精神的あるいは専門的な実績には関わりなく、社会的なメリットを要求し、自らの特権の安定にとって脅威になる場合は他者の実績を妨害する。

あらゆる共産主義国家で見受けられるここに挙げた六つの要因の相互作用に基づいて、共産主義のシステムがその必然として没落することが予見できるのみならず、共産主義後の体制の中でも、昔の共産主義幹部たちが重要な地位に就いていくとすれば、それは没落したシステムを再構築するに当たって我々が対面する最大の問題となるであろう。

今日では以下に挙げる三つの要因の相互作用に基づいて、同様に西側産業国家の今後に関してもある予測が可能である。

西側の産業社会は以下の三つの要因を特別に刺激することができれば、模範的な世界文化を構築していくことができる。

1　問題解決を目指す個人と集団の自力活動を刺激するための、個人的・社会的セルフレギュレーションの系統的促進。例えば創造的な仕事の効率を改善したり、協調によって問題を解決する等。

2　系統的に中産階級を刺激し、援助すること。

3　問題解決において、個人的セルフレギュレーションと社会的セルフレギュレーションとが協調すること。加えて、中産階級、国際的な巨大企業、ならびに創造的で問題解決を目指す各種センターによる自由な職業的活動の三者を良好に調整すること。

それとは反対に、望ましい問題解決の途上で、経済的・政治的な利害関係によって個人的・社会的なセルフレギュレーションが阻害され、大企業と政治家が中産階級の存立条件を困難なものにし、中産階級に障害を与えるとすれば、大企業と広範な大衆の利害関係は対立し、社会主義的なイデオロギーが再び台頭することになるであろう。もしも大衆が昔の失敗を繰り返さないことを学習しているとすれば、彼らはまた現実的な政治的チャンスをも得ることができるであろう。西側産業社会において、誤った党派的利害関係によって、特に個人的セルフレギュレーションが促進されない場合、人間はますます病的になり、目標達成を目指す社会的活動（例えば新しい職業的キャリアやチャンスの創造等）について自らの首を絞めるような危険を冒しかねない。例えばある製品を売るためだけに心理学を用いるといった、人間の操作のみにそれを用いるとすれば、そのような行為は資本主義社会の発展と西側先進文化の構築にとって、非常に高くつくこととなるであろう。それは必ず、病気の増加と文化の混乱、創造的で問題解決を目指す活動の阻害を招来することになろう。企業が従業員のセルフレギュレーション能力に配慮することで、企業の正当な利潤追求は公共性を逸脱しない状態に留まるのである。従業員のほうもまた、セルフレギュレーションの改善によって、自らの仕事力を向上させることができる（すなわち、仕事のプレッシャーのために次第にレギュレーション能力が落ちていったり、しだいに減ってゆく従業員により多くの仕事が期待されるような状況に陥ったりすることなく）。

これらの分析からはっきりと言えることは、問題解決を目指す自力活動を研究し、それを刺激することが、極めて大きな社会政治的意味を持つということである。

九・八　サッカーチームと企業における個人的・社会的セルフレギュレーションの活性化

我々は二つの介入研究により、個人的および社会的セルフレギュレーションの両方を同時に刺激した方が、これらのうちのいずれか一方を刺激するよりも格段に良い結果が得られることを証明した。第一の研究はサッカーチームを対象として実施された。いくつかのサッカーチームにおいては、選手が個人的なオートノミートレーニングのみを受けた。例えばシュートチャンスをよりよく生かす、ボールをより早くより正確にパスする、ディフェンスの際により集中する、もっと自信をつける等の訓練である。別のグループのサッカーチームでは、チーム・ミーティングの場においてのみ、集団的なセルフレギュレーションの改善が刺激された。例えばアウェーでの試合で、敵に対する不安がある場合、チームとして何をすべきか、チームが自分たちの弱点をカバーし、特徴を活かすためにはチーム内でどのような協力体制を築き、チームを組織すべきか、チームは監督にどのような期待を持ってよいか等である。

第二の研究では企業のある部署が実験の対象となった。その部署は主として開発と研究および事業推進を担当しており、自らの創造力と生産性の改善を迫られていた。ここではグループを三つ作り、一つのグループには個人療法が施され（個人的な制止の撤廃、創造的な動機の刺激等）、二つ目のグループでは社会的な問題解決が支援された。例えば我々が間違っているのはどこか、どのようにすれば開発がうまくいくか、目標達成のためにはどのような条件が変更されなければならないか、といったことが取り上げられたのである。第三のグループでは、個人的なトレーニングに加えて、社会的セルフレギュレーション改善のためのトレーニングも施された。ここでも最もよい結果

表 9.1　サッカーチームの支援におけるオートノミートレーニングの効果：介入期間と介入開始より１年前との成績比較[a]　1961−1988 年

		オートノミートレーニング実施期間の成績				オートノミートレーニング開始より１年前の成績			
		試合	勝ち	引き分け	負け	試合	勝ち	引き分け	負け
個人的セルフレギュレーションのみが介入目標 チーム数=5	N	165	41	66	61	164	34	51	79
	%	100.0	24.8	40.0	37.0	100.0	20.7	31.1	48.2
集団的セルフレギュレーションのみが介入目標 チーム数=5	N	163	40	58	66	170	33	59	78
	%	100.0	24.5	35.6	40.5	100.0	19.4	34.7	45.9
個人的・集団的セルフレギュレーションの双方が介入目標 チーム数=5	N	173	115	48	10	162	35	56	71
	%	100.0	66.5	27.7	5.8	100.0	21.6	34.6	43.8

[a]公式リーグ選、カップ戦および国際マッチのみを対象。

を出したのは、個人的ならびに社会的セルフレギュレーションを刺激するトレーニングを受けたグループであった。

以下に実験の結果を表で示す。

これら四つの表（表9・1〜表9・4）の結果から以下のことが示された。

1　個人的トレーニングのみ、あるいは集団的トレーニングのみでは、トレーニングを受ける以前の結果とトレーニングの一年後の結果を比較した場合、ある程度の差は出たものの、それほど明確な差ではなかった。しかし両方のトレーニングが組み合わされた場合、勝利の数は二倍以上に増え、敗北数は四分の一以下に減少した。

2　個人的および集団的活動に取り組むように、サッカーチームの監督だけがオートノミートレーニングを受講した場合も、チームが勝利するチャンスは明らかに高くなり、負けは明らかに減少した。このことは、最近三年間の比較においても言えるし、また前年度に同一リーグで、トレーニングを受講した監督のチームと同じあるいは一つ下のポジションにいたチームを担当した監督との比較においても、言うことができる。

表 9.2　サッカーチームの支援におけるオートノミートレーニングの効果：
介入終了より 1 年後の時点における成績比較 1961—1988

		トレーニングを受けたチーム				対照チーム[a]			
		試合	勝ち	引き分け	負け	試合	勝ち	引き分け	負け
個人的セルフレギュレーションのみが介入目標 チーム数=5	N	174	45	69	60	170	36	67	67
	%	100.0	25.9	39.7	34.5	100.0	21.2	39.4	39.4
集団的セルフレギュレーションのみが介入目標 チーム数=5	N	178	47	73	58	169	35	62	72
	%	100.0	26.4	41.0	32.6	100.0	20.7	36.7	42.6
個人的・集団的セルフレギュレーションの双方が介入目標 チーム数=5	N	180	106	59	15	172	37	66	69
	%	100.0	58.9	32.8	8.3	100.0	21.5	38.4	40.1

[a]リーグの順位表においてトレーニングを受けたチームの 1 つ上または 1 つ下に位置していたチーム。

表 9.3　サッカーチームの監督を対象としたオートノミートレーニング介入の効果：
介入期間と介入開始より 1〜3 年前の成績の比較
1961－1988 年

		試合	勝ち	引き分け	負け
監督を対象とした介入 (対象監督数=6)	N	191	92	80	19
	%	100.0	48.2	41.9	9.9
介入の 1 年前	N	184	47	78	59
	%	100.0	25.5	42.4	32.1
介入の 2 年前	N	183	51	62	70
	%	100.0	27.9	33.9	38.3
介入の 3 年前	N	174	55	53	66
	%	100.0	31.6	30.5	37.9

[a]公式リーグ選、カップ戦および国際マッチのみを対象。

表 9.4　チームの監督に対するオートノミートレーニング介入の効果：
トレーニングの 1〜3 年後 1961—1988

		介入を受けた監督				介入を受けていない監督			
		試合	勝ち	引き分け	負け	試合	勝ち	引き分け	負け
介入より 1 年後 (監督の数=6)	N	185	89	84	12	179	50	68	61
	%	100.0	48.1	45.4	6.5	100.0	27.9	38.0	34.1
介入より 2 年後 (監督の数=6)	N	189	96	68	25	183	55	68	60
	%	100.0	50.8	36.0	13.2	100.0	30.1	37.2	32.8
介入より 3 年後 (監督の数=6)	N	170	81	61	28	198	60	51	87
	%	100.0	47.6	35.9	16.5	100.0	30.3	25.8	43.9

表9.5　オートノミートレーニングによるカウンセリング・システムと研究開発部門における目標設定型の創造的問題解決能力に関する評価の関係 1971－1982

トレーニングの種類	対象組織	対象者	トレーニング受講者の創造的問題解決能力に関する評価[a]（平均得点）			
	N	N	介入前	1年後	2年後	3年後
個人的トレーニングのみ	6	25	3.1	3.8	3.9	4.0
集団的トレーニングのみ	7	28	3.2	3.5	3.6	3.9
個人的および集団的トレーニング	5	19	3.0	3.9	4.7	5.8

[a]目標設定型の創造的問題解決能力に関する評価得点（選択肢）：
1－ほとんどない、2－わずかしかない、3－どちらかと言えばわずかである、4－どちらかと言えば少しある、5－良好である、6－とても良好である、7－きわめて良好である、理想的である。

表9.6　オートノミートレーニングによるカウンセリング・システムと研究開発部門における目標設定型の創造的問題解決能力に関する評価の関係 1971－1982

トレーニングの種類	対象組織	対象者	創造的問題解決能力に関する部署の責任者による評価（平均得点）[a]			
	N	N	介入前	1年後	2年後	3年後
個人的トレーニングのみ	6	25	3.0	3.9	3.7	3.8
集団的トレーニングのみ	7	28	3.2	3.6	3.7	3.7
個人的および集団的トレーニング	5	19	3.1	3.9	4.9	6.0

[a]目標設定型の創造的問題解決能力に関する評価得点（選択肢）：
1－ほとんどない、2－わずかしかない、3－どちらかと言えばわずかである、4－どちらかと言えば少しある、5－良好である、6－とても良好である、7－きわめて良好である、理想的である。

表9・5と表9・6には、企業の研究開発部門を対象とした介入研究の結果を示す。調査の結果、三年間の観察期間における創造的問題解決能力の向上に関する評価は、従業員の自己評価においても、部署のトップによる評価においても、個人療法と集団療法の両方を受けたグループが最も高かった。

サッカーチームへの介入の結果からも企業の研究開発部門での創造的問題解決を刺激する試みからも明らかなのは、個人的セルフレギュレーションと社会的セルフレギュレーションの両方を同時に刺激することによって、最も好ましい結果が得られたということである。ここからさらに広範囲に及ぶ、例えば政治的な助言をも包括するような結論を導き出すこともできるであろう。個人的セルフレギュレーションと社会的セルフレギュレーションは一つのコインの両面であり、両者の理想的な展開にとって互いが互いを必要としていることが分かる。

個人的および社会的セルフレギュレーションならびにそれらの相互作用は、個人及び社会の発展にとって最も重要なプロセスであると理解してよいであろう。個人的セルフレギュレーションが個々人の自力活動を規定する一方で、社会的セルフレギュレーションは一定の集団および他の社会的組織の活動に関連している。社会的セルフレギュレーションにおいて人間たちは、特定の作業プロセスや社会的な協調のために結束し、身体的ないし社会的な諸条件を創り出そうとする。セルフレギュレーションのこの二つの形態は、その中で多くの要因（例えば様々な利害を持つ団体やいろいろな動機、異なった規範や経済的・技術的条件等）が統合される非常に複雑なシステムとして機能する。しかしながらこの二つの形態のセルフレギュレーションには大きな共通点がある。

1 活動は望ましい状態と現状との差が生み出す緊張によって刺激される。

2 活動の目標は、安定と幸福感と問題解決をもたらすような環境条件や状態へ到達することである。

3 個人や社会的組織は、短期的にはポジティブだが長期的に見ればネガティブな結果を招くような志向ではなく、長期的に見てポジティブな結果をもたらすような志向を持っていた方が成功しやすい。

4 個人的な活動においても社会的な活動においても、その制御を阻害するようなプロセスが存在する。

5 個人的および社会的セルフレギュレーションが成功した場合、繁栄、安定、幸福感を発展させることのできる基礎を築くことができる。

6 制御を阻害するプロセスが個人的および社会的セルフレギュレーションに作用した場合、発展の代わりに個人的および社会的な停滞が生じる。

7 個人的および社会的セルフレギュレーションは、活発にコミュニケーションを取り相互作用を及ぼし合うか、相互に阻害し合うかのいずれかである。相互作用がうまくいき、相互に互いに互いを刺激し合う場合、個人的な欲求は充足され、それと共に社会的な問題も欲求に合致するように解決される。相互作用が良好であると、物質的安定や収入に関する欲求などの一般的な欲求のみならず、個々人特有の欲求を充足させる余地も生まれる。個人的および社会的セルフレギュレーションの相互作用が制止され阻害されている場合、そこではたいてい社会的な組織が個人の欲求を無視するということが生じている。例えば独裁的な組織においては、一般に妥当するようなイデオロギー的原則が喧伝されるが、それは普通個人の欲求を充足するようなものではない。今日の自然科学的—技術的な志向を持った文明もまた、個人的な欲求を、したがって個人的セルフレギュレーションの力動を把握することができないという危険がある（それら自然科学的—技術的な志向がマスメディアとエレクトロニクスによるコミュニケーションの時代という、個人的および社会的セルフレギュレーションの統合にとって最も有利な前提条件を創り出したにもかかわらず)。

8　個人的および社会的セルフレギュレーションの両方が阻害されているような社会(例えばいくつかのポスト共産主義国のような)は、個人的および社会的な生存すらもはや達成されないような危険な状態にある(それは例えば非常に高い死亡率や抑止できない犯罪率、生活必需物資の生産の落ち込み等に現れている)。

個人的および社会的セルフレギュレーションの展開が阻害されている場合、また反調性的なプロセスが個人的・社会的な停滞を示唆している場合(例えば重度の抑うつや生産の完全な停止等)、システムは我々が危機ポイントと呼んでいる警告を発する。システムが危機ポイントを認識し、セルフレギュレーションを改善するという動機が認知—感情的に認識されると、我々はそれを符合点と呼ぶ。個人的セルフレギュレーションと社会的セルフレギュレーションには類似性があるが、上で強調したように、両者は相互作用を及ぼし合う関係にある。社会的セルフレギュレーションは個人的セルフレギュレーションにその痕跡を残し、後者はまた前者に対して促進的ないしは抑制的に作用する。この相互作用が直接的で一次元的であることはまれであり、それ自体が興味深い研究対象となるであろう。

第十章　セルフレギュレーション、健康、疾病

セルフレギュレーション、病気の発生および健康維持という三者の体系的関連は、非常に複雑な現象であり、様々な視点からのアプローチが可能である。我々は例えば分析に当たって身体的危険因子を考慮することによって、その体系を拡大することもできれば、またセルフレギュレーションの特定の側面のみを考慮することによって、それを限定することもできる。本書では、特定の関連を様々な視点から観察することを繰り返し試みたが、それは読者諸賢が体系的な考え方に習熟してほしいという意図をこめてのことであった。

本章ではセルフレギュレーションの成功例と失敗例を通して、いくつかの本質的な問題をとりあげたい。それはこの現象の内実をより明確にするためである。セルフレギュレーションの阻害は慢性疾患の発生に、セルフレギュレーションの成功は健康維持に関連づけられることになる。それを通じて我々は、セルフレギュレーションがなぜ非常に多くの身体的危険因子と相互作用を持ち、様々な疾病の発生と進行についての大きな役割を担い、健康を左右する要因になりうるのかという、我々の研究において繰り返し問われてきた問題に答えたいと思う。そのためにここでは、悪いセルフレギュレーションと良いセルフレギュレーションのどこが違うのかを本質に表す一つの指標に注目してみたい。

セルフレギュレーションがうまくいかない人は、幸福感の乏しさ、つまり持続的で繰り返しやってくる不幸感や、精神的・社会的な不安定さを感じている一方で、到達したいと願う幸福や、実現したい精神的・社会的な安定への「隔たり」をはっきりと感じている。この「隔たり」の感覚には、望んでいる幸福感のための環境条件や目標達成のために必要な行動へと自らの行動を変更することがもはや不可能であるという、諦めの姿勢や絶望感が伴っている。慢性疾患は、このような状況のもとで、欲求充足の阻害と願望と現状の間の「隔たり」の結果として生

じてくるのである。否定的に体験されている現在と、実現を阻まれている望ましい目標との間のこのような「隔たり」という文脈においては、特に感情的に極めて大きな重要性を持つ欲求が、病気の発生に関して特定の役割を演じている。パートナー関係におけるある種の欲求（例えば愛情を求める等）や職業上の目標達成という欲求が、ある人にとって感情的に特別に大きな重要性を持っている場合、そこで体験される現実と願望の間の「隔たり」は、その人の主観にとってより小さな意味しか持っていない欲求が阻害されている場合よりも、ずっと大きな役割を演じることになるのである。

それに対して健康の維持は、欲求充足を可能にする環境条件の創造や、将来的には欲求を充足できるという希望を惹起するような状態への到達が、繰り返して可能となるような行動の変更によって、この「隔たり」が恒常的かつ柔軟に克服されることの結果であるように思われる。欲求充足の能力（例えば不安がないことや、欲求を口に出す際の精神的制止がないこと）が明確であればあるほど、また充足された欲求が感情的に重要なものであればあるほど、それだけ早い段階で幸福感の維持が可能となるのであり、健康を維持するチャンスも拡大するのである。感じている不幸感と願望との「隔たり」が、行動の変更後でも克服できないような場合ですら、将来への希望が存続するのであれば、それは健康維持に資する明確な要因になると言えるであろう。

以上がセルフレギュレーションの良し悪しを判断する本質的部分と指標であるが、これらはさらに、オートノミートレーニングの内容を構成する介入手法を理解するための助けにもなる。

研究データを収集する方法として、幸福感に関する現状と願望の「隔たり」、ならびに目標達成のための行動選択肢の潜在的可能性を測定するための簡易版調査票を、上記の諸問題に関する調査結果と共に紹介しておきたい。ただし願望と実際に達成された幸福感の「隔たり」、また精神的な安定感と社会的な安定感の「隔たり」が、病気の唯一の原因であると考えるべきではない。そのような理解は体系的な考え方と矛盾するだけでなく、科学的でもないであろう。というのも以下のような身体的危険因子を伴うような明確な「隔たり」もまた、病気の原因との強い関連性を示すからである。すなわちアルコール依存、喫煙、不適切な食事、運動不足、肥満、薬物および麻薬への依存、高血圧等々の身体的危険因子である。また社会的孤立や帰属感の不足、経済的困窮や劣悪な住環境などの社会的危険因子も、病気の発生と関連しているのである。

十・一　現状と願望との「隔たり」を測定するための質問票

1　あなたが望んでいる幸福感と現状の幸福感との間の「隔たり」（差異）はどのくらい大きいですか？

0―極めて大きい、すなわち私は幸福感をほとんど感じていないので、望んでいる幸福感との間には大きな「隔たり」がある　1―非常に大きい　2―大きい　3―中くらいだが、どちらかと言えば大きい　4―中くらいだが、どちらかと言えば小さい　5―小さい　6―ごく小さい　7―ほとんど「隔たり」がない、つまり現状の幸福感が、望んでいる通り非常に強い

2　あなたは自分の幸福感を将来改善できるという希望を持っていますか？　その希望はどれくらい明確ですか？

7―極めて強く明確である　6―非常に強く明確である　5―強く明確である　4―中くらいだが、どちらかと言えばかなり明確である　3―中くらいだが、どちらかと言えばあまり明確でない　2―あまり明確でない　1―ほとんど明確でない　0―ないに等しい

3　あなたにとって重要な意味を持つ特定の目標を実現しようとする場合、あなたにとって望ましい行動と実際の行動の間の「隔たり」（差異）はどのくらい大きいですか？

0―極めて大きい、すなわち目標を実現するためには、私の現在の行動は全く役に立たず、望ましい行動を構築したり実行したりすることもできない　1―非常に大きい　2―大きい　3―中くらいだが、どちらかと言えば大きい　4―中くらいだが、どちらかと言えば小さい　5―小さい　6―ごく小さい　7―ほとんど「隔たり」がない、つまり現在の行動によって私は私にとって感情的に非常に重要な目標を実現することができる

4　あなたは自分が望んでいる目標を達成することができるように、将来あなたの行動をいつでも何度でも変更できるという希望を持っていますか？　その希望はどれくらい明確ですか？

7―極めて強く明確である　6―非常に強く明確である　5―強く明確である　4―中くらいだが、どちらかと言えばかなり明確である　3―中くらいだが、どちらかと言えばあまり明確でない　2―あまり明確でない　1―ほとんど明確でない　0―ないに等しい

5　あなたが追い求めて努力し、望んでいる快や満足感と、実際に体験している快との間の「隔たり」（差異）はどのくらい大きいですか？

0―極めて大きい　1―非常に大きい　2―大きい　3―中くらいだが、どちらかと言えば大きい　4―中くらいだが、どちらかと言えば

小さい　5―小さい　6―ごく小さい　7―ほとんど「隔たり」がない

6　あなたは将来あなたの快の感覚と快の感情を向上させることができるという希望を持っていますか？　その希望はどれくらい明確ですか？

7―極めて強く明確である　6―非常に強く明確である　5―強く明確である　4―中くらいだが、どちらかと言えばかなり明確である　3―中くらいだが、どちらかと言えばあまり明確でない　2―あまり明確でない　1―ほとんど明確でない　0―ないに等しい

7　あなたが望み、得たいと思っている（たとえば自分は大丈夫だという感覚や自信等の）精神的／実存的安定と、実際に体験している精神的安定（存在そのものに対する不安や自信のなさ等を考慮した場合）との間の「隔たり」（差異）はどのくらい大きいですか？

0―極めて大きい　1―非常に大きい　2―大きい　3―中くらいだが、どちらかと言えば大きい　4―中くらいだが、どちらかと言えば小さい　5―小さい　6―ごく小さい　7―ほとんど「隔たり」がない

8　あなたは将来あなたの精神的／実存的安定に関する感情を強めていくことができるという希望を持っていますか？　その希望はどれくらい明確ですか？

7―極めて強く明確である　6―非常に強く明確である　5―強く明確である　4―中くらいだが、どちらかと言えばかなり明確である　3―中くらいだが、どちらかと言えばあまり明確でない　2―あまり明確でない　1―ほとんど明確でない　0―ないに等しい

9　あなたが望み、得たいと思っている（たとえば経済的・職業的な、また人間関係上の観点から見た）社会的安定と、実際に体験している社会的安定の間の「隔たり」（差異）はどのくらい大きいですか？

0―極めて大きい　1―非常に大きい　2―大きい　3―中くらいだが、どちらかと言えば大きい　4―中くらいだが、どちらかと言えば小さい　5―小さい　6―ごく小さい　7―ほとんど「隔たり」がない

10　あなたは将来あなたの社会的安定に関する感情を改善していくことができるという希望を持っていますか？　その希望はどれくらい明確ですか？

7―極めて強く明確である　6―非常に強く明確である　5―強く明確である　4―中くらいだが、どちらかと言えばかなり明確である　3―中くらいだが、どちらかと言えばあまり明確でない　2―あまり

明確でない　1―ほとんど明確でない　0―ないに等しい

11　あなたが望んでいる、あなたにとって感情的に極めて重要な欲求の充足や願望の実現と、そのような願望を達成することができる実際のチャンスとの間の「隔たり」（差異）はどのくらい大きいですか？

0―極めて大きい、つまり私にとって非常に重要な欲求や感情を充足することが全くできない　1―非常に大きい　2―大きい　3―中くらいだが、どちらかと言えば大きい　4―中くらいだが、どちらかと言えば小さい　5―小さい　6―ごく小さい　7―ほとんど「隔たり」がない、つまり私にとって感情的に極めて重要な欲求や願望を私は繰り返して充足したりそれに到達したりできる

12　あなたは将来あなたにとって感情的に極めて重要な欲求や願望を充足することができるという希望を持っていますか？　その希望はどれくらい明確ですか？

7―極めて強く明確である　6―非常に強く明確である　5―強く明確である　4―中くらいだが、どちらかと言えばかなり明確である　3―中くらいだが、どちらかと言えばあまり明確でない　2―あまり明確でない　1―ほとんど明確でない　0―ないに等しい

評価基準

十二項目の平均を求めて「隔たり」得点とする。

0―1点　希望が断たれた極めて大きな「隔たり」

1―2点　希望が断たれた非常に大きな「隔たり」

2―3点　ほとんど希望の持てない明確な「隔たり」

3―3.5点　あまり希望の持てない、どちらかと言えば明確な「隔たり」

3.5―4点　ある程度の希望を持てる、どちらかと言えば小さな「隔たり」

4―5点　希望を持てる小さな「隔たり」

5―6点　明確な希望を持てるほんのわずかな「隔たり」

6―7点　将来に対する強い希望があり、「隔たり」はほとんどない

表10・1に示す結果によれば、得点と健康な人の割合との間、および得点と十年の観察期間における死亡率との間には、明確な関連がある。得点が高いほど目標達成や欲求充足に関する現状と、阻害されてはいるが望んでいる目標達成や欲求充足との「隔たり」が少ないことになる。「隔たり」が大きいほど死亡率は上がり、健康（慢性疾患と診断されていないこと）を維持することは難しくなっている。

表 10.1 現状と理想との「隔たり」を評価するための質問票[a]による得点と、死亡、慢性疾患罹患、および健康との関係
ハイデルベルク前向き研究（1978－1988）

得点区分	対象者	死亡		慢性疾患罹患		生存かつ健康	
	N	N	%	N	%	N	%
0—1	162	103	63.6	50	30.9	9	5.6
1—2	183	131	71.6	63	34.4	11	6.0
2—3	235	106	45.1	73	31.1	56	23.8
3—3.5	687	197	28.7	301	43.8	189	27.5
3.5—4	962	153	15.9	316	32.8	498	51.8
4—5	1213	184	15.2	226	18.6	803	66.2
5—6	610	41	6.7	89	14.6	480	78.7
6—7	302	15	5.0	39	12.9	248	82.1

各得点区分は年齢と性別に関して同等である。得点区分は、1978/79 年に月に 1 回、計 12 回測定した平均値に基づく。[a]10.1 節を参照。

ここには示さなかった他の研究データによれば、次のことも言える。

(a)「隔たり」が大きいほど（つまり得点が少ないほど）、身体的および社会的危険因子が明確になる。

(b)得点が非常に少なかった（0—3）人にオートノミートレーニングを行ったところ、健康の維持や死亡率の減少にとってのみならず、身体的な危険因子の減少にとっても良好な効果が得られた（例えばオートノミートレーニング後には食事の改善、睡眠の質の改善、アルコールやタバコの消費の減少といった傾向が見られた）。

第十一章　オートノミートレーニング
——セルフレギュレーションを刺激するための方法

オートノミートレーニングはセルフレギュレーションを刺激するための方法、すなわち、幸福感、精神的平衡、欲求充足、目標達成や問題解決に繋がるようなあらゆる自力活動を活性化するための方法である。

オートノミートレーニングは次のような基本的な考え方を出発点としている。

我々人間は、行動の選択肢や動機をただ一つだけ持っているわけではなく、常に複数の対立したり、互いに相容れない行動の選択肢や動機をかかえている。これらの行動パターンはしばしば、わずかにニュアンスが異なっているだけのように見えても、それらがもたらす結果は非常に違ってくることがある。我々の中には、好ましくない行動に取って替われるような行動パターンを持っていないような人もいる。しかし、そのような代替となる行動は、適切な支援（介入）を受けることによって、新たに獲得することができるものなのである。

人間は日常的に、様々な行動の選択肢の中からその都度何らかの決定を下している。例えば「今から食事をするか、それとも後にするか」、「傘を持って行くか行かないか」、「町に行こうか、それとも家にいようか」といった具合である。これら比較的重要ではない決断や行動パターンの選択の他にも、人間の一生を左右するような、極めて重要な選択を迫られることもある。このような場合に決定的に重要なのは、いわゆる「転轍の切り替え」[*93]である。その行動パターンに問題がある人はしばしば、ネガティブな経験を伴い、および／あるいは客観的に害があると言わざるを得ないような行動パターンを繰り返すものである。また、自分の目標や新たな[*94]行動パターンをはっきりと表明することができる人もいれば、本能的に自分が進むべき方向が分かる人もいる。他方ではしかし、自分が苦しんでいることは分かっていても、どうすれば新たな行動ができるか分からない人も多いのである。

オートノミートレーニングは豊富な観察に基づいて、人間行動の中心的なコントロール要因について次の仮説を立てた。すなわち、人間は快と幸福感と精神的な平衡を模索する生き物である、という仮説である。人間は常に自分の欲求の充足を目指している、つまり、現状と望ましい状態の差違を小さくしようとしている。そこで最も重要なのは、感情的に極めて重要な欲求の充足である。人間は最も心地よかった体験や、望みをかなえた経験を思い起こし、その状況を再現しようと試みる。その過程で感情的に極めて重要な欲求が生まれるのである。この欲求が充足されないと、例えば無意識下の抑うつや絶望、過度の苛立ちといった、様々なネガティブな体験や症状が生じてくる。次元は低いものの、なんとか満足できるレベルで快が体験されたり期待されたりした場合は、しばしば制止が形成される。その場合はさらに代償的な行動（例えば飲酒、喫煙、誤った食事等）が現れることもある。

このような理由からオートノミートレーニングは、既に失われ、到達が不可能となった快の源泉を実現しようとする非合理的な期待を取り除き、幸福感と快と平衡を可能にする新しい環境条件を、今ここに構築することを試みる。オートノミートレーニングの目標は、過去のネガティブな体験を、強い感情を伴う新しいポジティブな体験に置き換えることである。そこでは、過去の行動パターンを捨てられない対象者もありのままに受け入れられるのではあるが、しかしその人が自分の枠を広げ、新しい新たな行動パターンを採用するような動機づけが行われるのである。

私が開発したオートノミートレーニングにはいろいろな特徴がある。まず、オートノミートレーニングは、介入のための一般的な指針として科学的データを利用するが、しかし一方では個々の人間を、それぞれの欲求と目標を持った、短期的・長期的に自己をコントロールする個別的なシステムとしてとらえる。このシステムは、自らの内の欲求を充足し、適切な行動パターンを構築し、機能が低下している行動パターンを取り除こうと、常時試みている。しかし残念ながら、このような試みがうまくいかないこともまれではない。というのも、人間は幸福感と安定感に到達しようとする期待を持ったとしても、しばしば誤った方法を選択してしまい、自らその到達のじゃまをしてしまうからである。さらに人間は、その理性的意図とはしばしば矛盾する感情によってコントロールされる生き物なのである。

オートノミートレーニングが、あらかじめ決められたパターンや解決のモデルを、問題をかかえた人に押しつけることはない。反対にオートノミートレーニングは、より多くの幸福感、快、安定感を期待できるような、それぞれの人間に合致する新たな行動パターンを構築しようとするのである。

我々は人間を、安定感と幸福感と快を模索する生き物であるととらえている。これが達成されれば、健康の維持と幸福感の増強のために、無意識が自動的に動員される。オートノミートレーニングは、個々人の資源、動機および能力を刺激し、安定化する。自分が実現しようと望んでいる行動をオートノミートレーニングの中で個々人が考えだし、認識することができれば、その実現のための高い動機（いわゆる「符合点」）が形成されることになる。

優秀なオートノミートレーナー[*95]は、幸福感と快と安定感に到達しようとする高い動機を自らが持っている。というのも、そうであってはじめて彼は、自分のトレーニングの対象者が陥っている状況を敏感に察知し、刺激することができるからである。研修の過程でオートノミートレーナーは、例えばあまりに手を出しすぎる援助者にはならないことを学び、対象者自身がトレーニングを通じて自立すること、対象者が自律的なコントロールシステムを構築することを決して諦めない。

オートノミートレーナーは、「このような状況で私の先生なら何をするだろうか」といった問いへの答えに盲目的に従うのではなく、自らの経験や人格を治療の過程に動員する。

介入処置の構築には特定のやり方がある。例えば対象者は、自分が希望する範囲で自分の問題を述べる。その後、幸福感と快の増強を常に目指している、問題解決をもたらすための自力活動が刺激される。それは例えば次のような問いを通して行われる。「あなたは今の状態や現在の行動の結果に、どのようなポジティブあるいはネガティブな感情をお持ちですか」、あるいは「あなたは自分の幸福感を改善するために、これからどのようなことをしようと思いますか」等である。対象者がこれ以上答えることがない段階に至って初めてトレーナーは、対象者のフィードバックを得ながら、その人にとって可能な、新たな行動パターンを模索していく。自分がネガティブな反応を起こす状況を対象者自身が把握できない場合は、治療者側から行動を起こし、対象者が自分に対する自信を得て、欲求を充足し（例えば治療者が突然、対象者の言動を承認するなどして）[*96]、

＊93　鉄道で、車両を他の線路に移すために、線路の分かれ目に設けてある装置。

＊94　alternativ（英 alternative）。日本語では「代替の」と訳されることが多いが、ドイツ語のalternativには「仕方なく代わりの物を当てた」という消極的意味合いよりも、「新しく、より良い（可能性がある）ものを積極的に採用する」といった肯定的意味を含んで用いられることが多い。本書ではほとんど肯定的文脈で用いられているため、「代替の」ではなく「新たな」の訳語を当てている。

＊95　オートノミートレーニングの治療者。単にトレーナーと呼ぶ場合もある。

快と幸福感を増強できる環境条件を創造してもよい。

治療の過程で対象者がオートノミートレーニングの意義や意図についての正確な情報を得ることによって、対象者の快を求める動機と無意識は、うまく共同作業を行うことができるようになる。

十一・一　オートノミートレーニングの基本仮説

人間は常に欲求（現状と望ましい状態の差違）を充足しようと試みる、非常に複雑な社会－心理生物的システムである。人間は、自らの身体的、社会的、あるいは物理的な環境に、自分の欲求を充足させる反応を惹き起こす環境条件を創り出す能力を持っている。そうすることで人間は、幸福感や満足感、精神的な平衡を得ることができるのである。しかし人間はしばしば、自分の全ての欲求が充足されるような状態を幻想することがある。これは現実には不可能である。どのような環境条件を創造するかによって常に特定の領域のみが充足されるのであり、他の領域の欲求は充足されないままに留まる。したがってオートノミートレーニングにおいても、部分的な欲求のみが充足されることになる。

特定の感情や欲求が意識ないし理性から切り離され、欲求と行動との間の協調関係が損なわれている場合を、我々は分裂と[97]呼ぶ。個々人にとって非常に重要な欲求が行動から切り離されている、ないし分離していると、場合によってはシステム全体が崩壊しかねない。つまり、例えば死への傾向が現れる、あるいは持続的な絶望感、希望の放棄、心身の疲弊などが起きる可能性があるのである。この状態を我々は分裂による代償不全と[98]呼ぶ。

分離され行動から切り離された欲求はしかしながら、短期間で、あるいは何年もかかって、代償されることもありうる。そのような場合は通常、欲求の代替的な充足が生じているのであるが、例えばそれは、特定の物質あるいは特定の洞察や行動パターンがその人の助けとなり、充足されなかった欲求の忌まわしい力を弱体化したのである。これは分裂の代償と[99]呼ばれる。分裂を克服すべく対象者が適切な行動を通じて自分の欲求を表明し、これを充足しようと試みることができる場合、我々はそれを統合と[100]呼ぶ。

オートノミートレーニングが試みるのは、分裂を止揚し、統合を促進することである。そこで刺激されるのは、分離された欲求に到達することができるような、つまりそれを表明し、できれば充足することができるような、新たな行動パターンである。新たな行動パターンが問題のある行動パターンにとって替わったように見えても、対象者の意識の中ではその新しい行動パターンが以前の――代償できる、あるいは代償不能の――行動パターンと統合されることになり、対象者自身のなかでは、さらなる発展が進行することになる。このような統合の体験がなければ、対象者の中では新たな行動パターンに対する反動が起きるであろう。

　オートノミートレーニングは、心の持ち方と行動パターンが、身体的な事象に現れたり反映されたりすると仮定している。例えば、長年に渡って精神的に何の刺激も受けないまま過ごし、精神的に全く起伏のない行動パターンに則り、望んでいる本当の刺激を回避してきたような人が高齢に至ると、精神的に活発で、自分の感情を受け入れ、それを統合してきた人よりも、アルツハイマー型認知症の症状を示すことが多い。

　単調な刺激のない生活を送り、精神的に不活発な人はまた、運動機能も硬直化しやすい（例えば関節リウマチ等）。また、感情的に極めて重要な欲求を自分から分離し、その行動が欲求充足のための環境条件を整えてこなかったにもかかわらず、外面的には正常で礼儀正しく、完全に社会に適応して生きてきたような人の状態は、がんを誘発しやすい。また感情的にすぐに興奮する人や、自分では抑えられない感情的興奮に至る人の場合、アンビバレンスが生じるが、それは我々が不安兆候として認識する生理学的反応を惹起するのである。

十一・二　オートノミートレーニングの目的

　オートノミートレーニングが試みるのは、ポジティブな結果をもたらす新たな行動パターンを刺激し、ネガティブな結果を伴う問題のある行動を抑制することである。ポジティブな結果を伴う新たな行動パターンによって制止の原因が取り除かれると、対象者はより柔軟に、望ましい環境条件を自ら活性化するようになる。外部からの阻害的な要求や期待に対し、対象者はより自律的になるのである。

　これらの目的を治療を通して達成するために重要なことは、誤って学習された行動パターンがなぜ維持されるのか、またポジティブな結果を伴う新たな行動パターンにはどのようにすれば到達できるのかを知ることである。

＊96　後述される事例を読むと理解しやすくなる。
＊97　Spaltung（英 split）
＊98　Dekompensation aufgrund von Spaltung（英 Decompensation due to split）
＊99　Kompensation der Spaltung（英 Compensation of the split）
＊100　Integration（英 integration）

ネガティブな体験となるような、また客観的に見てもネガティブな結果を伴うような、誤って学習された問題のある行動パターンは、人間の生活の様々な領域において観察される。例えば食事に関する誤った行動の例として、日々肥満がひどくなり、気分も悪く、心臓血管系の病気の危険因子が増えていくにもかかわらず、不健康に大食し、慢性的な食欲を抑えられない、といったものがある。

同じく食に関して、不適切な時間に大量に食べるので、もう何年もリラックスして眠れていないにもかかわらず、食行動を変えられないような人もいる。消化能力がどんどん落ちてきているのに、就寝前に消化に悪いものを大量に食べてしまうのである。

定期的に運動を行わず、狭く閉ざされた空間にいることを好んでおり、やがてますます運動をしなくなり、筋肉は柔軟性を失い、やはり肥満になった人もいる。

また別の人は、感情的に重要な人との別離を克服することができず、思い出に心がかき乱される日々を送っていた。しかし、もうその人に到達することはできないので、抑うつと絶望に陥ったのである。

さらに別の人は、周囲の世界を否定的で脅威であると感じていたが、数年前に母親を亡くしてからは、世界がさらに悪くなってきていると感じている。

我々人間は、誤って学習された行動パターンの方を取り、しばしばすぐ近くにある新たな行動パターンを選択できないという失敗を繰り返す。これには様々な理由があるが、そのいくつかを挙げてみよう。

1　習得あるいは洗練すべき行動パターンについての知識の欠如

ネガティブな行動パターンが反復されるのはこの場合、ただ単にその人により良い新たな行動パターンについての知識がないからである。

例えば脂っこい不健康な食事をするのも、健康な食生活がどのようなものかという情報が不足していて、それを学んだことがないからである。

2　充足されなかった欲求

充足されなかった欲求を持つ人が、誤った行動を通じて、その欲求をただ象徴的に充足させようとするケースである。例えば、自分を拒否する父親（母親）からの承認と愛情を、その拒否が繰り返されるに過ぎないにもかかわらず、大人になってから他の対象に対して過度に受動的で依存的になることで得ようとすること。

3　新たな行動パターンへ切り替えるための、適切な刺激の布

置の欠如

ポジティブな結果に繋がる新たな行動を構築する能力が十分にあるにもかかわらず、それを実行し刺激する環境条件がまだ整っていないという理由から、ネガティブな結果を伴う問題のある行動が維持されてしまうこと。

例えばあるサッカーチームの場合、技術面およびフィジカル面で、良いゲームをするためのあらゆる可能性を持っているにもかかわらず、成績が非常に悪かった。というのもチーム内での特定の人間関係や監督と選手の関係を阻害する要因が存在したからである。この阻害要因が認識されれば、チーム成績が自動的に改善する別の布置を刺激することができる。

4　制止的な解釈と誤って学習された感情的期待

問題のある行動をかかえた人は、ふつう自分の行動をポジティブに解釈し、新たな行動を低く評価する。そこでは非合理的な感情的期待がしばしば大きな役割を演じている。例えばある人は、大人になるまで両親と一緒に暮らしていたのだが、その人は、両親の言うことから少しでも逸脱することは全てネガティブに体験し、両親の言う通りにすることは全て短期的にポジティブに、例えば不安を軽減してくれるものとして、体験してきた。このような行動パターンの背後には、両親は全ての欲求を満たしてくれ、あらゆる不安定さを防いでくれるという感情的な期待が、その動機として潜んでいる可能性がある。このような行動パターンが招くネガティブな結果、例えば自由に行動することに対する不安が生じるといった精神的症候や、職業生活上の不調等が生じていたとしても、本人がこれに気づくことができない場合がある。

オートノミートレーニングでは、問題のある行動から新たな行動の構築へと、転轍の切り替えが試みられる。

その結果次のようなことが起こる。

- 新たな行動パターンを発動させる刺激の布置が構成される。
- 問題のある行動の動機となっている欲求が充足される。その目的は、問題のある行動を停止させ、新たな行動パターンにチャンスを与えることである。
- 新たな行動パターンが企図され、新たな見方、解釈の仕方が刺激される。

オートノミートレーニングでは、個人の特性、つまり個々人が特有の傾向を示す反応や行動パターン、欲求、解釈が大幅に考慮される。

いろいろな特徴を持った個々人は、様々な方法で、自分にとって望ましい新たな行動を構築する。全ての人間に合致する処方箋というものは存在しない。それゆえ、満たされなかった欲求の充足を最優先しなければならない人もいれば、自力活動によって刺激の布置に特定の変更を加えること（例えば硬いマットレスを柔らかいものに変える等）を優先しなければならない人もいる。後者の場合は、欲求と刺激とがミスマッチしていたのである。

問題を解決する新たな行動を、わずか数時間のトレーニングで構築できるような人もいれば、そのために何年間も試行錯誤を重ね、成功と失敗を繰り返し、その間ネガティブな結果に長らく耐えなければならない人もいる。

また、新たな行動パターンの例を呈示しただけで大きな効果を示す人もいれば、問題のある行動を放棄するために、トレーニングの中で強い感情を喚起する必要のある人もいる。

個々人に適したオートノミートレーニングの目標はしかし、任意に定義してよいというわけではなく、研究成果による裏付けも必要となる。我々は例えば、セルフレギュレーションの能力、つまり幸福感と快の創造が、高齢に至るまで健康を維持できる能力と関連があることを研究によって明らかにしてきた。あるいはまた、その人の主観的な感情や目標設定が、その潜在能力やコントロール能力と同様に尊重すべき重要なものであることも、研究を通じて明らかにしてきた。

したがってオートノミートレーナーは、対象者にとって何が重要で何が重要でないのかをあらかじめ決めつけてはならず、その人が個人的セルフレギュレーション、自分の潜在能力、目標設定と今後の努力をどちらの方向に向けようとしているのかを察知し理解するよう努めなくてはならない。そこでは、対象者本人が阻害的で望ましくないと思っている行動パターンのみが取り除かれ、本人が気持ちのうえで望んではいるがまだ実現できていない行動パターンが刺激されるのである。

我々人間はしばしば、以前の問題のある行動を完全に放棄し、完全に新しい行動を構築するといった、単純で一貫した選択をすることができず、ゆっくりと回り道をしながら新たな行動を作り上げる、「あれもこれも」の状態になることがある。オートノミートレーニングではこのような状態も承認し、対象者本人が受け入れる範囲において、以前の行動をも刺激することがある。問題のある以前の行動であっても、特定の文脈においては正当化されるため、オートノミートレーニングが全くの失敗に終わることは少ないのである。

十一・三　オートノミートレーニングの基本ルール

オートノミートレーニングは、個人的セルフレギュレーションを、すなわち、幸福感、問題解決能力、および社会的安定感を改善し、不幸感を生み出す環境条件の撤廃を目指すあらゆる自力活動を刺激する方法として構想された。オートノミートレーニングはつまり、自力活動を刺激するための方法であって、特定の症状や疾患の治療を目的とした治療ではない。オートノミートレーニングはすなわち、日常的な問題をうまく克服するためのアドバイスとトレーニングを旨とする方法なのである。

オートノミートレーニングは開発当初、セルフレギュレーションの概念と非常に密接に関連していた。著者はまずこれをトップレベルのアスリートに応用し、その後で、例えばがんや心臓血管系の疾患を持つ人々や、高度の身体的危険因子をかかえた人々に適用した。その後さらに他の慢性疾患を持つ人々にも適用対象を広げたが、そこで掲げた目標は、対象者の幸福感を改善し、それによって全般的な心身の安定化を達成するということであった。その後追跡調査を行った結果、オートノミートレーニングを受けた人々の約四〇%において幸福感の改善が見られただけでなく、慢性疾患に罹患する人が減少し、疾患のある人ではその経過が改善することがわかった。

この事実は、慢性疾患の一次および二次予防にオートノミートレーニングが非常に適していることを示している。より詳しく言えば、オートノミートレーニングは精神的症状を緩和する方法というよりはむしろ、日常生活の上で幸福感を得る活動を刺激するためのトレーニングとして適した方法と言えるのである（ハイコ・エルンスト[*101]のモットー「楽しいことは健康に良い」[*102]の通りである）。

オートノミートレーニングは、一度のセッションで終了することが普通であるような、基本的に短期的介入を想定した治療方法である。例えば著者自身が個人面接療法の形態で実施した場合は、全体の八七%が一度のセッションのみであり、要した時間は三十分から三時間の間である。残りの一三%については、二回から十回のセッションが必要であった。

オートノミートレーニングは、問題を長期間抱えており、問題解決に繋がる新たな行動を見つけることのできないような人に非常に適している。ハイデルベルク研究において三十三歳から六十八歳までの一三七五人（男女ほぼ同数）を対象に行った調査では、問題を長期間抱えている人は実に八八%にのぼった。問題は様々な領域に渡るが、例えば、両親や子供やパートナーとの関係や、自分自身について、あるいは職業生活に対する自分の姿勢について等である。また問題の深刻度もまちまちで、自分のベッドに適したマットレスが見つけられないといったことから、死を志向するような慢性的な自己破壊行動にまで渡っている。さらに、例えばがんのような慢性疾患とうまく付き合

＊101　Heiko Ernst

＊102　Gesund ist, was Spaß macht.

いたいと思っているものの、自力活動によっては幸福感に達したり、病気を克服する自信を持つことができない人もいる。また、仕事上疲れ切るまで他の人々のために一生懸命になるのだが、自分に対してはいわゆる自己愛的保護[*103]を与えることができない、つまり過度の要求に対して自分自身を労わり注意深く護ることができない人もいる。

オートノミートレーニングは、個人的なトレーニング、グループでのトレーニング、または文書によるアドバイスという形でも、実施することができる。それはロナルト・グロッサルト＝マティチェクが、その学問的構想に沿って開発したものである。オートノミートレーニングの実施は、世界中の指導的心身医学者、行動療法家、および神経生物学者によって監督され、研究されている。グロッサルト＝マティチェクは一九七五年から一九八一年まで、オランダの心身医学者・精神科医であり、当時世界心身医学会議の会長であったヤン・バスティアーンス氏[*104]と密接な共同作業を行った。一九八一年から一九九八年までは、ロンドンの心理学者で行動療法の創始者であるハンス・J・アイゼンク氏とも緊密に協力した。両者とも数百時間に渡ってオートノミートレーニングの実践現場を観察し、このトレーニングをさらに発展させるよう、著者を励ました。神経生物学者のL・ラキック教授は、特にオートノミートレーニングによってどのような神経生物学的プロセスが刺激されるかという課題に取り組んでいる。

オートノミートレーニングにおいては、全ての個々人の独自性が受け入れられ、それが尊重されるが、その一方、トレーナーが準拠すべき基本規則も存在する。

それは、トレーナー（治療者）とトレーニングを受ける対象者（患者、クライアント）との関係は、専門家と、それと同等の能力を持った人間との対等な関係であるということだ。

トレーナーは分析、意見交換、介入のそれぞれにおいて対象者が自分の能力を発揮できるよう支援するとともに、それを刺激する。そのことは例えば、「あなたは自分の問題をどのようにとらえていますか」、「それを解決するために何をしようと考えていますか」、あるいは「話し合っている新たな行動パターンはあなたの感情や欲求に合致していますか」といった問いを対象者に投げかけることによって行われる。トレーナーはその際、対等の能力を持つ人間としての対象者からのフィードバックを大切にしなければならない。対象者は例えば上記のような問いに対して「そのような行動は私の欲求にぴったり合致しています」、あるいは「こちらの部分は理解できるのですが、他の側面はなんだか違うような気がします」等と答えるであろう。

オートノミートレーニングにおけるセッションは全体として、対象者が自分の欲求を表明し、それを充足し、それを通じて持続的な幸福感を得ることができるような新たな行動パターンを見つけだすことを目指している。さらにその目的は、ネガティブな結果を伴うこれまでの行動パターンと状況がどのようなものであったかを確認することでもある。セッションに際してトレーナーは、早すぎるアドバイスを与えないよう、重要でない質問をしないよう、さらに対象者自身が望まない解釈を対象者にさせないように注意しなくてはならない。治療者はしばしば、対象者にとって何が必要なのかを早々に推察したいという誘惑に駆られ、対象者自身の心の構造というよりも自分の立てた仮説の方を優先させようとしがちである。そして自分の仮説を支持するような質問を大量にして、対象者の欲求の方はなおざりにしがちである。

オートノミートレーニングにおける分析は、対象者が自覚している環境の構造、行動のメカニズム、（ポジティブおよびネガティブな）感情体験、ならびに対象者が自覚している問題と葛藤に則って行われる。セッションでは、対象者が自分の問題について報告することが求められる。そこでは、対象者が自分が置かれている構造、つまり自分の環境や自分自身、あるいは自分と他者との関係をどのように理解しているのか、そしてポジティブないしはネガティブ感情をどのような状況と結びつけているかに注意する必要がある。それと同時に行動の機能も分析される。対象者が例えば、特定の行動によって罪の意識を代償していないかどうか、あるいは快の充足に達しているかどうか等が分析されるのである。

トレーナーは自分の指針とするため、セッションにおいていくつかの仮説を形成するが、それらは通常、対象者に伝えられ、本人の判断を仰ぐことになる。それは、その判断をトレーナーと対象者両方によるトレーニングプロセスに組み込むためである。これが可能なのはただ、対象者の自信が強化され、それらの仮説に否定的な要素が含まれておらず、トレーニングの明確で一貫した目標がコントロールされた[*105]幸福感の増進に役立つ限りにおいてのみである。

特定の仮説がネガティブな性質を持っている場合、それらを対象者に伝えてはならない。しかし同時に、新たな行動パター

＊103　narzisstischer Schutz（英 narcissistic protection）
＊104　本書の序文の執筆者の一人でもある。
＊105　本書で繰り返し言及される非常に重要な概念。「コントロールされた」とは、偶然や他者、外的条件に依存した快や幸福感ではなく、あくまでも本人が個人の営みによって、繰り返し、再現性をもって、かつ本人の自信による裏付けを伴って獲得することができる、ということを意味する。反対に、「コントロールのない」快や幸福感は、多くの場合有害なものと認識されている。詳細は本章の中で後述される。

ンが――その行動パターンには非常に多くのポジティブな結果が伴うので、ネガティブな結果を招く状況が相殺され、分析自体がそもそも不要であったと思えるような行動パターンが――模索されなければならい。

セッションでは、我々が仕上がり[*106]と呼んでいる状況が目指される。仕上がりは、対象者がトレーナーの仮説と分析を、同等の能力を持つものとして承認し、考えだされ実行に移されようとしている新たな行動が自分の願望や欲求に正確に一致するという感情を持った場合に成立する。そのような場合対象者は例えば「これで私は自分とうまくやっていくことができそうです」、「それは自分にとって良いような気がします」、あるいは「そういう行動を取ってみたいと思います」等と語るであろう。

オートノミートレーニングを行う治療者は、自らの役割を、自分の能力を常に対象者に傾け、対象者個々人に特有の自力活動を刺激する者として理解しているので、しばしば問題視されるヘルパーシンドローム[*107]に陥った「救済者的姿勢」[*108]を取ることはない。救済者的な姿勢を取る治療者は、対象者を絶対に助けなくてはならないと思い込み、対象者に入れ込みすぎて、彼らを助けるというよりはむしろ彼らのじゃまになるようなことをしかねないのである。また治療が成功しなかった場合、治療者は良心の呵責を感じてしまい、「救われない救済者」[*109]といった言い回しがあるように、治療者自身が燃え尽き症候群を示すことが珍しくない。

オートノミートレーニングのセッションは、極めて柔軟な方法で行われ、あらゆる問題に対して適切な解決法を見つけようとする。それゆえ、治療者が自分の方法ではもうどうにもならないといった絶望的な状態に陥ることはない。例えば対象者が問題を表明することができ、さらに新たな行動を構想できるとすれば、そこでは合意の形成が可能であり、その新たな行動を刺激することができるのである。

対象者がまだそのような段階まで到達できない場合でも、あらゆる状況を受け入れ、将来的な解決の見通しを持ち続けることのできるための能力が、トレーナーによって強化され、刺激される。

トレーニングがうまくいかなかった場合でも、対象者はまさにその失敗と自分の能力や別の可能性を突き合わせて検討することを学ぶことができる。そうなれば彼らは、失敗したときに感じた以前の絶望や自己批判を、別様にとらえられるようになる。例えば彼らは今の失敗を、現在の行動が新たな行動に交替しうる可能性として、あるいは失敗にもかかわらず自己自身を受け入れることができるというシグナルとして、とらえることができるようになるのである。

オートノミートレーニングの主たる目的は、新たな行動による自己の能力の強化、ならびにコントロール可能な快と幸福感の獲得である。オートノミートレーニングを通じて能力を向上させることができた人は、自分の過去の全ての行動パターンや反応をもとに自分の能力を伸ばすことができることを学び、またそれによって自分の能力を発揮できる行動の基盤を得たことに気づく。幸福感と快の増進を実現してくれる短期的な新たな行動にとって、自己の能力が強化されたという感覚は特に重要である。

オートノミートレーニングでトレーナーが目指しているのは、安定感と幸福感と快を増進させるような行動パターンを対象者が確立することである。ここではコントロールされた、換言すれば、対象者個々人の能力に応じた快への到達ということに最大限の価値が置かれる。というのも、自分の能力の範囲を超えた幸福感が病気の原因にすらなりかねないということが、我々の研究によって明らかになったからである。自分の能力を超えた快と幸福感が現れるのは常に、対象者の幸福の体験が、自己破壊を招きかねない大きな罪悪感と結びついている場合である。対象者たちはしばしば、自分たちが重い病気になったのは、自分の人生で初めて、例えば新しいパートナー関係等において本当に幸福になったからだ、と語る。よく観察してみると確かに、体験された幸福が、両親や子供たち、または以前のパートナーに対する罪悪感と結びついている、あるいは、劣等感と制止が身についてしまっているために、幸福な関係を持続的に実現することができない、という事例が存在する。

なんとかして幸せになりたい、幸福感を得たいという願望が非常に大きい場合、対象者は自分の身についてしまっている制止や、そのような幸福感にあらがう他の感情を、意識から分離してしまうか、あるいはそれを意識的に無視しようとする。しかしながらこの分離された領域の活動が止むことはないので、それが極めてストレスに満ちた、危険な、病気を惹き起こす要因となりかねないのである。

いかなる犠牲を払ってでも快と幸福感を得ようとする快楽至上主義的な介入は――オートノミートレーニングはある種の快楽主義的な治療ではあるのだが――ほとんど成功を収めることはないであろう。オートノミートレーニングは、コントロール

＊106　Abrundung（英 rounding）直訳すると「四捨五入」あるいは「切り捨て」であるが、文脈からは「切りのいい整数で決着する」の意味で用いられると考えられるため、本書では「仕上がり」と意訳してみた。

＊107　Helfersyndrom（英 helper syndrome）

＊108　Helferhaltung（英 helper's attitude）

＊109　hilfloser Helfer（英 helpless helper）

された、自分の能力に応じた快を求める。つまり、対象者が自分の行動レパートリーを使用し、自分の能力に応じて実現することのできるような、また心理的・社会的な機能に破壊的な作用を及ぼさないような幸福感が求められるのである。そのような理由から、セッションの中で治療者は対象者に、あなたはどのような領域で幸福感を探しているのですか、あなたはこれから実行しようと決めた行動に、何の抵抗も感じず、心から同意することができますか、それとも何か意に添わないところはありますか、と繰り返し尋ねるのである。

オートノミートレーニングは新たな行動を定義し、それを実践することを通じて、様々な領域の統合を目指す。このプロセスでは例えば、分離された感情を意識的な行動の中へ統合したり、欲求充足の新しい戦略を立てるなど、対象者の人格的な発展が促される。しかしながら新しい行動パターンは、対象者が制止的で問題のある行動パターンを克服する能力を既に獲得している場合にのみ達成される。もしそうでなければ、対象者は問題のある行動に留まり、新たな行動パターンを受け入れることができるという感覚を持たないであろう。

セッションと分析において対象者が語る行動の構造と機能を評価する際、トレーナーは常にその行動の効果という観点、つまりその行動が幸福感と快、ないしは不快をどの程度生むかという観点を基準とする。似たような行動パターンが非常に異なった感情的な効果を惹起することもありうるのである。例えば、祈ったり瞑想したりする人の中には、極めて高い幸福感と強い魅了と快を感じている人もいれば、罪悪感を持ち、不安と不快を感じながら瞑想している人もいる。あるいは、二人の人が魅力的なパートナーを得たとしよう。片方はそのような関係をとても幸せだと感じるかもしれないが、他方の人はそのために不幸感を持つことすらありうるのだ。

セッションには様々な目的があるものの、オートノミートレーニングそのものの目的は明確である。それは常に、心地よく肯定的に体験されるような結果を伴う行動パターンの達成であり、否定的な結果を伴う自己破壊的な行動パターンの撤廃なのである。

目指される行動パターンの一例として、コントロールされた幸福感を伴ういわゆる自己愛的自己保護が挙げられる。そこでは自分自身を慈しみ、護り、自分の幸福感を最大にするような努力がなされる。

セッションにおいては、対象者の個人的な状況だけでなく、その社会的および家庭的な統合の度合いも取り上げられる。それはその統合の度合いによって、もたらされる結果や、そこで体験される幸福感が異なるからである。特定のシステムが対象者個人の運命にとって極めて重要であることが判明した場合、対象者の家族やパートナー等が介入に参加するということもありうる。

新たな行動が構築されるプロセスは、様々な社会的状況によって、制止されるか促進されるかのいずれかである。例えばより大きな幸福感を対象者にもたらす新たな行動を、そのパートナーが支援し（「相手の幸せは自分の幸せ」）、自らもその学習のプロセスに関与することもあるであろう。しかし、例えば自分が置き去りにされ、ぞんざいな扱いをうけるかもしれないという不安から、パートナーがその新たな行動のじゃまをすることもありうるのである。

十一・四　治療を成功させるためのルール

どのような条件下で治療が成功するのか、あるいは失敗するのかを、トレーナーが経験的に知っていることは、非常に重要である。これまでのオートノミートレーニングの実践を通して、我々は治療の成功と失敗に関する基本ルールを確立することができた（人生における全ての、また特に医学的なことに関する一〇〇％の予測が不可能であるように、この基本ルールについても、指針となるポイントが提供されるに過ぎない）。

治療が成功するのは普通、活性化されようとしている新たな行動パターンが、以前の問題のある行動よりも多くの幸福感を与えてくれる場合のみである。問題的な行動による不幸感の体験がより明確であるほど、またそこでの快の獲得が少ないほど、新たな行動パターンが見出されさえすれば、治療を通してそちらへ変更することはより容易になる。また表明される願望が明確であるほど、さらに行動の変更への動機がはっきりしているほど、治療が成功する可能性は高くなる。

また、対象者が精神面で自己破壊的な傾向を受け入れていればいるだけ、さらに非合理的な快の獲得への期待と補償的機能（例えば不安の補償等）が自己破壊と結びついていればいるだけ、オートノミートレーニングは早期に失敗すると予想される。

失敗が予測されるのはまた、対象者にとって感情的に特に重要な人物が、社会システム上、求められる変化に対抗する位置にいる場合であり、例えばその人物が対象者に対して「関係を解消するぞ」などと不安を喚起するように脅かす場合はなおさらである。新たな行動パターンを実践する心の準備が不十分であることも、治療失敗の指標となる。例えば対象者が自分の問題にはっきりと気づいているのに、「何の問題もありません」と言うような場合がそれである。さらにある種の性格的な特徴も、治療の成否に影響がある。例えば、新たな行動パターンを認知―感情の両面でうまく想像することができる人は、自由な想像力に乏しい人よりも成功するチャンスが大きい。しかしオートノミートレーナーは、治療の成功を阻害する要因があっても、最悪の場合でも、部分的には成功を収めることができる。というのも、人間は本質的に幸福感と自分の成長を求めようとするのであり、また自己破壊という倒錯的な快は、ふつう誤って学習された行動パターンに過ぎないからである。

オートノミートレーニングの重要な課題の一つは、不快な感情の分離が原因となっている、病気を惹き起こす作用の抑止と、その分離を新たな、欲求を充足できるような行動へと統合することである。それに成功すれば、自己破壊的プロセスは抑制されるか、あるいは止揚されるであろう。

オートノミートレーニングにおけるセッションは通常次のように展開する

1　対象者は、問題のある行動、望ましい行動、自分にとっての障害等について、自分が感じている通りに報告する。問題をはっきりさせるためにトレーナーは質問をしてよいが、それは対象者が経験した肯定的ないし否定的な結果に関するものに限定する。その後の質問も、対象者が社会的諸関係をどのように認識しているか、対象者がどのような欲求および目標設定を持っているかに関するものにする。

2　対象者が自分の問題を描写し終えたら、トレーナーはできるだけ迅速かつ強力に、対象者の自信を強化するため、例えば次のような言葉をかける。「あなたの今までの行動パターンは、あなたにとって明らかに重要でためになるものだったのです。というのもあなたは、これから目指すべき、幸福感を改善し、精神的な満足と安定感を与えてくれる、あなたの問題を解決するような行動パターンを見つける能力を、今までの経験に基づいて獲得しているからです」。

3　分析を行い、自分の能力に対する自信を対象者に植え付けたのち、トレーナーは新たな行動パターンについての仮説を構築し、それが対象者の欲求や能力（資源）にどのぐらい合致しているかを検討する。まず対象者に尋ねるべきは、自分が描写した問題を解決し、望ましい行動パターンを確立するために、何をしようと思っているか、ということである。トレーナーが構想した新たな行動パターンは、対象者も同等の能力がある人間としてそれに対峙できるような形で伝えられる。新たな行動パターンが他の方法で刺激される場合も、対象者の固有の能力の強化は必須である[*110]。例えば治療の中で強い感情が刺激され、トレーナーと対象者の間にある種のコミュニケーションが生じる場合は、例えば対象者自身に個々の状況の解釈を依頼する等によって、対象者の固有の能力を絶えず承認することが必要である。対象者が新たな行動パターンを精神的に受け入れたら、その実現のためのステップをできるだけ精確に描写することになる。

4　新たな行動とはどのようなものか、またその実現のためのステップはどのようなものかの定義が終われば、トレーナーはそれを対象者にもう一度要約して伝える。対象者がこれら二つの定義を感情的にポジティブに、また抵抗なく受け入れることができている状態を、我々は「仕上がり」と呼ぶ。この状態に達すれば普通セッションは終わる。一つのセッションは、対象者の希望と治療者の技量にもよるが、三十分から数時間である。

5　実現のステップ、つまり治療の方法は、対象者個々人に合わせて考案される。それゆえ、オートノミートレーニングにおいては、全ての記述は来談者に固有のものとなる。

6　追加的にセッションが必要な場合、これまでの成果に考慮しながらも、以上と同様のステップを踏む。

オートノミートレーニングは、個々人の欲求や対象者の独自性に非常に厳密に準拠する一方、その目標設定においては研究成果をも利用する。つまり、トレーニングにおいて変更されようとしているのはしばしば、前向き研究において病気を惹き起こすことが明らかになっているような要因であり、また目指される条件は普通、研究によって肯定的であることが確認されているものなのである。

オートノミートレーニングは、確かに非常に短期間の介入によるものではある。にもかかわらずそれは、しばしば感情的に極めて重要な欲求と結びついており、自己コントロールを刺激したり抑制したりする本質的な側面に集中して取り組むことを目指す。刺激される新たな行動は対象者に非常に適合したものなので、通常であれば長期治療によってしか期待できない変更が生じうるのである。

オートノミートレーニングは、様々な領域で、いろいろな目標を設定して実施することができる。以下にいくつかの例を挙げる。

1　過度の適応と退行を伴う葛藤が原因となっている思考停止の解除

自分の考えを表明したいという願望と、その願望の実践によって受けた懲罰の葛藤に長い間さいなまれている場合、人間には自分の考えを封印し、抑圧する他者に過度に適応しようとする傾向が生じる。例えば夫婦の片方が長年に渡って自分のパートナーを否定し、相手を「愚かだ」とか「間抜けだ」とののしって、相手の発言や分析を阻害することがある。そのような否定を続ける人がそのパートナーにとって極めて重要で、否定さ

＊110　Eigenkompetenz（英［one's］ own competence）

れてもその人に強く適応してしまう場合、否定された方の人は、自分の考えや意見をますます放棄するようになる。その結果、単調で刺激に乏しく、退屈な生活だけが待っている。

思考にブロックがかかったような、退屈で刺激のない状態が続いている場合、オートノミートレーニングで模索される新たな行動パターンは、社会的諸関係、自分自身、および自分の環境に対して新しい条件を構築し、思考と自分を利する行動が活性化されるような、刺激と挑戦を意味する行動パターンである。

例えば抑圧的なパートナーと別れ、新たな関係を模索することを始めた人もいた。この状態はパートナー関係においては創造的な不安定化をもたらしたが、同時に他者との間に心地よい関係をも創り出した。また、以前は明確に把握していなかった葛藤や抵抗を表明することを学び、それによって新しい挑戦に臨むことができた人もいた。

2　感情的に重要な欲求や感情の分離の止揚

「分離」[*111]とは、個人的に重要な意味を持つ感情や欲求が、その他の普段の行動から切り離されているので、これらの感情や欲求の表明や充足が、普段の行動によっては不可能である状態を言う。欲求は分離されていても、非常に強い力動的な、動機を刺激する作用を持っている。分離は意識的、前意識的、または無意識的に行われる。

オートノミートレーニングが追及する目的は、この分離を統合[*112]することである。分離された欲求を今現在の欲求と創造的に統合するためには、欲求の充足と個人的発展が生じるような諸条件を、行動によって創造する方法が用いられる。

3　罪悪感と不安を自己破壊によって補償することの抑止

人間は特定の条件や経験、行動パターンによっては、極端な罪悪感や不安感を持ちかねない。それにもかかわらず、例えば重要な感情的欲求が充足されるので、罪悪感や不安を呼び起こすような行動を取ろうとする場合、人間にはその不安や罪悪感を自己破壊によって補償しようとする反動が生じることがある。

例えば、母親に強く執着しているある男性は、母親の期待に添わない行動を取ると決まって強い不安と罪悪感を感じた。結婚することになった彼は、強い罪悪感と不安を感じるようになった。無意識のうちに彼は、自分が拒否されていると感じるような相手を選び、さらには自ら拒否されるような行動を取るようになった。妻からの拒否は彼にとっては外傷体験となるのではあるが、それでもなお彼はその行動を維持した。彼は、妻からひどく拒絶されてはいるが、別れるつもりはない、また同時に、自分は比較的幸せであり、死期が近いなどと想像してもつらい気持ちにはならなかった、と語った。彼は、彼自身母親との結びつきに原因があると考えている罪悪感や不安感を、以前に付き合ったほかの女性とは違い、現在の妻に対してはほとんど感じないという、ある種の喜びを語った。おそらくこの男性は、母親の拒否的態度と結びついた罪悪感や不安感を妻から拒絶される苦痛によって補償していたのである。

オートノミートレーニングはこのような事例をどう支援できるであろう。

トレーナーはこの男性に向かって、自分の幸福感を改善し、精神的な平衡を保ち続けるためにあなたは何ができますか、と問いかけた。彼は、この問いかけに初めは驚いたようだったが、やがて次のように答えた。「母と妻のいる、むっとするような息が詰まる生活が続くのであれば、死んだ方がましかもしれません。二人の女たちから離れて、しかもきっぱりと縁を切って、隠者のような生活をするのは楽しいかもしれません。もしも私が、息が詰まるような母や妻からの期待から自由になれたら、私はセルフレギュレーションのポジティブなプロセスを刺激できそうな気がします。」

トレーナー「あなたは、ご自分の悩みについて様々な角度から熟慮した結果、あなたの幸福感を改善してくれる今後の生き方について、十分な能力を手に入れることができました。あなたは今後何をなさりたいのですか。」

「まず、オーストリアに行って、一人で、人知れず、休暇を過ごしてみたいです。そして、楽しいであろう隠者としての生活についてあれこれと考えてみたいです。」

十二年後に追跡調査を行ったところ、彼は、スイスアルプス山中の質素な家で幸せに暮らしていた。

4　拒否の反復に対する不安の軽減

我々人間はしばしば、拒否される苦痛を味わい、また、自分はいろいろな状況や人間関係によって妨げられている、あるいはじゃまをされている、といった感情を持つ。しかし人間はまた、そのような状態を比較的迅速に克服し、再び精神的な平衡を取り戻すことができるのである。

しかし中には、拒否の体験や、脅威ないしは障害となるような体験から長期に渡って傷つけられ、その間ずっと精神的な平衡や幸福感に到達できないような人もいる。過度な興奮、あるいは制止の状態にある中枢神経系はしかし、制止と興奮の調和を保っている平穏な中枢神経系よりも慢性疾患を誘発しやすい。

＊111　Abspaltung（英 secession, dissociation）「分離」または「遮断」。

＊112　Integration（英 integration）

オートノミートレーニングは、このような慢性疾患を誘発しやすい状態を止揚し、人間が再び精神的な平衡を取り戻すことを支援する。

5　決して得られない承認や愛情を期待した、的外れの義務遂行をやめさせること

子供たちは、あるいは大人になるまで、学業や職業生活において、両親が自分たちに良い成績を期待しているが、だからといって良い成績を取ったとしても、両親が自分たちに承認や愛情を注いでくれるわけでもない、ということをしばしば体験する。成績が良くても両親は、たまたまそうだったのだと言うことがまれではなく、さらに良い成績を期待するものだ。子供は成績が良ければ承認や愛情が得られると思っているのに、それは実現されない。そのような子供時代を過ごした人は、大人になってから、疲れ切ってしまうまで仕事をし、全力を使い果たしてしまう。そのような人はたとえ疲れていても休息を取らず、心身の疲弊がしばしば生命そのものを脅かし始めても、働くことをやめない。またそのような人が、自分の両親がそうであったような、仕事に対して極めて高い要求をする上司を探し、成し遂げた仕事に対しては、ほとんど、あるいは全く報酬を求めようとしないのもよくあることである。さらにまたこの状況が労働の激しさに拍車をかけ、慢性疾患の発症や心身の崩壊を招くことも多い。オートノミートレーニングは、このような非合理的な行動パターンにストップをかけ、快と幸福感を求める活動の構築を支援する。

三十八歳のDさん（女性）は、ある企業の管理職にあった。彼女は休みなく働き、常態的に未払いの時間外労働もこなしていた。完璧主義者を自認する彼女は、全ての課題を一〇〇％こなしたいと思っており、日々の要求に応えるだけでなく、自分の将来的なキャリアをも思い描いていた。上司は彼女の仕事に対する熱心さを知っており、彼女を絶え間なく利用したが、同僚たちは彼女のことを馬鹿にしていた。プライベートな人間関係のための時間は彼女にはなかった。彼女は結婚願望を持ってはいたが、妻になるにはまだ自分は十分に仕事をしていない、少なくとも彼女が思い描く完璧な男性の妻になる資格はない、と思い込んでいた。ただ、仕事で本当に疲れ切ってしまうので、彼女自身、自分の仕事熱心に苦しんでおり、こんな状態にはあと一年耐えられるかどうか分からないとも考えていた。「私の仕事は、喜びの見出せない強制的な活動で、見返りもなく、また幸福感を感じられません。もし私が将来がんやその他の重い病気になったとしても、不思議ではありません。」

トレーナー「あなたの目標は何ですか。」

Dさん「私の目標ははっきりしています。業績が第一という

この牢獄から抜け出して、普通に働き、時には喜びも感じたいのです。」

トレーナー「ご経験と、非常に的確な自己観察がおできになるところを考えれば、あなたは明らかに、多くの苦悩に耐えることができるだけでなく、ご自分の行動を今すぐにでも望み通りに変更できる高い能力の基盤を獲得しておられます。どのような行動を通じてあなたは自分の目標に到達できると思いますか。」

Dさん「私も既に、そのことを自問してみました。でもまだ答えを見つけられずにいます。その上困ったことに、私はいつも、私を拒否するけれども私から多くのことを期待するような人に魅かれてしまうのです。今の私の上司もそんな感じの人なのです。」

トレーナー「あなたは、あなたのご両親やあなたの上司から、本当にただ拒否されているだけで、その背後には親愛の情のかけらもないと感じているのですか。」

Dさん「ただ拒否されているという感じを、私は完全には持つことができません。おそらく私は、自分自身にかなりそう言い聞かせているところがあります。私の両親はおそらく、私が一人っ子であるがゆえに、私に非常に多くのことを期待したのだと思います。それは両親が私を愛しているからこそなのですが、彼らはそれをうまく表現することができなかったのです。」

トレーナー「あなたは自分の状況を改善し、あなたの幸福感を高めるために、何ができますか。」

Dさん「さあ、わかりません。できればアドバイスをいただけますか。」

トレーナー「私はあなたにアドバイスを差し上げることはできません。というのもそのアドバイスがあなたの欲求にぴったり合致しているかどうかがわからないからです。その代わりに、あなたと似通った状況にいたある人の例を紹介しましょう。その人が取った行動があなたにとって興味深いかどうか、教えていただけますか。その人は両親と上司にこう尋ねたのです。『あなたたちは私が何をできるかにだけ興味があるのか、それとも私個人に対して人間としてのポジティブな感情を持っているのか』と。こう尋ねる前にこの人は次のような決心をしていました。『もし彼らに私に対する個人的な愛情がなく、私に何ができるかだけにしか関心がないのならば、自分は見下されたままでも彼らとの関係を絶とう。しかしもしも彼らが、私に対して人間としてポジティブな感情をもちろん持っていると言うならば、こちらもポジティブな感情を持って、彼らとの関係を深めていこう』と。」

Dさんは一瞬考えたのち、にっこり笑ってこう言った。「それこそ私がしたかったことです。今までそれができなかったのは、愛情のない関係であるかもしれないということを知るのが怖かったからです。」Dさんは数日後、意を決してこの質問を両親と上司に向けてみた。両親はこの質問に非常に驚いたが、はっきりとこう答えた。「もし私たちがお前をとっても愛していないとすれば、お前が多くのことを成し遂げることなど期待しなかったであろう。私たちはお前が一人でも人生に立ち向かっていけるように育てたかったのだ。ただお前は一五〇％頑張ってしまい、仕事もしすぎなのではないかと、心配になっていたところだ。」Dさんは両親に、どうして学校で良い成績を取っても、認めてくれず、愛情も示してくれなかったのかと聞いた。すると両親は、「それはうちのプロシア的気風に合わなかったからだ。ただ、お前の成績の良さをいつも誇りに感じていた」と答えた。この答えをDさんは承認であると感じ、多くの喜びと幸福感を得た。同じ質問を今度は上司にしてみた。上司は立腹し、こう答えた。「私は君が何をできるかにしか興味がない。プライベートな領域に踏み込むそのような奇妙な質問は、今後一切禁止する」と。それを聞いてDさんは辞職届を出したが、その理由は、自分は職場に、退屈な義務の遂行だけではなく、幸福感をも期待している、というものであった。多くの仕事上の繋がりがあったので、新しい職場を、しかも彼女と全く同じ考え方を持つ上司のいる職場を見つけることは、彼女にとって難しいことではなかった。

三年後に行われた追跡調査でDさんは、自分の極端な仕事中毒はほとんどおさまり、様々な生活領域で幸福感を模索できるようになった、また心身とも疲れ切ってしまうようなこともほとんどなくなった、と報告した。

6　両親からの分離に対する極端な不安の軽減

実家あるいは父親（母親）から離れていくこと、あるいは親の期待に自分が応えられないことに対して、大人になるまで過剰な不安を抱えたままの人は多い。そのような人が、例えば自分の愛情をパートナーに振り向けようとすると、そこには大きな不安が生じかねない。というのも、彼らはその行為によって、父親ないし母親に対する自分の忠誠心が損なわれるのではないか、あるいは自分が親の期待を裏切るのではないか、と思うからである。彼らは大人になっても、両親から拒絶される、あるいは懲罰を受ける、またとりわけ両親から離れ自分が孤立しなければならないという不安を抱く。そのような不安は普通、幼いころに抱くものである。親は子供と感情的に密接に結びついており、子供が親の期待から逸脱したり、義務を果たさない場合、折に触れて子供を罰してきた。懲罰が行われるのは、ある種の行動を取った場合である。例えば、娘がボーイフレンドに愛情を向ける場合に、父親は嫉妬という反応を起こす。そのような場合、父親は娘に対して冷たく、また拒否的になるので、娘は父親からの愛情を期待するなら、ボーイフレンドであり将来のパートナーになるかもしれない男性から自分は距離を取った方がいいのではないか、と思い込む。そのような娘時代を過ごした女性はのちの人生で、どちらかと言えば、懸命に愛情を獲得する努力をしなければならないような拒否的なパートナーを求め、自分に安易に期待を持たせるようなパートナーを避けるであろう。両親から拒否される不安はまた、実家よりも素晴らしいところはないという感情と結びつきやすい。この感情がまた、両親から突き放される不安をさらに高めるのである。

7　両親の誤った行動を正当化したいという衝動の軽減

子供は両親への愛情を自然に育むものだ。両親が自分に対して、理解に苦しむ、傷つけるような、冷酷な振る舞いをした場合、その子は長じてのち、自分の両親と類似した行動パターンを取るようになる。それは、無意識の中で両親を再び承認できるように、両親の行動を正当化しようとするからである。例えば父親が息子を不当に殴打したり、性的に虐待したりした場合、長じてその子は親と同じ行動パターンを取るようになるが、そこには「お父さんはそんなにひどい人ではなかった。なぜなら、僕も同じことをしているからだ」というメッセージが隠されている。

8　子供に課せられる過重な負担に基づく諸問題

家庭内では、その遂行能力を上回る課題や役割が子供に課せられることがしばしばある。例えば、両親のいさかいを子供が調停しなければならない場合、その子供は、調停のプロセスに成功したときにだけ、自分が承認されたという感情を持つことができるのである。

また父親（母親）を、親のもう片方から護らなければならない、そしてその護った片方だけの欲求を満たさなければならない、と感じている子供もいる。

9　構造的な抵抗をオートノミートレーニングによって抑えること

問題解決をもたらす自力活動をオートノミートレーニングを通じて構築しようとする人は多いが、その人の関係者、例えば両親やパートナーがそれに対して強力に抵抗する場合がある。このような抵抗は、対象者にとって障害となるだけではなく、対象者の諦観と受動性を助長することもある。そのような構造的な抵抗がある場合、オートノミートレーニングは、その抵抗者をもトレーニングの過程に組み込もうとする。これが成功するのはただ、周囲の人間がそれぞれの幸福感を模索する努力を、その抵抗者自身が快く認める場合だけである。しかしながら抵抗者の幸福感が、周りの人間が苦しんだり、不幸を感じたり、果ては死んでしまうことへの欲求と結びついている状況すら観察されるのである。

以下は、対象者の妻の抵抗によって、介入が成功しなかった例である。

がんを患っているH教授（男性）は、高い動機を持ってオートノミートレーニングを受けにきた。H教授は、自分の完璧主義、拒否に対する不安、そして全てに対して正当であらねばならないという感情を捨てたいと思っていた。オートノミートレーニングの最初のセッションを終えた後、そこでの内容についてH教授は、かなり年下の妻に向かって夢中になって話をした。すると妻は非常に感情的に、拒否的な反応を示し、もしH教授がオートノミートレーニングを続けるつもりなら離婚する、と言って彼を脅した。オートノミートレーニングを続けるということは、夫が妻である自分に満足しておらず、他に感情的な刺激を求めている証拠だ、というのがその根拠であった。H教授は妻の理屈に屈服し、トレーニングをやめた。H教授はその数カ月後に亡くなった。

次に、構造的な抵抗をうまく克服できた例を示そう。

Cさん（女性）は夫に、自分のオートノミートレーニングでの体験を語った。夫は、最初は興味深そうに聞いていたが、やがて攻撃的で拒否的になった。彼は、自分の妻があまりにも幸福感を味わうようになると、自分がついていけなくなるのではないかという不安を示したのである。じっくり話し合ったのち、夫もまたトレーニングに参加することになった。次のセッションは、互いのコミュニケーションの中で幸福感を改善するために、二人同時に受けることになったのである。

最初の例で治療が失敗したのは、教授の妻が、夫の新たな行動を承認しようとしなかったからであり、また教授が、妻の欲求不満の表明に耐えることよりも、治療を中断することの方を優先したからである。第二の例が成功したのは、自分たちの幸福感を改善したいという目標に基づくコンセンサスを夫婦間で築くことができたからである。

オートノミートレーニングが成功するのは通常、活性化されることを待っている新たな行動のための動機を、対象者が既に潜在的に持っている場合のみである。

10　個人的・社会的セルフレギュレーション活性化のための適切な条件の創造

個人的ならびに社会的コミュニケーションの障害はしばしば、システムの中の個々のプレーヤーが、欲求を充足し、解決を可能とする条件を創り出す新たな活動を構築できないことに原因がある。

システムが問題を解決するのに必要な条件は、オートノミートレーニングにおいては自力活動によって創り出される。一つ例を挙げよう。

何重もの薬物依存（アルコール、麻薬、タバコならびに向精神薬）を持つある男性は、何年も前から彼の家族（両親と兄弟姉妹）にとって暴君となっていた。彼は何かと理由をこねては、ドラッグを買うためのお金を家族から搾り取っていたのである。彼は再三に渡って、家族を自分のために利用する方法を編み出し、家族に対してますます攻撃的に、残酷になり、また不正を働くようになっていった。彼の要求する金額は日に日にエスカレートしていった。両親と兄弟姉妹を対象に行われたオートノミートレーニングで明らかになったのは、この問題の男性は本当のところ、自分の欲求を無視してほしいと思っているのではないかということであった。男性のこの本当の欲求を理解したのち、家族たちはその要求を突っぱねるようになった。「お前が私たちから本当は何も施してもらいたくないことを、私たちは知っている。お前の金の無心に応えることで、私たちはお前をかえって傷つけることはしたくないのだ」と。このような新たなコミュニケーションに対して、問題の男性は決して攻撃的な反応を示すことはなく、一年後には男性の薬物依存は大幅におさまった。その後彼は自分から催眠療法を受け、八年前から麻薬も酒もタバコも向精神薬も使っていない。

この例が示すように、オートノミートレーニングによって新しいコミュニケーションの条件を創造することは、新たな欲求を充足し、薬物依存からの離脱といった新しい行動パターンを構築するうえで極めて重要である。

他の例を挙げる前に、ここで一つのエビデンスとしてハイデルベルク研究のある結果を引いておきたい。表11・1に示したように、幸福感と精神的平衡に繰り返し到達できる人は、周囲の状況にじゃまされて絶えず過度の興奮状態にある人や、拒否の苦悩を繰り返し経験している人々よりも、明らかに長い間健康でいることができる。ただし、ここでは省略しているが、実際には不利な状況のみが疾病を誘発するのではなく、その他多くの危険因子が関係している。評価に用いた質問項目は次の通りである。

I　断念、承認の欠如、親近感の欠如による慢性的な苦悩

生きていくうえで私は、いつも誰か（何か）を泣く泣く断念しなくてはならず、またいつも誰か（何か）に拒否されたり承認されなかったりする。また求めている親近感を得ることができない。その上、自力ではこの状況を変更できないように感じる。

表 11.1　慢性的な苦悩、慢性的な過度の興奮、幸福感／精神的平衡と死亡および健康との関連

		がん死亡	心血管病死亡	他の原因による死亡	生存だが慢性疾患あり	生存かつ健康	合計
質問 1 で 5−7 点[a]	N	169	87	213	362	201	1032
	%	16.4	8.4	20.6	35.1	19.5	100.0
質問 2 で 5−7 点[a]	N	150	253	270	402	167	1242
	%	12.1	20.4	21.7	32.4	13.4	100.0
質問 1 と 2 で 5−7 点[a]	N	182	193	326	415	151	1267
	%	14.4	15.2	25.7	32.8	11.9	100.0
質問 3 で 5−7 点[a]	N	189	205	512	716	3315	4937
	%	3.8	4.2	10.4	14.5	67.1	100.0

[a]他の質問での得点はいずれも 1−3 点である

これはあなたにとってどのくらい当てはまりますか。

1—全く当てはまらない　2—ほとんど当てはまらない　3—ときどきそうだと思うが、強くはそう思わない　4—まあまあそう思う、半々くらいである　5—よく当てはまる　6—非常に強く当てはまる　7—全くその通りである

2　脅威、障害、じゃまを感じていて慢性的に過度に興奮している

生きていくうえで私は、いつも誰か（何か）にじゃまされたり、誰か（何か）の脅威にさらされているので、常に心穏やかでなく、興奮し、苛立っているが、この状態を克服できない。

これはあなたにとってどのくらい当てはまりますか。

1—全く当てはまらない　2—ほとんど当てはまらない　3—ときどきそうだと思うが、強くはそう思わない　4—まあまあそう思う、半々くらいである、5—よく当てはまる　6—非常に強く当てはまる　7—全くその通りである

3　幸福感と精神的平衡を繰り返して得ることができる

生きていくうえで私には、自分を肯定的に刺激してくれ、心地よく活性化してくれ、自分にとって良いと感じることのできる状況がいつも、日々生まれるので、精神的な平衡と幸福感を繰り返して得ることができる。

これはあなたにとってどのくらい当てはまりますか。
1—全く当てはまらない　2—ほとんど当てはまらない　3—ときどきそうだと思うが、強くはそう思わない　4—まあまあそう思う、半々くらいである　5—よく当てはまる　6—非常に強く当てはまる　7—全くその通りである

十一・五　オートノミートレーニングの実施方法

オートノミートレーニングは決して画一的ではなく、個々人に合わせたやり方で人間の幸福感の改善、およびそれと関連する個人的・社会的セルフレギュレーションを刺激しようとするので、その方法もまた多様であり、画一的ではない。用いられる方法はしたがって、個々人の問題の様態に依存している。以下にコメントを付して症例を詳細に紹介する。オートノミートレーニングの導入は文書、個人面接、また行動に関する一般的なアドバイスによっても可能である。以下では個人面接による方法を紹介する。

対象者はまず、自分の問題、自分が望んでいる、あるいは望んでいない行動について、可能な範囲で説明するよう求められる。トレーナーは事実関係を明確にするための質問をし、セッションの間に一定の仮説を構築する。問題について述べた後、対象者には「問題解決のためにあなたは何ができるか」が問われる。こうして対象者は問題解決の方向へと活性化されるが、同時にトレーナーは、対象者が新たな行動と動機をどの程度自分のものにできるかを分析する。それに加えてトレーナーは、対象者の欲求、制止および障害がどのようなものかについて洞察を行う。

その後トレーナーは、対象者にとって新しい刺激が生じるよう、様々な働きかけを起こす。トレーナーの働きかけは、純粋に理性的なレベルのものもあれば、強い感情的な刺激であることもある。

個人療法型のオートノミートレーニングにおいては、他の全ての心理療法の場合と同様、クライアントとトレーナーの間に強い相互作用が生じる。ここでトレーナーは新しいものの見方をクライアントに紹介し、クライアントの新しい行動パターンを刺激し、できれば、例えば承認[*113]などの、クライアントにとって満たされてこなかった欲求を充足する。トレーナーはこうして、クライアントの個人的能力、葛藤、欲求に配慮しつつ、実践可能な新たな行動パターンと目標を定義する。新たな行動パターンと目標は柔軟に定義され、クライアントがトレーニング

*113　三・二節の脚注（四三頁）を参照。

のプロセス全体の中で自分の能力を強化できるように配慮されていなければならない。クライアントが達成できそうにないトレーニング目標は掲げてはならない。

　事前セッションでの感触によるが、次のようなトレーニングステップを設定することが可能である。トレーナーは、

- 対象者の自己能力と主体性を強化するために、繰り返して対象者自身に新たな行動や方法について質問する。
- 新たな、個々人の欲求により合致した状況を作るための行動パターンや解釈の実例を挙げる（抽象的な例であったり、具体的な提案であったり）。
- 新たな行動パターンを確立する前提条件として、対象者を十分に承認し、これまで充足されてこなかった重要な欲求を充足する。
- 新たな行動パターンを刺激する、新しい刺激の布置を創り出す。
- セルフレギュレーション能力等の、今後の発展と自力行動の基盤となる対象者の個人的特徴を刺激する。

　オートノミートレーニングの最も重要な目標は、新たな行動のための個別の能力を強化することであり、またそのための障害となる制止を弱めることである。この目標を達成するため、しばしば強い感情が喚起され、認知的な解釈の変更が試みられる。例えば、以前には個人的・集団的な弱点と解釈されてきた行動パターンが、良い点、肯定的な業績であると解釈しなおされたり、またそれが新たな行動を実践する能力の基盤となるように利用されたりする。

十一・六　治療の実践例

　Xさん、三十七歳（男性）は、腹腔への転移を伴うセミノーマ（精巣がん）患者であった。Xさんとその父親との関係は非常に難しいものだった。Xさんは、自分の父親は恰好が良く、身なりもちゃんとしており、話し上手なので、たいていの人を魅了することのできる魅力的な男性であると描写する一方で、父親は、自分の思い通りにならないと、不機嫌になり、冷酷になって嘘をつくと言った。父親には何人か愛人がいたが、それがXさんの母親をとても苦しめ、そのために母親はアルコール依存症になったという。

　Xさんが十三歳になった時、父親は彼を連れて、「男同士の」話をするために、森へ行った。きっかけは、その前日にあった夫婦げんかで、父親がまた新しい愛人を作ったのをXさんの母親が非難したのがその原因であった。夫婦げんかの数日前、Xさんは父親がくだんの新しい愛人と一緒にいるところを、通り

で目撃していた。Xさんは、森を散歩している間に父親が自分の秘密を打ち明けてくれることを期待していた。父親は実際、息子であるXさんに打ち明けてはくれたのだが、その内容は、自分には今も昔も愛人などおらず、母親はアルコール依存のせいでありもしない幽霊を見たのだ、というものだった。息子が失望して父親を罵り、僕も見たんだと言ったとき、父親は息子に平手打ちをくらわせ、彼を森の中に置き去りにした。母親はいつも非常に精神的に不安定で絶望しており、息子だけに心を許して、お前は最高の男だ、自分はお前がいなければとっくの昔に死んでいた、自殺していただろう、と語った。父親は、息子と母親が親密な関係にあることを感じると、両者、特に息子に対してますます冷たくなり、息子が何の感情も持てなくなるまで、しばしば息子にひどく当たり散らした。にもかかわらずXさんは、母親を守ることは自分の義務であると感じ、もしも母親がいなくなれば、自分は世界でたった一人になってしまうという不安を感じていた。

学校や後の職業生活において、Xさんはいつも他人の面倒ばかり見ており、誰かが問題を抱えていればその手助けをするようになった。彼は今までに、自分自身のことを前面に出し、「私はこうしたい」と言った記憶がなかった。Xさんは特定の女性と親密な関係になることを何年も前から恐れており、むしろのんびりと白昼夢に浸っていることのほうを好んだ。そうしながら彼は、自分のアイデンティティーを模索し、自分は何者で、人生にどう対処していったらよいかを考えようとした。その考えの中で彼は、二つの互いに相容れない役割を演じていた。Xさんは一方では、自分を傷つけたり侮蔑したりする人間に対しても、いつも非常に寛大で正しく振る舞う紳士であり、貧しい人々、困窮している人々を、自分の人生を賭してでも援助する役割を演じていた。他方で彼は、ただ欲に任せて罪科のない人を攻撃し、叩きのめし、不当に傷つけ、彼らの期待の全てを悪意をこめて裏切っていた。面接の中で、後者の役割においてあなたは、自分の父親の否定的な行動を正当化しようとし、父親と同化しようとしているのかどうか、それはつまり「私が父親と同じくらい邪悪であるなら、父親は私を全く傷つけていない」という意味で父親と同化しようとしているのかどうか、さらに、前者の役割においてあなたは、母親やその他傷つけたくないものへの忠誠を演じようとしているのか、という質問をすると、Xさんは、両方とも正しいと答えた。Xさんは実際の生活では前者の役割しか演じることができず、後者の役割については、恐ろしくて、自分は少しも攻撃的にはなれないと言った。しかし、彼は例外的に二度、酒場で殴り合いをしており、その時彼は突然「暴れる野獣」に豹変したのである。

Xさんが人生最大の危機に直面したのは、二十八歳の時、三歳年上の女性とその後四年間に渡る付き合いを始めたときであった。付き合い始めた当初、Xさんは深い愛情を感じていた。しかしすぐに彼は、自分が恋人の役を果たせないと確信するに至った。恋人からのほんの些細な期待も、彼にとっては非常に過重な負担に感じられ、また常に、二人の関係をとても否定的に思っている人々がいて、自分の行動を罰しようと思っていると信じていた。ある日、彼女の父親と一緒にいたとき、父親が彼女の弟に向かって「そんなことをしてはいけない」と大声で言った。Xさんは父親の大声を自分に対する非難と誤解し、父親が娘に向かって「その男はお前にふさわしい男ではない」と言っているのだと思い込んだ。皆はXさんを何時間もなだめ、父親の大声が本当は誰に向けられたものかを説明しなくてはならなかったほど、彼は日頃から恋人との関係を負担に感じていたのである。

この時Xさんの恋人は、彼女がXさんを非常に愛しており、別れるなどとんでもないこと、彼は彼女にとって何よりも大切であることを伝えた。しかし彼女は、彼女の父親がXさんのことを本当は嫌っていることを認め、Xさんは全く当を得た感じ方をしているものの、あの大声とそれを結びつけることは間違っている、と言った。付き合っていた四年間の間に、恋人の期待は自分にとって過重な負担であるというXさんの気持ちは強くなっていったが、もし別れたら自分は彼女を一人ぼっちにしなければならない、という不安も強くなっていった。二人の間のセックスもうまくいかなくなったとき、Xさんは恋人に一度「僕は君のお父さんのあの大声と、私が愛し、また憎んでいる自分の父親の不誠実さのために、男としての役割を去勢されており、去勢された男として、自分の母親にとって理想的な男性像を演じなければならないような気がする」と言った。

四年後、Xさんは恋人と別れる決心をし、彼女に冷たくして彼女の前から姿を消したので、二人は全く会わないようになった。「別れの瞬間私は、この行為を一生かかってでも償っていかねばならないという感情を一〇〇%持ちました。私は母親との、失礼、恋人との別離は、死罪をもってあがなわねばならないことを知っていました。そのために私は精神的に抑うつ状態になり、絶望しましたが、外面的にはタフでエネルギーに満ちた男の役割を演じていました。このショックから立ち直るのに二年かかりました。それを助けてくれたのは私の今の恋人で、彼女との関係はとても素晴らしいと思っています。彼女は理性的で感じがよく、セックスの方も今のところとてもうまくいっています。私は少なくとも外面的に、また意識の中では、彼女といれば自分が男性としての役割を演じることができ、自分の幸福を自由に享受し、過重な負担という不安にも苛まれないと思っています。自分の父親が目の前にいつもちらつくことなく、過重な負担という気持ちを本当に克服して、恋人の役割を演じられるかどうかは、まだ判断できません。私はただ、このようなよい付き合いの最中に、私の精巣にがんが見つかったことに驚いているのです。

セッションの中で、隣に座っていたXさんの新しい恋人は、自分が彼を抱擁しようとすると、彼がすぐにびくっと身構えるので、Xさんはいまだに恋人の役割を果たすのを負担に感じているのではないか、そして「去勢恐怖」に苦しんでいるのではないか、という考えを表明した。恋人に対してXさんは、他の全ての人々と同じように接した。つまり魅力的に振る舞い、自分の強みを強調し、不安や嫌悪感を全く外に出さずに、自分の弱みを見せなかった。がんの診断は彼をあまり動揺させなかった。彼は強い化学療法や集中的な治療をどちらかと言えば肯定的に受け入れ、自分が病気を克服するのにそれらが役立つと確信していた。

セッションの一週間前、内臓を圧迫するような大きな転移巣が新たに現れたと診断され、Xさんは新しい化学療法を受けることになった。彼はそれでも非常にエネルギーに満ち、知的な様子のままで、今こそ本当の欲求やアイデンティティーを獲得するという自分の願いを直視した生き方を確立するための最後のチャンスが訪れた、と語った。トレーナーは彼に、オートノミートレーニングというのは、新たな行動パターンを模索し、欲求の表明や充足という願望を人間がかなえるのを助ける方法ではあるが、その新たな行動は当事者によって完全に受け入れられなければならず、その新たな行動がちょうど鍵が鍵穴にはまるように合致しなければ、成功は望めないことを説明した。

Xさんは「私が一生かかって探していたのに、見つけられなかったものは、まさにそれなのです。私にはおそらく、自分の本当の気持ちに合致した行動を無駄に探し回るような年月は残されていないでしょう。私は、何が私を傷つけ、私を損なってきたか、またどうやって自分が自分自身を損なってきたかを全て見通しているにもかかわらず、何をすべきか、全くわからないのです」と言った。

トレーナーは、Xさんが現在、父親に対してどんな感情を抱いているのかを尋ねた。「父が私に対してどのように振る舞ってきたか、全てを振り返ってみて言えるのは、私が父を深く軽蔑しているということです。父は私が病気になっているのを知っていながら、私からの借金五千マルクを私に返そうともしないのです。医者への支払いのために私がこのお金を必要としているのを、父は知っているにもかかわらず。」

トレーナー「あなたは、息子としては父親を愛しているが、ただ父親に幻滅しているだけだ、ということはもしかして考えられますか。」

Xさん「それは良い質問ですね。そうかもしれません。もしそうでないとすれば、私がずっと父親にかかわりあっていることをうまく説明できないでしょう。」

トレーナー「あなたのお母様は、まぎれもなく素晴らしい女性であったわけですが、しかし援助されることを非常に望む人で、あなたが子供として持っていた資源や能力よりも多くをあなたから要求し、子供には応えられないような大きな期待をあなたにかけていた、ということはないでしょうか。」

Xさん「おそらくそれもその通りでしょう。私はたった今まですっと、悪かった、だめだったのは、私だけだと思ってきたのですが。」

トレーナー「もしかしてあなたは、ご両親との関係における自分自身の正当な取り分を、非常に少ししか得ていないのではないでしょうか。つまり、自分の不安や、自立したり成長したりする願望を口に出すことができなかったので、あなたの莫大なエネルギーや知性や人間的な魅力を、正しい軌道に乗せることができなかったのではないでしょうか。」

Xさん「それも先生の言うとおりだと思います。先生の仮説は、私の生涯の全構造から導き出された論理的な帰結です。私がこのような関連をこのような光のもとでなぜ見ることができなかったのか、不思議でなりません。」

トレーナー「あなたはもう、新しい視点を獲得されました。過去に関するあなたのこれまでの鋭い分析と、新しい行動パターンによって今ここで自己を修正し、さらに発展していけるあなたの能力を考えると、あなたがご自身の本当の欲求をすばやく発見し、それによってご自分のアイデンティティーを獲得できることを私は確信しています。そのためのあらゆる能力と前提条件が、あなたにはそろっています。」

Xさん「セッションを終える前に私はここで、将来私がどのように振る舞いたいのかをまとめておきたいと思います。というのも、この行動が私の欲求に合致しているように感じるからです。私は頭の中で両親と和解したいと思います。というのも彼らは二人ともどうしようもない人間だったからで、私は結局のところ、私とは何の関係もないことにあまりにも長い間かかわりあってきたと感じているからです。私は自分を殺してしまいかねないようなことを、勝手に思い込んできたのです。私は全てを引き受けるような、強い男、英雄として死にたくはありません。私は、恋人と医者たちには、自分の弱さ、依存、葛藤や苦悩を見せたい。私は医者の白衣を引っ張って『先生、助けてください!』と言いたい。新たな化学療法を必要悪として受け入れ、私と共に闘おう、私は生きたいのだ、と言います。私自身のアイデンティティーがまだ見つかるという希望があるのならば、私はまだ生きていたい。次のセッションに私は、俳優として登場できたらと思います。先生には目利きの観客を集めていただきたい。私の芝居は三幕からなります。第一幕で私は、紳士にして利他主義的な援助者の役を演じましょう。第二幕では絶望し、どうしようもない野獣のような役を演じましょう。

第三幕では自分のアイデンティティーを求めて叫ぶ人の役になります。この第三幕はしかし、悲観的には終わらず、本来の生への渇望を感じている人間の喜びで終わるでしょう。私が舞台から飛び降り、皆を抱きしめてキスをしても、観客は驚いてはいけません。」

トレーナー「あなたの成長とあなたの能力は素晴らしいと思います。今から大切になるのは、たくさんの小さなステップを実現していくことです。」

Xさん「私もいまちょうど同じことを考えていました。」

Xさんは恋人と一緒に、ほっとした様子でセッションを終え、帰っていった。

Xさんはその人生で、二重に過重な役割を課せられていたのは明らかだ。つまり彼は、男性としてのアイデンティティーの確立を父親からじゃまされ、手本となる像を示してもらえなかった。また母親からは、援助者の役割と夫の代役を押し付けられていたのである。この過重な負担は女性との関係において顕在化したが、それはXさんが、パートナー関係において欲求を充足できるような行動パターンや役割を学習できなかったからである。Xさんは自分の意識的な認識に合致しない様々な欲求や行動傾向、例えば自分を利する発言や、傷つけられ、過重に負担を負わされているという事実を認めることを、自分から分離させてきた。彼はまた罪悪感の分析も自分からは分離してきたので、意識の中で、母親からの逸脱を自分自身の罪として経験しなくてはならなかった。トレーニングのセッションの中でXさんは、トレーナーからの三つの的を射た質問を契機に、ある新たな行動パターンを受け入れた。その後、正確に言えば、表明された新たな行動をXさんが本当に承認し、それを必要としているとトレーナーが確信した後、自分の問題を解決する能力が十分にあると、トレーナーによって承認された。トレーナーがその能力を承認したことで、Xさんには新たな行動を少しずつでも実践していく動機が生まれた。

六十一歳のGさん（男性）は大腸がん患者であった。オートノミートレーニングの最初の時間、Gさんは、どうしてここにやってきたのか、今までの人生はどのようなものであったか、何をオートノミートレーニングから期待しているか、を尋ねられた。Gさんはこう答えた。

「私はもう手術をしても手遅れの大腸がん患者です。私は子供の頃、両親の双方から拒否され、承認されなかったように感じています。私は学校や大学でよい成績を取ることで両親の承認を得ようと努力したのですが、それはたいてい徒労に終わりました。

二十三歳で私は非常に気性の荒い女性と結婚しましたが、私は今日に至るまで彼女からも拒否され承認されていないと感じています。私は、特にセックスの面で極端に彼女に執着していて、彼女に対しては常に満たされない願望を抱いています。私はいつも、彼女が私の方に気持ちを向けてくれることを期待していますが、事実はその反対で、彼女はもう何年も私とは寝ようとせず、再三外に男を作ったのです。私は時には、その男たちと友達になりました。というのも、そうすることで私は彼女からの拒否を、よりよく耐えることができると思ったからです。私はたいてい、彼女の男たちからも拒否され、ばかにされ、いろいろなサービスをさせられました。何年か前、彼女は私に、セックスの時にあなたのばか面を見ないで済むように目隠しをしたら、たぶんあなたを我慢できるかも、と言いました。しかしこの実験は失敗しました。彼女はセックスの後で目隠しを取り、叫びだしたのです。私は妻が彼女の父親にどうしようもなく執着しており、どんな男のそばにいることにも彼女が耐えられないことを知っているにもかかわらず（遅かれ早かれ彼女は男たちを放り出したのです）、この出来事のあと、私は二年間うつ状態になりました。私の中にはまだ妻に愛されたいという願望が生きてはいるものの、もう自分にはチャンスがないことがやっと分かりました。案の定私は大腸がんになりましたが、これは私の生きられなかった人生の報いのようなものだと感じています。

私は目下、完全な分裂状態に置かれています。一方で私は、過去を取り戻すことはもうできないことを知っており、他方で私は、自分の中にはまだ生きるエネルギーが明らかにたくさんあることを知っています。ただこのエネルギーをどう使ってよいか分からないのです。しかも今私は重いがんに罹っています。私は先生のもとへ来る前、ある心理カウンセラーを訪ねました。しかし断られました。というのも私の場合は長期間の心理療法をするにはあまりに困難で、私の精神状態がかえって悪くなる可能性があるからだということです。」

トレーナーは、早期の成功を期待して、ある逆説的な方法を用いることにした。

トレーナー「Gさん、残念ながらあなたに申し上げなくてはならないのは、私は真面目な学者、治療者であり、あなたのように単純で何の問題もないケースを、今までほとんど扱ったことがないということです。以上の理由から、私はあなたとトレーニングを行うのを、きっぱり断らなくてはなりません。どうしてあなたが、これほど些細なことで私のところへいらっしゃったのか、不思議でなりません。」

Gさんは、彼が両親や妻からと同じく、トレーナーからも拒否されたように感じたが、他方、この拒否の根底には何か違うものがあるようにも感じた。彼は明らかに感情の動きを見せ、ほとんど激高してトレーナーに、あなたはどんな権利があって私をこんなふうに拒否し、私のケースを些細なこととお呼びになるのか、と尋ねた。

トレーナー「Gさん、あなたは本能的な鋭い勘をお持ちの、とても知的な方です。ですからその問いには、あなた自身がお答えになれると思います。」

Gさんはそれを聞いて微笑み、尋ねた。「先生はもしかして、私が魅力的で知的な人間、柔軟で感情も経験も体験できる人間で、例えば海辺に家を構えたり、他の人々と話をしたり、自分が快適になるようなことを全て実践することを通じて、全く新しい生活を始められるような人間だとお思いなのですか。先生はもしかして私が、『糞くらえ、自分で自分の価値くらい分かっているぞ』と言う代わりに、両親や妻の言うことにあまりに唯々諾々と従っているにすぎないとお思いなのですか。先生はもしかして、治療を受けるには私があまりに知的で、自分に適した行動を自力で実現できるなどとおっしゃりたいのですか。私がもしこれからも両親の言うことに唯々諾々と従うとすれば、治療を受けるのはばかげたことだとおっしゃりたいのですか。」

トレーナー「その通りです。私が確信していることを、今あなたは正確におっしゃいました。」

Gさんは笑い始め、喜びに顔を輝かせて大きな声で言った。

「偉大な心理療法家からこんなに喜ばしい言葉を聞くことになるなんて。聞いてください、私はとても嬉しいのです。私はまた、自分はとても理性的で、感情的ではない人間であると言わなくてはなりません。あなたが私の強い感情の爆発を今正当に評価してくださり、私をいつもヒステリックな人間ではない、と思っていただけるだけでもありがたいです。タイプライターを使わせていただき、今の会話を書き留めてよろしいでしょうか。それにサインをしていただけますか。」

もちろんですとも、Gさん。

Gさんは我々の会話を忠実に書き留め、強く肯定的な気持ちを込めてこう言った。「ご承知いただきたいのは、二時間半におよんだこのセッションののち、私はもう決して先生の心理療法を訪問して、私を助けていただきたいとは言わない、ということです。なぜなら私は、自分の将来の行動にとって何が重要か、その全てを、今ここで理解したからです。」

トレーナーはその後、Gさんと十年間に渡って連絡を取り続けた。彼はその間、地中海沿岸に住み続け、妻との間に友好的な関係を築き、たくさんの友人を作り、自分を精神的に刺激し、また充実感を得られる多くの課題と取り組んだ。彼の腫瘍は完全に治癒した。彼にはいわゆる「自然寛解」が生じたのである。

Gさんのトレーニングでは何が起こったのだろう。

Gさんは非常に大きな感情的重要性を持つ欲求を両親と妻に対して持っており、彼らからの愛情を求めたが、いつも拒否されてきた。拒否の体験に対して彼は様々な行動パターンを試し、愛情を得ようとした。そのようにして構築された条件はしかし愛情の獲得へは至らず、新たな拒否を生んだので、数十年にもおよんで悪循環が生じていた。人生の過程でGさんは、別のコンセプトを構築し、自分を拒否する家族から離れ、独自の、独立した、自律した生を生きるようにした。全く新たな行動を刺激するためにはしかし、まだ条件が整っていなかった。つまりそのような行動が以前の行動に取って代わるだけの刺激の布置が欠けていたのである。このような事実をトレーナーは意識的また無意識的に察知しており、逆説的な介入を行うことにした（基本的にはこれは「逆説的」介入とは呼べない。なぜならGさんのケースは本当に簡単なケースだったのであるから。もっともトレーナーがそれを知っており、適切に振る舞うということが成功の前提ではあるが。）

介入を成功させるためには、まず強い感情を刺激し、いつもの拒否を作り出すことが必要である（Gさんの場合そのような拒否によって強い動機が引き出された）。その後Gさんは、感情的な爆発について、恐れていた拒否ではなく、非常に強力な承認をトレーナーから得ることになったが、その承認はGさん自身の自己承認とぴったり合致したものであった。それによってGさんの中には、新しい条件が成立した。それは以前の執着を解きほぐし、高い動機を伴う新しい行動パターンを刺激するものであった。新しい行動パターンは事実、その後数年に渡ってその行動自体を安定化させるような条件を創り出し続け（例えば地中海沿岸で友人サークルを作ること等）、昔の行動パターン（例えば両親や妻から承認されようとすること等）をやめさせたのである。

承認されることによって常に欲求を充足できたことが、幸福感、快と精神的平衡を生み出した。肯定的な感情の刺激が中枢神経系の機能の調和をもたらし、それがまたおそらくは、腫瘍にも良い影響を与え、免疫機能の改善をももたらしたのであろう。

Fさん、三十二歳（女性）は、所属リンパ節転移を伴う乳がん患者であった。彼女がその病気になったのは一年前であるが、八年前から精神分析療法を受けていた。精神分析のテーマはほとんど一貫して、存在はするものの抑圧されている母親に対する愛であった。Fさんは、生まれてこの方、母親ほど愛した人はなく、子供の時から彼女を崇拝しており、思い出すことのできる子供時代の肯定的な感情の全ては母親に向けられている、と言う。しかし残念ながら、彼女はその愛への応答を母親から得ることはなかった。

Fさんの父親は彼女を理解してくれず、冷淡で拒否的であったが、彼女にとってそれはどうでもよいことだった。というのも彼女は父親をあまり好きではなかったからだ。彼女にとって父親は、残酷で暴力的なマッチョであり、取るに足らない存在だった。彼女は自分が父親を拒否していることを、父親も気づいていたと思っている。精神分析治療の中で彼女は、一つの考えを生み出し、それを八年前から自分を担当する精神分析療法家に認めさせようとしていたが、彼は聞く耳を持たなかった。彼は、Fさんの主張には根拠がなく、Fさんの偏見の原因になっている本当の動機や葛藤を、Fさんは見つけなければならないと信じている、とのことであった。

Fさんの考えとはつまり、全ての、あるいはほとんど全ての男性は残酷なマッチョであり、女たちを完全に抑圧し束縛するので、女たちは自分の子供たち、とくに娘たちを愛し、慈しむことができないのだ、ということであり、それを固く信じて疑わなかったのである。このような男女の関係を理解できるときにのみ、子供は母親を愛することができ、母親の味方をすることができるのである、もしそうでなければ、母親は冷淡で拒否的で人を愛することができないという非難を、不当にも受けなくてはならない、母親に対するこういう態度は不公平であり、また子供たちの生きていく能力を損なうであろう、なぜなら子供たちは、母親への愛をどこへ向ければよいのか、分からなくなってしまうからだ……。Fさんの母親は、年を取ってから、Fさんに対して良好な関係を築こうとしているが、Fさんは母親がこのような根本的な男女関係の問題を理解しない限り、母親との良好な関係を築くことはできないと考えている。Fさんの精神分析療法家はしかし、八年来「このようなレベルの議論」をはねつけるので、Fさんはしばしば自殺したくなったり、果ては自分の精神分析療法家を殺したくなったりしたらしい。

Fさんのこの話は三十分ほどかかった。トレーナーは以下のような作業仮説を立てた。Fさんは母親に強く執着しており、母親との共生願望が拒否されることを外傷として体験している。Fさんは父親を阻害要因と感じている。彼女は母親を理解し、正当化しようという大きな欲求、ならびに母親に近づきコミュニケーションを取りたいという望みと結びついた母親への執着を、今なおかかえている。Fさんを担当する精神分析療法家は、正当にも、Fさんは間違っていると言う一方で、彼女がこの問題と真剣に向き合うことを求めている。おそらくFさんは、結局のところ母親が本当のところはFさんのことを愛していないから拒否したのだ、ということを知るのが不安で、問題を直視するのを避けているのであろう。もしそれが事実であれば、Fさんにとっては絶望的だからだ。他方で、自分の思い込みを信じることがFさんとっては極めて重要であることをトレーナーは洞察し、そこでは、Fさんにとって新しい、彼女の欲求に合致した行動がもしかしたら可能になるような新しい条件（刺激の布置）が成立するかもしれない、つまり長年離れていた母親に再び近づくことが可能になるような条件が成立するかもしれないと考えた。この仮説に基づき、オートノミートレーナーは以下のような介入を試みた。

「Fさん、あなたのご説明はとてもわかりやすく、あなたがおっしゃっていることは正しいと思います。事実、たいていの夫は自分の妻を押さえつけるので、妻は子供に愛情を向ける余力を失ってしまうのです。あなたの場合は明らかに、その極端な例のようですね。ただ、私が全く分からない疑問があるのですが、お尋ねしてもよろしいでしょうか。あなたのように能力もあり、繊細で、人を愛することのできる女性が、どうして何年間もご自分の精神分析療法家とずっと同じテーマを議論しているのですか。しかもその分析家には、あなたと議論をする能力が明らかにないことを、あなたはとっくの昔にお気づきのはずなのに。」

これに対してFさんは強い感情を示し、顔を輝かせてもう一度念を押した。「先生は私の言っていることが正しく、事態は本当に私が描写した通りであるとおっしゃるのですか。」

トレーナー「そうです、わたしのこれまでの豊富な経験に基づいても、全く確信を持ってそう言えます。」

Fさんは喜び、肯定的な感情を示した。彼女は歓喜のあまり、床に突っ伏した。そしてトレーナーに、私は十年以上もの間、これほど嬉しい思いをしたことがないと言った。彼女は次のような決心をした。第一に、今週中にでも母親に会い、彼女を抱きしめ、彼女をもはや非難せず、彼女と良好な関係を築くよう試みる。第二に、このテーマを精神分析療法家との間に今のような形ではもはや持ち出すことはしない。なぜなら分析家が彼女へ向けてくる質問もまた重要であることに、今彼女は気づいたからである。また、父親の墓にも参るつもりである。なぜならマッチョも結局のところ、心底邪悪な人間ではなく、社会からそうあることを求められ、またその母親たちによって、そのように形作られたものだからだ。一週間後にFさんは、母親と心地よい幸福な会話をしたこと、この関係を強化するつもりであることを報告した。また幸いなことに、彼女の恋人も、改めて強くなった母親に対するFさんの愛情を受け入れてくれ、それがFさんが治癒するための重要な方法だと言ってくれたそうだ。その後Fさんはトレーナーに定期的に電話をし、仕事の面でも健康面でも調子が良いことを報告した。母親との関係もとても良好で、そこから彼女は多大なエネルギーをもらっているとのことである。

二時間のトレーニングにおいてFさんに何が起こったのであろう。

Fさんは子供のころから母親に対して感情的に極めて重要な欲求を抱いてきた。しかしこの欲求を長年に渡って表明できなかったことが、ストレスを招いた。Fさんはなぜ母親が自分を拒否するのかについて、説明のモデルを作った。その説明から彼女は、彼女が再び母親に接近できる条件をも導き出した。その条件とは、「もし母親が父親から抑圧されているのが本当であれば、その時だけ私は母親に接近することができる。しかし私は自分の父親だけに罪を着せることはできないので、この問題は一般的なもので、ほとんどどの家庭でも起こっていることなのだと確信する必要がある」。このテーゼ*114を彼女の精神分析療法家が拒否することは、彼女にとっては追加的な、また持続的なストレスとなっていた。Fさんはトレーナーにこの問題について説明し、トレーナーから思いもかけず即座にこのテーゼの正しさを確証してもらえたことで、非常に肯定的な感情を持つことができた。この状態に達し彼女は、母親に接近する決心をすることができた。ここで生じたのは、新しい条件と刺激の布置である。これらが新しい学習プロセスを刺激し、彼女を昔の阻害状態から解き放った。精神分析療法家と父親に対する彼女の新しい関係もここから生まれた。彼女は、男はみんな女を抑圧するという自分の凝り固まったテーゼを放棄し、このテーマにはもう将来興味がなくなるだろうと言った。

Fさんはつまり、母親との疎遠さによって規定されていた、自分の欲求を阻害する問題行動を、その凝り固まった説明モデルもろとも保持していた。しかしそこから生まれてきた、欲求に応じて母親に近づき愛するという新しい行動パターンは、まだ刺激となる条件を欠いていたがゆえに、実践することはできなかった。しかし、トレーナーがFさんのテーゼを正しいと承認することによって彼女に強い肯定的な感情が呼び覚まされ、新たな行動のために必要な環境条件が創り出された。新たな行動と結びついた肯定的な感情という経験（母親との愛情に満ちた交流、父親に対する理解、精神分析療法家との率直な対峙、硬直した解釈モデルの放棄）がこの行動を安定化し、問題のある行動を鎮静化したのである。

Bさん、五十六歳（男性）は心筋梗塞の危険因子をたくさん持っていた（高血圧、重度の喫煙、高いコレステロール値、極端な肥満、運動不足、非常に脂肪分の多い食事等）。彼は思春期の頃から再三、持続的な過度の興奮状態に陥ることがあると言った。このような状態に至るとBさんは、自分は無力で全く理解されていないという感情を持った。例えば彼がパーティー

＊114　ヘーゲル哲学の用語。十一・十八・一節で詳しく説明されている。

に行って、その家の女主人がおいしい食事を提供したと思っているのだろうと考えただけで、もう怒りを覚えるという。彼は、男性に対してよりも女性に対して苛立ち、怒り、明らかな攻撃性を示すことに気づいていた。例えばある時、若い女性が駐車場からいきなり車を出して、駐車場に入ろうとした彼の車とぶつかりそうになったことがあった。彼はたいそう腹が立ったので、そのままバックで百メートル以上追いかけ、その若い女性を激しく罵ったのである。その時自分は「口から泡を吹きそうに」興奮していたという印象を彼は持っている。

Bさんは毎日五〜十杯のコーヒーを飲み、コカ・コーラを好んだ。彼は時々、このまま動けなくなって死んでしまうのではないか、という不安に陥ることがあった。酒・タバコと同じく、飽食することも彼にとっては慰めの効果があった。運動は極端に嫌いであった。というのも彼は公の空間を「不安に対する不安から」避けたからであった。特に夜、彼は自炊したが、週に二回は鵞鳥を焼き、これを二日間に分けて食べ、その油まで飲んだ。食事の後はうまく寝つけず、仕事中も、心理的にも身体的にも疲れ切っていたのだが、また同じ食事の儀式を繰り返してしまうのであった。

Bさんの職業は医師で、オートノミートレーニングを始めたときは、ハイデルベルクの病院に勤めていた。このことがはっきりと示しているように、彼の健康に関する行動は、医学的な知識の不足ではなく、刺激の布置によってほとんど決定されていた。

Bさんの治療は、一回およそ一・五時間、合計十七回に及んだ。最初のセッションでトレーナーはBさんに、彼が望んでいる行動とはどのようなものか、またトレーニングのやり方を彼はどのようなものであると想像しているか、と聞いてみた。

Bさん「私は、お分かりのように、既にいろいろな面で危機的な状況です。健康面でも、幸福感に関しても。私には魔法の呪文はないように思われます。もしあるとすれば、私の病んだシステムを再び快方に向かわせてくれる、複合的で多様な治療法だけでしょう。私は同時に数カ所が決壊したダムのようなもので、日々新たに決壊箇所が見つかっているのです。」

トレーナー「あなたの人生にとって中心的な問題は何でしょう。つまりどのような出来事や体験が、あなたにとって最も強烈で後を引くような外傷体験だったのでしょう。」

Bさん「それは私の母の死に他なりません。私の母は私が九歳の時、心筋梗塞で他界しました。それ以来、母親がまだ生きているあらゆる人間を私は羨みました。そして私の母がきっと一番の母親だったと感じ、亡くなったことが残念でなりませんでした。こう考えるといつも、またほとんど毎日そう考えているのですが、私は苛立つのです。私の母のことは全く知らないにもかかわらず、特定の女性たちが、自分は私の母よりも優れているると考えるかもしれないことを想像すると、私はいてもたってもいられないのです。」

トレーナー「あなたに一つ質問をしますが、あなたが心から確信していることをお聞かせください。あなたのお話をうかがっていると、お母様はとても素晴らしい女性で、前向きで、輝いており、例えば料理がとても上手であったなど、有能な方だったようですね。あなたがお母様と過ごされたのは、大きな、またとない幸せだったのに、残念ながらその幸せは長くは続きませんでした。今あなたは、他の女性たちをお母様と比べると、何もかもにどうしようもなく苛立ってしまうとおっしゃいましたが、ここにはあなたの知らない問題が隠れていて、あなたはそれを克服しなければならないのかもしれません。問題は、――もしそうできればあなたの心に幸福と落ち着きをもたらしてくれるでしょうが――あなたご自身、お母様を愛した、自分の母親は素晴らしかったという確信を十分に持つことができず、お母様を弁護するために、彼女と他の女性たちとを比べてしまうことに苛立っているのではありませんか。そのような行動は、あなたがお母様を疑ってらっしゃることを意味するのです。」

Bさんは熟考し、感情を露わにして「面白い。そのような視点でこのことを考えたことはありませんでした。私は掛け値なしに、先生のおっしゃることが感情的にも理性的にも正しいと思います。実際のところ、人が死んだあと、物理的な遠さにもかかわらず、内面的に近づくということがあるものです。先生は、私が一歩を踏み出すのを助けてくれました。私はその一歩を、たぶんそれが子供の時に母を亡くした外傷的な思い出と結びついていたので、いつも怖くて踏み出せなかったのです。私は子供の時も大人になってからも、母を生き返らせたかったのです。医学生として私はそれどころか、自然科学と瞑想によって死者を蘇らせることができるという空想を抱き、もちろん母のことを考えました。先生が今おっしゃったことはおそらく、私が母の素晴らしさを受け入れ、例えばおいしい料理を私に作ってくれたといった今でも忘れられない思い出を、抑圧するのではなく、意識的に楽しく自覚するべきだ、ということなのですね。このように考えると、私が母と他の女性たちを比較するのも、客観的に見ればばかばかしいことだし、主観的に見れば私にとって害になるだけです。今回のセッションは、ここでやめてもいいですか。私は次回までに全てをよく考える時間が欲しいのです。特に先生がおっしゃったような行動が、私の幸福や私と母の関係にとって良いものになるのかどうか、考えてみたいのです。」

次のセッションでBさんは、自分の母親のことを肯定し、精神的に完全に承認することに、すっかり馴染むことができたと報告した。彼はまた、新しい要因を発見したとも言った。彼は子供の時、早く死んでしまったこと、自分を一人ぼっちにしてしまったことで、母親を無意識に非難していたということだ。今はそのような非難が不当であると感じている、というのも母親自身は、早く死んでしまうことを自分ではどうすることもできなかったからだ。母親が死んだ後、自分もしばしば心筋梗塞で死にたいという願望を持ったが、実際のところは（例えば気分が悪くなったり、胸に痛みを感じたりすると）非常に不安になった、ということである。最後のセッションの後Bさんは、大食を自分に強いて、際限なく食べるのは、母親に料理を作ってほしいという願望を、自分が母親の役を引き受けることで代理し、それで食べるのが止められないのが本当のところなのだと、突然理解したということだ。彼はまた、母親を感情的に完全に受け入れたのちに、自分の食欲が劇的に低下したことに気づいた。彼にとってこれは心地よく、減量自体は一週間で一キロに留まってはいたが、気分は爽快であったということだ。彼の身長は一八〇cmであり、体重はいまだに一〇四kgである。

トレーナーはBさんに尋ねた。「どのようなトレーニング方法をあなたは今後お望みですか。」

Bさん「三つの異なる要因に、おそらくはそれぞれ異なる方法でもって取り組むのはいかがでしょう。まず、タバコをやめること、次に、運動不足を解消すること、そして繰り返し襲ってくる不安感を何とかすること。不安感についてはこの一週間、ずいぶん減ったのですが、それでも数回起こりました。タバコについては、今一日に三十本以上吸っていますし、運動不足については、運動するのは月に一度街で買い物をする数時間程度で、車に乗ってばかりいます。」

トレーナー「いいご提案ですね。私たちは実際に、三つの目標にそれぞれ合った方法を考えなくてはなりません。そしてこれらを、トレーナーがあなたと何かをするのではなく、あなたご自身があなたと何かをするのだという気持ちを今後も持てるように、アレンジしなくてはなりません。」

Bさん「その通りです。そうでなければ私は自信を持てないし、トレーナーに頼ってばかりになるでしょう。」

トレーナー「オートノミートレーニングは日常の行動を刺激し、それを最新の学問的ルールに従って組織しようとします。不安の軽減に関して一つ質問をさせてください。不安が襲ってくることと、あなたがコーヒーあるいはコカ・コーラを飲まれることとの間に、何らかの関係があると思いますか。」

Bさん「ええ、関係があると思います。特に週末、また気持ちが落ち込んでいる時、私はコーヒーを飲みますが、そうすると不安が強く襲ってくるのです。私はまた、夜に死ぬほどたくさん食べてしまうと、消化器を刺激するためにコーヒーを飲みます。私の食欲がこのまま減退していくなら、コーヒーとコーラの消費量も自動的に減っていくでしょう。そうなると、不安が襲ってくる頻度は減ってくるかもしれません。」
その次のセッションでトレーナーは喫煙について次のように切り出した。「タバコを止めるために、あなたはどのような方法が考えられますか。」
Bさん「先生に何か秘策がありますか。」
トレーナー「例えば軽い催眠を導入し、タバコを吸うとあなたがお望みの言葉なり、嫌な気持ちなりが暗示されるようにしてはどうでしょう。あるいは、あなたがタバコを吸いたいと思ったら反射的に思い出すような、禁煙のための決まり文句を今から考えてみてもよいでしょう。」
Bさん「喫煙はすっかり悪習として身についてしまいました。暗示なしには私はタバコをやめられないと思います。ただ、軽い暗示ではなく、強い催眠にしてください。次のように思い込ませてもらえませんか。『タバコを吸うとお前は自立できなくなり、神経質になる。そして自分の肺が真っ黒でがんだらけになっていることを思い浮かべるのだ。タバコを吸わないとお前は精神的に自立できるし、機嫌が良くなる。そしてお前の肺は健康できれいな色になる』と。また眠るときのために、私に素晴らしい感情の暗示をかけていただけませんか。『お前は子供で、緑の草原で健やかに寝ている』と。このような想像は私をとても良い気持ちにしてくれる重要なものなのです。」
約十回のセッションでの反復練習を経て、Bさんは完全な禁煙に成功した。そのうえ、タバコの煙でさえ我慢できなくなるまでになった。また、どうやって運動不足を解消するかという問いに対して、Bさんはメンタルトレーニングに加えて、禁煙の場合と同様、催眠を組み合わせたい、ということであった。Bさんは、森の中を長時間散歩して余暇を過ごしたい、その長い時間を、ものを考えたり感じたりするために使いたい、と言った。ひとりの時間をどのように過ごすか、また、もちろん徐々にではあるが、少しずつ運動を増やしていく方法等を考えてみたいといった。Bさんはまだ、いくつかの事柄、とりわけ自分の母親については、ポジティブなことを考える気持ちが湧いてくる状態ではなかった。Bさんは、自分の母親と似た魅力を持っていることは必要だが、厳しい目で母親と比べたりせず、承認し、愛することができる女性を見つけることができるかどうかも、自問してみた。これまでは、比較してしまうと勝つのはいつも母親の方なので、Bさんはいつも女性を拒否してきた。Bさんは、承認し、愛することができそうな女性を既に知っているものの、彼女に近づくことが不安でたまらなかったのだ。Bさんは今まで、自分が他の女性を承認し、その人に近づこうとすれば、それは母親への裏切りを意味するだろうと解釈してきた。しかしトレーニングを経る中で、それは自分の狭い考え方であって、母親は実際のところは、Bさんが考えるよりもずっと寛大だったのではないかと思うようになった。運動不足を解消する動機を高めるために、Bさんは、催眠によって、運動をしたいという強い欲求と、運動によって幸福感が得られるという暗示をかけてもらいたい、と希望した。Bさんの希望に沿って明確な言葉で暗示の内容が定義されたうえで、催眠が実施された。

五年後の追跡調査の際に、Bさんの体重は七一kgまで落ちていた。またBさんは、あらゆる運動の機会を利用し、自転車を購入した。自転車と森の散歩と軽いジョギングを組み合わせているという。Bさんの血圧とコレステロール値は、正常の範囲内に戻った。どうしようもなく興奮し、苛立つ傾向は、著しくおさまっていた。Bさんはまだ独り暮らしで、今でも容姿が母親と似た運命の女性に出会うことを望んでいるが、それが叶わぬ望みなのか、実現されるのかはまだ分からないということだった。

Bさんとのトレーニングで何が起きたのだろうか。

まず、Bさんとその他界した母親との関係を修正することによって、行動における認知―感情のコントロールの不調が取り除かれた。それに伴い、例えば大食などの行動システム全体も変更された。これに成功したのは、トレーナーによって刺激された行動を通じて、Bさん自身が環境条件に変更を加えたからであり、さらにその変更された環境条件に対して、Bさんの反応に変更が生じたからである。環境条件の変更は、母親像の解釈の変更によってもたらされた。以前母親は、か弱く、保護すべきものではあったが、無意識の中では非難の対象となっていた。しかし新しい環境条件下で彼女は、強く、肯定的で、感情移入できる存在となった。このような解釈は明らかに、Bさんの深層にある欲求とより合致しており、そのような欲求を充足し、アイデンティティーを安定化させるような反応が生じるようになった。喫煙をやめた後の幸福感、森の散歩がもたらす心地よい体験などの新しい行動パターンに対しても肯定的な反応が生じたが、Bさんはそのような環境条件をさらに創り出し、維持しようという動機を次々と持つようになった。

オートノミートレーニングがうまく機能した理由は、学習された、あるいは潜在的に存在した行動のレパートリーによって実践可能な、またBさん自身が本当に望んでいる行動パターンと環境条件の実現を、Bさん自身が目指したからである。もしもオートノミートレーニングが抽象的で、規範に縛られた、個々人の欲求からほど遠い目的を追求していたとすれば、それがたとえ論理的で、洞察に富んだものであったとしても、その目的が達成されることはなかったであろう。

用いられた方法の詳細には触れないが、他の何例かのオートノミートレーニング実践の際に生じたいくつかの問題点とその解決法について、以下に簡単にまとめてみたい。

事例1

Hさん（女性）は、初めは男性たちにとても近づきたい、できれば共生したという思いを抱くのだが、その望みが叶うとすぐに、パニック的不安を感じ、深い抑うつに襲われた。分析によれば、彼女は父親によって突き放された過去を持っており、父親を獲得しようと懸命になるときにだけ父親のことを愛していたことがわかった。反対に父親の方から自分に押しつけがましく近づいてきたときには、父親を嫌悪していたのである。Hさんは、誰かとの親密な関係を実際に享受した経験がなかった。それでも彼女は親密な関係を求めたので、ますます深い抑うつに陥ることになった。彼女はまた、多くの身体的な危険因子を持っていた。例えば彼女はアルコールに依存しており、タバコを吸い、食事は不健康で、父母とも五十五歳よりも若くして癌で死んでいた。

オートノミートレーニングによってHさんは、自分にとって耐えがたいほど近い距離にあるあらゆる関係を絶ち、親近感を得る試みをやめることを学んだ。まずは距離を取ってから、辛抱できるところまで一歩一歩近づくようにしたのである。オートノミートレーニングの八年後、彼女はある男性と親密になり、彼に自分の問題を打ち明けた。パートナーは彼女がそうしてほしい時は、いつでも少し距離をおくよう気遣った。彼女の幸福感は年々改善し、抑うつはおさまってきた。

事例2

Zさん（男性）は、三年前から勤務先の社長による拒否に苦しんできた。社長は、他のみながいる前で、毎日彼を非難したのである。Zさんは、社長の振る舞いは、同じように自分のことをよく人前でなじった自分の父親と似ていると思った。Zさんは、自分に対する社長の嫌悪感が、いつの日か愛情に変わってくれることを毎日のように願ったが、それは叶わなかった。Zさんは重い胃炎や胃潰瘍を何度も繰り返していた。彼にはまた、高い胃がんの遺伝的素因があった（父母とも胃がんで亡くなっていた）。Zさんは喫煙者で、酒量も健康によい程度を超しており、医師の警告にもかかわらず食事も不健康であった。

オートノミートレーニングによってZさんは、社長とのコミュニケーションのあり方をすっかり変えるような、新たな行動パターンを学んだ。Zさんがまず答えを出す必要のあった問いは、会社を辞めることも覚悟するか、あるいはこのまま苦しみ続けることを甘受するか、であった。彼は、職場を去ることの方がましだと思い、その前に社長に対して新しい行動パターンを試してみたいと言った。根拠がないと思われる批判について、彼は試みに、本当にそれが事柄自体に関する批判なのか、それともこれまでもそうであったように、自分を批判することでただ気晴らしをしたいだけなのか、と社長に聞いてみた。すると社長は、会社の部下たちもZさんの言い分を理解していることに気づき、自分の行動を改めた。

オートノミートレーニングによってZさんは、社長が自分を批判する動機とその病理を認識し、それらをコントロールすることを学んだ。それどころか、今までとは反対に、社長はZさんを認めるまでになった。ある日社長は、自分がZさんをしばしば不当に扱ってきたこと、またそうしてきたのは、Zさんが自分の優秀な兄を思い出させること、その兄は社長をいつも抑圧してきたことに気づいたことを語った。社長は、Zさんがいつも自分の父親から抑圧されてきたと聞いたとき、社長の中に、今度は逆にZさんを保護してやらねばならないという動機が喚起されたのである。

追跡調査の際、Zさんの胃の問題も、過度の飲酒の問題もほとんど解消していた。Zさんは言った。「オートノミートレーニングを通して私は、望ましい状態に達するまで人間関係のいろいろな環境条件をどう調整するかを学ばなくてはならないと気づきました。たとえそのような調整がひどく困難なものだとしても、結局それがいつも成功を招くのです。私は今度のことで自信を深めることができ、状況にただなす術なく流されることがなくなりました。」

事例3

五十歳のNさん（男性）は、三年前に妻を亡くした。彼は、自分の子供時代は幸福だったし、結婚生活も幸せだったと強調した。彼の問題は、何年か前から、何かをしていても、何もしていなくても、あまり幸福感を感じられないということだった。美味しいものを食べても、食べなくても、それほど幸福ではないという。今の状態を改善するために何ができますか、と彼に聞いたところ、答えが見つからないということであった。幸福感を与えてくれるかもしれないものを見つけるために、日々新しい活動に挑戦してみますかと聞くと、彼は、曖昧に同意した。

オートノミートレーニングは、三回で中断した。それは、幸福感を与えてくれるような活動がなく、トレーニングが必要だとは思えないという理由からであった。ところが一年後に、NさんがトレーナーIに電話をしてきた。彼は、オートノミートレーニングでの訓練通り、幸福感をもたらしてくれるような活動の模索を、実際はひそかに続けていたということであった。彼は、そのような活動が見つかった、それにはある友人の助けがあった、と報告した。この友人は、Nさんがとても落ち込んでいるように見えると言ったらしい。それを聞いてNさんはショックを受けたが、それは、彼が感じている不幸感が、友人がそれと気づくほど表に現れていると気づかされたからであった。Nさんは、抑うつ的な感情が脳の機能の十分な刺激を妨げている可能性がある、とオートノミートレーナーが言っていたことを思い出した。その数日後、彼はふと自転車屋の前を通り、とても気に入った自転車を一台購入した。それ以来彼は自転車に乗って、とても良い気分を味わっているということだ。

　オートノミートレーニングでNさんに伝えられたのは、一般的な行動モデルだけであった。Nさんはそのモデルの中身を、長い時間が過ぎた後に自ら具体的に実践したのである。このような現象も、オートノミートレーニングの現場ではしばしば起こることである。

　次に、一流のスポーツ選手に対するオートノミートレーニングの例をいくつか挙げる。

　一流のスポーツ選手に対しても通常、「新しい刺激（環境条件）の布置を創り出すことによる新しい行動パターンの刺激」という方法がとられる。我々が仮定しているのは、スポーツ選手達が、成功へと繋がらないような問題のある行動だけでなく、刺激さえ与えれば成功へと繋がるような新たな望ましい行動パターンをも潜在的に持っているということである。この仮定が正しければ、高い確率で彼らの能力をさらに伸ばすことができるはずである。

　ブンデスリーガに属するあるチームは、順位表の下から二番目に位置していた。消化した十一試合の内訳は、一勝八敗二引き分けであった。負けた試合の得点差も大きかった。チーム内の連携は悪く、集中力は欠けていた。例えば、相手選手はノーマークでペナルティーエリアに侵入でき、じゃまされずにシュートまで持って行ける。相手ゴール前のチャンスも自分たちの反則でつぶしてしまう。いわゆる「ごっつぁんゴール」のチャンスですら外してしまう。フリーの味方選手にパスが出ない。選手がみな、個人プレーに走る、等々であった。チームは自信を失っており、コミュニケーションはうまくいかず、監督との関係は緊張をはらんでおり、選手同士がお互いに責任をなすりつけ批判し合うが、それがまたチームに悪影響を与えていた。監督とクラブの運営委員会が著者に、チームにメンタル面での「規律を叩き込み」、チーム全体をうまく誘導して、チームに「勝ち癖をつけて」ほしいと依頼してきた。

　チーム全員とのセッションは数回に及んだが、監督が同席することもしないこともあった。チームとコンタクトを取る前に、筆者はこのチームの試合を五試合観戦し、全てのミスをノートに取った。そのあと、このチームが見せたミスと全く反対の内容のメモを仕上げた。このメモが、チームの前で筆者が行った短い講演という形をとった最初のセッションの材料となった。選手各々が自己紹介をし、自分の選手経歴を披露した後、筆者は、理想的なサッカーチームの行動とはどのようなものであるかを、およそ十五分以内で話したいと言った。「うまく機能しているチームは、互いに互いを補い合い、全体として成功を導くような多くの特徴を持っています。協調がうまくいけば、それを全ての選手が感じ取り、快と成功を体験しますが、そのことが更なる好成績の動機となるのです。このようなポジティブな状態はすぐに監督、観客やサポーターによって察知され、そのこと自体が、チームにとってはご褒美と励ましになるのです。理想的なサッカーチームでは、一人はチームのために、チームは一人のためにプレーするのであって、それが各人の強みを組織化し、力となる一方で、弱みをカバーしあうのです。選手は各自、どうすれば自分の強みを、他の選手の期待や強みと統合できるか、またどうすれば自分のプレーでチームの弱みを少なくすることができるか、ということを考えます。各選手が自分の個人的なアクション、例えば「シュート」なのか「ボールを賢くパスする」のかを、試合に対する自分の感覚で調節するので、それができる選手は、フリーの選手がより良いポジションにいるにもかかわらず、不可能な体勢からシュートを打つようなエゴイストには見えません。理想的なチームの選手たちは、ボールが正しい位置に運ばれるであろうという、つまり相手ゴールに入る、あるいは自分のチームメイトへのパスになるという、大きな自信を持っています。理想的なチームは、相手が猛烈に攻めてきたとき、自分たちも頑張らなくてはならないことを感じ取り、ディフェンスにおいても決して集中力を失いません。理想的なチームはまた、相手チームの特徴にすぐに対応することができ、それを柔軟に相殺することができ、相手の弱点を感じ取ることができるのです。」

このように述べた後、筆者はこう続けた。「私はみなさんの試合を五試合観察しましたが、私が講演で述べたような理想的なチームの特徴の全てを、選手のみなさんは持っておられ、将来みなさんがゲームの中で高い能力を常に発揮することができるであろうことを、私は疑っておりません。私たちが今後すべきことは、個々の問題を検討し、そのトレーニングをすることだけです。まずみなさんにお願いしたいのは、私の講演をどう思われたか、お話しいただきたいということです。」

成功したいという欲求を持つチームの選手はみな、筆者の発言に同意してくれた。筆者は全員に、チームや個々の選手は、勝つためには将来どのような行動を取ればよいと思うか、次のセッションで話してほしいと依頼した。選手たちは次のセッションで、理想的なプレー状況や、プレーの意図の説明や、動機について話した。例えば、最近の数試合、相手選手をうまくマークできなかったディフェンスの選手は、「私は集中して相手フォワードの動きを予測し、抜かれないようにする」と言った。他のディフェンスの選手は、「私はチームメイトがどの相手フォワードをマークしているかを素早く察知し、チャンスを狙っている他のフォワードの選手に集中するつもりだ」と言った。他の選手は「フリーの選手に有効なパスを出し、観客の喝采を得たい」と言った。二人のフォワードは、自分たちでワンツーパスを仕掛け、相手を混乱させたいと言った。また別の選手は、「コーナーキックを蹴るときに、味方選手のヘッドにパスを送るのだと意識していた方が、漫然とボールを蹴るよりも成功の確率が高いだろう」と言った。

上記の目標を達成するために、このチームに対しては、十七回のチームセッションと、八十回にわたる個人セッションを行った。チームは自らをコントロールし始め、個人およびチームの成績向上のための活動を開始した。その後の十五試合の内訳は、十二勝一分け、二回は僅差で敗れた。最終順位は、リーグ全体の上位三分の一に入った。

筆者の活動がこのチームに新しい能力を付与し、新しい動機が刺激された。そこで重要だったのは、チームに十分な能力があるのは確かなのだから、その能力を実力として発揮させるための方法を見つけさえすればよい、というメッセージを最初に明確に伝えることによって、新たな環境条件を創り出す刺激を与えたことであった。

十一・七　がん患者を対象としたオートノミートレーニング

がん患者に対する心理療法は今日、世界各国で、様々な目標をかかげて導入されている。がん患者のストレスをケアし、彼らに助言を与えることが非常に重要である、と考える施設や臨床家も多い。そのような施設や臨床家にとって重要なことは、学問的目的の追及というよりは、対象者たちに親身に寄り添い、人間的に導くことであり、また対象者の寿命を延ばし、予後を改善することである。また別の心理療法家や施設は、がん患者の生活の質を改善することによって、余命を延長することができると考えている。科学的な介入研究も行われたが、それによると、心理療法を受けたがん患者の余命は、特定の状況下では延びることが示唆されている。

国際誌に発表されている文献によれば、精神的刺激や中枢神経の刺激と病気の経過の改善の間に関連があることは、全般的に見ると疑問視されているというよりは認められている。しかし今なお明確な証拠が不足しているのも事実である。

がん患者を対象として心理療法を行うことがかかえる欠陥は、おしなべて言えば、各々の臨床家が、自分が受けてきた理論的・方法論的教育に従って、また自分の個人的見解に従ってがん患者を治療しており、どのようなアプローチと心理的影響が病気の経過に実際にポジティブないしはネガティブに作用するのかが究明されておらず、学問的にも基礎づけられていないという事実にある。例えばある治療者は、自分が間もなく死ぬことを対象者が精神的に受け入れられるようサポートし、残された時間の一瞬一瞬を精一杯生きるような心構えを促す。しかし、このような高潔な尽力にもかかわらず治療者は、この介入によって自分が対象者の病気の経過にポジティブな影響を与えているのか、それともネガティブな影響を与えているのか、結局のところ知らないのである。

筆者は、どのような要因が病気の経過にポジティブないしネガティブな影響を与えるのかを知るために、長年に渡って多数のがん患者を観察してきた。この問題に答えるために筆者は、腫瘍の種類、腫瘍の大きさ、医学的治療の内容が同じがん患者グループを構成し、心理療法介入を行う研究を追加した。それによって、特定の心理的要因と対象者の余命の長短との因果関係の解明を試みたのである。この関係の知見は極めて重要である。なぜならそのような知見を持つ心理療法家は、自分の治療上の目標をよりよく設定することができるからである。

がん患者の余命の延長とは、以下の四つの行動要因が関連していることがわかった。

1 セルフレギュレーション能力の大きさ。対象者が自力活動によって、自分の人生の様々な領域で、繰り返し幸福感に到達できる能力。

2 自分を利する欲求、願望、感情を表明し、それを充足できる能力の大きさ。自分を利する欲求には、愛情や魅了といった肯定的な感情もあれば、攻撃、嫌悪、不安といった否定的な感情も含まれる。

3 自分の受けている治療が、病気を克服するのに役立つと、対象者自身が強く感じていること。

4 自分の能力に対する強い信頼感。病気に対する考え方次第で、あるいは治癒を促進する肯定的な環境条件を創り出すことによって、自分は病気を克服することができるのだという対象者の個人的な感情。

この四つの要因が明確であればあるほど余命は長くなり、弱ければ弱いほど余命は短くなる。例えば、自力活動によっては幸福感に到達できず、医学的治療も自力活動も何の助けにもならないと思い込むほど気持ちが落ち込んでおり、自分の欲求ではなく、他人の欲求に自分を合わせているような対象者に対しては、このような状況を変えるために治療が試みられるべきであろう。

多くの心理学者や心身医学者たちが論争しているのは、がんを誘発しやすく、病気の経過に決定的影響を与える、いわゆる「がん性格」[*115]というものが存在するのかどうか、という問題である。このような論争は、様々な理由から不毛である。まず、人間は複合的なシステムであり、治療や行動、環境や人格が非常に密接な相互作用を及ぼし合っているので、個々の構成要素の間に明確な境界線を引くことができないように思われるからである。また、特定の人格的な特徴も、異なる文脈においては異なる作用を及ぼすからである。

　がん性格があるかないか、といった実りのない問題を離れ、我々はより重要な課題に取り組まなくてはならないであろう。それは、どのようなストレス状況や、どのような行動パターンが、病気の経過にネガティブ、あるいはポジティブな影響を与えうるのか、という課題である。長年に渡る研究を通じて我々は、真剣な議論に耐える仮説を導き出すことができた。その仮説は我々の研究によっては確かめられているのではあるが、現在はまだ各国における追試を待っている状態である。

十一・七・一　がん患者の行動パターン

　がんの進行については、以下のような――既にその要因については上に示唆しておいたが――力動的な行動類型が重要な役割を演じている。がん患者の場合、個人的で自分を利する欲求の表明は、周囲の様々な行動パターンや社会からの影響によって、極端に制止または阻害されていることがある。このようなケースは、特定の状況への過剰な適応、過剰な受動性、パートナーからの強い期待によるプレッシャー、父親（母親）からの抑圧[*116]、その他多くの原因によって生じる。

　自分を利する欲求[*117]とは、個人が自分のそのときの気分や、幸福感を求める自分の努力を優先させるような、あらゆる願望や行動傾向を指す。上記のようなタイプの人に特徴的なのは、いわゆる利他的行動パターン[*118]を取ること、つまり、他のカテゴリーからの欲求、すなわち周囲の人間の心地よさや願望、あるいは職場の目標設定などが優先されることである。このタイプの人は、過度に調和的で利他的な行動によって承認され、生きる

＊115　Krebspersönlichkeit（英 cancer personality）。ここで言う「がん性格（がんパーソナリティ）」とは、「基本的に変更不可能な特性」、しかも「単独でがんへの罹りやすさや病気の経過を決定づける特性」という意味で用いられている。これとは対照的に、本書で議論の対象となっている「行動パターン Verhaltensmuster, Verhaltensweise」（英 behavior pattern）あるいは「行動 Verhalten」（英 behavior）は、「基本的に変更可能な特性」かつ「単独ではなく他の多様な要因との相互作用によってがんの罹患や経過に関与する特性」、あるいは「心理的な側面から評価したとしても、その背後には他の様々な要因との相互作用が絡んでいる特性」として区別されている。

＊116　Repression（英 repression）

意味を見出そうとする。例えば両親の不和を調停したり、上司が満足するように仕事で重要な業績を上げようとするのである。このような活動を通じてこのタイプの人は、間接的な承認や満足を求めようとする。

利他的な目標達成の途上で欲求不満が生じると、このタイプの人は精神的に崩壊し、人生に意味が見出せなくなる。そのような危機的状況の中でもしばしば利他的で自分とは関係のない活動は強化され、ときとして心身の疲弊に至ることがある。

自分を利する願望の表出は、他の形態を取って制止されることもある。例えば、長年に渡って利己的に自分の欲求を充足し、それなりの幸福感を味わってきた人でも、様々な理由から、自分を利する欲求の表出が阻害されてしまう状況に陥ることがある。例えば、長年に渡って一人のパートナーに対して欲求を充足させることができていても、そのような関係が刺激のない単調な状態に陥り、自分を利する欲求の充足が可能な環境条件をもはや見つけられなくなるような場合である。

また例えば、自分を利する欲求の充足について、ある特定の状況、例えば「大恋愛」に大きな価値を置く人がいたとしよう。しかし、「大恋愛」を見つけると同時に、大きな制止と不安が起こりうるので、その人は精神的な麻痺状態に陥ってしまい、自分の欲求の充足が阻害されてしまうのである。そのような状況下でその人は、外面的にはあたかも自分が非常に幸福であるかのような振りをする。こうして利他的な行動や外面的な調和の素振りの方が、自分の心の傷や制止に気遣うことよりも大事になってしまうのである。

また、自分を利する欲求の表明という能力を以前は持っていたのに、特定の外傷的な出来事や経験、例えばつらい別離や喪失の経験等によってそれが阻害されることもある。

自分を利する欲求の表明が阻害されている人の大半は、既に子供時代に両親との関係の中で、この誤った行動パターンを学習している。子供は、拒否や両親の攻撃的な行動に対する不安から、自分の要求を放棄し、利他的に危機を回避することを学ぶのである。

がん患者に対するオートノミーレーニングの最初の目標は、幸福感と快を生むために、彼らが自分を利することのできる欲求の表明を極力促進し、その充足を活性化することである。しかしその際、それが素朴で単純な方法によって試みられるのではない。オートノミートレーニングは、個々人の欲求の表明が、かえってその欲求とは反対のもの、つまり非常に強い制止を惹き起こす可能性があるということを常に意識する。オートノミートレーニングではつまり、個々人の欲求だけでなく、それを表明する際の不安や、自分に不利で利他的な活動傾向と、個々人の欲求との相互作用に配慮がなされるのである。この相互作用の中ではじめて、次のような問いが立てられる。どのようにすれば個々のシステムには、幸福と快、精神的な安定と自信へと繋がる展開が生じるのであろうか。そこで、自分を利する欲求の表明を刺激するために、しばしば独創的な方法が模索されるのである。

オートノミートレーニングは、新しい行動を刺激し、トレーニング後に行動システム全体が変更されることをねらう短期療法である。

三十三歳のＦさん（男性）は、既に転移を起こしている睾丸がん患者である。Ｆさんは、自分は父との関係が非常に悪いと言う。彼が覚えている父親は、Ｆさんのことをよく怒鳴りつけ、攻撃する存在だった。父親はまた、Ｆさんのことを一度として認めたことがなかった。父親が息子であるＦさんに対してした要求は、不明確な、矛盾したものであった。Ｆさんは、自分の母親は弱い人で、父親の攻撃的な言動から守ってあげないといけないと思っていた。母親も感情的には息子と結びついておらず、自分の夫の機嫌を取ってばかりいた。

二十三歳の時Ｆさんは結婚し、二十六歳で離婚した。その理由は、Ｆさん自身が、妻の性的あるいは感情的な期待に応えることを非常に望んでいるにもかかわらず、それに応えられないのではないかという大きな不安を感じて、抑うつ的になったからであった。

「睾丸がん」の診断を受けたのち、Ｆさんは病気と闘い始めた。彼は自分の要求や欲求を極力抑え込み、医師たちの治療がうまくいくように、彼らに協力しようとした。こうして医師たちの指示するあらゆる治療に従う努力をする一方でＦさんは、どんな治療も役に立たないような気持ちも抱いていた。Ｆさんは医師たちに対して、こうしてほしいといった願望をしばしば持ったのだが、拒否されるのが不安で、それを口にすることができなかった。心地よさを感じることは非常にまれで、例えばがんについての医学文献を読んでいる時ぐらいのものだった。数年が経過し、最近のＸ線検査の結果は非常に悪かったのだが、Ｆさんはやはりそうか、と思っただけだった。

このように診断された状態で、Ｆさんはオートノミートレーニングを受けにきた。Ｆさんは、自分の病状を専門的知識を交えて熱心に語り、また自分の生活状況を報告した後、急に泣き始め、こう言った。「私はまだ死にたくない、まだ死ぬには若すぎる。」トレーナーは彼に、Ｆさんがどのくらい頻繁に「私」

＊117　ich-bezogene Bedürfnisse（英 self-oriented needs）

＊118　altruistische Verhaltensweise（英 altruistic behavior pattern）

という言葉を口にし、自分の欲求を表明するか、とたずねた。Fさんは、「ほとんどありません。というのも私の人生の主な目標は、父親の攻撃をなだめ、母親に少しでも楽をさせることだったのです」と言った。彼は、あたかも「私」という言葉の存在しない、深い穴の中で生きてきたように感じる、と言った。

オートノミートレーニングの最初の約五分の間に、トレーナーは次のような思考の筋道を立て、Fさんに呈示した。Fさんはまず、母親を守り、彼女の世話をするために、多大な無私の行動をすることができた。同様にFさんは、罵倒する父をうまく押し留めておくことができた。つまりFさんはそのような高い能力を持つ人間である。いろいろなことがあったのち、Fさんは現在では、自分を利する欲求を口にしたり自分の幸福感のことを考えたりできるようになっている。病気の克服にとって幸福感と固有の能力は非常に重要な要素である。これを聞いたFさんは、呈示された考え方は事の本質を突いており、本当なら自分自身がそのことに気づかなければならなかったのに、今日に至るまで、そんなふうに考えることができなかった、と答えた。トレーナーが次に聞いたのは、Fさんがどのような領域で、自分を利する、自分の幸福感にとって重要な活動を構築することができるか、ということであった。Fさんは、例えば医師たちに自分の不安を正直に話し、非常に具体的な質問をしてみたい、と言った。彼はまた自分の知人たちに、彼がかかえている大きな不安や緊張について話をし、「何もかもうまくいっている」ような振りはもうしたくない、と言った。Fさんはまた、「とにかく目立たない」というこれまでの目標を放棄し、否定的に思っている人、肯定的に感じている人それぞれに、自分の感情を示したい、と言った。また、効果がありそうだと直感的に思う、様々な治療の方法を試したい、と言った。間もなく始まる放射線治療についてもFさんは、違う行動を取りたいと言う。これまでの放射線治療をFさんは、ただ漫然と考えることもなく受けていたが、次回は自分にこう言い聞かせたいと言う。「この放射線はがんをやっつけるのに有効だ」。二度目の、そして最後のセッションでFさんは、以前の自分の生き方と比べると今は、自分自身とかかわることができるので、とても自由を感じていて、幸福感が高まるような気がする、と語った。

Fさんは先に挙げた四つの要因についての評価を、オートノミートレーニングの前と、その三カ月後に受けた。尺度の最高点は七、最低点は〇である。オートノミートレーニングの前のFさんの得点は、平均一・一点であった。トレーニング三カ月後のそれは、平均三・六点であった。十二年後に行った再調査の際、Fさんは生存しており、がんの再発とは闘っていたが、比較的楽観的であった。彼は、生活の質が以前よりも向上し、お互いに相手の欲求を尊重しあうような幸せな結婚生活を送っていると報告した。

トレーニングの成功にとっておそらく重要だったのは、Fさんの以前の利他的な行動を承認することであったと思われる。それが自分を利する行動を正当化する根拠ともなったからである。もしトレーナーがFさんに、自分を利する行動を直接求めていたとすれば、もしかするとFさんの中に不安と罪悪感が生まれ、行動を変更する自信が失われてしまったかもしれない。これまでの生き方がそのまま承認されたことによって、自分を利する欲求の表明の動機づけにとって好ましい前提が形成されたのである。それに伴い、以前は抑えつけられていた新しい行動が活性化されることとなった。

自分が抱える問題について、自分を利するよう配慮することで、病気の経過に肯定的な作用を与える多くの可能性が開かれた。例えば、より成功が望めるかもしれない治療の模索、様々な問題について医師と話し合うこと、等々である。

セルフレギュレーションによる作用は、がん患者の病気の経過と関連する様々な領域について考えられる。例えば、よりよいセルフレギュレーションは、食事や運動の改善をもたらすし、感情的に重要な領域における欲求充足の改善も可能にする。そのような状態は、免疫系を活性化するかもしれない。また中枢神経の刺激は、直接的に腫瘍の進行に介入するかもしれない。身体と精神の間の生物学的な繋がりについては、今後の研究に期待されるところが大きい。しかし、我々がポジティブおよびネガティブな行動要因を定義し、効果的な短期療法を開発したことによって、この分野の研究課題はより解明しやすいものとなった。これからは、様々な症状を示す人についての、また同じ人でも治療が成功する前と後についての、科学的な評価が行われなければならないであろう。

オートノミートレーニングを導入する医療機関における臨床と研究のために、オートノミートレーニングの方法は以下の課題をクリアする必要がある。

1　医学研究者と心理療法家に抵抗なく受け入れられるような説明を可能にすること。

2　広範囲の人々に応用可能であり、医師が容易に習得可能で、がん患者の大半が感情的にポジティブに受け入れ可能なものにすること。

この二つに関連した、オートノミートレーニングを成功させるためのより詳しい要件を挙げておきたい。

(a)　トレーニングの対象者が新たな行動、新たな方法を認識すること。

(b) 理性的に認識された方法が、対象者にとって心地よい、肯定的な感情を惹起すること、つまり想像するだけで対象者が感情的に刺激されること。

(c) 対象者が感情的にポジティブな反応をするような新たな行動パターン、新たな環境条件や状態が刺激されること。

(d) 対象者のシステムの中で、感情的にポジティブな反応と新たな行動が、様々な領域に拡大していくこと。

(e) 感情的な欲求に合致した行動パターンが進展していくにつれ、その体験を通じて以前の制止から解放されていくこと。

(f) これらの体験によって対象者が、自力活動を通じて問題を解決できるという自信を深めていくこと。

(g) 対象者が自信を持って（例えば罪悪感なしに）幸福感と快を獲得すること。

(h) トレーナーが最初の二〜三回のセッションの内に、いわゆる「符合点」に至った（対象者が新たな方法を認識し、ポジティブな動機と心地よい感情を持ってその方法を実践できると受け止めた）という感触を持つこと。

(i) セルフレギュレーション評価システムにおける得点が、（介入後の一年間、二カ月ごとに行われる）測定の度に上昇していくこと。

我々は研究プログラムの中で、トレーニングの成功を阻害する要因が何であるかについても調査した。以下にそれらを列挙する。

(a) 対象者にとって感情的に非常に重要な関係者（例えば配偶者、パートナー、両親等）がオートノミートレーニングに反対すること。これらの関係者はたいてい支配的であり、対象者の行動のみならず感情的反応まで操作していることが多い。彼らは対象者が受けるオートノミートレーニングに対して不安を持つので、愛情や関わりを放棄すると言って対象者を脅すことがある。

(b) 新たな行動パターンを抽象的に想像したり、その行動パターンに対して感情的に反応したりする能力が不足していること。ただし、この(b)の項目は(a)の項目（対象者にとって感情的に重要な関係者が、自分の利害や欲求のために、オートノミートレーニングに対して抵抗をする場合）よりも、容易に克服することができる。

3 どのような環境条件下で治療が効果的であるか、またどのような評価項目を設定してその効果を検証すべきかを、学問的に明確にすること。

がん患者を対象として長期間行われた大規模な研究の結果、

我々は病気の経過にネガティブおよびポジティブな影響を与える多くの行動要因を同定することができた。最も重要な肯定的要因はおそらく、病気を克服できるという自信と確信を、患者自身が持つということである。患者はそれによって、自力活動を通じて治癒のプロセスが始動するような環境条件を、自分で創造することができると確信するのである。そのような環境条件とは例えば、病気に対する気持ちの持ち方であったり、安定感をもたらす信仰であったり、食生活の改善であったり、人間関係の改善であったりするであろう。次節に示す質問項目には、いくつかの肯定的要因が含まれている。

逆に、最も重要な否定的要因の一つとして、自分は病気になすすべなくさらされており、ポジティブな動機づけとなるような環境条件を創造できる確信も自信も、自分にはもはやない、という対象者の感情が挙げられる。病気の経過に関しては、鈍麻し制止された中枢神経系の方が、刺激と動機づけを伴い、快と幸福感を模索する中枢神経系よりも不利であると思われる。

以下に挙げた個々の項目、あるいはそれらの相互作用は、長期的研究において判明した、がん患者の病気の経過にとってポジティブ（―の上側）およびネガティブ（―の下側）に重要な要因である。

1　病気を克服できるという自信と確信―病気に打ちひしがれ、死を宣告されているという感情
2　ポジティブで、心地よい体験を惹き起こす刺激―ネガティブで、制止を生む刺激
3　感情の高揚―感情の落ち込み、無気力感、抑うつ感、諦めに満ちた制止
4　中枢神経系への刺激―中枢神経系への刺激の制止
5　自分が社会的に必要とされているという感情―自分は社会的には余計な存在で、もはや必要とされず、除け者にされているという感情
6　自分を利する欲求の刺激・表明・充足―自分を利する欲求の表明・充足の慢性的な制止
7　自分を中心に据えた自己保護の活性化―自己に対する慢性的な過重負担（および心身への過重負担による兆候を無視すること）
8　自分や社会に繋がりをもつ自発的な信仰体験―無神論的ニヒリズム、あるいは利他的で自己疎外的な信仰
9　能動性と受動性の調和―受動的に休息したり何かを楽しんだりする能力が減退し、利他的な活動が過多になり、強烈に過重な負担を自分にかけること
10　十分な休息を取れる能力―慢性的な精神的緊張、休むことができない、自己に対する過重な要求
11　明確な生きる意志（生きたいという欲求）―死の受け入れ

（生きているよりは死んだ方がましだと思うこと）

12 快と幸福感とポジティブな刺激を模索する行動―諦念に満ちて、不快や不幸感の源泉を甘受すること

13 将来への希望―絶望、諦観的自己放棄

14 自己暗示的な自己治療プログラムの活性化（私は日々より健康になりつつある）―病気と死のプログラムの活性化（例えば、病気が自分を打ち負かしてしまう）

15 ポジティブに表明された欲求、認知・感情的に極めて重要な目標の活性化（私は大切な家族のために健康になりたいし、健康にならなければならない）―ネガティブに表明された欲求や目的の活性化（例えば、私がいなくなることで何を失ったかを人に分からせるために、私は死ななくてはならない）

16 欲求不満を惹き起こす対象への依存から精神的に独立すること（自律化）（抑圧の原因となる人や拒否的な周囲の人から自らを開放して快を得る）―欲求不満を惹き起こす対象（例えば拒否的な対象）を理想化し、利他的に近づこうとすること

17 精神的な成熟・発達を自分の中に経験すること―精神的成熟を主観的に感じられないこと

18 ポジティブな感情的経験の反復（例えば自力活動や人間関係や対象を通じて）―ネガティブな体験が支配的であること（例えば抑うつ、無気力、孤立感）

19 ポジティブな経験の他の生活領域への拡大―ネガティブな体験の拡大（例えば孤立感）

20 幸福感をもたらす効果の発見と活性化（例えば食生活や運動等）―受動性と受動的な期待の保持に終始すること

21 刺激物（例えばコーヒーや抗うつ薬）によって中枢神経系を刺激すること―中枢神経を鈍麻させる物質（例えば抗不安薬、睡眠薬、鎮痛薬）による抑制

21 以前の充足されなかった願望の克服や充足―充足されず阻害されている願望による無気力な絶望感

23 外傷体験の後遺症の克服―抑圧された外傷体験を引きずること

24 孤立体験の軽減（例えば帰属体験の強化等による）―孤立体験の強化

25 最善の医学的治療の模索を活性化すること―人から勧められた治療を受動的にそのまま受け入れること

26 快の獲得を目指して危機を克服すること（例えば痛みを克服したり、別離の悲しみを克服したりして快を得ようとすること）―危機的状況になすすべなくさらされ、危機の克服が抑うつ的に制止されること

前向き研究の結果によれば、オートノミートレーニングの最

も重要な目標の一つは、病気にポジティブな影響を与え、病気を克服することができるという確信を、個々人の内に創造することである。この目標は暗示的な方法で目指されるのではなく、分析と治療を通じて個々人の欲求が明らかにされ、充足され、ポジティブな動機づけが得られた結果として現れてくるものなのである。このような方法を通してのみ、患者は自信を獲得することができる。

まず導入的な会話が、患者との間で行われるが、患者のそれまでの生活や行動は、通常理解され受け入れられることになる。その後、個々人それぞれに特徴を持つモチベーションが、生き延びたい、生き延びていくことができる、という動機へと統合される。

例えば、ほとんど耐え難い痛みを伴う進行した肉腫があったある患者は、痛みを緩和するリラクゼーション・トレーニングを受けた。彼の人生にとってこのトレーニングは、特に良いものとなった。というのもこの患者は、いつも身体的・精神的な痛みに耐えなければならなかった上、その痛みを周囲には見せてはいけなかったからである。オートノミートレーニングはこの傾向を逆転させた。患者には自己を利するような感覚を磨かせたが、まずは痛みと闘うという高い動機を持たせた。それに成功したとき、彼の行動は、その他全ての領域で、病気を克服することができるという自信と確信に広がっていった。

オートノミートレーニングでは、強くポジティブで感情的な価値を持つ体験と傾向を伴う個人的動機が汎化される（他の領域にも広がっていく）ように、（個人に応じた様々な方法によって）刺激される。その際、個々人の欲求に応じて浮上してくるものが、例えば家族関係の改善であったり、何らかの活動や暗示的な治療プログラム等であったりするのである。

十一・八　がん患者のセルフレギュレーションに関する調査票

次に挙げる項目があなたにとってどのくらい当てはまるか答えてください。

1　自分の行動や病気に対する考え方によって自分の病気をコントロールし、よりよく克服できる確信がある。
0—全く該当しない　1—ほとんど該当しない　2—少しだけ該当する　3—中ぐらいだが、どちらかと言うと少しだけ該当する　4—中ぐらいだが、どちらかと言うとかなり該当する　5—かなり該当する　6—強く該当する　7—その通りである

2　病気を克服する助けになるような、ポジティブで治療に良い環境条件を、自分の行動によって創り出すことができると思う。

0—全く該当しない　1—ほとんど該当しない　2—少しだけ該当する　3—中ぐらいだが、どちらかと言うと少しだけ該当する　4—中ぐらいだが、どちらかと言うとかなり該当する　5—かなり該当する
6—強く該当する　7—その通りである

3　これまでの医学的な治療が、病気を克服し、それをうまくコントロールするのに役立ってきたと思う。
0—全く該当しない　1—ほとんど該当しない　2—少しだけ該当する　3—中ぐらいだが、どちらかと言うと少しだけ該当する　4—中ぐらいだが、どちらかと言うとかなり該当する　5—かなり該当する
6—強く該当する　7—その通りである

4　神が私の祈りを聞き届け、私を助けてくれると思っている。
0—全く該当しない　1—ほとんど該当しない　2—少しだけ該当する　3—中ぐらいだが、どちらかと言うと少しだけ該当する　4—中ぐらいだが、どちらかと言うとかなり該当する　5—かなり該当する
6—強く該当する　7—その通りである

5　私の周りの人間は、私が病気をよりよくコントロールし、克服するのを助けてくれたと思う（例えば私の気持ちが楽になるように支援してくれた等）。
0—全く該当しない　1—ほとんど該当しない　2—少しだけ該当する　3—中ぐらいだが、どちらかと言うと少しだけ該当する　4—中ぐらいだが、どちらかと言うとかなり該当する　5—かなり該当する
6—強く該当する　7—その通りである

6　私の担当医は、ポジティブな姿勢で私の治療に当たり、私が病気をよりよくコントロールし、克服するのを助けてくれたと思う。
0—全く該当しない　1—ほとんど該当しない　2—少しだけ該当する　3—中ぐらいだが、どちらかと言うと少しだけ該当する　4—中ぐらいだが、どちらかと言うとかなり該当する　5—かなり該当する
6—強く該当する　7—その通りである

7　自分の行動によって私は、幸福感を繰り返し得ることができる。
0—全く該当しない　1—ほとんど該当しない　2—少しだけ該当する　3—中ぐらいだが、どちらかと言うと少しだけ該当する　4—中ぐらいだが、どちらかと言うとかなり該当する　5—かなり該当する
6—強く該当する　7—その通りである

8　自分の行動によって私は、心地よい刺激を繰り返し得ることができる。
0—全く該当しない　1—ほとんど該当しない　2—少しだけ該当する　3—中ぐらいだが、どちらかと言うと少しだけ該当する　4—中

ぐらいだが、どちらかと言うとかなり該当する　5―かなり該当する
6―強く該当する　7―その通りである

9　自分の行動によって私は、精神的な平衡を繰り返し得ることができる。
0―全く該当しない　1―ほとんど該当しない　2―少しだけ該当する　3―中ぐらいだが、どちらかと言うと少しだけ該当する　4―中ぐらいだが、どちらかと言うとかなり該当する　5―かなり該当する
6―強く該当する　7―その通りである

10　自分の行動によって私は、精神的なリラックスと心地よい休息を繰り返して得ることができる。
0―全く該当しない　1―ほとんど該当しない　2―少しだけ該当する　3―中ぐらいだが、どちらかと言うと少しだけ該当する　4―中ぐらいだが、どちらかと言うとかなり該当する　5―かなり該当する
6―強く該当する　7―その通りである

11　自分の行動によって私は、精神的な満足感を繰り返し得ることができる。
0―全く該当しない　1―ほとんど該当しない　2―少しだけ該当する　3―中ぐらいだが、どちらかと言うと少しだけ該当する　4―中ぐらいだが、どちらかと言うとかなり該当する　5―かなり該当する
6―強く該当する　7―その通りである

12　自分の行動によって私は、精神的な魅了と喜びを伴う心地よい体験を繰り返し得ることができる。
0―全く該当しない　1―ほとんど該当しない　2―少しだけ該当する　3―中ぐらいだが、どちらかと言うと少しだけ該当する　4―中ぐらいだが、どちらかと言うとかなり該当する　5―かなり該当する
6―強く該当する　7―その通りである

13　自分の行動によって私は、自分の願望や欲求を口に出し、それを充足することができる。
0―全く該当しない　1―ほとんど該当しない　2―少しだけ該当する　3―中ぐらいだが、どちらかと言うと少しだけ該当する　4―中ぐらいだが、どちらかと言うとかなり該当する　5―かなり該当する
6―強く該当する　7―その通りである

14　私の行動はもっぱら周りの人間の願望や期待に合わせたものであり、自分の願望や欲求はほとんど考慮しない。
7―全く該当しない　6―ほとんど該当しない　5―少しだけ該当する　4―中ぐらいだが、どちらかと言うと少しだけ該当する　3―中ぐらいだが、どちらかと言うとかなり該当する、2―かなり該当する
1―強く該当する　0―その通りである

15 私は再三強いネガティブな感情（不安、抑うつ、不満足、精神的絶望、退屈等）に襲われ、自分の行動によってそれを変えることができない。

7―全く該当しない　6―ほとんど該当しない　5―少しだけ該当する　4―中ぐらいだが、どちらかと言うと少しだけ該当する　3―中ぐらいだが、どちらかと言うとかなり該当する　2―かなり該当する　1―強く該当する　0―その通りである

16 私の最も重要な人は私を拒否し、構おうとしないので、私はどちらかと言うと一人ぼっちで孤立している。

7―全く該当しない　6―ほとんど該当しない　5―少しだけ該当する　4―中ぐらいだが、どちらかと言うと少しだけ該当する　3―中ぐらいだが、どちらかと言うとかなり該当する　2―かなり該当する　1―強く該当する　0―その通りである

17 私はしばしば心身とも疲れ切ってしまう。

7―全く該当しない　6―ほとんど該当しない　5―少しだけ該当する　4―中ぐらいだが、どちらかと言うと少しだけ該当する　3―中ぐらいだが、どちらかと言うとかなり該当する　2―かなり該当する　1―強く該当する　0―その通りである

18 私は気持ちよく、深く、ぐっすりと眠ることができる。

0―全く該当しない　1―ほとんど該当しない　2―少しだけ該当する　3―中ぐらいだが、どちらかと言うと少しだけ該当する　4―中ぐらいだが、どちらかと言うとかなり該当する　5―かなり該当する　6―強く該当する　7―その通りである

19 私の生きようとする意志は強い。

0―全く該当しない　1―ほとんど該当しない　2―少しだけ該当する　3―中ぐらいだが、どちらかと言うと少しだけ該当する　4―中ぐらいだが、どちらかと言うとかなり該当する　5―かなり該当する　6―強く該当する　7―その通りである

20 特定の治療法（カウンセリングや民間療法を含めて）が、私のがん治療には非常に合っていた。

0―全く該当しない　1―ほとんど該当しない　2―少しだけ該当する　3―中ぐらいだが、どちらかと言うと少しだけ該当する　4―中ぐらいだが、どちらかと言うとかなり該当する　5―かなり該当する　6―強く該当する　7―その通りである

21 心の中で私はよく感情の高揚を感じる（例えば気分が良い、快活に楽観的になれる等）。

0―全く該当しない　1―ほとんど該当しない　2―少しだけ該当す

る　3―中ぐらいだが、どちらかと言うと少しだけ該当する　4―中ぐらいだが、どちらかと言うとかなり該当する　5―かなり該当する　6―強く該当する　7―その通りである

22 私は自分自身を大切にする（例えば過重な負担をかけたり、疲れきるまで何かをしたり、不快に感じるようなことはしない）。

0―全く該当しない　1―ほとんど該当しない　2―少しだけ該当する　3―中ぐらいだが、どちらかと言うと少しだけ該当する　4―中ぐらいだが、どちらかと言うとかなり該当する　5―かなり該当する　6―強く該当する　7―その通りである

23 私は自分の病気が治り、健康になるよう、神に祈る。

0―全く該当しない　1―ほとんど該当しない　2―少しだけ該当する　3―中ぐらいだが、どちらかと言うと少しだけ該当する　4―中ぐらいだが、どちらかと言うとかなり該当する　5―かなり該当する　6―強く該当する　7―その通りである

24 私はだいたいにおいて、幸福感をもたらす活動と、心地よい休息のバランスを取ることができる。

0―全く該当しない　1―ほとんど該当しない　2―少しだけ該当する　3―中ぐらいだが、どちらかと言うと少しだけ該当する　4―中ぐらいだが、どちらかと言うとかなり該当する　5―かなり該当する　6―強く該当する　7―その通りである

25 私はいつも幸福感と心地よい刺激を求めている。

0―全く該当しない　1―ほとんど該当しない　2―少しだけ該当する　3―中ぐらいだが、どちらかと言うと少しだけ該当する　4―中ぐらいだが、どちらかと言うとかなり該当する　5―かなり該当する　6―強く該当する　7―その通りである

26 私の中で自己治癒のプロセスが刺激されているので、再び健康になれるという確信がある。

0―全く該当しない　1―ほとんど該当しない　2―少しだけ該当する　3―中ぐらいだが、どちらかと言うと少しだけ該当する　4―中ぐらいだが、どちらかと言うとかなり該当する　5―かなり該当する　6―強く該当する　7―その通りである

27 私は私にとって感情的に極めて重要な目標（例えば健康を取り戻すこと、職業活動等）を追求している。

0―全く該当しない　1―ほとんど該当しない　2―少しだけ該当する　3―中ぐらいだが、どちらかと言うと少しだけ該当する　4―中ぐらいだが、どちらかと言うとかなり該当する　5―かなり該当する　6―強く該当する　7―その通りである

28　誰かが私を拒否したり承認したりしなくても、私は何の問題もなくその人から距離を取ることができる。
0―全く該当しない　1―ほとんど該当しない　2―少しだけ該当する　3―中ぐらいだが、どちらかと言うと少しだけ該当する　4―中ぐらいだが、どちらかと言うとかなり該当する　5―かなり該当する　6―強く該当する　7―その通りである

29　私はいつも繰り返し、私にとって極めて心地よく、楽しい出来事を体験している。
0―全く該当しない　1―ほとんど該当しない　2―少しだけ該当する　3―中ぐらいだが、どちらかと言うと少しだけ該当する　4―中ぐらいだが、どちらかと言うとかなり該当する　5―かなり該当する　6―強く該当する　7―その通りである

30　一つの領域で心地よくポジティブな体験は、ふつう他の領域にも拡大していく（例えば健康な食生活が、運動や人間関係を改善することに繋がる等）。
0―全く該当しない　1―ほとんど該当しない　2―少しだけ該当する　3―中ぐらいだが、どちらかと言うと少しだけ該当する　4―中ぐらいだが、どちらかと言うとかなり該当する　5―かなり該当する　6―強く該当する　7―その通りである

評価法

各項目の得点を合計し、三十で割って平均を求め、次のように評価する。

0―1点　極めて不良なセルフレギュレーション
1―2点　かなり不良なセルフレギュレーション
2―3点　不良なセルフレギュレーション
3―3.5点　中ぐらいだが、どちらかと言えば不良なセルフレギュレーション
3.5―4点　中ぐらいだが、どちらかと言えば良好なセルフレギュレーション
4―5点　良好なセルフレギュレーション
5―6点　かなり良好なセルフレギュレーション
6―7点　極めて良好なセルフレギュレーション

検査・再検査信頼性係数＝〇・七〇。
クロンバックα係数＝〇・七四。

表11・2は、がん患者のセルフレギュレーションに関する調査票を用いて測定した乳がん患者のセルフレギュレーションの度合いと、生存期間との関係を示している。ベースライン・データは一九七三年と一九七八年に取られ、死亡情報は一九九八年に調査された。

表11.2　乳がん患者のセルフレギュレーションの度合いと生命予後

		セルフレギュレーションの度合い（得点区分）							
		0-1	1-2	2-3	3-3.5	3.5-4	4-5	5-6	6-7
転移のない乳がん	N	18	22	31	36	42	21	13	10
	年	3.8	3.9	5.5	6.1	10.3	12.2	18.7	20.8
リンパ節転移のある乳がん	N	10	13	16	15	17	14	12	9
	年	2.9	3.0	3.6	4.9	6.2	7.8	10.7	16.2
遠隔転移のある乳がん	N	21	23	25	20	29	10	9	6
	年	0.7	0.9	1.1	1.5	3.2	6.2	8.7	10.1

N：人数　年：平均生存年数

セルフレギュレーションの度合いによって区分された八つのグループは、年齢に関して同等であり、また腫瘍のサイズと医学的治療に関しても比較的類似していた。転移のないグループ、リンパ節転移のあるグループ、遠隔転移のあるグループのいずれにおいても、セルフレギュレーションが良好であるほど生存期間が長くなる傾向が明らかであり、この調査票の基準関連妥当性（予測的妥当性）が確認されたといえる。

十一・九　面接治療事例

四十八歳のFさん（女性）は、幼少時代から両親に拒否されて来た。それは両親が兄の方を大事にしたからだという。兄の方が遺産の相続分が多いことになっており、また兄はいつも精神的、物質的な支援を両親から受けて来たらしい。些細ではあるが日常的に反復される拒否の体験がFさんの心の中に積り、彼女は二十歳の時から今日まで、繰り返し抑うつに襲われ、自分が幸福であった状況を思い出すことはまれだという。

Fさんは早くに二人の子供を授かり、家族仲よく暮らしていた。しかし数年前に子供たちは実家を離れていった。それが原因でFさんはひどい不安を覚え、孤独感を持ち、抑うつに陥るようになった。ネガティブな感情を克服するために、Fさんはどうしてももう一人子供を産みたかったので、閉経を迎えたときには非常に落胆した。彼女は人生のほとんどの状況で、自分が誰かから拒否されるのではないか、あるいは十分に構ってもらえないのではないかと、びくびくし、気を張っていた。どんな些細な出来事や意図的でない拒否も彼女をひどく動揺させたので、Fさんはそのことで何日も苦しみ、精神的な平衡を取り戻すことができなかった。Fさんの夫は善良で誠実でよく気のつく人だが、それでも幸せを実感することはできず、いつか夫からきっぱりと拒否される時が来るのではないかと思っていた。

Fさんの夫は母親との結びつきがとても強く、Fさんは、その義理の母からは拒否されていると感じている。このような状況も彼女を苦しめていた。Fさんは外面上、生き生きしたところがなく、表情も乏しくて、まるで人形のようであった。「何が自分に刺激を与えてくれ、楽しませてくれるかを想像してみてください」という質問に、Fさんはこう答えた。「私もそれについてはよく考えてみましたが、何も思い当たることがないのです。心から楽しいということはほとんどありませんし、私は自分が自分でないような気持ちがしているのです。私は、自分のことを好きで、夢中になれる何かをいつも見つけてくる夫のことを、すごいと思います。私も夫のようになれればいいのですが、残念ながらそうはいきません。」

トレーナー「あなたは自分をどのようにとらえていますか。」

Fさん「さあ、私は自分に注意を向けたことがなかったのです。私は自分に自信がないのだと思います。私は単に弱すぎるのでしょう。こんなに弱いから、ちゃんと人生に向き合えないのも不思議ではありません。どうすれば幸福感を得られるか、私には全く分からないので、もしアドバイスがいただけるものなら、先生からいただきたいのです。」

トレーナー「私はあなたにアドバイスを差し上げることはできません。なぜなら、あなたはご自分で最良の解決策を見つけなければならないからです。ただ、もしかしたらあなたにとって参考になるかもしれない、ある人の行動について紹介してみましょう。その人はあなたと似た状況にあったのですが、自分の行動を通じて、ずいぶん楽になられたのです。その人もあなたと同じく、長年に渡って自分は弱い人間で、拒否されていると感じており、またもや拒否されるのではないかという不安をいつも感じていました。ある日その人は、数え上げられる限りの自分の弱点全てを、積極的に認めようと決心しました。毎日こんな独り言をつぶやいたそうです。『私は拒否されないかと不安でたまらないのだ』、『拒否されて私はつらい思いをしたけれど、自分のことは好きだし、自分で自分を認めている』。自分のことをどれだけ好きでいられるかを体験した後、その人の人生はどんどん素晴らしいものになり、拒否される不安は小さくなっていったそうです。」

この話を聞いてFさんの顔にはほのかに笑みが浮かび、冷たい、人形のような顔には、人間らしい表情が現れた。彼女は少し恥ずかしそうに笑い、「こういう考え方をしたことは今までありませんでした。でもこの考え方は自分にはとてもいいと思います」と言った。トレーナーはFさんに、「どのような状況や、どのような自己との対話の中で、自分自身を愛し、自分に献身することができるか、ここ数日間考えてみませんか」と尋ねた。Fさんは、「そのような訓練は自分にとって心地よいものになると思います。やってみます。次のセッションではその報告をします」と答えた。これで第一回目のセッションは終了し、次回は一週間後ということになった。

Fさんは、子供時代の様々な局面、とりわけ、自分がぞんざいに扱われた状況を思い出し、そういう時には自分のことを愛情をこめて承認し、自分に「悲しんではだめよ、いい子だからね、全てが良くなるわ」と声をかけてみたことを報告した。彼女はとてもポジティブな気持ちになったので、先週は自分の両親や夫や子供のことを考えなくて済んだと言う。そのあとからは、自分の両親や家族について、驚くほどポジティブな感情が繰り返し湧いてきた。Fさんはこの間ときおり、自分は両親から全面的に拒否されていたわけではなく、ただ数回拒否されたという経験があるだけで、それを自分がネガティブに体験したので、汎化させてしまったのではないか、と考えた。Fさんは自己承認の訓練を続けることに決め、オートノミートレーナーからのそのための支援はもう必要ではないと考えた。二度目で最後になったセッションは、二十分間で終わった。

二十五年後の追跡調査でFさんは、活動的になっており、感情的には落ち着いていた。彼女は二十五年前に治療を受けたことは覚えていたが、その内容は忘れてしまっていた。彼女は、「汝自身を愛せ、そうすれば人も汝を愛す」という座右の銘の通り、自分のことを楽観的で寛容であり、自分にポジティブに配慮する人間だと考えていた。

大学で心理学を専攻したRさん、三十六歳（女性）、は慢性的に嫉妬を感じていることに悩んでいた。彼女は自分の恋人が、周囲の別の人々に気持ちを移し、自分を拒否するかもしれないと思っているのである。ただし嫉妬といっても、恋人が他の女性を好きになるのではないかという不安とは違っていた。彼女の不安というのは、恋人が自分以外の人間に献身し、自分がぞんざいに扱われるのではないかという漠然としたものだった。自分がほんの短時間でもぞんざいな扱いを受けるかもしれないと想像しただけで、彼女には耐えがたかった。それゆえRさんは、恋人を伴って参加するようなあらゆる社交の場を避けた。一人でパーティーなどに出かけ、恋人が家で留守番をしているようなときには、Rさんは幸福で、リラックスし、社交的に振る舞うことができた。しかし恋人と一緒に社交の場にいると、

Rさんの態度はこわばり、顔は青ざめ、そこにいる全ての人々に敵対的な態度を取った。Rさんは恋人にしがみつかんばかりであったにもかかわらず、当の恋人には攻撃的で非難するような態度を取った。Rさんは恋人のことを心から愛しており、自分の振る舞いに対してそろそろ恋人の堪忍袋の緒が切れるのではないかと思いつつも、恋人との関係を改善できるかどうかについては楽観的だった。Rさんは、恋人に捨てられたら悲惨なことになる、そうなれば死にたいほどの抑うつ状態に陥るだろうと思っていた。Rさんはそれゆえ、オートノミートレーニングに対して、葛藤を解決する新たな行動という助けを得ることを期待していた。

問題が語られたのち、トレーナーはRさんに、彼女と母親との関係について尋ねた。彼女は八人きょうだいの一番上で、七人の弟妹が次々に生まれた。弟妹が生まれるたびにRさんは、母親からぞんざいに扱われ、意図的ではなかったにせよ拒否されたように感じたという。このような状態に彼女は長い間苦しんだが、大人になってから、そのことを抑圧してしまったらしい。「私は本当の意味で、一度も母を独占できたことはなかったのです。」

トレーナーは、Rさんとその母親の今の関係を尋ねた。Rさんは、別にいさかいがあったわけでもないし、会えればお互いにそれなりに嬉しいとは思うが、この二年間は母とは全くコンタクトを取っていない、と言った。トレーナーは、子供のころに体験した拒否と、パートナーから拒否されるという不安との間に、何らかの関係があるかもしれないと考えることができるかどうかを尋ねてみた。

Rさん「それは今まで一度も思い浮かばなかった、全く新しい考え方です。というのも、私の弟や妹たちは小さかったので、母が彼らにかかりきりにならなければならないことは分かっていましたし、母のそのような行動を、私に対する拒否であると考えたことがなかったからです。しかし先生に尋ねられてみると、私はよく部屋の端っこに座って、母が私に構ってくれないのをとても悲しく思っていた、ということを思い出しました。あれは大変な拒否の体験だったのですね。」

トレーナーはさらに尋ねた。「今後お母様との関係を改善し、親密なコンタクトを取れば、あなたは精神的に満たされ、それによって恋人から拒否されるという不安や恋人に対する嫉妬が、自然になくなるかもしれない、と想像することができますか。」

Rさんは強い気持ちを込めて答えた。「とてもはっきり想像することができます。私は数年来、母との関係を改善したいと思ってきました。先生がその気持ちをもう一度刺激してくださったのです。この考えは私にはぴったりです。しかも私は、私との関係が途切れていることに、母の方もとても苦しんでおり、再びコンタクトを取りたいと思っていることを知っています。

先生がこの件についてお話し下さって、本当によかったです。というのも、子供時代に感じた母からの拒否が、意図的なものではなかったこと、私という人間に対する嫌悪から生じたことではなかったことが、私にははっきりわかったからです。私はしかるべき時に母を訪ねようと思います。」

一週間後に二回目で最後のセッションが行われた。Rさんは、母親とお茶を飲み、三時間二人きりでいて、お互いが相手を愛していると感じた、と報告した。この幸福感は長く続き、恋人に対する嫉妬もあの瞬間からもう感じなくなった、とRさんは言った。彼女は、母親と恋人の自立性を受け入れることを学び、二人の気持ちにとても共感できるようになった。また、母親との会話以来、自分自身のこともより承認できるようになり、自分が自律できる余裕も作ることができるようになった。二回目のセッションの前日、Rさんは恋人とパーティーに出かけたが、恋人が他の人たちと熱心に歓談していても、嫉妬を感じることも、自分が放っておかれる不安を感じることもなかったという。

がん患者に対する治療では、頻用される多くの技法があるが、それは、それらが非常に有用であることが証明されているからである。以下で簡単に紹介しているのは、頻用され、標準的になっている二つの技法である。

1　患者が体験した自分の強みや自信とがんのイメージを結びつけることによって、がんの再発と転移に対する不安を克服すること。

多くのがん患者は、再発への不安をはっきりと感じている。患者はしばしば、がんに対して自分は無力であると感じている。また治療の副作用の記憶も甦り、再発すればまたそれを繰り返さなければならないのではないかという不安を持っている。

セッションにおいて患者はまず、自分の強みや自信について話すよう求められる。そのあとで自分のがん疾患のイメージが、それに伴う不安の内容と共に把握される。それに続いて、患者自身の強みが、修正されたがんの認識と、新たに結びつけられる。つまりそこでは、がんがこれまでとは異なりもはや危険なものではないという文脈において認識され、その際、自力活動によって得られる自信が湧き上がってくるのである。

2　行動を阻害しているアンビバレンスをポジティブな側面とネガティブな側面とに分けることによって克服すること。

アンビバレントな行動を通じて、しばしば人間はその一貫性を阻害され、大きな罪悪感を持ったり、欲求の充足が妨げられたりすることがある。トレーニングの中で患者は、ポジティブで快適な側面の方を生き、阻害的で望ましくない側面を（例えば全体的に距離を取る等によって）不活化することを学ぶ。

十一・十　ポジティブな過敏さとネガティブな過敏さ

人はみな、例えば食物や運動、社会的承認等のそれぞれについて欲求を持っているにもかかわらず、あたかも自分はいくつかの領域にだけ欲求があるかのような極端な限定をしてしまいがちである。しかし常識的に考えれば、それらの領域間の差違は、それほど大きくはないのである。特定の状態や特定の行動パターンだけを、努力し甲斐のあるもの、素晴らしいものと考える人がいるかと思えば、全く同じものを別の人は、嫌悪を催すネガティブなものと考えることが珍しくない。

周囲の世界に対して我々は、客観的に、中立的に対峙しているわけではない。ほとんどの人間は、特定の領域において過剰に感作されている。[*119]つまり我々は、比較的無害な状況に対してすら、極端にポジティブあるいはネガティブに反応することがあるのである。過敏な行動パターンと反応は、しばしば子供時代に学習され、その人の一生につきまとう。

これらの反応が形成されるのはふつう、子供が非常にポジティブあるいはネガティブな感情を体験する状況下においてである。例えばある子供が、白いひげを生やした祖父と一緒にいると、とても心地よく、安心感を得ていた場合、その子供は一生の間、祖父と似た外見の人に非常にポジティブな反応を示す、ということがありうる。またある子供がある状況で苦痛を体験した場合、その子供は長じてからも、かつての苦痛体験を想起させるような状況では過敏に反応し、例えば回避行動を取ったり、攻撃反応を起こすかもしれない。

ネガティブに過敏な反応を大人になってからはしないようにするために、人間は様々な行動戦略を編み出す。例えば父親から絶えず批判され、他の人と比べられ、拒否されることに苦しんできた人は、「人間はお互いに比較することはできない、なぜなら人間はみなそれぞれ独自性を持っているのであるから」というイデオロギーを形成するであろう。そのような人は、どのような領域においても、またどれだけ無害なものであっても、あらゆる比較に対して極端に攻撃的になり、不寛容になるであろう。ネガティブに過敏な人は、以前のネガティブな外傷体験を想起させるような全ての刺激や状態に対して、異常に強い反応を示す。両親から拒否された人は、長じてからも、あらゆる拒否に対して身の毛もよだつといった強くネガティブな感情を持ち、そのような反応を相対化することができない。ある特徴に対してポジティブに過敏な人は、似たようにポジティブな特徴を一生の間探し求める。例えばアルコール依存症の父親にポジティブに執着している女性は、アルコール依存の男性に対してポジティブに過敏である、ということがありうるのである。

過敏な反応は子供のころから段階的に活性化されていくことが観察されている。例えば幼い子供が、母親の死によって非常な孤独を感じた場合を考えてみよう。その子供はのちに里親に受け入れられ、大切に育てられた。しかし一人ぼっちにされ、期待を裏切られたと感じる経験も何度かあった。この子供は大人になってから、良好なパートナー関係を築き、職業的にも成功した。しかし、パートナーが自分のもとを去るのではないか、あるいはパートナーに失望させられるのではないかという、極端な不安を抱えている。ほんの短い間だけでもパートナーが近くにおらず、一人ぼっちになってしまうと、この人には、里親のところで起こったようなネガティブな反応と感情が現れる。これらの反応が生じて初めて、過敏さの段階的進行が活性化される、つまり幼いころの母親との死別が想起されるのである。そうなるとこの人は、周りの空気がなくなり、窒息するように感じ、例えば喘息の発作を起こすこともある。

オートノミートレーニングは、間違って学習された過敏な反応という症状を特定することにも力を注ぐ。オートノミートレーニングが試みるのは、間違って学習されたそのような過敏な反応を、再び忘れ去ろうとすることではない。というのも我々は、そのような反応は、外傷的反応を想起させる環境条件が整うとすぐに、自動的に生じるものであるという仮説に立っているからである。それゆえオートノミートレーニングは、そのような反応が出現する蓋然性の低い環境条件を構築できるような、能動的な行動パターンの訓練を試みるのである。オートノミートレーニングで学ぶのは、ポジティブな反応が起こるような新たな環境条件を創造する行動パターンの構築である。ポジティブで望ましい環境条件の創造を学ぶにつれて、人は一歩ずつ自律性を獲得することになる——そしてそのことがさらに、自らの自律性を他の領域に拡大していける能力の伸張をサポートするのである。ポジティブな過敏さとネガティブな過敏さは普通、互いに全く独立したものであることはなく、両者は互いに密接に関連し合っていると考えられる。例えば父親（母親）に、一方では非常に魅了され刺激を受けているが、同時に他方では外傷を負わされ、そのことが制止の原因になっている人もいる。それゆえにアンビバレントな行動パターンが生じ、それがその

＊119　hypersensibilisiert（英 hypersensitized）アレルギー学の用語。（しばしば他の人々にとっては無害な）ある刺激に対して過剰に敏感な反応を示す状態（過敏な状態）。ここでは、この反応がネガティブ（不快）な感情を伴う場合のみならず、ポジティブ（快）な感情を伴う場合も含めて用いられている。

人の一生につきまとうことになる。父親（母親）に惹きつけられると同時に外傷を負った人は、大人になってから自分のパートナーに対して近づきたいと欲すると同時に別れたいという欲求をも抱き、その激しい葛藤に苛まれることになるのである。

　ポジティブないしはネガティブな過敏さに関してはしかし、子供時代にだけ生じるわけではなく、遺伝的に受け継いだ気質や、大人になってからの人生経験などの影響も考慮する必要がある。例えば、幸福感を得るために強烈な刺激と共に葛藤を必要とする人もいれば、どちらかといえば調和と微弱な刺激だけを必要とする人もいる。パートナーに対して忠実でいることによって自分の欲求を充足する人もいれば、恋人への忠実などは単調さと退屈の象徴でしかないと考える人もいる。オートノミートレーニングで試みられるのは、個々人にとって必要で、かつ個々人の欲求に合致した刺激の発見をサポートすることである。その際、過敏な反応は、むしろこの試みの創造性を豊かにしてくれるかもしれない。

　断るまでもないが、オートノミートレーニングは、数回の介入だけでポジティブ・ネガティブな過敏さを解消しようとしているのではない。オートノミートレーニングの最初の一歩は常に、対象者がそのままの自分自身を受け入れることができ、自分のポジティブまたネガティブな感情を知ることができるようにすることである。次のステップでは、対象者が自分のポジティブで過敏な反応を十分に体験すること、ならびにネガティブな過敏さを極力克服できる考え方や行動の戦略を構築することが試みられる。そのためには、短期的および長期的な行動戦略が必要となる。例えば、ある対象に対して特定の距離を取るまで遠ざかり、遠ざかっているその状態の中でポジティブな感情を惹起させることによって、ネガティブな環境条件を回避することを学ぶ、といったことが考えられる。

　オートノミートレーニングの基礎となっている仮説は、「反応や感情をポジティブに変えることができるのはただ、自力行動によって身体や環境に新たな反応を可能にするような新たな環境条件を創り出すことができたときのみである」というものである。そこでは、原因が比較的正確に究明されているような行動パターンを変更することだけが試みられるのではなく、原因が不明である場合でも、刺激と反応の関係が観察される。その目的は、ネガティブな結果を伴う刺激―反応関係にも変更を加えることにある。例えば、明るくて見かけのいい人同士が結婚しても、お互いを制止し合ったり、二人とも重い抑うつに陥ったりといった、見かけだけは「幸せな結婚生活」を送ることもあれば、たまたま結婚した者同士が、どういうわけか極めてポジティブな感情をお互いに呼び覚ます場合もあるのである。

　現実に即した治療法であるオートノミートレーニングは、あらゆるポジティブな状態にもネガティブな環境条件が隠れているし、その逆もありうるということを心得ている。オートノミートレーニングにおいて対象者は、幸福感を改善し、問題解決という目標を持って絶えず探索行動を取るように刺激される。ネガティブな状況を諦観に満ちて受け入れることではなく、探索行動へ向けて自力行動を活性化させることだけがよりポジティブで長期に渡る効果をもたらすのである。

十一・十一　子供時代の経験と現在の経験とのネガティブなオーバーラップを止揚するためのトレーニング――自律への道

人間は不快な感情や耐え難い洞察を、自分から分離しようとする。それは、その方が自分にとって都合が良いと、無意識が望むからである。しかしこのようなメカニズムは、非常にネガティブな作用を及ぼす可能性がある。これによって自力活動や人格の発達、また幸福感が阻害されるかもしれないのである。

子供時代のネガティブな体験と現在のネガティブな体験とが連想的に結合される、つまりこれら二つの似通った外傷体験の領域がオーバーラップする状態は、それら個々の問題と同じように重大な心理的問題や不快な症候を惹起する危険性がある。子供時代と現在のネガティブな体験をオーバーラップさせる傾向、およびそれらの自己との分離傾向が強いほど、また自己欺瞞の傾向（例えばある人や状態を理想化する等）が強いほど、アンビバレンス、すなわちお互いを排除しあう二つの動機の乖離は大きくなる。この状態は自力行動と行動の一貫性を、長期に渡って特定の方向に阻害する。またそこでは同時に、症候や個人的な問題が生じるのである。

人間は本能的に、これらのネガティブなオーバーラップを原因とする乖離や、そこで生じるアンビバレンスの止揚を模索し、ほとんど自分で作ってしまった牢獄からの解放を求める。ネガティブな対象依存性とアンビバレンスから、今ここで、意識的な生の方向へ自分を解放しようとするプロセスを、我々は「自律化」と呼ぶ。

いくつかの治療事例を挙げて、このプロセスの実際を示したい。その後トレーニングの技術について説明することにしよう。

ある夫婦は十四年間、感情的に良好な関係にあり、お互いに幸福感を得ていた。しかし妻は数年間で四〇キロも太ってしまった。夫は妻に対して、はっきりとしたアンビバレンスを感じるようになった。彼女の大食がひどいので、夫の気持ちは妻から離れていき、別れたいと思うようになった。しかし、妻のもとを去ろうとするたびに、夫は妻との間にまだ強い結びつきを感じて、妻のもとに留まらざるを得なかった。もはや夫婦間にセックスはなく、以前感じていた快や強い感情的な結びつきは、非常に弱くなった。夫は酒におぼれ始め、職場での評判にも影が差してきた。

夫の母親も、その晩年には非常な肥満状態に至り、彼は母親に対しても、妻に感じているようなアンビバレンスを持ったという。母親を埋葬する時には、彼は強いポジティブな感情を持ったが、生前の母親が大食していた時は、吐き気を催したということだ。母親と妻の大食に対するネガティブな感情は、お互いを強め合っていった。ポジティブな感情も、妻が大食するにもかかわらず、強くなっていったのだが、その感情は前意識的状態において分離されたので、体験されることはなかった。夫はトレーニング中こう言った。「私は、大食に対して吐き気を催すために母と妻に対するポジティブな感情を承認できない、ということは十分考えられます。」夫は妻と何度も別れようとするのだが、そのたびに持続的な抑うつに陥るのだった。

オートノミートレーニングにおいて試みられたのは、この夫が、自分の全てのポジティブ・ネガティブな感情を自分に許容し、体験し、そうすることで彼の自我に統合するよう動機づけることであった。まず彼は太った妻、そして太った母親を思い浮かべ、ネガティブな感情を正面からしっかりと受け止めようとした。[*120] それに続いて彼は、妻と母親のポジティブな側面や感情的な魅力を思い浮かべ、それを改めてしっかりと味わおうとした。それから彼は、二人の人物のポジティブな作用とネガティブな作用を同時に思い浮かべた。結局は、自分が妻も母親も愛していること、しかし二人が大食するために嫌悪を感じていることを理解した。トレーニングで自分の体験を反復している間に、彼には、自分はどのような行動を取ればよいのか、という問いが浮かんできた。

彼は徐々に、妻への愛が支配的になっていくこと、自分でも驚いたことに、彼女の肥満した姿が、どんどんポジティブなものに思われていくことを体験した。それによって彼は、性的にも再び妻に惹きつけられていった。彼は自然と、酒を最小限まで控えるようになった。「酒は快の欠如を埋めるためのものだったようです。」トレーニングが進むにつれて、分離されていたポジティブならびにネガティブ感情は統合され、アンビバレンスは解消され、子供時代と結婚生活における体験のネガティブなオーバーラップはなくなっていった。夫は自分が精神的に、自分のネガティブな感覚や依存性から解放されてくるように感じ、今ここ[*121]を生きることができるようになった。

この例で紹介されたトレーニング方法は、ポジティブ・ネガティブな感情と感覚の許容と体験を通じた、乖離とアンビバレンスの止揚、と名づけることができる。

このトレーニングによって、子供時代と現在のネガティブな結びつきもまた止揚された。それによって更なる自律化の基盤が、つまりネガティブに作用する感情からの精神的独立の基盤が得られたのである。

トレーニング効果の理論的仮説は、以下のように論拠づけることができる。

ポジティブならびにネガティブな感情、特に意識から分離された感情の座は、大脳の皮質下にある中枢、特に大脳辺縁系にある。連想、思考、価値評価――つまり理性的で知的な機能――の座は大脳皮質にある。ネガティブおよびポジティブな感情は、大脳辺縁系において独立しているので、それらの感情が理性的に価値評価されることはない。しかしこれらの独立したポジティブならびにネガティブな感情は、意識的・理性的な体験とは完全には切り離されておらず、理性にも作用を及ぼしうる。いや、それらはしばしば独裁者として、何が善で何が悪か、何が美しくて何が醜いのか、また感情の欲求に応えるためにはどのような非合理な方法を取らなければならないのかを、理性に命令し、作用を及ぼすのである。つまり、大脳皮質と大脳辺縁系との間で最良の相互作用と協調が可能になるようなスイッチは、脳の中には存在しないのである。

このような状態に陥ると人は自分の感情を恐れ、これらの感情を自分から、つまり自分の意識的体験や理性的洞察から分離しなくてはならなくなる。しかし、分離された感情はその作用を止めようとはせず、ますます強く自分の権利を主張するようになる。特に作用が非常に強力なのは、昔体験され現在は分離されているような感情である。これら分離された感情は、その充足を迫るのみならず、理性との統合をも要求する。それはおそらく、意識的に再体験される際に、理性が、これら分離されたポジティブならびにネガティブな感情を受け入れ、統合するであろうことを、分離された感情自体が無意識のうちに知っているからであろう。耐え難く強い感情、あるいはネガティブな感情が生じるのはただ、理性がそれらを統合しない場合においてのみである。オートノミートレーニングは、人間のこのような無意識的で自然な傾向を利用する。長年に渡るオートノミートレーニングの経験が我々に繰り返し教えるのは、ポジティブならびにネガティブな感情の再体験と許容が、意義深い解決と理性的受け入れを、自動的にもたらすということである。アンビバレンス、乖離、子供時代と現在の体験のオーバーラップを統合することは、常に、感情と理性の統合と和解を意味する。再び許容された感情に対しては、理性は非常に寛容であり、そ

＊120　etwas auf sich wirken lassen（英 to appeal oneself）ここでは、その感情をかき消そうとしたり、目を背けたりすることなく、正面からしっかりと受け止めて、味わうということ。

＊121　im Hier und Jetzt（英 here and now）

れを理性的に処理するということ、また、理性自身がその際ポジティブに変貌するということは頻繁に起こる。例えば「理性的―反感情的」な行動が止揚されると同時に「感情的―反理性的」行動も減少するということが起こるのである。

オートノミートレーニングでは、対象者が自分の問題を意識化しており、訓練からポジティブで心地よい結果を期待している場合にのみ、ポジティブ・ネガティブな感情を復活させ、許容する訓練が行われる。事の諸関連を対象者が意識化していない場合は、もしもポジティブ・ネガティブな感情を許容すれば、ポジティブな結果と発展が得られると思うかどうかが、対象者に尋ねられる。その答えがイエスである場合にのみ、訓練は行われる。対象者がこのような感情的な訓練に対して不安を持っている場合は、他の方法を選択しなければならない。

以下に挙げるのは、このようなトレーニングのための前提となる条件が揃っていなかった事例である。

三十八歳のZさん（男性）は、まだ両親と同じ世帯に住んでいる。彼は母親との結びつきが非常に強く、父親に対しては何度も爆発的な攻撃性を示していた。父親は息子に対してとても寛容で、この三人家族は互いに関係を調整し合っていた。息子は仕事に就こうとせず、酒とタバコとコーヒーを大量に消費し、鎮静系の向精神薬を常時服用していた。彼は母親からわずか一キロでも離れると、パニックに襲われて母親のもとに走って戻った。母親から離れるとすぐに彼は落ち着きを失い、パニックと不安を感じるのだった。家庭内では彼は退屈と単調さを感じ、ときおり両親に向かって発作的に攻撃的になった。この攻撃はしかし、鎮静系の向精神薬でコントロールされていた。

オートノミートレーナーはZさんに、感情と理性の繋がりについて説明し、Zさんに、自分のポジティブあるいはネガティブな感情をいろいろと想像してみて、自分の幸福感や人格を強化することはできそうかどうか、尋ねた。Zさんはすぐに話しを遮り、こう話した。「それは私にとって何の役にも立ちません。薬で私が治らない限り、私はそんな訓練をすることはできません。しかもそのような訓練のことを考えただけで私は不安になります。」

ポジティブおよびネガティブな感情を許容する訓練のための刺激―反応状況は、明らかにまだ整っていなかった。つまり、家族内での刺激と環境条件の構造を考えると、Zさんには、このような訓練を行う前提条件がまだ整っていなかったのである。脳内に新たなスイッチを創り出し、新たな反応と経験を可能にするためには、彼を一定期間、家族内の刺激の構造から隔離する必要があった。それによって初めて訓練のための前提条件が成立するのである。新たな環境条件を創り出すためにZさんは、三名のオートノミートレーナーと共に、バイエルン・アルプスでの三週間の休暇旅行へと招待された。Ｚさんとは毎日普通のコミュニケーションが取られた。彼はジョギングもできたし、決められた時間に飲食をすることもできた。数日経っただけで彼は、家にいるときよりもずっと気分がいいと言った。休暇が終わる五日前に彼は、家に帰るのがうれしいかと尋ねられた。Ｚさんは「複雑な気持ちです」と答えた。家と両親は確かに自分を惹きつけるが、自分が以前の自分と同じようになってしまうかもしれないと考えると、良い気分にはなれない。トレーナーの一人がそこで改めて、Ｚさんに対して、両親の家に対するポジティブな感情も、家にいることの気づまりも、想像の中で体験してみて、その後で自分のために良い決断をすることはできそうか、と尋ねた。Ｚさんは、この休暇の間自分は、ほんの少しだけではあったが、既にそうしてみた、そして、もし自分が職業ないし自立した活動を持っているとすれば、もっと自分でそういうことができる気がする、と言った。Ｚさんは、この方向でさらに考えてみる、例えば自分がフリーのジャーナリストになれないかどうか等、と続けた。

オートノミートレーニングに成功し、ネガティブ・ポジティブな感情を自分自身に許容し、それを再体験して自分の中にあるアンビバレンスを調整して、分裂の統合に成功した人は、その行動と人格に、多くの新たなポジティブな側面が現れる。例えば次のようなものである。

- 行動全体が柔軟で、特定の状況や人間、あるいは意見等にあまり依存しない。
- 個人的・職業的な問題を創造的に、またアイデア豊かに解決する。
- 自己ならびに他者の行動パターンや葛藤を分析する際、自分が知的であると感じている。
- 自分とは異なる考え方や感じ方をする人に対して、どちらかといえば寛容になる。
- 強い感情を呼び起こしたり、それを充足したりする環境条件や、不快な状況や不安を回避することができるような環境条件を、現状の中に創り出すことができる。
- 自発的で体験することが可能な信仰を強化し、因習的で規範に囚われた、罪悪感を生み出すような信仰を遠ざけることができる。
- 特定の物質、例えばアルコール、タバコ、麻薬、他の薬物への依存度が非常に低い。

分離された感情を統合する方法について言えば、ネガティブな感情は、その再体験によって止揚され、またポジティブな体験も意識化されることによって強化され、もちろん葛藤なしに再体験される。

マイアーさん（男性）は、同一の行動パターンを、それまでの人生でもう七回も繰り返していた。女性を好きになると彼は、はじめは冷静で寛大な男らしさを演じるのだった。マイアーさんは自立、自由といった言葉を使い、以前付き合っていた男たちがいかにケチでこせこせしていたか、という女性たちの愚痴に耳を傾けるのだった。女性たちが彼に思いを寄せるようになるとすぐに、マイアーさんは抑えきれないほどの嫉妬心を抱くようになる。放っておかれたり失望されたりするのが不安でたまらず、少しでも拒否されるとマイアーさんは攻撃的になった。女性と別れてしまうとマイアーさんはひどく悩み、最近まで付き合っていた女性を自分がいかに愛していたか、別れることになったのがいかに残念かを言い募るのだった。

マイアーさんは婚外子で、彼が三歳の時、彼の母親は他の男性と結婚した。特に思春期の男子によくあることだが、マイアーさんが自分の母親に対して攻撃的になるようなときにも、母親の新たなパートナーはマイアーさんに対して寛大でポジティブだった。付き合った七人の女性たちと彼の母親との間には似ているところがあるか、とマイアーさんに尋ねたところ、マイアーさんはそうだと言った。全ての女性たちは、いろいろな点——例えば、外見や、勤勉さ、発散する輝き等——で自分の母親のことを思い出させる特定のタイプに属しているらしい。マイアーさんは女性たちに対して、最初のうちはしばしば好感を持つのだが、それはやがて不安や不快に変わり、攻撃へと反転するのだという。

トレーナーはマイアーさんに、彼の女性関係のもつれは、もしかすると自分の母親との関係と類似点があることが考えられるか、と尋ねた。つまり、三歳までは、母親に承認され愛されたと感じていたが、そのあとは、義理の父親と一緒になって母親が自分を裏切り、放っておかれた、と感じているのではないか。マイアーさんは要するに、最初はポジティブな感情を持つが、その後は再び放っておかれるという不安を持つのではないか……と。マイアーさんは、それについて今まで考えたことはなかったが、母親との関係と女性との関係が関連していることは十分にありうる、と言った。一層そう思えるのはまた、最初の四名の女性との関係が、それぞれちょうど三年間しか続かず、三年ちょうどで関係が耐え難いほどこじれたからであった。

トレーナーはマイアーさんに、訓練の方法と期待されるポジティブな結果について説明した。マイアーさんは訓練を始めたいという高い動機を持っていた。彼はまず、母親に対するポジティブな感情と、女性たちに対する様々な交際段階でのポジティブな感情を想起し、それを再体験しようとした。それに続いて彼は、ネガティブな感情や不安や恐れについて考えた。二回目のセッションでマイアーさんは、自分の将来のパートナーについて考え、自分の行動を先取りし、新たに体験してみたいと言った。訓練の経過中、彼にとって特によかったのは、感情的にまだ克服していない特定の女性に対するポジティブおよびネガティブな感情のどちらも、自分に許容できたことであった。マイアーさんはこの女性に対して強い好感を持ったが、その女性からの拒否に耐えることは、自分にはできないとも感じた。彼はポジティブなこともネガティブなことも同時に再体験し、その結果この女性に対する不安が減少した。次の数日間、マイアーさんは女性たちと新たに出会うことを想像の中で訓練し、そんな時は、女性をポジティブに承認する感情を自分に許容してよいのだし、拒否したり攻撃したり、あるいは価値を切り下げたりする必要はもはやないのだと考えた。

トレーニングの十三年後、マイアーさんと再びコンタクトを取り、この間彼の人生がどのように変化したかを聞いてみた。彼はこう言った。「感じのいい女性に出会ったとしましょう。その人が母の良い面を思い出させてくれるようなら、今では、そんな女性を心から好きになり、魅了されます。不安を覚える時は、その不安を受け入れるとともに、その不安に自分を乗っ取られないよう、慎重に行動します。

四年前から私は結婚していますが、妻とはとてもいい友達のような関係です。時には情熱的で、時には退屈な関係なのです。退屈なときは一所懸命に働き、仕事で充実感を得るようにしています。しかし繰り返して妻と情熱的な瞬間を持つこともできています。妻は母を想起させる訳ではありません。私は妻を、彼女自身のポジティブな性質と魅力ゆえに、受け入れているのです。ときおり母を想起させるような女性と知り合うこともあり、とても好感を持つこともありますが、彼女たちにもっと近づきたいとは、それほど思いません。

私は仕事に集中しており、精神的にもずっと成熟したと思っています。私は、女性たちと繰り返していたあのような葛藤には、もうあれ以上耐えられなかったであろうと、今になって思います。」

十一・十二　無意識と意識の協働を促すトレーニング

意識と無意識が協働する能力を改善するトレーニングにとって、以下の情報は非常に重要である。

(a) 意識も無意識も身体的な健やかさ、社会的安定、幸福感、快、生きる意味の充実を求める。その目的の達成が大幅に阻害されると、自己を破壊し、他者を傷つける傾向が生まれる。

(b) 問題のある行動に取って替わる新たな行動がうまく機能し、

それが意識からも無意識からも承認されるのは、その新たな行動が主観的な欲求に合致し、問題的な行動におけるよりも多くの快と幸福感をもたらすという希望が持てる場合だけである。

これについて一つ例を挙げる。

Mさん(女性)は、六十一歳のとき自分の母親を亡くした。Mさんは母親とずっと一緒に暮らしており、感情的には母親と極めてポジティブな繋がりを持っていた。母親の死後Mさんは深い抑うつに陥り、母親のいない世界で生き続けるよりは、死んで天国に行き、母親と再会したいと願っていた。唯一残されていた彼女にとっての生きる使命は、彼女の姉の子供たちと、その子供たちの小さな子供たちへの愛情であった。母親が死んでから三年後、Mさんは転移を伴う直腸がんに罹った。

オートノミートレーナーが「どのような活動があなたにとって楽しいですか」と質問すると、Mさんは「とりあえず一週間の猶予がほしい」と言った。しかし「その質問はとても面白いですね」と付け加えた。二度目のセッションのときにMさんは、「あちこちの養老院を訪ね、母のことを思い出させるような、世話の必要なおばあさんを訪ねたら楽しいかもしれません」と言った。Mさんは、実際にそうしてみると約束した。一カ月後にMさんは、とても幸福そうな様子で現れ、「母とあまりにそっくりなので、まるで母と話をしているように感じるおばあさんを見つけた」と報告した。その老人は八十二歳で、Mさんが毎日訪ねてくるのをとても楽しみにしているらしい。十年後この老女は他界したが、Mさんは用意周到にも、母親を強く想起させるような老女を、さらに二名も見つけていた。彼女は日夜おばあさんたちの世話に勤しみ、精神的な満足感と快と幸福感を得ていた。Mさんは、亡くなった母親もこのような活動を非常にポジティブに評価してくれると確信していた。というのも、Mさんの母親自身が生涯、社会的な活動をしていたからであった。

この例が示すように、Mさんの場合、さりげない質問と少しばかりの行動指針を提示したことが、彼女の無意識の中にあった死への衝動が、明確に生の方向へ続く唯一の道を発見することを助けたのかもしれない。無意識は即座に新たな課題に取り組んだ。なぜなら、そうすることで新たに欲求の充足へ達することのできるある種の感情が、Mさんの中にすでに存在していたからである。Mさんに最後の追加調査が行われたのは、彼女が八十六歳の時であった。彼女はがんの様子はどうかと尋ねられた。Mさんは「ああ、がんですね、そのことはすっかり忘れていましたよ。あれはきっと、あのころは母が死んでショックを受けていたからでしょう。母も直腸がんで死んだのですよ」と言った。

意識と無意識のプロセスの相互作用に障害やトラブルが生じると、それは葛藤や病気の原因になることがある。分析の途上で意識と無意識が互いに阻害しあう点が生じ、対象者にこれら二つの領域の衝動[*122]を統合するトレーニングを行いたいという希望があれば、対象者と協力してそのためのトレーニングが構築されることになる。例えば対象者は、無意識に尋ねることで自分の衝動を感知し、それを言葉で言い表すことを学習する。その後で対象者は、意識と無意識をよりよく統合するためには、自分の行動をどのように変更しなければならないかを、自分の意識に問うことができるのである。

あるいは、意識のレベルだけで思考実験を行い、その結果に応じて行動を変更することによって、無意識のための環境条件を改善しようと試みる人もいるであろう。

また、心地よい催眠状態の中で無意識をより多く許容し、自分の無意識と出会いたいと願う人もいるかもしれない。さらには、自分の無意識をよりよく機能させるためには、どのプログラムを（例えば催眠の助けを借りて）変更すればよいかを知っている人もいるであろう。

無意識からの信号[*123]が意識の中へ入ってくる場合、意識は普通、無意識からのポジティブな信号もネガティブな信号も、前もっては何ら不安を覚えることなく察知し、無意識との協働を創造的に継続しようとする。抑圧されているものを意識化する前に、不安を感じる根拠はないからである。抑圧されたものだけが、破壊的に作用する。対象者が無意識による情報処理を活用することを学べば、対象者の経験と体験の地平は非常に拡大されるであろう。

無意識と意識がうまく協働するようにするためには、様々な訓練方法や技術がある。人間はそれぞれ固有の存在であるため、訓練の目的やその方法は、個々の具体的な分析に沿って構築されなければならない。それらの方法のうちの一つに、暗示的なリラックス状態で無意識に問いを発するというものがある。対象者自身が望むような内容を用いて、幸福感とリラックスが得られることが暗示される。その後、自発的な発言が促され、それを意識へともたらすよう、無意識が刺激される。そこでは例えば、次のような質問がなされる。「私にとって重要な目標は何だろう。どこに私の最も深い欲求は埋もれているのだろう。

＊122　Implus（英 impulse）

＊123　Implus（英 impulse）上記脚注の箇所とは異なる文脈で用いられている。

どうやって私は自己実現をすればよいのだろう」等々。それらの質問に対する答えは、分析を深化させるであろう。しかしこれにはまた、治療的な効果もある。というのもそれによって、無意識と意識の協働が改善されるからである。

対象者は問題を解決するために、特に無意識が行う自力活動に集中するように指示される。そこではオリエンテーションのために、いくつかの導入的な情報が与えられることがある。自己観察を経た上で、意識からの影響によって無意識のプログラムを変更することが目指されるのである。

一例を挙げよう。

Bさん（男性）は五年前から肥満症で、年々その体重は増加していった。彼は意識によるコントロールを旨とするあらゆるダイエット法を試みたにもかかわらず大食し、その習慣から抜け出せずにいた。食欲を感じるとBさんは、まさに食べ物の方へ突進し、自分の空腹以上の食事を摂るのであった。肥満によって既に関節の痛み、運動不足、呼吸の苦しさ、よく眠れない等の障害が出ているのに、なぜ自分が大食してしまうのか、自分の無意識に尋ねてみませんか、という示唆をBさんはトレーナーから受けた。

Bさんは大食がネガティブな結果を招くのを自覚しているにもかかわらず、そのネガティブな結果に対応することができずにいる。追加の情報としてBさんはトレーナーから、「無意識は幸福感と最適の快を模索している」こと、また「その状態に到達できなければ、無意識はその模索行動を必死で行う」ことを教えられた。Bさんは一週間の間、寝る前と朝目覚めたときに、そのことを集中的に考えた。彼は、この情報から来る刺激が特に強くなれば、それが食欲を抑制し、結果として自分がスリムになれるのではないかと想像した。Bさんは自分の無意識を理解し始め、自分と意識的な会話を始めた。彼は言った。

「親愛なる私の無意識よ、お前が満足していないことを私は十分に分かっている。というのも、私は今ほとんど快を感じていないからだ。私は将来もっと快を模索することをお前に約束しよう。私がお前に期待するのは、お前が将来、大食によってこれ以上私に害を及ぼさないということだ。なぜなら私の関節は既に痛むし、いつも下痢気味で、どんどん運動不足になっているからだ。お前にお願いする。今後は大食を放棄することによって、もっと快を模索してほしい、そして、大食によって何かをポジティブに変えることができるといったばかげた考えを捨ててほしい。」

Bさんは、自分の意識的な洞察や、将来より多くの快を模索するという無意識との妥協案は全く正しい、と感じていた。一年後、三年後、そして十年後に行われた追加調査でも、Bさんは引き続き食が細くなったままで、体重は二〇キロ減り、より快適に、運動しながら、より健康に暮らしているということだ。意識と無意識の協働によって、より高い快の源泉を得るための行動は明らかに活性化され、それによって大食は無用のものとなった。Bさんは様々な領域で快を向上させることに成功した。彼はまずセックスにより興味を持つようになった。またより頻繁に運動をするようになり、その後、既に始めていた瞑想をより熱心に行うようになった。彼は大食よりも節制の方により多くの快を感じるようになったのである。

特定の意識的な目的やプログラムを無意識にまで到達させることを対象者が望んだ場合、狙いを定め、輪郭を明確に区切った催眠を用いることがある。例えばそれを獲得すれば引き換えに両親からの愛を失うといった不安ゆえに、あらゆる快の源泉が脅威と感じられるようなケースでは、そのような誤って学習された非合理的なプログラムを暗示を用いて変更することもできる。例えば次のような暗示である。「快を模索している私は、その快を、私が両親を受け入れることができるのと同じように、受け入れることができる。」これが成功するための前提条件は、催眠で用いられる全ての語りかけが、対象者の深部にある欲求に合致していること、また抵抗を惹起することがないよう、語りかける全ての言葉が対象者との事前の話し合いで取り決められていなくてはならないということである。自己分析の中でも対象者は、自己暗示を用いて上記と同じように無意識に対して命令を発することができ、それによって無意識のプログラムを変更することができる。

治療上の影響を無意識に及ぼそうとする際に知っておくべき大切なことは、無意識が意識と常にある種のコミュニケーションを取っているということである。ということは、意識を観察し分析することによって、無意識の意図を察知することができるのである。他方また意識的認識も、無意識のプロセスに影響を与えうる。例えば、互いに排除しあう二つの行動傾向の間の無意識的な葛藤の解決などにおいて、意識が無意識に作用するのである。オートノミートレーニングは無意識の傾向をできるだけ知ろうとするため、本当は何を望み、自分の目標を達成するためには何がしたいのかを対象者に尋ねることが、オートノミートレーニングの根本原則となるのである。つまりオートノミートレーニングにおいては、誤った早とちりの解釈をされたり、無意識が受け入れないような治療上のやり方を押し付けられたりする危険を冒すことなく、対象者は自分の想像や理想や葛藤をトレーナーに伝えることができるのである。オートノミートレーニングが用いる方法は、自分に刺激を与えることである。つまりそれは、無意識の願望や欲求を充足させること、あるいは、変更され新たに刺激された活動からより多くの幸福感と快を引き出すために、無意識を操作することを目指すものなのである。オートノミートレーニングの様々な方法は、様々な状況下で、個々人に合わせてアレンジされ、新たに構築されるが、その目標は常に、無意識の欲求を充足させ、新たなプロセスを刺激することにある。

西側の市場[*124]で用いられているあらゆる心理療法の方法論、とりわけ行動療法と精神分析療法が、無意識を認識し、それを自由に展開させるという理想に近づきたいと思っている、ということは言うまでもないであろう。しかし現代の行動療法と無意識との関係は、いまだに不透明であるため、我々は少なくとも精神分析療法に準拠した治療形態からのみ、この治療の実践と理想との合致を期待することができるであろう。しかし残念ながら、行動療法も精神分析療法も、しばしばある種の厳格な規範に従った治療上の儀式を執り行い、対象者が何を必要とし、何を必要としていないかに関しては固定的な仮説に基づくだけで、「個性的で個別的な無意識が本当は何を望んでいるのか」という問いを重視せず、無意識による情報処理が個々人の目標設定や発展に動員されるためにはどのような援助が必要なのか、という問いには関心を払わないことが多い。

三万人を超す男女を対象として調査が継続されているハイデルベルク前向き研究では、精神分析療法を一年以上受けたことのある四一六名に対して、自分の無意識の目標を認識するために、より詳しく言えば、自分の問題解決と幸福感の向上を目指して無意識を動員させるために、精神分析医が助けとなったかどうかを尋ねてみた。それにイエスと答えたのはわずか七十二名（一七・三%）であった。行動療法を受けた人々に関しては、数字はさらに悪かった。三二〇名中たった二名だけ（〇・六%）が、「私が本当は何を望み、私の無意識は私をどう操作しているのか」という問題がテーマになった、と答えたのである。というのもこれらの治療では、もっぱら症状を取り除くことだけが目標とされたからである。治療を始めてから一年後に、具体的な症状が消えたり、緩和されたりした対象者は確かに六二%に上ったが、しかし同時にこれらの人々の八三%の人は、症状はただ場所を移しただけ、つまり、違う領域で同じ問題に悩むようになっただけだ、と答えた。

分析の中に無意識が組み込まれない限り、つまり、意識的な行動と無意識のプロセスとの接続が試みられない限り、治療の成功は望めないと思われる。そして、このことに成功する治療者ほど優れていると言ってよいであろう。

無意識の分析、その欲求の充足、およびその新たな活動についてオートノミートレーニングが何をなしうるかを明らかにするために、いくつかの例と、それに対するコメントを挙げておきたい。個々の例は、本書および他の著作の中で様々な文脈において挙げた事例の再掲またはこれと深く関連したものである。

Bさん（女性）は乳がん患者である。彼女は病気になる前、長年精神分析療法を受けていた。彼女は自分の分析医に対して愛と憎悪を抱いており、自分の考えを彼に承認してほしいと思っていた。その考えというのは、全ての父親は母親を押さえつけるので、母親は子供たちを愛することができなくなる、というものであった。こういった理由から彼女も彼女の母親に愛されなかった、というのである。Bさんの精神分析医は、このような頑なな発言の裏には、抑圧があると考え、Bさんの主張を一般に妥当する正しいものと認めることができなかった。葛藤は何年も続き、Bさんは何度も自殺寸前まで行った。それどころか彼女は、自分の分析医が彼女の考えを拒否するので、彼を殺さなければならないと考えるまでになった。このような絶望的な状態についてなんらかの助言を得るために、Bさんはオートノミートレーニングにやってきた。十分ほどで上のような報告をした後私は、どのような理由からであれ、自分の主張の正しさを承認してほしいということにBさんの無意識が執着している、という結論に達した。考えられる理由の一つは、Bさんは母親に拒否されたことを無意識の中で苦しんでいるが、母親との絆を唯一見つけられる方法が、外的な原因によって母は私を愛せなかったのだと考える以外にない、ということであった。以上のような理由から私は、Bさんの無意識的な期待を充足することを決意し、我々の経験によってもBさんの主張は正しいと認めたうえで、「どうしてあなたは、これほど明らかなことについて、洞察力のない分析医と闘わなくてはならないのか」とBさんに尋ねた。このような全面的肯定がBさんに極めて前向きな感情、特に幸福感を惹起した。数日後Bさんは母親を訪ね、母親との関係のみならず、分析医との関係を修復し、男はみな女を押さえつけるという自分の考えを完全に放棄した。転移を伴う乳がんを彼女はうまくコントロールし、オートノミートレーニングの十二年後には症状はなくなっていた。

オートノミートレーニングにおいては、様々な形で、繰り返し、無意識の期待と欲求の充足が行われる。というのも、それによって無意識の機能障害が止揚され、効果的で新たな情報処理が動き出すと、我々は認識しているからである。これについては、私がかつて実施したスポーツ心理学の例を、サッカーと

＊124　東西ドイツの統一が一九九〇年、ソビエト連邦の崩壊とユーゴスラビア紛争の始まりが一九九一年であったこと、原著者が本書を執筆した時期がそれからせいぜい十年後であったことを考慮すれば、幼少期から大学時代までを旧ユーゴスラビアで過ごした原著者にとって、「西側」を「東側」から見るという感覚があったことは想像に難くない。

ボクシングについて一つずつ挙げておきたい。[125]

連邦リーグに所属するあるボクシングジムの監督が、自分のジムのあるヘビー級ボクサーをよく観察していると、彼がいつも二つの全く異なるボクシングスタイルで闘っていることに気づいた。ある試合では、非常にコンビネーションがよく、技法も完璧であり、そのような場合は九九%勝っていた。しかし他の試合では全く頭を使わず、コンビネーションも最悪、文字通り殴りかかるだけであり、そのような時は典型的なノックアウトで敗けたのである。監督がこんこんと言い聞かせても無駄であった。監督はそれゆえ、彼には自分でもよく分からない、あるいは自分ではコントロールできないような、心理的な問題があるのではないかと考えたのである。

私がこの選手に、なぜ二つの異なったボクシングスタイルで闘うのか、と尋ねた。彼は自由に連想しながらこう答えた。「俺はこんなに図体がでかくて、強いんだが、とても繊細な人間なんだ。俺は認めてもらいたい、ちゃんと認めてもらいたいんだ。俺は作家でもある、つまりは、俺には作家に、いやどちらかと言えば詩人になりたいという野心があり、みなが俺をまっとうな人間として、できれば詩人として認めてくれれば、どんなに嬉しいか。そう考えるとボクシングの調子もよく、全試合に勝てるし、自分の知性をスポーツの力に変えられる。でもみなが俺を拒否すると……。俺は三年間務所に入っていた。女房が浮気をして、インテリ野郎とベッドの中にいる現場を押さえたんだ。女房は、この人はあなたよりインテリだわ、と言いやがった。俺はそいつを殴って病院送りにしてやった。刑務所の中はうすのろばかりで、俺の詩的な偉大さを分かる奴なんかいなかった。それどころか俺の詩を笑い飛ばし、ある男なんぞ、務所の中で俺の詩を朗読し、『お前の詩を読んだ後は、ションベンがよく出る』と言って爆笑しやがった。その後数日間、俺は気持ちが不安定で、務所の中でやるスポーツも絶不調だった。」

この報告を聞いて私は、このボクサー（Kさん）には明らかに、意識にまで到達している無意識の欲求、つまり知的で繊細な人間、いや詩人として理解され、承認されたいという欲求があると考えた。この欲求が承認されないこと、それどころか否定されることによって、彼の無意識の機能は混乱に陥り、それゆえにボクシングのコンビネーションに必要な情報処理能力もまた、全く機能しなくなるのである。

私は続けてKさんに質問した。「あなたが将来、いつもコンビネーション良く、知的にボクシングをし、あなたの人格全体を望みどおりに発展させるために、あなたは、そして私たちは何ができるでしょう。」彼は即座に、ためらうことなく「できれば先生の前で、毎試合が始まる一時間前に、自作の詩を朗読させてくれませんか。先生がどう思うか、聞きたいんです。」

私はその瞬間、この儀式がどのように展開し、どういう結果をもたらすのかを、想像することができた。Ｋさんは自作の詩を、どきどきしながら私の前で朗読した。私は、それを毎回褒め、それぞれの詩の内容と表現法についてポジティブにコメントしたので、Ｋさんは自分が真剣に受け止められていると感じた。その後の試合はＫさんにとって、何の苦もない楽しみ以外の何ものでもなく、三十三回の朗読会ののちの試合は全勝だった。そのうちの十七回は模範的なノックアウト勝ちで、Ｋさん自身は全ての試合で、まともなパンチを全く食わなかった。Ｋさんのケースでも、蓄積された技術的な知を、コンビネーション良く実践するためには、無意識の承認が必要であった。技術的な成功によって、自分に対する価値の感情が保証されたので、Ｋさんは人生の他の領域でも、無意識下の劣等感に振り回されることがもはやなくなった。彼は途中でやめていた職業訓練をやり通し、結婚もしたが、結婚生活でＫさんは、承認され受け入れられていると感じているということだ。

次にサッカー選手の例を挙げてみよう。このケースにおいてある若いフォワード選手は、自分の無意識を、同じチームの選手や監督に承認してほしいと期待していた。またトレーニングの中でこの選手には、彼がトッププレーヤーになる見込みがどのくらいあるかについての正確な情報が伝えられた。

　Ｂさん（男性）は学生のトップチームでプレーしていたが、控え選手ではなかったものの、レギュラーの座を保っている訳でもなかった。彼はしばしば試合に対する心の準備が不十分な上、チームメイトに要求ばかりするので（例えば自分にボールをパスしてほしい等）、彼は監督とチームメイトからボイコットされており、真面目に相手にされていなかった。十九歳のＢさんは約二十試合に出場したが、満足のいく結果を出した試合は一試合もなかった。

　私は当時、学生のスポーツクラブの心理的ケアも、国際舞台で活躍しているブンデスリーガのトップクラスのチームの心理的ケアも担当していた。若いサッカー選手Ｂさんは、私に助けを求め、私に対して無意識の中にある自己イメージを自由に描いて見せた。彼は、確かにそのイメージはまだ実現には至って

＊125　Grossarth-Maticek R, Eysenck HJ, Rieder H, Rakik L: Psychological factors as determinants of success in football and boxing: the effects of behaviour therapy. Int J Sport Psychol 21: 237–55, 1990に論文として発表されている。

いないが、特定の環境条件があればそれは実現可能であることは自分では分かっている、と言った。「私は天才的なスーパープレーもたくさんできるけれど、全くできないこともあるのです。私のこの両面を認識し、強みを伸ばし、弱みをカバーしてくれるような人々が、私にとって必要な監督やチームなのです。例えば私はあっという間に相手マークを外し、パスを受けたら周りをうまく見渡して、完璧なシュートが打てるし、フェイントをかけて敵にとって致命的な場所にパスをする絶対的な勘も持っています。私ができないのは、ディフェンスのために何度も自陣に戻ることです。とにかく息が上がってしまうんです。また、試合が荒れて、選手同士がののしり合い、責任をなすりつけあうようなときにも、うまくプレーできません。私は自分の馬鹿さ加減をパワーでごまかすような、頭が空っぽのマッチョも我慢できません。スタイルを持っていて、必要な空間を人に分け与えることのできる人の中では、私は伸び伸びとしていられるのです。」

私はこの選手の自己分析を文字通りに記録し、国際的な成功を収めているチームのテクニカル・チーフに読んでもらった。この人は医師であり、クラブの中ではマッサージ担当としてキャリアを積んだ人物だった。私は彼に、この若い選手を練習に参加させてほしいと頼んだ。それはとても興味深い、と医師は言った。しかし彼は、そのことはチーム全員に話さなければならない、チーム全員がこのお客さんをそれ相応に迎えることができるようにするためだ、と言った。Bさんは練習に参加するたびに能力の向上を見せたので、この医師が所属するクラブに入団を認められ、六カ月後にはそこでレギュラーの座を勝ち取った。彼の無意識が語った願望が、まさにこのチームでの実戦を通して、現実のものになったのである。このケースでは、彼を受け入れたチームの監督と選手たちが、オートノミートレーナーの役割を引き受けたことになる。というのも、このチームは、選手の長所を伸ばし弱点をカバーするという能力の点で、秀でていたからである。

もう一つの例で明らかにしたいのは、自分が何を望んでおり、何を期待しているかを、無意識が必ずしも表明できるとは限らない、ということである。そのような場合無意識は、互いに矛盾した仮定やプログラムを通してほとんど克服不能な葛藤に陥るかもしれず、治療による緊急支援が必要となる。

Gさん（女性）には父親との間に、非常に強い感情的な結びつきがあった。半ば意識的に、半ば無意識の内で、Gさんは自分を父親の期待や行動パターンに忠実に合わせようとしていたので、自律的な決定ができず、父親の意向に対して反射的に反応していた。Gさんは子供の時、父親がとても好きだったので、父親の愛によってしか満足感は得られないと信じていた。しかし父親は彼女に、二つの矛盾したメッセージを送っていた。一つ目のメッセージは「お前は私から離れてはならない、他の男といちゃついただけでも、私はお前のもとを永遠に去る」というもの。もう一つのメッセージは「お前が、例えば医者のような、ちゃんとした職業に就いたときにだけ、そしてお前が、私が全幅の賞賛を与え、認めるような、立派で偉大な男と結婚したときにだけ、お前を承認することができる」というものだった。

Gさんは両方のプログラムを、父親の愛を獲得する闘いの中で自分の無意識に取り入れたので、それらが無意識の中で行動をコントロールするようになった。それは、いつの日か、最高の快の源泉としての父親の愛情に到達するためであった。Gさんは懸命に医学を学び、優秀な成績をおさめて医師の資格を取った。彼女はもっぱら、どれだけ強いか、どれだけ素晴らしい性質を持っているか、例えば適応能力や高い社会的名声についてはどうか、といったどちらかといえば形式的な基準で、男性たちを評価した。やがて彼女はある世間に名の知れた男性を見つけ、彼と結婚した。当初Gさんは幸福で、父親の期待にも応えることができたと思っていた。しかし結婚して間もなく父親が病気になった。父親は義理の息子であるGさんの夫のことを何とも思わなくなっただけでなく、娘もどちらかといえば遠ざけるようになった。父親は、娘がもはや目標を達成したものと考えたのである。その結果、Gさんはその後長年にも渡る重い抑うつ状態に陥り、それが悪化していった。その一方、夫とは手紙のやり取りのみの疎遠な関係となり、日常的なコミュニケーションもままならず、Gさんはついには転移を伴う大腸がんを患った。

このような状態でGさんはオートノミートレーニングを訪れた。彼女は外面上、社会的に重要な機能を果たしていたが、精神的にはぼろぼろだったので、彼女の無意識はもうどうしてよいか分からず、また意識は、無意識を刺激することができないような、頑なな行動に凝り固まっていた。

会話の後、Gさんに分析の結果が伝えられた。それは、彼女の無意識が二つの矛盾した課題のために機能障害を起こしている、というのも、成功した男性と結婚するという父親の期待を満たすと同時に、それによって父親からの拒否も体験しなくてはならないからだ、という内容であった。しかしまた、無意識は幸福感と快と安定感を模索するので、再び正常に、刺激を受けて機能できるための援助を、Gさん自身から待っている、とも伝えられた。そのためにはトレーニング方法が構築されなければならない。Gさんは、自分でそのようなトレーニング方法を考案し、構築するよう促された。

二度目のセッションでGさんは、私をこんなに誤ってプログラミングした父に対し、はらわたが煮えくり返るほどの思いがあるが、他方、やさしい愛情と好意も抱いている、と言った。それを受けてGさんには、あるトレーニング方法が考案されたが、彼女にとってそれは受け入れやすいものであった。彼女は、落胆させられ、拳で殴りたくなるような、Gさんを拒否し、裏切る父親と、魅力的で優しく、自分がポジティブな感情を向ける父親の両方ともの父親像を頭に思い描くことにしたのである。Gさんは何日も自分の部屋に閉じこもり、怒りとポジティブな感情の間を行き来した。それから彼女は自分の夫に全てを話したが、夫は彼女のことを非常によく理解してくれ、そのような事情があったことを、自分は以前から感じ取っていた、と言った。Gさんはその時突然、夫に対して思いもかけず強い親愛の情を感じた。ただ父親に対する憧憬は止まなかった。しかし彼女はそれを意識的に承認することができるようになった。父親を髣髴させるような男性を見かけると、Gさんの心はいつも騒いだ。彼女は自分の無意識に敬意を払い始め、それを正面から受け止め、今では無意識を病の克服のためによりよく動員することができると考えるようになった。

十一・十三　感情と理性の統合を刺激するためのオートノミートレーニング

人間の行動と動機については、感情と理性が分裂しているという特徴がある。感情は、二つの観点ないしは目標に基づき、行動を操作している。すなわち、(a) 幸福感と快の増加、および (b) 不幸感と不快の減少である。その際、感情が物差しにしているのは、感情的な経験そのものである。過去に経験したポジティブな感情の最大値は、それを再現しようという努力の物差しであり、また指針でもある。一方、過去に経験したネガティブな感情の最大値は、それを回避しよう、あるいはそれから逃避しようとする反応の物差しとなる。人間は理性によっても操作されているにもかかわらず、人間の感情は、しばしば理性が命ずるのとは全く逆の行動を惹き起こすのである。

理性（例えば知的な思考、分析、作用関連の認識、理性の感情への影響、理性による感情の支配、等々）は、とりわけ、社会的協調、社会的労働のプロセス、あるいは人間と自然や人間と神との関係の中から生まれてくる。

理性の座は、神経生物学的には大脳皮質にあり、感情は、大脳辺縁系のような脳の皮質下中枢で創り出される。

人間は社会的（政治的、経済的、職業的）領域において、もっぱら理性的な原則にのみ従うかのように、あたかも完全に理性によってコントロールされた生き物であるかのように振る舞う。しかし人間の行動は原則として、感情的なものと理性的なものの葛藤と分裂によって規定されている。理性は普通、感情が興奮を覚えた当の内容と、感情による理性のコントロールに抗うが、感情はしばしば非常に強力なので、本当は感情に操作された動機の根拠づけに、理性が利用されることがある。理性はしかしまた、非合理な感情によるあらゆる影響や不活化を免れようとするのである。

感情的機能と理性的機能の協調には様々な形態があり、その相互作用の質は、個々人それぞれに特有のものである。私がタイプⅣと名付けた行動パターンにおいては、これら感情的機能と理性的機能が比較的良好に統合された状態にあるので、理性は感情的な満足を許容し、感情はある程度理性に合わせて、理性の影響を受けることを許容する。

感情（例えば喪失体験や罪悪感、苛立ちや興奮等）に非常に強い操作を受けるために、その影響を受けた行動が、病気や死へと繋がりかねない人もいる。また、様々な形態を取る嗜癖も、感情によって支配され、操作されることがあり、感情的で害になる行動と、理性によるコントロールの間に、繋がりが全くないように思えることもある。しかし、非常に理性的で反感情的な、もっぱら理性の声だけを聴き、感情的な興奮を強く押さえつけているように見える人も、究極的には理性のみならず、感情によっても操作されているのである（例えば、感情を吐露するときに体験した非常な不快さによって感情の発露が抑えられている、あるいは、そのような体験を、理性を活性化することで払拭しようとする、といった操作が考えられる）。

オートノミートレーニングは、感情的な傾向を分析、認識し、感情に操作されている欲求をできるだけ充足させることによって、感情と理性の統合を試みる。対象者個々人も、自分の感情的傾向の中にある理性的な側面を認識し、また感情的な衝動に潜む理性的側面を受け入れるので、感情と理性両方の領域がより良く協働するようになるのである。

感情と理性の協働が改善されると、（例えば苛立ちや嗜癖等の）症候が減少するだけでなく、人格の発展も刺激されることになる。こうして人間は、過去の到達できない理想を追い求めることも、今はもはや脅威ではなくなっている危険を避けようとすることも、非合理的であることを学習するのである。それによって人は、今ここにある環境条件により多くの注意を向け、新たな認知―感情的展開を体験することができる。本書に挙げたほとんどの実例や方法は、結局のところ、感情的刺激と理性の統合を目指しているのである。

感情的刺激と理性の統合に適した、一つのオールマイティーな技法があるわけではないので、我々は既に良い結果をもたらしたいくつかの方法を組み合わせて動員しなければならない。また介入は個々人に合わせて構築され、調整されることになる。ある人にとっては一つの洞察を得ることが十分有用であったとしても、他の人には強い感情的な活性化や、あるいは自力活動によって創り出された新たな刺激の構造が必要な場合もある。また別の人にとっては、特定の状況における明確な承認が欠けているという場合もある。そのような例については本書の各所に挙げておいた。

十一・十四　オートノミートレーニングの技法と手段

オートノミートレーニングの方法は、個々人の問題や特質に極力寄り添うように提案される。したがってそこには、いろいろな状況に汎用できるような、既定の技法などは存在しない。言うなればオートノミートレーニングは、いわゆる「既製服」ではなく、「仕立て服」なのである。そのような理由から、以下で紹介できるのは、具体的な個々のケースに厳密に即した内容と、一定の形式のトレーニング方法のみである。行動分析を行った後、オートノミートレーニングでは特に以下のような方法が用いられている。

1　オリエンテーション（概要の説明）

対象者は、セルフレギュレーションの意義、新たな行動パターンの可能性、感情をあるがままに受け入れる技法などについての情報を得ると、これらの情報を意識的あるいは無意識的に受容し、処理し、自分のために利用することができる。

2　刺激の構造

対象者が特定の刺激、環境条件、状態と、その結果としての反応（例えば欲求の充足、不幸感、攻撃性等）の関連を意識するようになると、自分の能動的な行動によって刺激を変える（刺激を遠ざける、あるいは環境条件を新たに構築する）ことを学ぶことができる。

3　感情のトレーニング

感情のトレーニングにおいて対象者は、過去に分離した感情をあるがままに受け入れ、それを新たに理性と統合する。

4　行動のプログラムとそのコントロール要因を変更する

プログラムとコントロール要因は行動に直接的な影響を与えるので、オートノミートレーニングにおいては、プログラムの変更が様々な方法によって試みられる。ただしそのような変更は、常時対象者との密接な共同作業を踏まえて行わなければならない。この共同作業は倫理的な理由からだけでなく、治療上の理由からも必要である。なぜなら人間は、自分の無意識との合意の上で自分の治療上の目標を形成すると思われるからである。変更においては、障害となっているプログラムが不活化され、新たなプログラムが構築される。プログラムの変更は例えば、合意のもとでの催眠（対象者が自分が設定した目標を完全に意識している場合のみに行われる）や、感情の強力な動員等の方法で実施される。

オートノミートレーニングの方法は、個人的ならびに社会的分析に基づいている。それゆえ、それが必要な場合は、対象者の家族というシステムも分析の対象となる。例えば、感情的な起伏の激しいある若い男性が、両親と同居していて、両親からは甘やかされているものの、家族の中では何らかの役割を担っている（例えば両親の関係を調節する触媒の役割等を担っている）としよう。そのような場合は、家族状況を考慮して治療が構築される。例えば、新たな刺激を与えるために、本人と両親の了解のもとで、この青年を一定期間家庭外へ連れ出そうとするなら、そのような介入に関しては本人にも両親にも、どう思うかを尋ねなくてはならない。そうすれば前もって様々な行動のバリエーションを考えることができる。例えば、この青年が両親の声を聴きたくなれば、家に電話をかけることができる、等々。

オートノミートレーニングは個々人の特性に合わせて柔軟に構築されるので、分析の方法も個々人に合わせて調整される。そのため、ほとんどの方法は一度しか使えず、同じものが二度用いられることはまずない。オートノミートレーニングには「レシピ」がないのである。ある治療者が特定の行動のためにはこのレシピしかないと言うなら、その治療者は自分に柔軟性が欠けていることを証明しているようなものである。

十一・十四・一　セルフレギュレーション改善のための練習帳

セルフレギュレーションとは、身体、人間関係および物理的環境に、自力行動を通じて幸福感と安定感と精神的平衡をもたらす環境条件を創り出すことのできる、個々人の能力をいう。我々は例えば、食生活の転換や睡眠の改善、自分にとって重要な人々に対する行動の修正等によって、以前よりも快適な、新たな環境条件を創出することができるのである。

我々は様々な領域に散らばっているいろいろな欲求を日々表明し、それらを充たしながら生きている。欲求とは常に、望ましい状況とその欠如との差違を意味する。しばしば人間の欲求は、即座にはもとより、長い目で見ても、充足されないことがあり、その場合は不幸感や精神的な制止等の誤った反応が生じかねない。

短期的にはポジティブな結果をもたらすように、欲求が充足されることもあるが、そのような充足が長い目で見た場合、どのような結果をもたらすかが見通されていない、あるいは考慮されていないということも珍しくない。例えば、タバコの吸い過ぎ、飲み過ぎ、食べ過ぎ、あるいは運動不足等が、そのような短期的な欲求充足に相当するであろう。

自分を注意深く観察し、以下のことを実感してみるのが、セルフレギュレーション改善の第一歩である。

1 様々な状況で私は自分のことをどう感じているだろう。またそれぞれの状況下で私は自分の行動をどう思っているだろう。

2 ネガティブな状況を変えるために私は何ができるだろう。

人間は、目標に到達するために、基本的に三種類の行動パターンを援用することができる。

1 特定の状況下で、対象から遠ざかる。
2 それまでとは異なり、対象に積極的に働きかける。
3 自分と自分の環境についての解釈と価値づけを変更する。

幸福感と精神的平衡を増進し、欲求充足を改善する目的で新たな行動パターンを構築する場合、セルフレギュレーションあるいは行動レギュレーションは、非常に大きな役割を演じる。

セルフレギュレーションは基本的に五つの要因に配慮する。

1 （例えば人間関係、特定の食習慣に基づく身体的状況等による）これまでに構築されてきた状況。これはまた「これまでに構築されてきた環境条件」と言い換えることもできる。

2 その状況に対する個々人の反応。同じような環境条件に対しても、人それぞれで異なる反応を起こすことがある。例えばパートナーとの密接な信頼関係に、幸福と安心を感じる人もいれば、窒息感と不安を感じる人もいる。

3 個々人の行動レパートリー、すなわち、特定のやり方で行動し反応することのできる個々人の行動能力。

4 個々人の欲求の構造。そこで中心的な役割を担っているのは、感情的に極めて重要な欲求である。

5 人間がその下に置かれている、いわゆる「客観的な」環境条件。

セルフレギュレーションの目的は、考えうる限りで最適の状況を、個々人の行動レパートリーを用いて創り出すことにある。最適の状況とは、欲求を充足させるような反応が起こり、精神的平衡を最大限に生み出すような状況を指す。

セルフレギュレーションにはいろいろな方法がある。精神的平衡に達するために、人間はそれぞれ様々な手段を用いる。社会的に適合した行動パターンによって精神的平衡を獲得する人もいれば、それとは反対に、社会的には不適格な、一見理解に苦しむような行動パターンを用いて目的を達成する人もいる。多くの場合セルフレギュレーションは、大まかに言って比較的単純な手段で維持される一方、良好なセルフレギュレーションをもたらす要因と悪いセルフレギュレーションをもたらす要因の間に、絶えず葛藤があるような人もいる。また、例えばつらい運命の試練や外傷的な出来事によって、長年に渡ってうまく自分を調整できない人も多い。身体的な痛みが一つのシグナルであるように、特定の精神状態——例えば不安、絶望、抑うつ、落胆、絶えざる苛立ちや過度の興奮等——もセルフレギュレーションが障害を起こしているシグナルであると言えよう。

セルフレギュレーションの改善は誰にでも学ぶことができる。しかしその方法は様々である。特定の状況から距離を取ることで成功する人もいれば、まずは食習慣を変えてみる人もいる。通常一度だけの成功や失敗、あるいはたった一つの要因をポジティブなものに変えたといった、単独のプロセスが問題になることはなく、互いに関連しあった多くの要因が作用を及ぼすことになる。セルフレギュレーションは「試行錯誤」の原則に則って学習されるのである。新しく創り出された状況を通じての欲求充足に加えて、自分の弱みや失敗を受け入れることができるようになることもまた重要である。

読者諸賢におかれては、約二カ月の間隔を置いて、繰り返しセルフレギュレーションに関する調査票（第十三章）に答えていただきたい。また、それがセルフレギュレーションのどのような側面を問う内容になっているのかを、意識的に、またとりわけ無意識によって、感得していただきたいと願うものである。調査票に回答する過程で、自分の行動への刺激を受け取ってほしいのである。

本書ではセルフレギュレーションを改善するための一般的指示が若干与えられている。その上で強調しておかなくてはならないのは、結局のところ人間は、幸福感へ達する自分の道をそれぞれに見つけなくてはならないということである。これらの指示はそれゆえ、極めて一般的なレベルに留まらざるを得ない。それでもなお本書は、各自の問題を解決する刺激として、非常に有用なものとなるであろう。

十一・十四・二　セルフレギュレーションを改善するために、私には何ができるのか

1　私は自分自身を観察する。どのような行動パターン、どのような状況や状態が自分にとって快適なのか、あるいはそうでないのかを、ノートに書く、あるいは記憶する。

その後、様々な状況で自分に起こる典型的な反応に考え

を集中する。ネガティブな反応（不安、精神的疲弊、怒り、絶望等）も、ポジティブな反応（幸福感、心地よさ、調和、落ち着き、魅了等）も認識するように努める。

2 特に身体的に、あるいは環境との関係において、自分自身の行動がポジティブな状態を生むか、あるいはネガティブな状態を生むかを考える。私は例えば、精神的に平衡を失ったときに何をするだろう。コーヒーを飲みすぎていないか。寝床の具合はどうか。嫉妬心からパートナーを攻撃していないだろうか。何をしている時に自分は快適だと感じているだろう。私はパートナーから精神的に独立しているだろうか。私は食事を控えめにしているか。運動量は増えたか。自分の不安をよりうまく受け入れられるようになったか、等々。

3 自分の行動の結果についてよく考えてみる。私は自分の行動によって、長期的に見ればポジティブな結果や状態、例えば持続的な幸福感に到達しているだろうか。あるいは短期的に見ればポジティブな環境条件に違いないが、長期的にはネガティブな結果を招くようなことを繰り返していないだろうか。もしかして私は、短期的にも長期的にもネガティブな結果を招くような行動ばかり繰り返していないだろうか。つまり、ポジティブで自分にとって努力しがいのある環境条件を整備することを制止していないだろうか。

4 自分の基本的な欲求や、自分の人格全般に特徴的な行動に配慮する。それに当たっては、自分にとって感情的に最も重要な欲求と、その欲求が生じた時に自分が取る典型的な行動を重視する。

例えば、パートナーに愛情表現の欲求を感じた時、それを制止していないだろうか。あるいは、拒否されるのが不安で、パートナーが行う不当な批判をじっと我慢して聞いてはいないだろうか。

5 環境が自分の問題の原因とどの程度関係しているのか、熟考する。我々は、あまり深く考えずに、何かの原因は全て外的なものにあるという結論に達しがちである。例えば、パートナーや上司の行動、あるいは一般的な社会的不備に、自分の問題の原因があると考えがちなのである。そして、活動的な生き物である我々個々人のほとんどが、幸福感あるいは不幸感という反応を得る環境条件を自分で創り出すことができるということを忘れている。ほんの小さな行動の変更が、自分にとって重要な欲求を充足し、幸福感を決定的に改善することはまれではない。ただし、環境の中にある客観的な不都合もまた、自力活動によって何が変更可能であるか、言い換えれば、自分はどのような環境で——できれば新しく、より落ち着いた反応を示しながら——生きていかなければならないかを知るために、把握されなければならない。

6 そして最後に、自分の最も重要な欲求を充足し、精神的平衡と持続的な幸福感を得るためには、どのような行動パターンが適切なのか、自問してみる。そこでは次のことが考慮される。

- 成功への道が直線的であることはまれである。ほとんどの道には登り下りがあり、逆戻りすることも覚悟しなくてはならない。
- よりポジティブな結果をもたらす行動パターンを模索しようという決心は、ネガティブな状態に甘んじて諦めてしまうよりも、健康と幸福感にとって良い。
- 一時的な失敗や、自分のことを弱いと思う体験も受け入れる。自分の抱える問題については、近しい人々に打ち明けた方が良い。
- セルフレギュレーション、つまり精神的平衡を得るために、他人にとって奇異に思えるような行動パターン——例えば自分と大声で会話する、奇抜な服装をするといった、社会的規範（いつも他人に親切にする等）を逸脱する行動パターン等——を必要とする場合でも、それをよしとする。
- 人間はしばしば長年に渡って、自分にとってはよくないと分かっている状態で過ごしているが、（例えばパートナーと別れたり、新たな仕事を始めたりすることによって）そのような状態を変更することができない、あるいは変更しようとしない。それは人間が、まだ見ぬその結果が、もしかしたらもっとネガティブであることを怖れているからである。その結果、新たな行動パターンを模索しないで、諦めがちにこれまでの行動に留まろうとする。新たな可能性としての問題解決をもたらす行動パターンを模索するに当たっては、自分の行動と、その行動が創り出す環境条件、またその環境条件に対するポジティブないしネガティブな反応の関係を、常に注視しておく必要がある。
- 新たな諸関係を構築するに当たって、人間は建築家でなければならない。つまり、ポジティブあるいはネガティブな反応が生まれる環境条件は、文字通り自分の行動によって創ることができるのだ、という経験をしなくてはならない。こうして人間は自分自身のエキスパートになるのである。そしてそれは、他人の規範や意見に従うよりも、ずっと賢明なことなのである。
- ある種の事象関連が及ぼす効果への確信や信憑は、その人の行動を完全にコントロールする。人間は、事の成り行きを前もって想像することができる（例えば、大変な暑さのために倒れるというイメージを想像することができる）。予測可能な事の成り行きや、想像されたイメージは、行動や様々な反応に影響を与えることができるのである（この例に即して言えば、身体的な根拠はないにもかかわらず、想像通りに、暑さの中で本当に気分が悪くなることがあるのである）。

とりわけ不安の症候の中には、こうなればこうなるといった仮説の先取りや想像に基づいているものが多い。これら阻害的で症候を惹き起こすような仮説や想像は、確かに誤って学習されたものではあるが、だからといってそれらが、その当人が創り出した環境条件と無関係であることは決してない。例えば全く無害な状況下で死の不安が呼び覚まされたとしても、そのような考えあるいは想像は、身体に興奮を起こすような環境条件に刺激されているかもしれない。例えばそれは、コーヒーの摂取過多や心身の疲弊を無視した場合に起こりうる。しかし、自分にとって心地よい活動を展開し、快適な環境条件を創造できるようになると、このような仮説や考え方も自ずと変化してくる。

人間は日々、基本的には以下の三つの異なる精神状態のいずれかをもって自分の環境と対峙している。

- 精神的興奮と苛立ちの状態。
- 精神的制止と抑うつと麻痺の状態。
- 幸福感を伴う精神的平衡の状態（心地よく刺激された状態）。

積極的な行動は、精神的な平衡を持続し、制止や過度の興奮を抑止するのに、大いに貢献する。ここでも次の原則は通用するであろう。すなわち、どのような行動パターンが制止と過度の興奮を、したがってまたそれによる不安、不幸感、抑うつを惹き起こす環境条件を造り出してしまうのか、またどのような行動であれば、精神的平衡と幸福感がもたらされる環境条件が創造されるのかを、我々は自己観察を通して知ることができる、という原則である。

しかる後になすべきは、精神的な興奮と制止をもたらす行動パターンを減らし、あるいは放棄し、幸福感と平衡をもたらす行動パターンを強化することである。

- 生来人はみな、生きる衝動（生きたいという意志）を持っている。この衝動が非常に強い人もいれば、諦観の方が勝っている人もいる。後者の場合、生きる意志は弱体化し、生きているよりは死んだ方がましだと思うような時もある。生きる意志の強い人が精神的な過度の興奮状態に置かれると、自分の健康に対して強い不安を抱くことがある。また諦観に満ちた人が生きる意志を放棄してしまうと、既に好ましくないこの状況が、さらに悪化しかねない。生きる意志や生きる衝動を制止する傾向もまた、自分で創り出す状況に文字通り左右されるということを知っておくことは重要である。新たな、欲求を充足してくれるような反応が生じるように、諦念や絶望を惹起する状況を——例えば自分の仮説や価値判断に変更を加えたり、他の活動に打ち込むこと等によって——変えることができれば、生への衝動は自ずと刺激されるのである。

- 精神的な平衡という反応が生じないような環境条件しか創造されなかったことを最も明確に表すシグナルは、不安である。不安とうまく付き合えないことは、しばしば心身の病的症状の原因となり、時には心身の疲弊にまで至る。というのも、そうなれば人は、不安に無防備にさらされるか、不安を暴力的に押さえ込んでしまう以外の選択肢を失うからである。

ストレスもまた、その多くは不安が心身に及ぼす作用である。急激な不安状態に苦しむ人もいる一方、不安を再び取り除くようなメカニズムを使いこなせる人もいる。また長期間不安にさらされたままで、それを「遮断するメカニズム」を持っていない人もいる。

また「不安に対する不安」を持つ人もいるが、そのような人は、不安を察知したり感知したりしなくて済むなら、自分の欲求充足を犠牲にしてでも、あらゆることをしようとする。例えば極端に遠慮したり、特定の他者に強く迎合したりするのである。個人的な不安（例えば死への不安）があるのかどうか彼らに尋ねると、そんな感情は自分にはないと答える。しかし彼らが、自分にとって重要な人を、死や別離によって失うのではないかという大きな不安をかかえていることは間違いない。実際にそうなると、彼らはしばしば抑うつ、精神的な麻痺状態、生きる衝動の減退に陥るが、自分の不安は依然として感知されないままなのである。人間は自分の不安とどのように付き合えばよいのであろう。

- 不安に支配された状況と、不安の内容を、自己観察によってはっきりと知る。
- もはや不安を惹き起こさないような環境条件を、行動の変更によって創造する。
- 不安が生じたら、その不安を一度そこで断ち切ることができ、その不安が短時間だけしか——長時間はいけない——自分に作用を及ぼさないような環境条件を創出できる行動パターンを模索する。
- 不安の反対のもの、つまりリラックス、幸福感、精神的平衡を増加させるような行動パターンを模索し強化する。

不安は人間の実存的な問題である。したがって、生のあらゆる領域で不安を回避することができるとか、不安の症状が顕著な人間においても不安の回避は可能だ、などと考えるのは、高慢というものであろう。私が提案する上記のような行動の変更はしかしながら、不安の緩和に貢献することができるであろう。

十一・十四・三　セルフレギュレーションによるストレス克服の基本的条件

ストレスとは、個人の社会・心理・生物的な調節機構におけるあらゆる障害を指す。それは刺激―反応関係で生じる適応行動において、要求が過剰であるか、あるいは過少であるという状態を指し、特定の症候（不安、苛立ち、過剰適応等）を惹起する。

つまりストレスとは、身体ないし環境の特定の刺激（環境条件）が、人間に過剰な反応を要求するか、あるいは反応を妨げるということであり、それによって行動の適応機能は阻害され、調節機構（例えばセルフレギュレーション）も阻害されて、症候が惹起される。

セルフレギュレーションとは、自らの行動によって、身体や環境に欲求充足を可能にする反応を生み出し、適応能力を改善し、幸福感を呼び覚ますことで症候をなくす環境条件（刺激）を創出する能力を意味する。最適なセルフレギュレーションは常に、神経システムに調和をもたらし、それによって幸福感を生み出す刺激（環境条件）の創造が可能になる。

ストレスの克服と防止の基盤となる良好なセルフレギュレーションを達成するためには、客観的な（多くの人に共通する）環境条件にも、主観的な（個々人それぞれに特殊な）環境条件にも配慮することが必要である。客観的な環境条件としては、健康な食習慣、定期的で適度な運動、タバコ・酒・特定の物質などに依存しないこと、心地よい寝床、特定の人物・グループ・目的・願望などに過度に依存しないこと、等が挙げられよう。ただし人間にとって、少なくとも一つの社会的グループへの帰属感や、そこへの統合は必要である。

ヘビースモーカーで、大量に酒を飲み、特定の物質や人物に依存し、不健康な食事を取り、運動不足で、したがって体調の悪いような人は、極端なストレスの危険に確実にさらされている。このように客観的な、すなわち全ての人間にとって通用する危険因子の尺度がなくては、ストレスを克服することはできない。

それは事実ではあっても、他方で、人間の個別性、すなわち主観的な欲求や学習された価値判断、個々人特有の反応や行動パターンが、ストレスの発生に非常に大きな役割を演じていることもまた確かである。定期的に運動をし、健康な食事をし、依存から自律して自分の心を整えることだけが重要なのではなく、個人のリズムに合わせ、自分の個性に配慮しながら、様々な活動を統合することもまた大切なのである。

例えば、午後になると疲れを感じる人は、少し休みたいと思うであろうが、スポーツをしたいと思う人もいるであろう。体験される幸福感が、セルフレギュレーションとストレスの克服の成否の指標である。個々人の特性に配慮して様々な活動を、ストレスを克服する方向でうまく統合できれば、幸福感は自ずと生じるものである。

強いストレスにさらされていて、セルフレギュレーションによってはもはやストレスを克服できない人は、（例えば甘いものを大量に食べる、酒を飲む、喫煙する等の）不健康な行動パターンを取ることがある。確かにそのような行動は、短期的には補償的な機能を担い、脳の快中枢を短時間だけ刺激するが、長い目で見れば、自分の健康を犠牲にするものであると言えるであろう。うまく行っているセルフレギュレーションは普通、脳の快中枢を最適に刺激するため、何ら補助手段を必要としない。セルフレギュレーションが良好な人は、アルコールの消費や不健康な食事、喫煙などを自然と嫌悪し、規則的に食事をしたいと思うものだ。セルフレギュレーションが阻害されており、多くの症候を伴うストレス反応を示す人にとっては、健全な生活も何の助けにもならない。このグループに属する人々の寿命はまた、不健康な行動パターンによって快中枢を少なくとも部分的には刺激している人々の寿命よりも短く、その生活の質はずっと劣悪である。

ストレスの発生とその克服のプロセスにとって、以下の理由から非常に大きな役割を果たしているのが主観である。環境から読み取られる多くの情報（例えばある人から愛されているか、あるいは憎まれているかといった）は、主観的に感知されるものである。反対する根拠がないので特定の情報を信じる場合、この情報に対して人は特定の反応を示し、行動パターンを確立する。例えば周囲の大部分の人から尊敬されているような人は、全ての人間から拒否されることがコンプレックスになるであろう。人間は、自己観察と自らの経験によって、自分についてのイメージを獲得する（例えば自分の人生を生きることができない、拒否された人間、いつもせかせかと何かに追われているような人間、快と幸福感の模索に成功した人間、等々）。このような自己イメージ（動的イメージ[*126]）は、ある種のストレス反応を長引かせることもあれば、ストレスを克服するメカニズムを刺激することもある。個々人の自己像が、環境との相互作用と経験に基づいて形成されるものであることは、言うまでもない。

＊126　das dynamische Bild（英 the dynamic image）第五章を参照。

ストレスに打ち勝ち、それを克服する優れた戦術を開発するためには、客観的で多くの人に共通する環境条件のみならず、主観的な側面にも働きかけ、その主観的な側面との相互作用の中で幸福感が生じるように工夫することが肝要である。

十一・十五　どのようにしてストレスを克服するか

十一・十五・一　セルフレギュレーションによるストレスの克服

ここでは読者諸賢が自分のストレスをどのように分析し克服することができるかについて、以下に基本的なモデルを、読者に語りかけるかたちで紹介したい。

最初のステップは自己観察です。どのような状況や状態があなたにストレスをもたらすのか、自分を観察してみてください。あなたのストレスはどんな領域に現れ、様々なストレスの種類はどのように結びついていますか。それらはもしかして、お互いに絡み合っているでしょうか。自己観察が正確であればあるほど、あなたが後にそのストレスの原因を取り除くことができる可能性も高くなります。自己観察は、知らない間に修得できるような能力ではなく、トレーニングが必要です。まずはあなたが最も簡単にアクセスしやすい領域で、自己観察を始めましょう。そしてその要領で、問題があるかもしれない領域に観察の範囲を拡大していきましょう。

夜になるとつい大食してしまい、そのためによく眠れなくなる——なぜそうしてしまうのかを知るために、自分の食習慣について自己観察を始める人もいるでしょう。また、自分が自分の価値をほとんど評価せず、パートナーを非常に高く評価して理想化する傾向を持つ人間であると気づく人もいるでしょう。あるいは、目標を首尾一貫して追求できずに世界をネガティブにしか捉えられず、自分がうまく行っていないのは他人のせいだ、と自分が考えていることに気づく人もいるでしょう。このようなケース全てでストレスが生じることは明らかです。さらに、高い自己批判能力を持っているにもかかわらず、ストレスの原因は外部にある、例えば、自分の職業的な意図は、何らかの競争状態によって阻害されている、と思う人もいるかもしれません。

自己観察に成功すれば、そこで特定されたストレスを克服するために、次のステップに積極的に進まなくてはなりません。一般的な指針としてはまず、以下のコンセプトが有用です。

人間は個々人の欲求と価値観に基づき、自己と環境に関わる行動パターンと活動を構築します。それによって人間は、特定の状態や環境条件を創り出します。この創出には、外部の要因、例えば他人の行動パターンも与っています。通常は個々人の行動と環境の側の活動との相互作用から成立してくる環境条件に対して、人間は自ずとポジティブに、つまり欲求充足と幸福感を感じながら反応するか、あるいはネガティブに反応するかのどちらかです。反応がネガティブであった場合、つまりストレスが生まれ、欲求が充足されなかった場合、その欲求を充足するために、新たな別の活動が構築されなければなりません。つまり、セルフレギュレーションが改善されなければならないのです。多くの人は、ネガティブな反応をしているにもかかわらず、長年に渡って自分の行動を欲求充足が可能なものに変更することができずにいるのです。

自分の行動によって満足と平衡と幸福感がもたらされるように行動を変更するには、基本的に言って三つの可能性があります。

1　特定の人や状態から遠ざかる、あるいは習慣のうちの一つをやめる

例えばある人は、自分のパートナーに対して、過大な要求を突きつけていました。その要求が満たされないと、その人はパートナーに罪悪感を抱かせました。この人は自分のこのような行動パターンを放棄し、パートナーがプレッシャーを感じないように気をつけ、自分に対してパートナーがよりポジティブに反応してくれることを目指しました。

またある人は、上司から抑圧されており、この上司のネガティブな感情の捌け口にされていると感じていました。この推測はどうやら正解のようでした。新たな行動パターンにおいてこの人は、「自分はあなたの不機嫌さの捌け口として奉仕する気持ちはもうありません」と言って、上司とのコミュニケーションを回避しました。そうすることで確かに一時的に緊張が高まりましたが、ストレスの原因の一部は無力化されました。

2　これまでとは違ったやり方で自分の環境に積極的に働きかける

自らの活動によって人間は、自分がその中で生きている外的・内的環境条件の大部分を創り上げています。また人間は、環境をただ受動的に受け入れるというよりは、それに積極的に働きかけます。活動の性質をほんの少しだけ変えることで、置かれている環境が大きく変化するということは、珍しいことではありません。

例えば孤立していたある人は、自分にふさわしく、付き合いたいと望むような人と知りあいになれないことで悩んでいました。一人でいるうちにその人は、劣等感と抑うつを感じ始め、生きる意味などないのではないかと思い始めました。例えば職場や街中、あるいは飲み屋などで面白い人々には出会ったのですが、その人々とコンタクトを取ってみる勇気はありませんで

した。しかしこの人は、「試行錯誤」の法則に則って、新たな行動を学習し、試してみる気になりました。つまり、積極的に人と交流し、様々な話題を切り出して、自分がどんな人々には歓迎され、どんな人々には拒否されるか、という体験を重ねていったのです。そこでは何度も何度も行動が変更され、最も成功した戦術が選択されました。その人はつまり様々な活動をしてみた後に、自分が共感を持ち、関係を深めることができて、一緒にいて心地よく感じるような少数の人間と付き合うようになったのです。

また別の人は、猛烈に働いているにもかかわらず、職場で自分が誤解されているように感じ、悩んでいました。新たな行動の実践に当たってその人は、率直にも、自分を批判している当の本人の元へ行き、話をしました。それによって人間関係が部分的には改善されるとともに、自分を批判する人の動機も知ることができました。それによってさらに、新たな行動の基盤が形成されることになったのです。

身体と環境とに繰り返して新たな環境条件を創り出すという積極的な行動は、生きていくために重要、いやむしろ不可欠と言うべきでしょう。自分の行動を通して環境条件を変更することを放棄し、ネガティブな環境条件に甘んじることは、ストレスの極め付きの原因となるのです。

3　自分の仮説、価値判断、解釈を変更する

人間の脳は、環境や身体から客観的なデータだけを読み取り、それらを例えば数学的な定式に従って客観的に処理するコンピュータではありません。どちらかといえば人間は、コンピュータというよりは、飛行機あるいは複雑な機械に似ています。人間は刺激や状態を、自分が学習した尺度で、主観的に評価します。特定の仮説や価値判断の基準が疑いもなく信じられている場合、そのような考えはその人の行動をコントロールしますし、その状態に対する反応も決まってくるでしょう。自己観察を通じて人間は、いろいろなテーマに関する自分の価値判断の基準、仮説、また解釈がどのようなものか、さらにそれらのテーマがどのような文脈におかれるとストレスを生むのかを知ることができるでしょう。

ある状況に遭遇した場合の価値判断の基準を変えることは、ストレスを克服するのに非常に役立つでしょう。人間はまた、特定のプログラム、いわゆる「もし…なら…」という、一対一対応の価値判断プログラムにも従って行動しているので、それだけを遵守していると、価値判断と特定の感情が永遠に結びついたままということになります。例えば「パートナーに馬鹿にされたり、別れると言って脅されたら、攻撃的になり、極端に拒否的になる」といった結びつきです。

以下に価値判断の基準変更によって、いかにストレスが軽減

されるかを示すいくつかの例を挙げてみます。

Mさん（男性）は長年、妻と離婚したことに苦しんでおり、その苦しみを克服できずにいた。というのも彼は、別れた妻のことを、世界中の他の誰よりも愛しているからであった。別れた妻はMさんにとって、最も強い感情的・性的な興奮の源泉であった。彼女と自分を比べて、Mさん自身は強い劣等感を持っていた。

しかしMさんは、別れた妻も長年自分を愛してくれたのだし、自分は妻を何度も魅了することができたことを思い出した。自己観察によってMさんは、別れた妻との関係において、自分は常に自分自身を取るに足らない、つまらない人間であると解釈する一方で、妻を理想化し、全能とあがめてきた、という結論に達した。Mさんはそのような価値判断を違う方向へ変更し始めた。つまり、パートナーどうしは同じ価値と力があり、同じ潜在力を秘めているはずだ。妻が自分にとって重要であったように、自分もまた妻にとって重要であったはずだ。価値判断の変更が新たな行動をうまくコントロールし、時々妻に会う時も、Mさんはこれまでよりも自尊心を持つことができ、別れた妻との間に心理的な距離が取れるようになった。別れた妻もMさんのこの変化をポジティブに受けとめ、かつての夫を見直すようになった。

ある社長は、自分なりの価値判断基準と解釈のシステムに従って、自分に対する批判者との応酬に全精力を傾け、自分の同僚や同志のことを全く考慮しなかった。自分に対する批判者と絶えず関わっていることが、社長にネガティブな感情とストレスを惹起したため、彼の創造力は目に見えて減退し、仕事にも支障が出るようになった。

新たな行動においてこの社長は、自分の中での批判者たちの価値をできるだけ効果的に切り下げるために、彼らがなぜ批判をするのかという論拠を知る程度までしか、彼らと関わりあわないようにした。社長はそれによって、自分をポジティブに解釈でき、仕事と同僚に向き合うようになった。その結果ストレスは減り、創造的な仕事が可能になった。

三番目の例。この人の価値判断システムと解釈システムの中には、自分の目標やビジョンのための場所がなかった。そして、自分のことをどちらかと言えばネガティブに解釈し、目的やビジョンを追っている人を妬んで、攻撃的になっていた。この人は、その日和見的な行動によって、社会的にはかなり高い地位に到達していたにもかかわらず、抑うつ気味で満足していなかった。

やがて自分に対する解釈を変更するときが来た。その人はポジティブだと思う自分の性質を数え上げてリストを作り、さらにポジティブな自己解釈をもたらしてくれそうな新たな目標や行動パターンを考え出した。この解釈の変更によって、以前は妬みを感じていた人々との間に新たな交流が生まれ、お互いに承認し、高めあうことができるようになった。感情的なものは改善され、この人は隠されていた自分の創造性を承認することができるようになった。

もう一例挙げよう。この人は親からひどく拒否されると感じていたので、自分自身のパートナー関係においても、新たな拒否の状況を繰り返して自ら作り出し、またパートナーと別れた後は、持続的に抑うつを感じて、生きる意味を失うほど苦しんでいた。そしてこの人は、自分を拒否する親を激しく非難し、距離を取った。

この人は、自分の行動モデルの背後に、誤って学習した感情に影響された、また今も影響している価値判断システムと解釈システムがあることに気づいた。そして解釈の変更を試みた。「親は私を愛してくれた。ただ私は、特定の状況下で、当時は充足されなかった非常に強い不満の感情を持つことがあった。しかしそのような事情があるからといって、それは今私が、あらゆる人間関係を台無しにする理由にはならない。子供時代に部分的には満たされなかった欲求があったことを、私は今認識も体験もできる。また、両親やパートナーに対する共感も認識し体験することもできる。私の子供時代の満たされなかった欲求のせいで、私のパートナーが仕打ちを受けるようなことがあってはならない。」

考え方を変更した後、両親との関係は改善され、拒否を生み出す状況をネガティブに反復しなければならないという脅迫観念は、目に見えて減少した。しかし、だからといって、子供時代の満たされなかった欲求の問題が解決したわけでも、それがパートナー関係に影響を与えなくなったわけでもない。それでもなお、過去と現在の間には、よりポジティブで、より欲求を満たす関係が構築された。それは例えば、より意識的でより細やかな人間関係の構築である。

このように、パートナーの中に自分の両親の要素を見る人もいるが、それがパートナーを否定することには繋がらず、パートナーの特徴をより敏感に認識することに通じることもあるのである。

ここに挙げた三つの方法、つまり、距離を取ること、環境への積極的な関わり、そして解釈の変更は、いわば手に手をとりあって、一つの要因が他の要因の変更を刺激する関係にあります。例えば、新たな行動によってその人の環境に有利な条件や反応（例えば満足すべき職場や刺激に富むパートナー関係）が生まれると、解釈の変更に成功するチャンスも大きくなります。そして解釈の変更もまた、新たな行動の刺激になるのです。

個人的なストレスを克服するに当たっては、硬直したプログラムに従うよりは「試行錯誤」のほうがずっとチャンスが大きいということの他に、ストレス克服の成功がしばしば偶然にも依存しているということを知っておくのは重要です（例えば自力活動によってたまたま素敵なパートナーが見つかる、あるいはたまたま自分に合った病気の治療法が見つかる、といったことがあるのです）。そこで大切になるのは、失敗とどう付き合うかです。失敗を恐れてはいけません。失敗はいつも、新たな行動パターンが試みられるべきだという示唆にすぎないのです。

また、人間はとても複雑なシステムであり、多くの領域から成立しているので、ストレスもまた多くの領域で発生しうるということを知っておいてください。たった一度のステップでずっと幸福感を約束してくれるようなストレス克服の試みはありません。それは様々な領域で日々行われなければならないものなのです。あなたの行動が柔軟であればそれだけ、成功のチャンスは大きくなります。

自己を日々観察し、試行錯誤を通して自分にとって心地よい行動パターンを模索しようとするなら、今ここでだけメリットになるようなことばかりを探すのではなく、長期的な学習プロセスが始まるのだと考えてください。あなたは、人生の様々な領域で行動パターンを開発し、互いにそれらを結びつけることで、将来起こりうる問題によりよく対処できることを学ぶのです。あなたは例えば、どのような行動パターンが長い目で見てあなたによいのか、あるいはどのような行動パターンがあなたの直感や無意識から支持されるのかといったことを学ぶでしょう。セルフレギュレーションを刺激するトレーニングは、効果的な刺激とトレーニング方法を提供するので、全般的な指針として確かにあなたの役に立つでしょう。しかし結局のところ、あなたは全く独自の存在として、自分にとってよい方法と行動パターンを自分で見つけなければなりません。というのも、あなた以上にあなたのことをよく知っている人間はいないからです。

人間は強くストレスを生み出すような状況に、しばしば自ら陥ります。ここでいうストレスとは、いわゆるディストレス（悪性ストレス）というものです。これは人間にとってそれを克服するための戦術が欠けているような要求のことで、それゆえにその人が突きつけられている過剰な要求を容易に取り除くことができないようなものを指します。新たな行動パターンは、このようなストレスをも克服し、精神的平衡と幸福感に到達するためのものなのです。

まず、ストレスを生みやすい多くの状況や行動パターンからいくつかを取り上げて、簡単に説明してみましょう。それと同時に、ストレスを克服するのに役立つ行動パターンにも言及します。

反復される拒否

人間が子供のころに、あるいは長じてからもパートナーから、あるいは職場等で、何度も拒否されたと感じると、そこには抑うつや絶望、精神的な無力感、自尊感情の喪失といった症候が生じます。

このようなストレスを克服するために有用なのは、承認されるという体験を改めて可能にするような新たな活動を構築し、拒否の体験を、例えば新たな考え方をすることで無効化し、無力化することです。繰り返される喪失体験にとっても同様のことが言えます。

忠誠をめぐる葛藤

二人の人間それぞれからの期待が互いに相容れないにもかかわらず、その二人からの期待に同時に忠実であろうとするようなことが私たちにはあります。このような状態が長く続くと、疲弊と精神的な絶望感が生じかねません。

ここで重要なのは、できるだけ速やかに、二人のうちの片方ないしは両方に対して忠実でなければならないという義務感を放棄することです。

職場における重圧とハラスメント

満たすことができないような期待と重圧を職場でかけられたり、（例えば上司による）ハラスメントを受けたりして、重いストレス状況に持続的に陥ることがあります。そのような人は、その重圧やハラスメントに適応してしまう傾向を持つことがある上、自分が精神的に傷ついていることに気づこうとしません。例えばある若い医師は、所属部の部長に感情的に強く執着しており、自分がどれだけ部長に対して忠実であり、また自分にいかに能力があるかを見せたがっていました。しかし部長は彼に対して攻撃的な感情を持っており、スタッフミーティングでいつも彼のことを無能な医師だと非難しました。そのような体験に対するこの若い医師の反応は、強い抑うつと絶望の増大でした。三年後、彼は胃がんで亡くなりました（もっとも彼は、他にも多くの仕事を抱えていましたし、また大量にお酒やコーヒーを飲み、またタバコも吸っていました）。

このような状況に陥れば、人は積極的な行動を通じて、これまでと同じストレス反応を起こさなくてよいような環境条件を創造しようと努力するものです。上の例で言えば、部長の発言を別様に解釈する、例えばジョークだと考えることなどです。あるいは、部長と直接的に対峙するという行動に出ることもできるでしょう。これら全てがうまく行かない場合は、ストレス状況に受動的に耐え続けるよりは、辞めて職場を変えた方がまだよいと思われます。

理性と感情の不調和

理性の方が極端に勝っており、感情を許容しない人もいれば、感情の意のままになり、全く非合理的な行動を取る人もいます。このどちらの行動パターンも、ストレスを生むことがあります。

理性と感情を和解させるには、本書にも記されているような、ポジティブおよびネガティブな感情の両方をありのままに受け入れるという方法があります。

快とその充足への非合理な希望

例えば父親（母親）を自分のために獲得する、あるいは別れたパートナーを取り戻すといったある種の幻想に非常に執着していて、今ここに生きることができないような人もいます。

このようなストレスを克服するには、ポジティブならびにネガティブな期待や感情の双方を自分に十分に許容し、味わうことが効果的です。

ネガティブな状況に長期間耐えること

積極的な行動によっては、欲求を充足する新たな環境条件や刺激を創り出すことがもはやできないような時、所与のネガティブな環境条件はストレスを生みやすくなります。

この状態を克服するために必要なことは、自己観察を通して状況を変更するような新たな活動を見つけることです。

刺激の欠如、退屈と単調さ

欲求充足にとって重要な刺激や環境条件を創造できないと、そこで生まれたストレスはとりわけ嗜癖の動機になります。

この状況を克服するためには、自分に刺激を与える環境条件はどのような活動を通して創り出すことができるのか、自問してみる必要があります。

その他のストレス状況には次のようなものがあります。心身の疲弊、過重な負担を自分にかける傾向（例えば疲れや病気の兆候を無視すること等）、喪失体験の痛みを反芻し続けること、特定の他人への過度の執着による自立性の喪失、自分にとって重要なグループからのネガティブな排除、社会的帰属感の喪失、克服されていない別離体験がもたらす持続的な苦痛、職業的な目標追及の持続的な制止、阻害的な状況や人物に対する押さえ切れない苛立ち、等々。

これら全てのストレス状況のいずれにあっても、自分の行動を変えたり、ストレス状況の評価を変えたりするといった自力行動によって、我々はストレスの克服に決定的に貢献することができます。新たな環境条件を創るに当たっては（そしてまたそれには違った反応が続くのですが)、精神的に柔軟かつ創造的であればそれだけ速やかに、我々はこの目標を達成することができるでしょう。逆に、ストレスを生み出す行動にこだわればこだわるほど――例えば、全ては外的な要因が決定する、だからストレス克服のために個々人は何もできないといった確信にこだわればこだわるほど――その克服はより難しくなるように思われます。

十一・十五・二　自ら行うオートノミートレーニング

親愛なる読者のみなさん

みなさんはここまで、セルフレギュレーションや、セルフレギュレーションを刺激する様々な方法について読んでこられました。みなさんはきっと良好なセルフレギュレーションを達成するための数多くの環境条件についてお考えになったことと思います。しかし最後にみなさんはきっとこう自問なさるでしょう。私はどうしたらオートノミートレーニングを、自分個人のため、自分の問題のために応用することができるのだろう。そこで注意すべきことは何だろう。知っておくべき特定の基本的なルール等はあるのだろうか。私はどうすれば最もうまく本当の自分に到達でき、どのような環境条件があればオートノミートレーニングから最大限の利益を引き出すことができるのだろう。

あなたのセルフレギュレーションを刺激するため、私はここでいくつかの方法を紹介したいと思います。

まず、できるだけ詳細に、あなたがあなた自身の人生の様々な環境条件や状態(例えば特定の人間関係、食習慣、運動、睡眠等)に、どのような反応を示すかを観察してみてください。それぞれの領域で、あなたがどのくらい心地よく感じるか、あるいは不快に感じるかを記録してください。さらに、あなたがあなたの人生において、とても幸福であると感じた状況を思い出してみてください。この作業は大切です。というのも人それぞれが自分の幸福のためには異なった状況や刺激を必要としているからです。

もし可能であれば、あなたが幸福に感じた、あるいは感じている状況と、あまり幸福を感じなかった、あるいは感じていない状況との違いを見極めようとしてみてください。

多くの人は、既に儀式のようになってしまった反復する行動を、心地よいと感じるものです。例えば、特定のスポーツをしたり、瞑想をしたり、一定の人間関係を構築したり、等々。過去にあなたが大変心地よいと感じた状況では、あなたは自分の欲求に合致した刺激を創造したり経験したりすることができたのです。あなたが今、自分の行動によってそれに似たような環境条件を創り出すことができるかどうか、想像してみて下さい。

自分を観察してみた結果、自分の人生において全く、あるいはごくまれにしか幸福を感じたことがないと分かった場合、幸福感を改善するために、あなたが精神的および外面的に何を必要としているのかを考えてみて下さい。それは例えば、あなたを取り巻く環境に対するあなたの行動でしょうか。それともあなたが自分自身の人格に至るための他の回路でしょうか。

もしあなたが、圧倒的で、解決しがたいと思われるような何らかの問題（例えば過食やアルコール依存、克服しがたい外傷的な別離、あるいは自己に対する信頼の極端な不足等）と闘っているとしても、そのような解決しがたい問題があるからといって、自分の人格の価値を切り下げたり、自分をネガティブに見たりしないということこそが、最初の一歩になります。

あるがままの自分を心の中で受け入れましょう。そして、とりあえずはまだ、あなたが自分の目標に到達したり自分の問題を解決したりすることができないことを認めましょう。それに続いて、自分を徹底的に観察し、何があなたにとって本当の問題かを見極めましょう。あなたが本当に求めているものは何でしょう。心理的な問題や心身医学的な問題については、絶対確実な解決法などないということを、常に意識しておかなくてはなりません。あなたも他の人々も、ほんのワンステップだけで、満足できる解決法を簡単に見つけることができるほど、単純なシステムではないのです。どのような刺激や状態が自分に適しているのかは、ただ「試行錯誤」によってしか知ることはできない、ということがよくあるのです。

難しい問題を解決するには、原則として二つの方向からの試みがなされなければなりません。

(a) 人は、何らかの理由で自分から遠ざけたいと思っている自分の感情、願望、欲求、行動の傾向を内省的に認識し、それもまた自分の人格の一部を構成していることを実感しなくてはなりません。それを実感した後に、人は精神的により心地よさを感じるようになり、自分に自信ができ、自分の人格がより成熟したように感じるという経験をすることができます。

例えば、自分にとって大変重要な父親ないし母親、あるいは自分のパートナーから再三拒否されると感じている人にとって、そのような体験は、意識的にはもう知覚したくはないほど不快なものになります。それにもかかわらずこのような感情は作用し続け、その人にネガティブな影響を与えます。しかし今後は、自分を拒否しているパートナーや父親（母親）のことを自分は大好きであるということ、そしてこの人々が、自分が望んでいるようには自分を愛してくれないことはとても悲しいことだ、ということを正直に認め、このような感情が自分にストレートに影響を与えてもよいと覚悟します。自分の人格そのものや、他人に対する自分のポジティブあるいはネガティブな感情を、自分に対して正直に認めることができれば、その後あなたは普通、より快適に感じ、自分自身のことをもっと承認することができるという体験をします。そうすればあなたは、あなたの理性を感情と宥和させることができます。つまり、あなたの理性もあなたの感情を受け入れることができるようになり、それまでの感情と理性との隔たりに橋を架けることができるのです。

(b) より多くの幸福感と精神的安定感を期待できると自分が思い描くことができるような新たな環境条件と刺激を、自分の行動を通して作り出すことを試みましょう。そこでは、創造的で自発的な、様々なアプローチと行動パターンを構築しましょう。たとえ新たな活動（例えば他人に電話をかけたり、話しかけたりといった）に最初は不安を感じたとしても、自分にとってそれが良いと感じる限りにおいて、そのような生き方を思い切ってしてみましょう。

(c) ものごとの諸関連をいつも新たな光の下で見るように努力し、自分の人生と、自分と他者との関係にとって最良の、自分に刺激を与えてくれるような説明を見出そうとしましょう。例えば「あれかこれか」方式を柔軟な「あれもこれも」方式に置き換えてみましょう。特定の人や特定の行動パターンに対するネガティブな評価を捨て、コミュニケーションの新たな方法を見つけてみましょう。

自ら行うオートノミートレーニングに関する四つの重要な側面は次の通りです。

- 自分の幸福感を最大限にしてくれるような、自分にとって最も重要な刺激を模索する。
- 幸福感を増す方向へ、積極的に行動する。
- 自分にとって有利になるような説明や解釈を常に模索する。
- 「試行錯誤」の原則に則り、自発的かつ柔軟に行動し、人生には万能の解決法など存在しないことを意識する。

自ら行うオートノミートレーニングに関して常に意識しておくべきは、例えば食習慣の変更や睡眠の改善、自分の人格の理解、病気の克服、依存の減少、といった目標の達成や望ましい行動の実現は、以前の望ましくない行動よりも新たな（別の）行動の方がより多くの幸福感と快、精神的安定感をもたらす場合にのみ、可能だということです。自分も他の人々と同様、快と幸福感と安定感を模索する生き物であり、これらの感情を反復し、強化しようとしています。禁欲主義者は禁欲の中に、瞑想的な人は神との関係の中に、マゾヒストは苦痛の中に、サディストは攻撃の中に幸福を模索しています。もちろんあなたの目標は、他者を尊敬し、支援し、傷つけないことによって、社会的に適合した範囲内で幸福感と快を体験することです。

自ら行うオートノミートレーニングは、短期的な目標と長期的な目標を持っていますが、常に意識しておかなければならないのは、それらの目標を、簡単に、直線的に、揺るぎなく達成できることなどあり得ないということです。人間は極めて複雑なシステムなので、簡単でいつも成功するような解決法があるわけではありません。一挙に問題を解決することは不可能ですし、自力活動を通して到達することのできたポジティブな状況がいつまでも続いたり、また同じ方法が何度も通用することもありません。それでも人は、人生の様々な領域で様々な活動を通じて、比較的持続する幸福感を得られるように努力することができます。幸福感を生み出すような活動を増やし、能力を伸ばすにつれて、人間がこの感情を将来も維持することができる蓋然性は高くなっていくのです。

人間は必ずしも幸福感に到達できるとは限らないし、多くの領域で不安や弱さを示すので、自分が弱り、助けが必要になった時にも自分自身に対してポジティブに向き合う能力を身に付けることが重要です。人は、拒否されるとかネガティブな評価をされるとかいった不安を持つことなく、自分の弱さも強さも、周囲の人間たちに見せることができるのです。

自己観察に基づく自分の分析や結果は、あるときは明確で、あるときはぼやけており、あるときはすんなり納得がいくものであり、またあるときは分かりにくいものです。あるときには、自分は「賢者の石」を見つけた、何が自分を不快にし、どのような行動が自分に幸福感と快をもたらすのかをはっきりと知ることができた、と思うこともあるでしょう。しかしまたあるときには、他の側面の方がより重要に思われ、それまでの認識が蜃気楼のように思えることもあるでしょう。にもかかわらず人は、自己観察と自力活動を続けていれば、能力が落ちたり、心が貧しくなるようなことはなく、その反対により柔軟に、精神的により豊かになっていくのです。

オートノミートレーニングに関して何度も自分を助けてくれる認識は、人生のあらゆる状況において、自力活動を放棄し、諦観を持って受動的に世界に相対するよりも、自力活動を試みる方が、自分の目標と幸福感に到達することがより可能となるということです。

自分のことをより明晰に観察すればそれだけ、自分の助けになるような行動パターンが見出され、問題を克服し、持続的な幸福感に到達できるチャンスがより大きくなります。自己観察によって人は、どのような状況が自分に持続的な不幸感を惹き起こすのか、またどのような状況が自分に幸福感をもたらしてくれるのかを知ることができます。自分が望んでいることを自分で知っていれば、様々な方法で人はそれに到達することができるのです。人は自分個人のためのトレーニングプログラムを開発し、それを試すことができます。人はそれぞれ固有の存在なので、トレーニングプログラムもそれぞれの人の欲求に合致していなくてはなりません。とはいえ誰の状況にも合致し用いることができるような、いくつかの一般的な方法も存在します。

最も重要なのは、以下の三つの方法です。

1 自問してみる。どのような環境条件が自分にとって最良のものなのだろう。そしてどうすればそのような環境条件を、自分の行動によって実現できるだろうか。

2 以前は自分から遠ざけていた感情を、それが自分を強くしてくれることを認識して、受け入れる。例えば、いつも期待を裏切られるような人を好きな場合でも、その気持ちをポジティブに受け入れる。なぜならその方が、心がより軽く感じられ、精神的に自由になるからです。

3 無意識と意識の関係を改善する。自分の無意識が何を欲しているのか自問してみます。最も良いのは、自分が心地よく感じ、リラックスするような状況はどのようなものかを問うことです。そうすれば、本能ならびに感情にコントロールされた知性は強化されます。自分の無意識が明確な課題を追求せず、いささか混乱している場合には、無意識が再びフルにポジティブに活動できるような行動を取ります。例えば職業上の目標を言えなかったり、孤独な状況を脱してパートナーを探す決心がつかなかったりする場合、無意識がそのような目標の実現に従事することは期待できません。それゆえ、目標と活動を明確化し、自分の無意識もそれらの実現にフルに参入できるような様々な状況を、新しく構築することを目指します。自分の無意識、つまり感情と本能が参入できるように、アクティブに行動することを試みること――それは意識的な目標設定によって、無意識にも課題を課すことを意味するのです。

十一・十五・三　オートノミートレーニングはなぜ効果的なのか

読者諸賢は、オートノミートレーニングによってなぜこれほど迅速に効果が現れ、またしばしばその後長期に渡ってその効果が続くのか、という疑問を持たれるであろう。それは、人間というものは変化しにくいものであり、また端的に害になるような行動パターンを、何年にも渡ってどんなに苦心惨憺しても、放棄できないものであると認識されているからであろう。

オートノミートレーニングは、それを行った対象者の平均して約四〇%に対して、長期的な効果がある。オートノミートレーニングになぜ特別な効果があるのか、というように問いに答えるために、最後になおいくつかの側面について述べておきたい。

オートノミートレーニングが集中的に取り組むのは、今ここに実在する欲求・葛藤・目標の分析、および介入である。人間は日々更新される状況下に生き、新たな欲求を抱く。対象者がオートノミートレーニングの中で自らについて述べるとき、その人はその時点での状況によって決定され、動機づけられていることになる。オートノミートレーニングは、この現存する状況と取り組み、自分に対する自信や、自己コントロール能力を改善し、新たな動機を刺激し、新たな自己像を形成するような行動パターンを刺激する。オートノミートレーニングにおける治療が成功するのは、欲求と感情が刺激される瞬間である。

オートノミートレーニングにおける介入は、多くの場合わずか数時間で終了する。それゆえ、その時間内に人格のプログラムを完全に変更することは不可能であるし、またしばしば長い年月を必要とする成熟のプロセスを短縮することもできない。オートノミートレーニングにおいてはしかし、いわば路線を変更する転轍の切り替えが行われるのである。そこでは例えば、長期的な行動プロセスに影響を与えるような行動のコントロールが行われる。見かけ上はありきたりの情報や介入が、しばしばその後の数年間に渡る発展のプロセスを刺激するような、根本的な行動のコントロールを惹起することもある。その前提条件は、行われる介入が現存する欲求の構造と問題状況に最適にマッチし、それらに効果を示すことである。以下に挙げるのは、そのような単純な情報が、ある若い男性の助けとなった例である。

Hさん（男性）は二十五歳、ハイデルベルク大学で数学を学び終えたところである。彼は私に、自分の問題について次のように述べた。自分は外見がよく、女性たちと簡単に最初のコンタクトを取ることができるにもかかわらず、女性たちからひどく拒否され軽蔑されているように感じる。最近はよく自殺を考える。女性に関して感じている問題をHさんは次のように述べた。女性と知り合うと、彼女たちは私とすぐにカフェに行き、おしゃべりを楽しむ。彼女たちは最初はみな感じがよく、私は自分が彼女たちに認められている、それどころか私に魅了されているという印象を受ける。私はとても感情の起伏が激しく、また夢中になることができる人間である。一時間ほどすると私は女性たちに魅了され、すっかり夢中になってしまう。そうなると私は女性たちに、どれだけ彼女たちが素晴らしいか、どんなに私が彼女たちを気に入っているか、そしてぜひお付き合いしたい、それどころか結婚して子供がほしいと告白してしまうのだ。私が話している間、私はまず、女性たちがいぶかしげなまなざしを向けているのに気づき、しだいに顔色が変わり、やがては全く理解できないといった様子で、石のように固まってしまうのに気づく。すぐに出て行ってしまう人もいるし、あなたはいい人だけど、と言いながら、それ以上は親密にならないように、きっぱりと壁を作る人もいる。他の男たちには恋人がいたり妻がいたりするのだから、そのような男たちが女性からの承認と愛を勝ち得ているのは論理的帰結であろう。とすれば、私は何らかの意味で彼らよりも劣っているに違いない。

こう話したあと、彼はトレーナーから一つの情報を得た。「数学に定理があるように、心理学にも、絶対的に通用するとは言えないものの、高い蓋然性で通用する定理があります。もし千人の男性が、女性に対してあなたのように振る舞うとすれば、九九九人は女性から拒否されます。あなたの反応は不自然なので、女性たちは驚き、まさに侮蔑されたように感じるのです。」その他のいくつかの情報を得たのちHさんは、もしかして自分には拒否されるような価値しかないのではなく、自分の間違った行動パターンが原因だったのか、と訊いてきた。「もしそうなら、自分は非常にラッキーだ。」その後彼は、私にどのような行動を取れば成功するかを尋ねた。それ以来Hさんは私の示唆したモデルを採用し、多くの女友達ができた。Hさんは三十歳で結婚し、五十歳になった今も三人の子供たちと幸福な結婚生活を送っている。数年前彼と会ったとき、彼は私のことを、大学卒業後に自分を自殺から救ってくれた友人にして心の専門家なのだ、と自分の妻に紹介した。

オートノミートレーニングはHさん以外の人々にも、いろいろな情報や行動の指針、特別なトレーニング方法を与え、援助してきた。ある人は、自分自身については多くのことを知っているが、望んでいる行動を実践してよいという命令を自分に与えてほしい、と言った。この人は自分の性的な想像力と、その実践に対して課せられた制止との葛藤に苦しんでいた。実践してよいという許しが得られて、この人は自らを幸福にできる行動パターンを構築することができた。

オートノミートレーニングでは、タイミング良く、後々の変化を惹起するような適切な介入を見つけ出すことが肝要である。

オートノミートレーニングが効果をあげる中心的な要因は、幸福感と快、満足感と安定感、そして精神的な平衡への欲求が、どの人間にも生まれつき備わっているという事実にある。だからこそ、トレーニングによって身につく、罪の意識も葛藤もない幸福感の獲得と、不快の源泉の撤廃を目指す行動モデルが、最も重要な個人的動機と合致するのである。調整がうまくいっている人間であるためには、本来であれば自己コントロールのプロセスが作動し続けるように、幸福感をもたらす行動パターンを持続的に構築していかなければならないであろう。しかし我々の文明はそれに逆行している。我々の文明においては依存傾向や情報の不足、誤った行動パターンや誤った解釈が、セルフレギュレーションを阻害しているのである。多くの人が、手が届くはずの幸福から遠ざかり、また自分で創り出した不快の源泉に苦しみながら、認知―感情的なコルセットをはめたままなのである。オートノミートレーニングは対象者に対して、それが分析と介入が幸福感を増し、不快を取り除くためのものであることを最初から明確にする。具体的な個々の対象者にとってその目標到達がいかに容易であるか、あるいは困難であるかはさておき、オートノミートレーニングでは幸福感を増すための中心的な動機が刺激される。そこでは新たな自己分析が行われ、自己観察が刺激され、行動パターンの効果が、つまりそれがどれだけ幸福感や不幸感を生むかということが精査され、新たな行動パターンが構想されたり、試みられたりする。新たな行動パターンを試す強い動機は幸福感の模索である。特定の領域で幸福感が達成されると、他の領域でもそれが複製されるか、あるいはその良い影響を受けるという傾向が生じる。このプロセスの中で人間は、自分をあるがままに受け入れ、当面の失敗も甘受することを学ぶが、自分の目標設定が正しいこともまた学ぶのである。快と幸福感を模索する人間は、周囲の人間に対してもより寛容に、より人間的になる。というのも、そのような人は周囲の人間が幸福になることをも望むからである。

既に紹介されているようないくつかのモデルを学習するほどの動機のある人は、もちろんのこと、トレーナーとともに、自分の目標到達の助けとなる特定の治療的方法を開発しようという高い動機を持っている。このような人はその課程で、自分が固有の存在として理解されているということ、また自分に固有の葛藤や、不安、弱点、または長所や強みが問題になっているということを、トレーナーから聞き知ることになる。幸福感を増進させるための治療では、個々人が既に持っている資源が利用されるので、人は自分が目標を達成するに当たっての自信と能力を感じることができる。もちろん人によってその目標は様々な領域に分散している。ある人は過食と不眠に悩んでおり、また別の人は、自分を否定し拒否する職場の上司との間に問題を抱えている。また別の人は、パートナーとの葛藤に苦しんでいる。しかしこれらみなに共通しているのは、みなが失われた幸福感を探しているということである。過食の人は、より少なく食べることに快を見出すことで、この幸福感に到達することができるであろう。上司に苦しめられている人は、おそらくその上司のもとを離れ、自分の能力によりよく配慮してくれるような新たな職場を見つけることによって、より大きな快適さを感じることができるであろう。パートナーとの葛藤に悩む人は、パートナーとの距離を上手く調節することを学ぶことによって、幸福感に到達することができるであろう。

自分で作った、不快と不幸と悩みの牢獄の中で暮らしている人もいる。このような人は非常に疎外されているので、一見、幸福感へ到達するための手がかりすらつかめず、それどころか、快の源泉になるかもしれないものが目の前にあっても、それに対してパニック的な不安を見せることもある。しかしそのような人をじっくり分析してみると、その人がしばしばまさに自分の行動を通じて、倒錯的な方法で幸福感を求めており、脅威を回避しようとしていることが分かる。例えば父親（母親）に極端に執着しており、親以外の他者に奉仕することのできない人は、他者への接近を脅威と感じていると同時に、自分に対して常に懲罰的で、自分を拒否したいという欲求を持っていることがある。オートノミートレーニングにおいては、この人も、そのような状況下では正しく振る舞っていると認識している。というのも、この人は、確かに回り道をしてはいるが、究極的には幸福感を求め、不快の源泉を回避しようとしているからである。オートノミートレーニングにおいてこのような人が、「あなたは幸福感を模索しているのだ」と指摘されれば、幸福感を追求しようとするその人の遺伝的な潜在力が、それを他の領域で試みようという刺激を受けることになる。

治療事例を一つ挙げてみよう。

三十五歳のLさん（女性）は、まだ母親と同居している。母親は彼女に外の世界がいかに敵に満ちているかというイメージを与え、自分と一緒に暮らすことだけが快と幸福感をもたらすと言っている。Lさんは男性から話しかけられるとパニック的な不安を感じ、大声で「私にかまわないでください」と叫ぶ。Lさんは非常に勤勉で、二つの大学課程を修了したが、その間常に感冒や気管支炎、腎盂炎など様々な疾病を患っていた。彼女は病気になっても休息しようとせず、自分に過度の負担をかけ、不眠を睡眠薬や抗不安薬でごまかした。彼女は、生きること自体が自分の唯一の悩みで不幸だ、と言った。彼女は自分の将来が見えず、不安感に悩まされ、母親に対しては非常にアンビバレントであるという。母親を憎むときと、理想化するときがあるそうだ。彼女はトレーナーに、将来自分の人生をよりよく形作ることができるように、自分が置かれている状況を説明してほしいと依頼した。トレーナーはこれを引き受けたが、自分の解釈に対してどう思うかを話してほしい、とLさんに求めた。

「あなたは全体としては、ご自分の行動を通じて幸福感と快を模索しようとしておいでです。あなたにとって部分的にはポジティブに作用するようなお母様をお持ちなので、あなたは長年に渡って、お母様と密接な関係を保ったままで幸福感を実現しようと努力してこられました。それゆえにあなたは、あなたをもしかしたらお母様から引き離すかもしれないものを、全て頑なに拒否してきました。そうしながらもあなたは幸福感と安定感を探していたのです。そのうちあなたはお母様との間に葛藤を感じ、アンビバレントな気持ちを抱き始めました。おそらくそれは、あなたが他の人間との交際の中にも幸福感があるのではないかと期待し始めたからでしょう。このステップもまた理にかなったものです。というのも、それによってあなたにとっては、より多くの幸福へのチャンスが開かれるからです。長い間あなたが苦しんできたのは、外とのコンタクトを諦めてきたからです。しかしおそらくこの外とのコンタクトの放棄が、あなたにある種の幸福感と安定感をもたらしてきたのも確かでしょう。多くの人は、悩みと苦しみの中にも幸福感を探すものです。あなたのこれまでの生き方に基づけば、私はあなたが、他の生活領域、例えば他の人間たちとの交際や職業生活、あるいは食生活などにおいても、幸福感を模索することができる能力があると思います。私はまた、他の領域でさらに幸福感を模索するために、まだ制止や不安が現れるような領域ではとりあえず幸福感を諦めることができる能力をお持ちだと思います。」

　Lさんは以上の解釈に、目を輝かせて次のように答えた。

「まず私が嬉しかったのは、先生が私の人生は失敗ではないとおっしゃり、私が幸福感を模索していること、そしてそれを見つけることができるであろうことを信じて下さったことです。それは私の将来にとって大きな勇気を与えてくれました。私は半年間精神分析療法に通い、そこでは自分が重症の対人関係障害を持ち、母親に完全に執着していると思われている、という印象を持っていました。私はその治療をやめましたが、それは私がそこでは、新たな行動を知ることができず、延々と続く面接によっては、自分の過去と母親との関係を遡って修復するような処理ができそうにないと考えたからです。私は今、罪悪感を持たなくてもよい幸福感の模索のための素晴らしいアプローチを見つけましたが、先生の解釈が私の心の中で、本当にその通りだと腑に落ちました。」

十一・十六　優れたオートノミートレーナーになるためにはどのような資質が必要か

　優秀なオートノミートレーナーにとりわけ必要なのは、極めて高い感情移入能力である。すなわち、個々の人間の独自性に関して、その問題を理解するだけではなく、共に感じることのできるような、十分な感情移入能力が必要なのである。また優秀なオートノミートレーナーには、自分においてだけでなく、他者においても快と幸福感を実現しようとするモチベーションが必要である。また思考においては柔軟でこだわりがなく、人間の複雑さに配慮することができ、既存の諸関連にとらわれないことが望ましい。

　優秀なオートノミートレーナーには、本質的なものとそうでないものを見分ける勘が必要である。また、特定の介入ののちに問題の解決を一途に期待するようではいけない。問題が解決しなくても、治療の対象者をあるがままに受け入れ、成功を強要してはならない。問題が解決されると、喜びだけでなく、驚きもまた生じるのである。

ここで読者諸賢はこう問うであろう。ほんの数時間のうちに誤った行動の原因を認識し、さらには治療を成功させることなどが、どうして可能なのだろう。このような疑問の背景には、しばしば誤解がある。というのも、問題行動に唯一の原因があるということは、ほとんどないからである。一つの問題は、たいていの場合数多くの要因の相互作用によって決定されている。オートノミートレーニングでは一つの問題に対して多方面からアプローチを行い、一つの重要な要因に影響を与えようとするが、それは変化を受けた要因がその他の領域においても変化を惹き起こすことを期待しているからである。これはいわゆる底引き網効果を狙ってのことである[*127]。例えばある人が強力で非合理的な不安感とパニック的な不安の発作に苦しんでおり、同時に大量のコーヒーを消費し、さらに、その人にとって重要な人物に対するアンビバレンス、あるいはその人から距離を取ることによって、欲求充足のための一貫した行動が阻害されているとしよう。そのような場合、治療的な成功は、コーヒーの消費を根本的に放棄した場合にも、また自分の欲求を充足させる行動パターンを学習した場合にも現れる可能性がある。前者の場合は刺激物を取らなくなったために中枢神経系の興奮が収まったのであり、後者の場合は自力活動によって精神的な満足感が構築された結果、コーヒーによる中枢神経系の刺激がもはや不安を生み出すようには作用しなくなったのである。

治療に興味を持つ読者諸賢が立てる二つ目の問いは、次のようなものであろう。私はどうすればオートノミートレーニングを学ぶことができるのだろうか。自分は特定の領域に関して、この本の著者が持っているような能力を持っていないかもしれないので、なにか非常に厳密なレシピのようなものが必要なのではないだろうか。このような疑問の背後にも、やはりしばしば誤解がある。オートノミートレーニングには確かに多くのルールや原則があるが、その実践法は極めて柔軟であり、個々人に合わせたものである。オートノミートレーニングにおいては、個々の治療者、助言者、トレーナーはそれぞれの個性を発揮してよいのである。その際、いくつかの法則やルールさえ遵守されれば、それでよい。例えばそれらは「来談者に対する解釈は性急すぎてはいけない」、「自分の経験や理論的な仮定に基づいて、来談者が何を必要としているのかを、自分はあらかじめ知っているなどと思ってはいけない」といったものである。

オートノミートレーニングにおいてトレーナーはまず、来談者の心理的な力動、例えばその人の充足されたあるいは充足されなかった欲求、期待、願望、あるいはその人の行動パターンや行動戦略、それによって得られた体験等を自分自身で十全に[*128]

感じ取り、来談者との会話のテーマを、その人にとって個人的に最も重要な欲求、感情、目的に絞り込む。来談者個人の力動とトレーナーの直観的また専門的な知があいまって、新たな行動パターンが構想されるのであるが、それは来談者によるフィードバックを即座に受けなければならない。

　来談者が自分の問題を開陳したら、オートノミートレーニングでは、その内容に合わせた様々なレベルでの分析が行われる。例えばそれは刺激―反応分析などである。ここでは特定の刺激、環境条件、状態とそれによって惹起される反応（例えば感情や特定の行動パターン等）の関係が観察される。人間の多くの反応は、特定の外的・内的環境条件によって、しばしば自動的に惹き起こされる。刺激―反応関係が知られている場合においてのみ、それを惹き起こす環境条件を変更することによって、反応を変えることができるのである。コーヒーの摂取によって不安が惹き起こされる例については先に述べた。上記の例で既に明らかなように、反応は単純な環境条件にだけ依存しているのではない。というのも個々の環境条件そのものもまた特定の文脈に繋がっているからである。したがって反応もまたしばしば複雑で複合的に定義されなければならない。

　特定の反応、特に健康の維持にとって決定的に重要な反応のために、種々の環境条件がいかに重要であるかを示すため、ハイデルベルク研究から一つの事例を挙げてみたい。

　ともに五十五歳の夫婦が、面接調査の後、一人ずつ面接者と話がしたいと言った。まず最初に妻の方が面接者と二人だけで話をした。彼女は夫をとても愛していることを強調したが、三十年も前からある問題を引きずっていると言った。そのために彼女は長い間精も根も尽き果てているらしい。「夫はいびきをかき、静かに寝てくれません。そのため私の眠りはとても浅いのです。私が寝入るとすぐ、彼が私を起こしてしまうので、私はそのあとふつう四時間以上は寝付けず、朝になっても眠いのです。私は夫に、別の部屋で寝たいとは言い出せません。私たちの家は大きいのですが、私がそんなこと言えば彼は自分の人格が拒否されたと考えるだろうし、そんなことに彼は耐えられないと思うのです。」

　次は夫の方が面接者と二人で話をした。彼もまたすぐに自分が妻をとても愛しており、妻といると基本的には幸福に感じるが、小さな問題が一つあると言った。妻が三十年来彼の眠りを妨げるというのだ。というのも自分がよく眠れないでいると、妻が汗をかき、眠れないでいるからだそうだ。妻が起きている

＊127　der Schleppnetz-Effekt（英 the trawl effect）

＊128　トレーナー自身

のを感じると自分はさらに神経質になり、ベッドの上で輾転反側することになると言う。自分たちは部屋数の多い大きな家に住んでいるが、他の部屋へ移ることは考えられない、なぜなら、そうすれば妻は自分が拒否されたと感じるであろうから。この問題のために彼は数年前から疲れ切っており、心安らかでないらしい。

この事例はオートノミートレーニングにとっては、たやすい遊戯のようなものであった。夫と妻の両方に同時に、結婚後長らくたってから夫婦が別々の部屋で寝ることは全く健全なことであり、そうすることでお互いの波長が合わなくなるどころか、反対に改善するものであることが告げられた。このような新たな行動が自分たちに合っていると思うなら手を挙げてほしいと指示すると、ためらいながらではあるが、二人は同時に手を挙げた。会話と介入は一九七三年に行われた。二十年後、すなわち一九九三年、追跡調査が行われた。この夫婦は二人とも七十五歳になり、健康に幸福に暮らしていた。二人に寝室を共にしているかそれとも別の部屋で寝ているかを尋ねたところ、二人そろって「別々です」と強調したが、それはお互いのことをあまりよく理解し合っていないということを意味しないと言う。どのくらい寝室を別にしているのかという質問には、「だいたい二十年前から」と答えた。どうしてそうしようと思ったのかを、彼らはもう忘れてしまっていたが、寝室を共にするしないの双方に、それぞれいい点も悪い点もあることは語った。明らかになったのは、最初の調査の時と比べると、妻の方は大量に服用していた睡眠薬を全く飲まなくなり、夫の方は毎日飲んでいた酒の量が大幅に減少したこと、そして二人とも運動量が増えたことである。阻害的な環境条件が撤廃されたことで底引き網効果によって、様々な領域で多くのポジティブな効果がもたらされることになったのである。

刺激—反応分析においては、起こっている反応に注目して、体内の環境条件（例えば飲酒と睡眠時における呼吸障害の関係等）と物理的あるいは社会的な環境条件の両方が観察される。例えばある人は、拒否されパートナーから捨てられたと感じる場合に、不健康な過食を示す。また別の人は同じ環境条件下では、ほとんど何も食べなくなり、極端に痩せ細る。しかしその同じ人が、パートナーと良好な関係にあり、パートナーに受け入れられていると感じる場合には、過食を示すのである。この見かけ上の矛盾はしかし、うまく説明することができる。つまり、強い感情的な興奮が生じると、食事はそれほど重要ではなくなり、基礎代謝が高まる、という一般法則がある。ある人の場合はパートナーとうまくいっている場合に感情的な刺激を強く受け、パートナーがいないと受動的、抑うつ的になる。また別の人の場合、パートナーとずっと一緒にいると、受ける刺激が乏しく、別離の際には活動が強くなり、強い興奮を起こすことになる。つまり我々が見た例では二人とも、自分があまり刺激を受けていないと感じる場合に過食を示すのである。

物理的環境と惹き起こされる反応との関係に関しても、刺激―反応分析は多くの領域で応用可能である。例えば、背中の痛みに対処して柔らかいマットレスを当ててみたり、長期に渡るわずらわしい症状に対して薬を服用したり、あるいは服用するのをやめたりして、その症状がなくなるかどうかの反応を分析する等である。

刺激―反応分析ののちにオートノミートレーナーは、来談者と共に、新たな刺激関係の構築、ないし、ふつうは新たな行動パターンを通して成立する新たな環境条件の構築に向けて努力する。

オートノミートレーニングにおけるほかの分析は、例えば、個人的な葛藤の処理や欲求を表明する際の制止に関するものであるが、その際配慮されなければばらないのは、例えば感情と理性の相互作用といった様々な要因である。そのような分析と治療に関しても本書の中で紹介した。

オートノミートレーニングが個人の独自性に深く関わるものであるにもかかわらず、そこにはトレーナーが配慮すべき一定のルールや法則がある。それらはつまり、その妥当性が繰り返し実証されてきたルールや法則なのである。そのいくつかを列挙しておこう。

ある人がネガティブな結果（例えば過食や過度の飲酒等）を招くことが分かっていながら、なかなかやめられない行動を放棄しようと決意し、新たな行動を実行できるのはただ、その新たな行動が以前の問題のある行動よりも多くの幸福感と快をもたらし、以前の行動が極めてネガティブで嫌悪を催すものと感じられるようになった場合のみである。そのような幸福感ないし嫌悪感の強さには、個々人の間で大きな違いが見られる。非常に早期に問題的な行動を放棄できる人もいれば、それが尽大な損害を与えることになって初めて、ようやく放棄できるような人もいるのである。

分析とオートノミートレーニングについては、解釈や主観的な評価も非常に大きな役割を担っている。例えばある人がその人のパートナーと別れなければならない場合、その人は別離の外傷的な側面だけしか認識できないかもしれないし、あるいは別離がもたらす新たなチャンスをも認識できるかもしれない。一つの事象をどのような視点で見るかによって、新たな行動パターンとそれに伴う結果が生じてくるのである。

オートノミートレーニングにおいては、分析と中心となっているコントロール要因に及ぼす影響が最も重要である。人間の行動は、様々な要因を通してコントロールされ、導かれ、影響されうる。例えば明確な生への意志、性的な快の模索、職業上の目的、親の願いや期待に応えようとするモチベーションといった要因である。また死にたいという願望や、そのほか様々な、抑うつと不安を惹起する症候等の、ネガティブなコントロール要因もある。オートノミートレーニングの目的は、幸福感と快と安定感を常に強化するために、ネガティブなコントロール要因を撤廃し、ポジティブなコントロール要因を構築することにある。その際、例えば来談者の人生設計や目的、見解等に配慮し、常に来談者と協調しながらトレーニングを進めていくことが肝要である。

オートノミートレーニングは、以前その人がそうであったような人間から新たな人間を作り出そうとしているのではない。むしろその人が自分の欲求、願望、目標を実現できるよう、援助の手を差し伸べるのである。本書の目的もここにある。

十一・十七　治療者のための指針——オートノミートレーニングを学習するための重要ポイント

オートノミートレーニングは結局のところ、セルフレギュレーションを改善するために、幸福感と問題解決能力を増進させることを目標として、人の生き方に助言を与え、トレーニングを行うものであって、心身の病的な状態の治療法ではない。しかしオートノミートレーニングには絶大な副次的効果が見られ、トレーニング後には病気になること自体が減り、また病気であってもその経過に改善が見られるようになる。この点からすると、オートノミートレーニングは、間接的な治療法であるという言い方ができるかもしれない。

以下にオートノミートレーニングにおける手法の学習と実践のための重要ポイントを、指針という形で列挙したい。

1 オートノミートレーニングが集中的に取り組むのは病的な症状の治癒ではなく、自力活動の刺激である。その目標は、対象者のシステムが自らの能力を発揮できる領域における幸福感と快と安定感の獲得である（達成可能な幸福感）。

2 対象者自身が話をしたい、答えたいと思うようなテーマを決定する。

3 分析と解釈は、トレーニングの目的である達成可能な幸福感への到達に向けて行われる。

4 あらかじめ決められている介入法を取らない。つまり個々人それぞれに特別なトレーニング法を構築する。

5 使用されるトレーニング法は、具体的な状況下で日常的に行われている行動と関連づける。

6 介入は理性的に理解された行動や評価のプログラムだけではなく、感情的体験にも影響を及ぼす。それによって新たな、心地よいジンテーゼ[*129]が、つまり新たな評価とポジティブな感情と新たな行動指針との統合が可能となる。

7　分析の結果と新たな行動モデルを伝えること自体が、対象者にとって実存的な重要性を持つ領域における感情的承認と関連づけられる。

8　個人的な行動・感情・評価システムの相互作用が個々人それぞれに個別的であると見なされる。以上の理由から、対象者の個人的な述懐は、注意深く傾聴されなければならない。個々人は自分自身について熟知している、能力のある専門家であると見なされる。常に問われなければならないのは、「私の説明の試みは、あなたにはどう聞こえますか、あなたはどのように説明されますか」等である。

9　学問的成果、トレーナーの人生経験と観察経験が対象者とのコミュニケーションに動員されるが、それらは助言者という立場からではなく、あくまでも対等な個人というシステムが発する問いとして動員されなければならない。

10　個々のオートノミートレーナーは、自らの知識と経験に準拠するのではあるが、オートノミートレーニングの基本的ルールは常に厳守しなくてはならない（その際最も重要な基本的指針は、個々人を常に自分と同じ能力を持ったシステムと見なさなければならないということであり、いかなる方法や助言や分析結果の伝達も、権威主義的に用いてはならないということである）。

11　対象者が自由に話をする、あるいは質問に答える形で話をしている間に、トレーナーは分析上の仮説を立てる（例えば不幸感の原因、目指すべき行動、感情的に極めて重要な欲求、制止や過度の興奮の原因等について）。その仮説を、対等な個人としてトレーナーは、問いかけとして発する。対等な個人である対象者に矛盾なく受け入れられるような仮説のみがトレーニングシステムの中では重要性を持つのである。

12　仮説は原因の分析にも問題解決をもたらす行動のステップにも関連づけられ、常に対象者により多くの幸福感と快と安定感をもたらすような行動パターンを確立するという目標に向けられなくてはならない。

13　対象者はオートノミートレーニングの中で、トレーナーが構築した仮説を対等の立場で受け入れたり、変更を加えたり、あるいはそれを全く拒否したりすることができる。拒否の場合は新たな仮説が、さらなる対話を通じて構築され

＊129　Synthese（英 synthesis）ヘーゲルの弁証法の「合」。本文（十一・十八・一節）において後述される説明を参照。

る。仮説は、何かに誘導したり、示唆を与えるような形態ではなく、対等な個人に対する問いかけという形で構築される。

14 仮説を立てる目的は以下のようなものである。

(a) 制止、障害となる要因の原因の推測。

(b) 対象者にとって感情的に極めて重要な欲求と関連した、対象者が暗示的ないしは明示的に体験できる、トレーナーによる対象者の承認。

(c) ネガティブで悲観的な、外傷的な反応を惹起するような仮説を立てたり、そのような仮説を対象者に伝えたりしないこと。

(d) 誤った行動の原因や分析を、問題解決をもたらす新たな行動と結びつけること。

(e) ポジティブに体験された感情、新たな価値評価システムを、将来的に期待されるポジティブな効果に統合すること。

(f) 仮説の構築は対象者が語る内容に従って行われるが、その仮説は対象者によって、その語る内容の文脈において完全に理解されなければならない。

15 トレーナーの仮説が理性的にも感情的にも、また将来のビジョンとしても対象者にポジティブに受け入れられた場合、高いモチベーションが期待できる。このような行動を我々は符合点と呼ぶ。

16 符合点に至ると対象者は、長期的で感情的な視点と、理性的に理解でき、心地よい新しい視点の両方を得ることができる。

17 オートノミートレーニングは、(その実現は阻害されているとしても)新たな行動への動機が明確であればあるほど、また個人がその新たな行動パターンを理性的にも感情的にもありありと思い浮かべることができればできるほど、またその行動パターンが、その実践を阻害する対象――制裁するという脅しをかけてまでじゃまするような、強力な忠誠的関係を強いる対象――と疎遠であればあるだけ、成功しやすい。

18 オートノミートレーニングは、創造的で開かれた、教条的ではないシステムである。つまり個々人にとって快適で長期的にはポジティブな効果を及ぼすような解決法は様々な領域にあり、また様々な方法の選択肢もあることを知っている(例えば諸関連を新しく評価したり、欲求を充足できる環境条件を新しく創造したり、特定の対象から距離を取ったり、等々)。

19 オートノミートレーニングは、対象者の心的プロセスや精神的な傾向のみならず、欲求を満足させるような反応を対象者に惹き起こす可能性のあるあらゆる刺激の変更に配慮する（例えばそのような反応は、より柔軟で幸福感を生むような解釈や仮説への変更を行ったときだけでなく、身体活動を刺激したり、食事の傾向を変えたりしたときにも生じうる）。

20　対象者への理性的なアプローチが不可能であるような特殊なケース（例えば対象者が非合理的な解釈に固執している場合等）では、逆説的な方法を使用することができるが、この逆説的な方法もまた、対象者が持っていると思われる欲求のシステムに準拠し、さらにできるだけ対象者からのフィードバックを感知したうえで用いなくてはならない（また助言を行うのは、新たな行動の実践と不合理な仮説の撤廃という動機に明確な幸福感が伴う場合に限られる）。

21　オートノミートレーニングはあらゆる対象に依存しない個人の確立を目指すのではなく（そんなことは非現実的であろう）、長期的にはネガティブな結果をもたらすような対象や解釈に依存しない個人の確立を目指す。オートノミートレーニングは、自分自身による評価と経験に基づいて、様々な状況下で柔軟に（例えば行動を停滞させるアンビバレンスを克服し一貫性のある行動を構築したり、感情的な満足と理性的な目標設定に繋がるように行動を方向付けること等を通じて）幸福感に到達できるような、個々人の行動の確立を目指す。しかし既に述べたように、治療者が個々人の目標を設定するのではなく、対等な立場の対象者がオートノミートレーニングにおいて助言を受け、刺激されるのである。

22　オートノミートレーニングが成功すると、長期に渡ってポジティブな変化が現れる。オートノミートレーニングの中で対象者が体験した動機の変化に、対象者自身は常に新たに順応していき、動機そのものが変更されるので、長期的で弁証法的な発展への刺激が継続されるのである。

他の治療法やカウンセリング法とは異なるオートノミートレーニングの特徴

オートノミートレーニングは、他の治療法やカウンセリングシステムとは、多くの点で異なっている。ただ、それぞれの方法との徹底的な比較検討は、この本の枠を大きく逸脱してしまう。そこでここでは、いくつかの重要な相違点について述べるに留めるが、それらの相違点はオートノミートレーニングの核心部分を形作るものでもある（もっとも、異なる流派間にも、たくさんの共通点が見られる――例えば、全ての優れた治療方法では、個人的な自律が目標とされ、また病気のもとになる依存を取り除くことが目指される等）。

1　オートノミートレーニングの目標は常に、個人的で特殊な欲求、とりわけ個々人にとって感情的に最も重要な欲求を充足することによって、幸福感、行き過ぎにならない程度の快の享受能力、精神的および外的な安定感を最大限に増すことにある。オートノミートレーニングの介入の目標は、矛盾のない首尾一貫した幸福感の追求であるが、その他の治療法やカウンセリングシステムにおいては、これほどの全面的首尾一貫性が強調されることはない。例えば多くの流派は、子供時代に起因する精神的な葛藤の解決や、社会的能力の回復支援、あるいは不安の解消などに集中的に取り組んでいるのである。

2　オートノミートレーニングはその目標設定においても、効果の検証においても、科学的な研究に準拠している。この研究とは、いわゆる前向き・介入研究を指す。治療的介入の標的となる要因は、縦断研究[*130]によって危険因子であることが確認されたものに限られる。

3　科学的な研究に準拠するにもかかわらず、分析においても介入においても、個々人は個別的な、また開かれたシステムとして把握される。この個人というシステム内では、様々な欲求やコントロールシステム、価値評価システムや行動システムが形成され、また非常に様々な介入が必要とされている。それゆえ、全ての個人に対してそれぞれ個別的な介入が開発されることになる。これは、既に存在する治療方法や分析手法が、個別的な個人に必ずしも合致するとは限らないという確信と、これを裏付ける科学的経験からなされるものである。他の治療法やカウンセリングシステムにおいては、そこで行われているのが長期的な精神分析的アプローチ法なのか、あるいは行動療法の様々な技法（例えば不安神経症の対象者を、不安を解く状況にルーティンに直面させる等）なのかに関係なく、旧来の所定の方法が用いられる傾向にある。

4　開かれたシステムとしてのオートノミートレーニングは、生の全ての領域において、快—不快マネジメントによる幸福感の最大化に集中しているのであって、一つのテーマや一つの内実のみ（例えば不安の解消や神経症的な葛藤の解決等）に特化されているその他の方法とは異なっている。開かれたシステムであるオートノミートレーニングは、個別的な個人にとって重要な領域に刺激を与える。これは食事や運動といった領域から、両親とともに過ごした家庭における葛藤の分析にまで及んでいる。

オートノミートレーニングは、その他の流派やカウンセリングシステムと本質的に異なっているものの、それはまた一つの流派ないし治療法として、他のシステムへとスムーズに統合することも可能である。特にそのシステムが、オートノミートレーニングと似通った考え方や手法を内包している場合は、統合は容易である。また、治療効果を高めるためなら部分的な自己修正をする用意のあるシステムとも統合可能であろう。

オートノミートレーニングの方法を明らかにするため、以下に二つの事例を示したい。

Fさん（女性）、四十三歳、経営コンサルタント

トレーナー「あなたの問題はどのようなものでしょう。」

Fさん「母は、生後七カ月の私を養父母のもとに養子に出しました。私は十四歳になって初めて、そのことを養父母から聞きました。養母は、私がいつか実母のことを知るのではないかといつも恐れていたそうです。十四歳になって私が実母を探そうとしたとき、養母はそれを阻止するために手を尽くそうとしました。私はとてもつらかったのですが、養母のことを思って、実母を探すのをやめました。私は愛してもらい認めてもらうためには、養父母に完全に従い、自分の欲求を放棄しなくてはならないと思っていました。私はおそらく、実母との別離を無意識の中で処理できていないのだと思います。だから私は、何人ものパートナーに対して、繰り返し親密さと近さを求めて来たのだと思います。しかし時が経つと、その近さがとても不快になるのです。私はほとんどいつも、パートナーを非常に拘束してしまうので、私がパートナーと別れた時、パートナーはとてもショックを受け、病気になることすらあるのです。別れた後に私はひどい孤独を感じ、私から何かが失われてしまったように思います。そうなると私は、再び誰かの近くに息苦しいまでに身を寄せ、時には何年間も特定のパートナーに自分を合わせるのですが、そんな時私は精神的には絶望しており、自分の人生を生きていないように感じるのです。私は、これら全ては愛情や好意を失わないために行っているのだと思っているのですが、その代償が高すぎるとも感じていますし、またこのような利他主義を望んでもいないのです。私はいつも二者択一的な考え方をしていると思います。つまり、親密な関係を保って自分を完全に犠牲にするか、あるいは他人を傷つけることに耐えられないのでそのような関係から完全に距離を取るか、そのどちらかなのです。どちらにしても、私は幸福ではありません。」

トレーナー「あなたが置かれている状況がよくわかりました。あなたは、自分の問題を解決するために、いろいろ試みておられるようですね。あなたというシステムが本当は何を目指しているのか、お聞かせ願えますか。」

Fさん「私は人生のあらゆる状況で幸福でいたいし、人生の

＊130　前向き研究と同義。

半分の時間は罪の意識にとらわれ、残りの半分の時間を不快な過剰適応に費やしたくないのです。」

トレーナー「目標を達成するために、あなたは何をしたらよいでしょう。」

Fさん「それが分かっていたら、私はここにはいません。」

トレーナー「あなたが取る行動の原因を一緒に探し、それから問題が解決するような行動を模索してみませんか。それとも私たちは、あなたが取るべき行動とは何かという問題に、すぐに集中すべきでしょうか。」

Fさん「私はもう長い間自分について考えてきました。私はまず最初に、私の行動の原因について解明した方が良いと思います。私は長年精神分析に通っていますが、自分のことがいまだによく分かりません。」

トレーナー「私はあなたというシステムについて質問をしたいと思います。あなたには私の仮説が正しいと思うかどうか、お答えいただけますか。仮説が正しくなければ、私たちはそれをどんどん修正していきましょう。もしかしたらあなたは、あなたの実のお母さんとの別離の苦痛を引きずっていて、非常に近しい関係になれるパートナーを常に探しているのではないでしょうか。パートナーとの近さが達成されるとあなたは不快を感じるようになりますが、それはあなたが、代償を払って愛情を獲得したように感じているからではないでしょうか。パートナーを追い払うと罪悪感を持つのは、この瞬間、あなたは実のお母さんと同化し、突き放されたパートナーにあなた自身の姿を見るからではないでしょうか。」

Fさん「先生の仮説は全て正解だと思います。私はいつも、私の両親が私を突き放したように、今度は自分のパートナーを突き放しているのだ、と考えていました。」

トレーナー「あなたは自分の行動に問題があるとおっしゃいました。しかし私には、あなたの行動は、とても柔軟でポジティブだとも思えます。一生の間、他の人間の至近距離にがまんして留まり続け、それで重い病気になってしまうような人もいます。また他の人間から耐え難い距離をずっと取っているにもかかわらず、本当は他の人間に近づきたいと思っており、結局それがかなえられないような人もいます。しかしあなたは、一方の状態から、それが耐えられなくなると、別の状態へ移行することができます。この点はどう思われますか。」

Fさん「確かにそうですね。もしそうだとすれば、私は自分が受けた精神分析療法に感謝しなくてはなりません。以前私は、自分を完全に犠牲にして、何年にも渡って自分のパートナーに自分を合わせていましたが、彼を失うのではないかという不安をいつも持っていました。やがて私は、そんなことを止めることもできると学んだのですが、そう気づいた後の状態も幸福ではありませんでした。私は共生の中で不幸でいるか、あるいは孤立してやはり不幸でいるかのどちらかだったのです。」

トレーナー「あなたは本当のところ何を望んでいるのですか。」

Fさん「先生が何度もそうお尋ねになるので、答えざるを得ませんね。私は本当のところ、不可能なことを望んでいます。つまり全てを望んでいるのです。私は自律していたいし、自分の気持ちを自分で決定したい。またパートナーの近くにいることを楽しみたいし、罪悪感なしに彼との間に距離も取りたいのです。私は自分が好きなように、行ったり来たりしたいのです。私はまた特に、自分のために時間を取り、自分に注意を払い、他の人間に依存ばかりしないことを学びたいのです。」

トレーナー「あなたの主たる問題は、間違った思考法にあるのではないでしょうか。もしあなたというシステムが、私の解釈を間違っていると思うときは、訂正してください。あなたの場合、問題を解決するのは『あれもこれも』という思考モデルであるのに、あなたはおそらく自分の問題を『あれかこれか』という二者択一で考えていませんか。例えばあなたは、非常に親密な関係か、あるいは全く距離を取るかのどちらかしか考えていません。『あれもこれも』という思考モデルでは、親密で楽しい関係も、もしそうしたければ罪悪感のない距離感も求めることが可能です。接近によって共生の願望も満たされるし、距離を取ることによって自由と自己決定への願望も満たすことができます。この状態であれば、人はもっと自分に向き合うことができるし、共生の状態にありがちな、他者への依存からも脱却するという経験を積むこともできます。このような幸福な孤独という状態からだと、新たな関係を築く、あるいは昔からの関係をもう一度新鮮なものにしようという動機が生まれてくるかもしれません。」

Fさん「(ほほえんで)先生がご提案になった驚くべき解決法に、私は心の底から同意します。先生がお話しになっている間、私は生き生きと、先生が描写されたとおりに私が行動しているシーンを想像することができました。想像の中で私はとても幸福に感じたので、非常に強いポジティブな気持ちがわいてきました。私は喜びのあまり、身悶えするほどです。私は私の問題の根幹が二者択一的な考え方にあることが分かり、また私というシステムが『あれもこれも』という思考モデルに、より合致していることを学びました。私は私の新たな行動が招く結果を意識しようと思います。つまり、私は私と似たような考え方の、精神的に自由な人間を探すか、あるいはパートナーに最初から私について説明する必要があると思います。(自分から立ち上がる)ありがとうございました。」

数年後に再調査した際、新たな行動パターンはFさんの中で安定しており、様々な状況において幸福感と精神的な安定感を柔軟に、繰り返して創り出すことができていることがわかった。彼女は以前の「あれかこれか」的な行動から、ポジティブに

「あれもこれも」的な行動に繰り返して移ることができるようになっていた。

この例が示すように、オートノミートレーニングを通じて彼女の欲求の構造の中から、適切で問題解決に繋がる、そして欲求を充足させる行動を発見することができた。しかも三十一分間だけの、一回の面接においてである。これはしかし、ここで新しく見出された行動パターンが他の人にも適しているとか、イデオロギー的に望ましいといったことを決して意味しない。オートノミートレーニングが模索するのはただ——もちろん社会的に受容可能な範囲内において——個別的な個人にとって最適の刺激と行動パターンなのである。

Aさん（男性）、四十四歳、販売外交員

トレーナー「あなたの問題はどのようなものですか、Aさん。」

Aさん「私はとても重い乾癬に苦しんでいます。医者たちは、それは遺伝的なものだと言いますが、私はこの病気が、私の精神的なものにも起因しているように思うのです。私は心底、調和を求める人間です。調和的な状況を作ることができないのではないかと、ほんの少しでも考えると、とても動揺してしまいます。特に人間どうしがいがみ合っていると、私は調和を作り出そうとやっきになります。私はいわば調停者の役回りを演じてばかりいるようです。」

トレーナー「あなたの子供時代のことを少しお話し願えませんか。」

Aさん「私の両親は私が三歳の時に離婚しました。父はその後、通りを三つ隔てたところに住んでいましたが、父と母は出会うたびにひどい喧嘩をしていました。母は私をいつも、お金をもらうために父のところに行かせました。そしてその前には毎回、父がどんなに悪い人間であるかを語り、そして私の行動のいくつかが彼女に、別れた夫を思い出させると言いました。父は私の目の前でいつも母を罵倒し、事あるごとに私の振る舞いや発言の中に、母のネガティブな面を想起させる特徴を探し出そうとしました。私は両親が喧嘩をするときはいつも、自分のアイデンティティーが分からなくなり、しだいに両親の不和の罪を自分に着せるようになりました。私の最大の願いは両親を和解させることでした。そして父親からも母親からも、自分のことを認めてほしかったのです。一度だけそれに成功したことがあります。八歳のころでした。私たちは三人そろってアイスクリームパーラーに行きました。私は職場においても友達といても、いつも調停ばかりしています。結婚生活でも、子供たちといても、私は調和を求めてばかりいるので、彼らの目に私は少々滑稽に映っているかもしれません。しかし私は笑っていられないのです。というのも、不和への恐怖が私の場合、骨の髄まで染みついているからです。」

トレーナー「これまでよりも幸福感や安定感を感じることができるよう、あなたは問題解決のために、将来はどのような行動パターンを構築したいと思いますか。」

Aさん「私はできるだけ調和を作り出したいと思う一方、これまで通り、不和が生じている状況下ではそれに苦しみ、心を痛めたいとも思っています。このような観点から、私にアドバイスをいただけますか。」

トレーナー「私の考えをあなたにお伝えしようと思います。もし何か引っかかることがあれば、私の言うことを訂正してください。あなたは不和が生じている状況下でも、調和と幸福感を得る権利をお持ちです。私はこれこそ成熟し、考え抜かれた次の一歩だと思います。一方では調和的な関係を維持しようと努力し、それが達成されればポジティブな感情を享受する。同時に他方では、不和を楽しむ、なぜなら不和という状態は、再び調和がもたらされる動機づけになるから——あなたはこのような新たな行動パターンの構築を想像することができますか。あなたはさらに、不和の状態においても、以前よりも自分の人格を受け入れ、自分のために生きてよいのです。というのも、あなたが調和を求めたのは、いつも両親のためだったのであり、自分のためではなかったからです。」

Aさん「そのような考え方は、私にしっくり来ます。これで私は、何か新たなことを始めることができそうです。この新たな考え方と行動パターンは、私の中に非常にポジティブな感情を生みました。それは私が昔からいつも望んでいたことを、私に許容してくれます。つまり、自分自身を受け入れ、生きること、そして他人の調和だけに依存しないということです。私が望んでいる調和が達成できないときは、私は意識してその人たちから距離を取るようにします。そうすることで私は、自分のために生きることができるのです。そうなれば私は、もしかしたら再び調和を求め、他人のために尽力するようになるかもしれません。先生が提案されたのは、まさに私を治癒してくれ、弁証法的に前進していく行動のサイクルです。先生の提案が私を幸せな気持ちにしてくれました。これは私というシステムが受け入れることのできる解決法だと思います。しかも自分にとって異質なものではなく、もともと自分の中にあった欲求であるように思われます。どうもありがとうございました。」

この例は、新たに合理的に認識された行動が、ポジティブな感情を惹起したので、感情的な構造と理性的な構造の間に新たな組織化が成立したことを示している。新たな行動パターンは、自らのシステムに矛盾なく受け入れられて初めて、安定化することができるのである。

十一・十八　オートノミートレーニングの哲学

十一・十八・一　生育歴の影響と動機づけ

複合的で分析的な介入システムを開発しようとするに当たっては、そのシステムの哲学的背景に加えて、そこに至った私の個人的動機と生い立ちの影響も説明しておくべきであろう。まず第二の点について述べたい。

経験的な観察を重視するという傾向を私は明確に持っていたが、まさにその傾向が認識のシステムと介入措置を構築するための最も重要な基本的原則を形成した。観察されたものをどのように一般化するか、という問いに移る前に、ものごとの諸関連はまず、できるだけ明晰に観察されなければならない。私の一貫して変わらない学問的原則は、その諸関連が客観的に体験されたか、あるいは主観的に体験されたかにかかわらず、観察の結果を無視してものを言ってはいけない、というものである。この方法論が非常に適切であることがその後判明したので、私は自分の仕事の理論的な基礎を本質的に変更する必要に迫られることはなかった。実証的な経験に基づき私は常に、人間とは多様な形で充足され、また阻害されるいろいろな欲求を抱えた、個別的なシステムであるということを洞察することができた。同様に私は、人間においては多くのサブシステムが相互依存関係にあるが、そのような相互依存関係にもかかわらず各々のサブシステムが極力自律的に機能したときに、それらの相互作用が最もうまく調整される、ということを認識することができた。

私の個人的な成長に関して言えば、後年の哲学的な思考に本質的な影響を与えたのは、特にヘーゲル哲学との取り組みであった。しかし私の場合、子供時代の宗教的な影響も、大きな役割を担っている。ヘーゲルの場合、その哲学には敬虔主義的プロテスタンティズムが強い影響を与えているが、私に影響を与えたのは、それ以外の、極めて風変りな宗教であった。私はそれを、異端派プロテスタンティズムと名づけてみたい。もちろん異端派プロテスタンティズムなどは、いかなる神学あるいは哲学の思潮にも存在しない。これは私が、私の祖母から受け継いだものである。彼女の基本的信条は、幸福で健康で人生を楽しむ人だけが、心地よく満たされた神との絆を体験することができる、というものであった。つまり、自分の欲求に対して距離を取り、永遠に苦悩しなければならないと信じている人は、快に満ちて神と会話することはできないし、神に完全に魅了されるという体験を持つこともできない。その逆もまた真である。すなわち、神との真の絆を築いている人は、日常生活においても幸福感を模索し、健康を維持し、例えば性生活においても、快を享受しようとする。

私はまだとても若いころから——遅くとも高校卒業試験を受

ける二年前からだったと思うが——特定の目標に到達するために、人間や社会を刺激し動機づけるのに最も適したエネルギーはどのようなものか、という問いに関心を持った。同時に私は、人間や特定の社会体制は、なぜしばしば完全な麻痺とエネルギーの枯渇に陥るのか、という疑問も持った。もちろんこのような問いにおいては、認知—感情的なコントロール要因や社会的相互作用の形態が大きな意味を持っている。私はそのようなプロセスを私の学問的な仕事において徹底的に分析し、その際再三にわたって、人間や社会を動機づける体系的な影響は、物質的で社会的な環境や個々人に帰せられるのではないか、と自問してみた。

自分の受けた教育と若いころの自力活動の影響であろうか、私は、自分で問いを立て、思考するにあたって、私の宗教的な体験と、特にイエスの「汝、神を愛し、隣人を自らのごとく愛すべし」という言葉に早くから従ってきた。この言葉でイエスは、自由に経巡る愛のエネルギーの観念を言い表しているのだが、それを実現するためにはもちろん、自らが体験でき経験できるようなエネルギーの源泉が必要になる。

私の若き日の信仰態度は、日常生活における異教的な心の持ち方と矛盾することはなかったが、私がヘーゲル哲学、とくにその弁証法と対決する動機となった。ヘーゲルの弁証法は純粋に理性的な観念から成り立っている（例えばテーゼ／昼、アンティテーゼ／夜、ジンテーゼ／時間）。このようにして任意の数の要因がテーゼ、アンティテーゼ、ジンテーゼとなりうる。私が試みたのは、ヘーゲルの弁証法を心理学的に、つまり実際の体験と洞察、また諸関連の観察に基づいて客観化することであった。それによって個人的な人生の過程や社会の発展経過におけるテーゼ、アンティテーゼ、ジンテーゼが観察可能、体験可能になるのである。

その他の哲学的基礎について議論するのは、本書の範囲を越え出てしまうであろう。それゆえここでは、以下に考察と分析に基づくいくつかのテーゼを紹介するに留めたい。

1　人間の成長と幸福感にとっては、個人的な欲求の充足だけでなく、個人的・社会的な一般的心構え[*131]が重要である。

2　人間も社会も絶えざる弁証法的発展の途上にある。そのような発展は二つの異なる方向へ運動しているが、それぞれの要素は常に弁証法的相互作用の関係にあり、互いが完全に独立しているということはない。

この二つ方向の一方が、絶対精神[*132]への発展、つまり神との統合へ向かう。もう一方が絶対非精神[*133]への発展、つまり一貫したアンティテーゼによる、神との絆の構築に対抗する方向へ向かう。

この両方の態度は、多くの行動パターンや状態において互いに関連している。絶対的な神との統合と絆へと向かう弁証法的発展は、次のような特質を示す。

1 神、隣人、自分自身を自由に経巡る愛のエネルギーの体験。
2 個人的・社会的問題を建設的、創造的に解決しようという動機の高さ。
3 個人的・社会的自律とセルフレギュレーションへの明確な傾向。
4 長期的に見てポジティブな結果を招く行動を取り、短期的にはポジティブだが長期的にはネガティブな結果を回避する能力を伴う、幸福感への明確な欲求。
5 問題を自力活動によって解決できる優れた能力。
6 システムを極力事実に即して分析しようとする優れた能力。
7 時と共に自分の中にエネルギーが増大するのを感じること。
8 思想の柔軟性、高い寛容性。
9 物質的依存の減少（例えば特定のものに依存しない）。
10 社会的独立性の増大（例えば特定の人や職業や地位にこだわらない）。
11 際立った自信と、自己に対する明確な信頼。
12 時と共に生きる意味の関連をより明確に認識することができるようになる、という主観的な感情。
13 明確な精神的平衡（制止、過度の興奮、その他のネガティブな感情、例えば嫌悪感等が比較的少ないこと）。
14 ストレスに対する高い耐性、例えばショックを後まで引きずらないこと等。

我々の経験によれば、一般の人の〇・五％に上記のような方向へ向かおうとする明確な傾向が見られる。また約三五％の人が神との充実した絆を模索している。確かに上記のような特質の多くを示す無神論者もたくさんいるが、いくつかの点ではそれに沿わない行動を取る。例えば彼らは、どちらかと言えば薬物に依存しやすく、また活力のない抑うつ状態にも陥りやすい。

絶対非精神への弁証法的発展については、普通上記とは反対の特質が見られる。

1 神、隣人そして自分自身を自由に経巡る愛のエネルギーが様々な場所で阻害されている（例えば、職業においては自己犠牲的だが、そういう自分を受け入れがたく思っていたり、自分を前面に押し出して周りの人々を極端に拒否したりする）。たとえ自分自身や隣人たちを愛し、受け入れていても、神への愛が欠如しているために、自己愛および隣人愛に必要なエネルギーを補給することができない。
2 物質的・社会的な要因への依存が時と共にどんどん高くな

り、やがては危機的な状況に至る（例えば様々な生の領域における病的嗜癖への傾き）。

3 エネルギーが漸次枯渇してくる。

4 自己破壊、他者破壊の傾向を示す（例えば本当はそうしたくはないのに、人を貶めたり人に嫌悪感を抱いたりする）。

5 すぐに思考が混乱し、意味関連の認識が難しくなる。

6 創造的な問題解決の領域で制止を感じ、活動の幅や柔軟性が失われる傾向。

神、自己、隣人への愛を統合する方向へと向かわない疑似宗教的な行動パターンの多くは、絶対非精神の方向へ向かう。例えば共産主義的な社会体制は宗教を締め出し、自己愛と隣人愛の可能性をイデオロギー的な振る舞いに従属させた。それによってエネルギーの欠落、動機の喪失、自己および他者の破壊、極端な物質依存（例えばアルコールや金銭への依存）傾向はますます強くなった。

絶対精神ないし絶対非精神の方向へ直線的に進んでいる人間や社会体制は、比較的少数である。前者の例としては、神との関係を通じて快と幸福感、安定感と隣人愛をますます発展させることができるような人が挙げられるであろう。後者の例としては、複数の物質（麻薬、アルコール、薬物）に依存し、あらゆる社会的繋がりを絶って、嗜好のための資金調達のみを追求しているような人が挙げられるであろう。そのような人の場合、エネルギーは徐々に枯渇し、思考の混乱や精神的な平衡の乱れはますますひどくなり、通常自己破壊と他者の破壊への欲求が露わになってくる。ほとんどの人間の場合、これら両方の領域の要素は常に弁証法的なプロセスで進行しているが、どちらが頻繁に結果として現れるかによって、その人の方向性が決まってくる。

複雑なシステム――例えば個人や社会のような――における弁証法的発展は、テーゼ（例えば活動や行動パターン、思考パターン、振る舞い等がそこに含まれている）と、普通それの否定ないし反対のものを含むアンティテーゼの、絶えざる衝突の中で生じる。テーゼとアンティテーゼは長い間並行して経過す

＊131 die allgemeine individuelle und soziale Geisteshaltung

＊132 absoluter Geist もともとはヘーゲルの用語で「自己自身を知る精神」の意。ここでは「神（霊性）を完全に肯定すること」という意味合いで用いられている。

＊133 absoluter Ungeist 上記注の対立概念。「神（霊性）を完全に否定し、合理性や物質的なことのみに準拠しようとすること」という意味合いで用いられている。

ることもあるが、ジンテーゼへと至ることもある。ジンテーゼは常に、統合機能と更なる発展への可能性（例えば特定の社会的関係に関する問題解決への進展、個人的健康の確立等）を内包している。ジンテーゼによって観察と体験が可能なポジティブな結果が現れ、そのジンテーゼに対して一定期間、抑制的なアンティテーゼが出されない場合、それは発展と呼ぶことができる。発展はしかし、建設とシステム統合の方向だけではなく、破壊とシステム崩壊の方向へも向かうことがある。建設的なジンテーゼの後に破壊的なアンティテーゼが続き、建設的発展と破壊的発展が連続するということもまれではない。例えば、麻薬とアルコールの依存症者が、宗教的なアンティテーゼを受け入れ、麻薬と酒の消費を放棄することができるという気持ちを持ったとしよう。それによって彼の自尊感情は高まりを見せた。しかし彼は自尊感情へのアンティテーゼとして悲痛な拒否の体験をした。彼は再び酒と麻薬に手を出し、自己および他者の破壊というプロセスに深入りしてしまったのである。

　全ての活動的な人間および社会システムは、安定と幸福感とより良い問題解決能力の獲得、ならびに不幸感と不安定さと問題解決能力の制止の撤廃を目指し、弁証法的に発展していこうとする。複雑なシステムにおいては、様々な領域の要因の間に、弁証法的な相互作用関係が生じる（例えば人間関係に関する行動、個人的な思考方法や認識の進展、人間と神の関係、あるいは社会とそれが持つ神のイメージとの関係等において、弁証法的な相互作用が生じる）。そこで生じる弁証法的発展は、ただ特定の領域における問題解決能力の改善（例えばよりうまく自分と折り合うことができるようになる、あるいは問題解決の技術的な能力が改善される等）を意味するだけでなく、とりわけ様々な領域において知覚された効果を統合するような弁証法的能力の発展をも意味しているので、それによって複合的な自己組織化が可能になるのである。単独の要因がそれだけで効果を発揮し、そのようなものとして認識されるということは、我々の体系的把握においては想定されていない。というのも、ある要因は常に他のいくつもの要因との弁証法的関係にあるからである。そのようにして神も、人間の神への憧れも、そして絶対的な神との統合へ向かう自らの発展も、そのほかの要因との協働によってはじめて体験されるのである。

　一つ例を挙げよう。

　テーゼ—その人は病気で、救いも希望もないと思っている。アンティテーゼ—この人にある別の人が、神に祈れば救済される、と伝える。ジンテーゼ—その人は神に祈り、絶望は緩和される。そして健康になる。ジンテーゼへのアンティテーゼ—この人は、自分は神がいなくても、ないしは神に祈らなくても病気が治ったかもしれないと仮定する。数年後にこの人はまた病気になる。そして再び絶望に対抗するため、神に祈るというアンティテーゼを打ち立てる。すると再び病気が改善する。ジンテーゼにおいてこの人は神への信仰を固め、祈りの中で感じた幸福感を増し、健康な状態でも祈りたいという欲求が新たに成立する。これに対しては一定期間、何のアンティテーゼも立てられない。この期間この人は以前のようには、対象に比較的依存しておらず、職業生活における創造性に関しても大幅な改善が見られる。しかし時間の経過につれ、この人は、自分には性的な刺激が少なく、不十分であるように感じる。そこで発展を促してきたジンテーゼに対して、「私は多くの性的パートナーを必要としている」という新たなアンティテーゼを立てる。実際に性的な充足が得られるようになり、この新たな体験がこの人に新た認識をもたらす。しかし同時にこの人はエネルギーの枯渇を感じるようになる（不安、抑うつ、飲酒と喫煙の増加）。この状態が新たなアンティテーゼを惹起するが、それは再び神との絆を強めたいというものである。それによってこの人の欲求は十分に充足され、精神的な安定を感じ、エネルギーの充実も経験するので、今は既に高齢ではあるのだが、性的な欲求はますます少なくなる。この状態に達して認識と幸福感の新たな・・・発展段階へ至るが、それからは行動を決定するようなアンティテーゼは生じない。

我々の研究における観察から、次のように言うことができるであろう。

絶対精神の方向へ弁証法的に発展していく人は、結果として絶対非精神の方向へ進んでいく人と比べて、慢性疾患への罹患が明らかに少なく、また慢性疾患に罹ったとしてもそれを克服する可能性が高い。

我々のテーゼに対するアンティテーゼは、例えば、神との絆ではなく、あらゆる偽薬や想像力、信じ込む能力が効果の原因なのだ、というものであろう。我々は、神との強い絆を持っている人々に対比するための比較グループとして、あるサッカーチームの熱狂的なファンで、そのチームに対する強い信念を持っている人々を集めた。さらに第二の比較グループとして、自分の職業上のミッションに対して強い信念を持ち、自分と会社とを強く同化している人々を集めた。この二つの比較グループの人々は、彼らの信念や熱狂にもかかわらず、絶対精神の方向への発展と関連する要因に関しては、神との強い絆を持っている人よりもずっと少なかった。彼らはまた、よりしばしば病気にも罹患したのである。

我々の体系的なアプローチは、セルフレギュレーションのシステムがその他の諸システムとの相互作用の中で機能することを仮定している。オートノミートレーニングの哲学は、欲求の充足はただ物質的な方途によってのみ達成されるといった、唯物論的な構造を全く採用しない。オートノミートレーニングは、個々人がそれぞれに形作る個々人の問題や欲求を対象にするのである。だからといってその方法は、決して神学的なものではない。オートノミートレーニングの中である人が、自ら宗教的な欲求を表明し、その解明を求めた場合にのみ、それがオートノミートレーニングのテーマとなるのである。もっともグロッサルトのオートノミートレーニングは、神との絆から来るエネルギーが優れた治療者にとっては必要であると考えている。しかしそのような治療者は、決して宗教的な教条主義者になってはいけない。なぜなら彼は、自らを組織するシステムの弁証法的な力学を操作し、それに介入する権利を持たないからである。

十一・十八・二　生きる意味を問うこと[*134]

オートノミートレーニングの観点から見れば、人間は幸福感と快と安定感を模索するシステムである。ただ人間はまた、特に生きる意味の体験[*135]（生きる意味を与える体験[*136]）を求める生き物でもある。同時にまた人間は、本質的に社会的な動物である。つまり、人間は自分や自分の体験からだけでなく、他者の体験や考え方、他者の運命からも学ぼうとする存在なのである。

オートノミートレーニングが試みるのは、個々人がそれを望む限りにおいて、個々人を阻害する考え方や経験（例えばネガティブに体験された対象が原因で、過度の興奮や苛立ちを他の領域へと汎化すること等）から解放し、心地よいセルフレギュレーションを生じさせることである。個人的および社会的セルフレギュレーションは非常に密接な相互関係にある。人間のセルフレギュレーションと自力活動にはエネルギーが必要である。つまり人間は独力で、あるいは特定のイデオロギーだけで、自分の自己コントロールシステムを維持することはできない。長期間持続する、エネルギーに満ちたセルフレギュレーションのためには、神の愛、自己愛、隣人愛の間を自由に経巡る愛のエネルギーが、重要な前提条件であるように思われる。人間はしかし、通常、つい自らに過大な負担を負わせ、トラブルに非常に陥りやすい、矛盾したシステムでもある。オートノミートレーニングはこの事実に配慮する。生きる意味を与える体験を個々人が自分なりに解釈し、その解釈に当たってオートノミートレーニングが控えめな刺激を与えることは、個人の成熟にとっての重要な側面である。というのも個人の成熟は、生きる意味の体験とその解釈なしにはありえないからである。

オートノミートレーニングは、小さなステップを積み重ねることによって壮大な目標を目指す。それはつまり、生きる意味を与える神との絆のもとで、個人の幸福感と社会的統合を、セルフレギュレーションによって結び合わせることなのである（というのも、全体主義的システムとその他の唯物論的構想は、精神もエネルギーも枯渇した袋小路に至ることを、もう十分に証明してきたからである)。

十一・十九　展望　オートノミートレーニングのこれから

我々が目指しているのは、学際的な研究プログラムと介入プログラムを確立し、体系的な介入を行い、医学、経済、政治、スポーツの各分野において、インタラクティブな問題解決を行うことである。インタラクティブな問題解決が意味するところは、自力活動に特に配慮しながらも、人間相互の協力によって問題解決への方途を組織し、協調していくことである。研究と介入によって得られた結果は、最終的には実践に移されなければならない。例えば、人々が自分の職業イメージや職業活動を構築していくにはどのような刺激が必要か、といったことを労働局に教示する等である。人間活動のほとんど全ての領域において、人間は互いに学びあい、互いの知識を合わせて、それをより効果的に動員することができる。例えば高度に専門化された分野の専門医が、患者の心にどうやって病気を治そうとする気持ちを起こさせればよいか知らないこともあれば、サッカーチームの監督が自分のチームのメンタル面でのケアに困っている場合もあるのである。

現代の科学及び、実践的な問題解決への刺激を目指す方法論には、パラダイムの転換が不可欠である。ほとんどの問題分析と介入の方法は、単一因果論的な理解の上に成り立っており、単一分野的である、すなわち、それらは一つの学問分野が使用できる道具を使ってしか実施されておらず、また単一の場所(一つの研究所や一つの企業)でしか行われていない。

我々のアプローチは、体系的な原因分析である(つまり様々な領域の様々な要因の相互関係の質を通して、原因を説明する試みがなされる)。それはまた、学際的に(様々な分野の要因や問題設定を持ち寄ることによって)、かつ多機関にまたがって行われる(例えば多数の研究センター、学者、研究所の共同作業として)。

大学や企業の現場における諸問題、あるいは健康管理システムや労働市場における政治的問題、さらにはスポーツチームが抱える諸問題や失業者対策における諸問題は、単一分野からのアプローチや単独の介入システムだけでは(例えば、心理学の心得のないサッカー監督や、研究のために十分な時間をさけない臨床医、実践的な医学的治療から遠ざかっている研究者、新

＊134　zur Sinnfrage

＊135　Sinnerlebnis

＊136　sinngebende Erlebnisse

たな職業像を創造するための心理的動機について何も知らない、経済学と統計学だけを勉強した労働市場の研究者等によっては）、ますます解決できなくなってきている。

我々の研究プログラムは、様々な分野を一つの体系的関連へと結びつけ、基礎的な研究と実践的な応用が密接なインタラクションのネットワークとして繋がるような、問題解決のための新たなコミュニケーションモデルを構築しようとする。

以下に医学、経済、スポーツにおける問題解決のための自力活動の研究および刺激のプログラムを紹介したい。というのも人間の自力活動、セルフレギュレーションと自己組織化は、個人的にも社会的にも非常に重要な意味がある、というのが我々の確信だからである。人間は社会的な環境条件や自分の身体的因子にのみ影響されているのではなく、これらに対しても自分の行動を通じて積極的に働きかけているのであり、それによって自分にとってポジティブあるいはネガティブな結果を招来する諸環境条件を作り出しているのである。人間はまた極めて社会的な存在でもあるので、その問題解決は普通、社会的にインタラクティブな現象となって現れる。人間はまた、自らその中へ積極的に関わることになる、複雑な社会—心理—生物学的／生理的システムである。人間が活動している諸システムもまた、それぞれ独自の法則性を持っている。我々はこれらの複雑なシステムを、体系的な分析を通じて研究し、その展開の方向性を予測して、問題解決へと繋がる自力活動を刺激するための予防的介入を行うことを試みる。複雑なシステムに関してその変化を予測することは極めて難しく、成功するとすればそれは、その中の重要な要因と決定因子が把握され、しかもそれらの相互作用をも考慮できた場合に限られる。もしも複雑なシステム内の要因の多様性が偶然のみによって結びつくのであれば、そのシステムの展開の方向性を予測することは不可能であろうし、予防的介入も意味がないであろう。しかし、行動パターンと複雑なシステムの展開（例えば人間の健康を維持するための行動）は、コントロールされているように思われる（例えば認知・感情的プログラムや、それによって招来された結果を認識すること等によって）。もしこのコントロールの様態、およびこのコントロールと身体的・社会的要因のインタラクションのメカニズムが分かれば、複雑なシステムの展開の一部が解明され、その一部に対しては影響を与えることもできる。主観的な知覚や認知・感情的プログラム、さらに個人的および社会的セルフレギュレーションのメカニズムは、我々のシステム分析の中で、研究の面でも効果的な介入法開発の面でも中心的な役割を担っている。

我々の研究プログラムが追求している一般的な目的は、医学、経済、政治、スポーツ等の様々な領域における、個人的な自力活動のための刺激と個人的・社会的な問題解決能力との関連を解明することである。そこでは以下の二つの概念が、中心的な意味を持っている。すなわち、個人的セルフレギュレーションと社会的セルフレギュレーションである。個人的セルフレギュレーションとは、身体および社会的・物理的環境内に、幸福感と安定感をもたらし、また問題解決能力を刺激するような環境条件と状態を創り出すあらゆる自力活動を意味する。社会的セルフレギュレーションとは、社会を構成するグループあるいは組織への働きかけを目標とし、社会的な問題解決能力を刺激する全ての活動を意味する。個人的セルフレギュレーションと社会的セルフレギュレーションの間には密接な相互作用が見られる。というのも、良好な個人的セルフレギュレーションは、社会的組織化の機能がうまく働くための前提条件になり、またその反対に、良好な社会的組織化の機能は、個人的セルフレギュレーションに影響を及ぼすからである。しかしこれら双方のレギュレーション形態は、比較的互いに独立して機能するという性質がある（例えば遺伝的素因と経済的関心はあまり関連がない）。

我々の研究プログラムの目的は、セルフレギュレーションのプロセスを科学的に解明し、セルフレギュレーションを刺激する方法を開発し、介入の効果を科学的に証明することにある。そこでは個人的および社会的システムに関し、それらの独自性とそれら内部の力学が考慮され、そのシステム自身が何を望んでおり、そのシステムがどのような制止を受けているのかを解明することが試みられる。

我々の研究プログラムにおいては、科学的明証性を確保するために、前向き・介入研究法が一貫して使用されている。諸要因は縦断調査によって把握され、危険因子が特定の介入によって変更される。もし危険因子が介入によって変更され、それによって死亡率ないし罹患率が明らかに低下するとすれば、その危険因子が死亡ないし病気の原因に与っていると考えてよいであろう。

我々の研究プログラムが追及するのは、複雑なシステム内での相互作用を前提とする体系的アプローチである。そこで仮定されているのは、全ての作用要因が文脈に依存しているということ、つまり、他の要因との相互作用によって元の要因の作用が影響されるということである。例えば我々は、これまでの前向き・介入研究の中で、セルフレギュレーションが良好な人は身体的危険因子がより少ないこと、さらに、不良なセルフレギュレーションはより多くの身体的危険因子と関係しているだけでなく、さらにその不良なセルフレギュレーションによって、身体的危険因子の疾患リスクへの関与が何倍も強くなる、ということを証明してきた。セルフレギュレーションの意義に関する我々の研究プログラムを簡単に紹介するこの場では、この行動の複合体であるセルフレギュレーション（それ自体既に様々な領域の様々な要因の相互作用から成り立っている）を、身体的要因とは比較的切り離して説明しているが、我々はもちろん、セルフレギュレーション自体も他の要素と協働することを知っている。[*137] もっとも、我々の測定法によって、セルフレギュレーションの能力にどの程度の予測的価値が帰せられるのかは、興味深い問題であろう。このセルフレギュレーションと身体的危険因子との相互作用については Systemische Epidemiologie und präventive Verhaltensmedizin chronischer Erkrankungen.[*138] Walter de Gruyter, Berlin, New York, 1999 に詳述したので、そちらを参照されたい。

以下に、現在も進行中のプロジェクトの中間評価と、新たに計画しているプロジェクトについて報告する。[*139] 様々な領域の多くの例を示すことによって、個人的ならびに社会的セルフレギュレーションの、問題解決における極めて重要な意義を、医学、経済、政治、スポーツに関して示したい。様々な領域における介入のために、多くのトレーナーが養成されなければならないが、彼らはグロッサルトの監督のもとで研修プログラムに参加することが勧められる。

十一・十九・一　進行中の研究プロジェクトと新たな計画

A．まだ最終評価の終わっていない進行中のプロジェクト

1　がん患者の経過に対する医学的治療およびセルフレギュレーションの効果

一九七一年から一九八八年にかけて一万人以上のがん患者に調査が実施され、医学的データが記録された。[*140] この研究の目的は、病気の初期段階においては類似した属性を持っていた患者たちの病気が、時間とともになぜ非常に異なる経過をたどるのか、という問いに答えを出すことであった。ここには個人的なセルフレギュレーション能力が一役買っているのであろうか。第二の問いは、異なる治療法は病気の経過にどのように影響するか、また医学的な治療の成功は、セルフレギュレーション能力の度合いに依存するか、というものであった。これらの問いに答えるために、様々な質問項目ごとに主要因子でマッチされた組として比較グループが作られた（通常の場合、年齢、性別、腫瘍の種類、腫瘍の進行度と治療において比較可能なグループ）。比較グループ間の唯一の違いは、一方のグループが調査対象になる特徴を持ち、他方のグループは持たないということであった。

第二のステップとして、無作為に選ばれたグループに、実験的介入が行われた。

プロジェクトからは、様々な問いに対する解答が得られた。例えば、化学療法および放射線治療は、この治療を拒否している対象者の場合と比べてどのような効果があるか、相補代替療

法や心理療法にはどのような効果があるか、オートノミートレーニングは生活の質の向上、転移の阻止、生存期間にどのような効果があるか等である。

研究の結果を私は多くの学術誌や拙著 Prospektive Interventionsepidemiologie der Krebserkrankungen — Selbstregulation und Krankheitsverlauf*141の中で発表してきた。

これらの論文や著作は、がん患者に対する心理的介入の学問的基礎としてばかりでなく、がん患者の病気の経過をさらに体系的に研究するための刺激となるであろう。

2 健やかで健康に歳を重ねることにおけるセルフレギュレーションの意義

ハイデルベルク前向き・介入研究において、男女半数ずつから成り、一九〇五年から一九一一年に生まれた一万八四一名の人々を対象として一九七三年から一九七八年までにベースライン調査が行われた。そこでは、全ての対象者のセルフレギュレーションの度合いが把握された。不良なセルフレギュレーションを持つ人々を、ランダムに二つのグループに分け、そのうちの片方にオートミートレーニングを実施してセルフレギュレーションを刺激した。二〇〇〇年にこの対象者たちの死亡率、慢性疾患への罹患、および健康を保って生存していることに関する調査が行われた。そこでは特に以下の二つの問いが立てられ

*137　例えば、セルフレギュレーションの度合いと死亡リスクとの関連を単純に求めると、極めて強い関連として観察される（例えば表12・1を参照）。しかしその背景には、セルフレギュレーションが不良なほど身体的危険因子の集積度が高まること、さらに、セルフレギュレーションと身体的危険因子との間に、健康を害する方向での相乗的相互作用（互いに強め合う作用）が存在し、だからこそそのような強い関連として観察されるのである。

*138　タイトル邦訳については十三頁の注釈を参照。

*139　原書が出版された二〇〇〇年時点での状況ではあるが、参考のためにそのまま本書に掲載する。

*140　ハイデルベルク研究を含む、ドイツ、オーストリア、スイスでの共同研究として実施されたもの。後年発表された次の文献に詳しい。Grossarth-Maticek R, Ziegler R: Prospective controlled cohort studies on long-term therapy of breast cancer patients with a mistletoe preparation (Iscador). Forschende Komplementärmedizin 13: 285-292, 2006; Grossarth-Maticek R, Ziegler R: Prospective controlled cohort studies on long-term therapy of cervical cancer. Patients with a mistletoe preparation (Iscador). Forschende Komplementärmedizin 14: 140-147, 2007.

*141　タイトル邦訳『がんの前向き・介入疫学――セルフレギュレーションと病気の経過』

た。

(a) セルフレギュレーションの度合いによって、その後高齢に至るまで健康を維持できるかどうかの予測が可能か。

(b) 不良なセルフレギュレーションをトレーニングによって改善することができた人は、トレーニングを受けていない人よりも長く生存するか。

さらに、健康を保って生存していた高齢者の中から、再びランダムにグループを作り、望む人にはオートノミートレーニングを実施した。この時点での課題は、この介入を受けたグループの中から百歳を超える健康な人々が多く出るかどうかということであった。

この研究結果は、人間は高齢に至るまで健康で活動的であって欲しいという目標を掲げている施設にとって、刺激と指針になるかもしれない。我々の社会は高齢化が進んでおり、お年寄りたちが高齢に至るまで比較的健康でいられるかどうかは、特別の関心に値する。他の研究センター、例えば「ドイツ老齢研究所」[*142]はこれまで予防的治療を導入したことも試したこともない。健康維持のためのセルフレギュレーションの刺激実験が持つノウハウはそれゆえ、非常に意義深いものである。

B 新たに計画されている研究プロジェクト

一 乳がん患者のセルフレギュレーションと病気の経過――ハイデルベルク大学病院婦人科との共同研究プロジェクト

自らの研究、また国際的な研究によって、乳がんの病気の経過と心理社会的行動との間には関連があることが示唆されてきた。この関連については、大学病院の婦人科[*143]において、さらに詳しい科学的研究を進める必要がある一方、乳がん患者が自らセルフレギュレーションを刺激することができるように、コンサルテーションのシステムを速やかに構築し実践する必要がある。その場合、医師や看護師、心理学者やソーシャルワーカーは、まずはグロッサルトによる研修を受けてから実践に移ることが勧められる(例えば手術後の臨床ケア、化学療法のアフターケアあるいは化学療法を始める準備等に関して)。計画されている研究は、セルフレギュレーションの意義の疫学的評価について、ならびに病気経過の中でのセルフレギュレーションの影響の実験による検証である。

疫学的評価に関しては、約四千名の乳がん患者を対象に、二年に渡りそのセルフレギュレーションの能力が調査される。立てられる問いは、セルフレギュレーションの度合いが病気の経過を改善するかどうか、例えば余命を伸ばしたり転移を予防したりするかどうか、である。

トレーニング実験ではさらに、オートノミートレーニングが生存期間の延長や転移の予防にポジティブな影響があるかどうかが調査される。同時に生理学的パラメータも把握される。例えば「ドイツがん研究センター[*144]」の科学者たちによって免疫機能が評価され、ゲッティンゲン大学病院精神科神経生物学研究室のG・ヒューター教授によってストレスホルモンが測定される。

　オートノミートレーニングがハイデルベルク大学病院婦人科の診療においてうまく導入されれば、病院の他科病棟や外来にも研修及び養成センターが設置されることになるであろう。

2　二十五〜四十歳の人における、個人的セルフレギュレーションの刺激を通した長期失業率の抑制

　科学的かつ実務的な問いは、以下のようなものである。個人的セルフレギュレーションは長期的な（三年以上の）失業率を抑制する効果があるか。我々の仮説は、職業活動に関する能力やビジョンを刺激することのできる人々の方が、精神的あるいは外的な理由から自分の職業的関心や能力、またビジョンを刺激する自力活動を制止している人々よりも、自分の職業的能力を見出したりそれを創造したりしやすい、というものである。初期の実験と経験から言えば、オートノミートレーニングを受けた人は、長期的な失業状態の後でも、明らかに高い確率で再び職に就いたり、あるいは起業したりした（第十二章　補遺を参照）。

　実務的な重要性を持つ実験の再検証では次のようなステップが試みられる。

　三千名の長期失業者を対象にセルフレギュレーションの度合いと、職業に対するビジョンならびに自分の能力の自己評価を調査する。次の段階では二〇〇名を対象に、オートノミートレーニングの方法を学習した五名のトレーナーのもとで、週末セミナーに参加してもらい個人療法を受ける。ランダムに選ばれた二〇〇名の対照グループは、この介入を行わない。三千名の長期失業者の観察研究においては、オートノミートレーニングの標的となる新たな職業の創造的動機に関する指標を把握する。介入研究においては失業中の若者の何パーセントがトレーニング後に新たに就職できるかが検証課題となる。

3　サッカーチームの成績向上のための個人的・社会的セルフレギュレーションの刺激

＊142　das Deutsche Institut für Altersforschung

＊143　日本では、乳がんの治療に当たるのは婦人科ではなく、（乳腺）外科である。

＊144　das Deutsche Krebsforschungszentrum

サッカーチームの成功は、選手のコンディションや技術的な能力、監督が立てるゲーム戦術だけではなく、本質的にはチーム内の個人的・社会的セルフレギュレーションに左右される心理的要因にも依存している。長年に渡る作業を通して我々は、自己コントロールに秀でたチームの方が、個人的・社会的セルフレギュレーションが制止されているチームよりも際立って成功を収めることを示した（Grossarth-Maticek R, Eysenck HJ, Rieder H, Rakic L: Psychological factors as determinants of success in football and boxing: the effects of behaviour therapy. Int J Sport Psychol 21: 237-255, 1980)。

今後計画されているのは、多くのサッカー監督やサッカーチームにセルフレギュレーションのトレーニングを施し、刺激を与えることである。その趣旨は、トレーニングを受けるチームが、その一つ上位あるいは一つ下位にいるチームよりも、一年後には順位表のずっと上位にいるということを目指すということにある。今後五年間に渡って一年間あたり二つのチームがこの訓練を受けることになっている。同時に監督たちはオートノミートレーニングを受けることになるが、それは年間十五〜二十名で、様々なランクのリーグから参加してもらう。そこでの目標は、介入を受けた監督が指揮をとるチームは、介入が始まる時点でそのチームより一つ上位あるいは一つ下位にいるチームよりも、順位表のずっと上位を占めることにある。それが成功すれば、介入を受けた監督は、別の監督を養成することのできる教育者として機能することができるであろう。

オートノミートレーニングによる監督養成は、学問的に価値があるだけでなく、サッカーの質の向上に貢献することができる。それは観客のみならず、チーム自体にとっても大きな利益となるであろう。また監督の養成は、小さなチームにとってもビッグ・クラブにとっても有益であろう。

4 コンピュータを用いたエキスパートシステム「セルフレギュレーション、幸福感と健康——問題解決のための自力活動の刺激」の開発

「ハイデルベルク前向き・介入研究」における研究プログラム「慢性疾患の体系的・予防的な行動医学」によって我々は、セルフレギュレーションと幸福感と健康の関係についての多くの知見を提供することができ、数多くの価値ある治療的経験を収集することができた。いくつかの結果については既に出版されている。例えば Systemische Epidemiologie und präventive Verhaltensmedizin chronischer Erkrankungen.[*145] Walter de Gruyter, Berlin, New York, 1999。今後、この結果と経験に基づいて、コンピュータを用いたエキスパートシステムの開発が計画されている。このシステムによっ

て、個々人が自分でテストを受け、コンピュータとのインタラクティブなやりとりの中で、セルフレギュレーション改善への刺激を受けることができるようになる。エキスパートシステム開発の前提条件となるのは、先に述べた研究（「健やかで健康に歳を重ねることにおけるセルフレギュレーションの意義」）である。我々が高齢に至るまで健康を維持することができる制御機構を知ることができれば、セルフレギュレーションの刺激に関するより多くの情報を得ることができるだろう。エキスパートシステムが開発されればそれは、セルフレギュレーションの刺激に関心があっても心理療法士を訪れることまではしない多くの人々にとって有用な道具となるであろう。エキスパートシステムによるセルフレギュレーションの刺激は、慢性疾患の予防に貢献し、さらに健康管理のコスト削減にも資するかもしれない。もちろん、エキスパートシステムが稼働し始めても、主観的ならびに客観的効果を解明するための調査を継続する必要はあるだろう。

5　研究と開発におけるセルフレギュレーションと問題解決を目指す自力活動の刺激――分析と企業における創造的問題解決を刺激するためのトレーニングプログラム

技術革新と創造的な問題解決は、あらゆる先進国の企業にとっても、また大学や研究組織にとっても非常に重要である。これまでに我々は様々な実験において、個人的および／あるいは社会的なセルフレギュレーションの訓練によって、学問的課題に関しても、また研究と開発を必要とするその他全ての部署においても創造的問題解決の能力が向上することを示すことができた。

問題解決のための自力活動の研究と刺激というプログラムの枠内でも、オートノミートレーニングを用いた活動はさらに継続されるべきである。例えばハイデルベルク大学の研究者たちや、研究と開発に当たっている企業の社員たちは、問題解決を指向するオートノミートレーニングを受けるべきであろう。参加者たちには、トレーニングの数カ月後から数年後に、トレーニングが自分の創造的な問題解決能力を改善したかどうかについて繰り返し報告することが求められるが、そこではその客観的な裏付けについても調査することになる。

トレーニングプログラムはまず、向こう五年間に渡る実験になる。もし結果がポジティブであれば、ドイツの産業、研究、科学のための常設コンサルティングセンターを設立すべきである。

＊145　タイトル邦訳は十三頁の注釈を参照。

6　企業の業績能力向上と問題解決の改善――例えばプロジェクト・マネジメント、企業経営、部署間協力体制の改善――における個人的・社会的セルフレギュレーション

企業の様々な問題領域を分析し、個人的・社会的セルフレギュレーションを刺激することによって、それらは改善されることができる。まず企業の代表者あるいは各部署の長が、例えば業績不振の期間や、部署内ないし部署間のコミュニケーションにおける問題領域等について報告を行う。さらに個人面接やグループ療法を通じてセルフレギュレーションの刺激による問題解決が図られる。このような方法で企業における典型的な諸問題がセルフレギュレーションの改善によって克服されるかどうかに関する科学的な研究が行われる。併せて、科学的にその効果が証明可能なトレーニング方法が開発される。もしセルフレギュレーションに高い効果があることが証明されれば、我々のプログラムの枠内で、企業のセルフレギュレーション向上のためのコンサルティングセンターを設立する。

その他の研究予定

7　大学、基礎研究および応用研究と経済界の間のコミュニケーションシステムを組織すること

例えば医学研究の分野における分析と組織化には、まずハイデルベルク大学が参入する。そこでは様々な分野が出会い、研究の相互作用について議論することが可能なコミュニケーションネットワークが構築される。

様々な分野の学問を、経済や医学の実践と関連づける。相互交流によって新規のアイデアや協働が生じることが望まれる。求めに応じて問題解決に興味を示す人々にオートノミートレーニングを施す。そこで目指されるのは、創造的なエネルギーの刺激である。

第十二章　補　遺

十二・一　オートノミートレーニングに関する研究結果

本章では、前向き・介入研究プロジェクトで実施されたオートノミートレーニングを用いたいくつかの介入研究結果を紹介し、それについて議論したい。

前向き・介入研究において試みられたのは、ある種の危険因子や肯定的因子（健康の維持に資する要因）を特定することであった。特定の要因が病気や健康に先行しているとすれば、それらが病気や健康の原因の一部となっていると推定される。しかしその仮説は、危険因子が介入によって変更され、その介入が効果的であった（危険因子を減らすことができた）グループにおいて病気が減少し、健康指標が増加することが生じて初めて証明されたことになるのである。

治療の効果を証明するためには、前向き研究と介入研究とを結びつけることが重要である。なぜなら、前向き研究によって重要な危険因子が判明し、また介入研究によって危険因子の変更が病気ないし健康と関連しているということが証明されるからである。介入研究だけが行われたとしても、治療によって変更されたのが重要な要因であるのか、そうでないのかを知ることはできないであろう。また前向き研究だけが行われても、そこで観察された要因が健康や病気の原因の一部を構成しているのかどうか、判然としないであろう（というのも、そこでは原因と結果の関連が見かけだけに過ぎないこともありうるからだ）。

オートノミートレーニングに関して行われた実験については、本書でこれまでに触れていないものもある。最後にここで、それらの結果に言及しておきたい。

スポーツ心理学の領域では、オートノミートレーニングを受けたボクシングの選手とサッカーチームが、それを受けなかった選手とチームと比べて顕著に良好な結果を残した。

また様々な会社で研究と開発に携わっている社員たちの場合も、オートノミートレーニングのあるなしで、問題解決能力の向上に関して顕著な差が出た。

本書では様々な側面を取り上げているが、それらすべてはセルフレギュレーションというテーマをめぐるモザイクを構成する。注意深い読者諸賢は、単純なアドバイスなどはあり得ないことを理解されていると思う。しかし私は本書の最後に、私の長年に渡る観察と経験に基づいて確信したいくつかのアドバイスポイントを述べたいと思う。読者諸賢には、おそらくそこから、自分のセルフレギュレーションを改善するための根本的な指針を見出していただけると思う。

人間は多数の要因が相互に作用し合っている極めて複雑なシステムである。しばしば人間は感情的に偏った、破壊的な反応を示し、理性的な解決を受け入れることができない。そのような状況下にある人間は、大脳辺縁系を通じて完全に感情に支配されており、大脳皮質に座を置く理性には、あたかも全くチャンスがないかのように見える。ともかく人間は様々な感情に支配される。もしその感情が憎悪と破壊願望に占拠されているとすれば、ネガティブな感情の付託によって人間の理性は、そのような感情が十分に発揮できるような根拠やイデオロギーを捏造するように要請されるであろう。そのような場合はたいてい、真実の探求と創造性は頓挫し、人間どうしの間に不信感が広がる。

このような行動様式は、特定の仮説や感情的な経験、例えばすでに他界した父親（母親）がいないような人生はもはや生きるに値しないといった幻想によって操作されていることが多い。人間の感情はしかしまた、幸福感、快、自分自身や他者に向けられた愛情といった感情で満たされることもある。そのような感情を持つ人は、真実を探求したいという欲求や創造性を持っている。もちろん純粋にネガティブな感情だけに支配されている人や、ポジティブな感情だけに支配されている人がいるわけではない。問題はただ、その人が結果的に憎悪や破壊願望を実現しようとしているのか、あるいは愛や創造性といったポジティブな感情の表明と実現を目指しているのかである。

ポジティブなものに感情的に準拠している人々は、ネガティブなものに準拠している人々に比べて創造的な無意識との間により太いパイプを持っているので、無意識もまた建設的な問題解決を行おうとする。このような人々はまた、たいていの場合、感情的に、ないしは無意識の側面から、神との間に愛情と信頼に満ちた関係を築いているが、そのような関係は特に意識的な認識の質に現れる。ネガティブで破壊的な感情に支配されている人々は、無意識の内で、そのような破壊的な行動様式の根拠づけを行おうとする。彼らはまた自分たちの「神との関係」をも、憎悪や破壊や権力欲の正当化に利用しようとする。憎悪や破壊や権力欲が集積しているため、彼らは通常創造力に乏しく、また彼らの行動パターンが短期的にはポジティブな結果を招くかもしれない場合でも、いずれネガティブな反応の混沌が生じるのである。

その機能と構造に基づき、人間は結局のところ、ポジティブな行動傾向を逆方向に転換するようなことはしない。なぜなら、破壊的な行動パターンは、自らの健康と社会に及ぼす損害に鑑みて、自己修正的に働くからである。ここでは精神的進化というものについて考えてみてもよいであろう。

そのような行動の特徴が健康に対していかに顕著な作用を及ぼすかを、我々の調査に基づいて報告したい。

1　ハイデルベルク研究では六二〇名からなるサブグループの中で八十三名が、愛や周囲の人間を受け入れること、また幸福感や欲求の充足に対してポジティブな感情を持っていた。彼らは同時に、真実を追求したいという衝動を持っており、流布している見解に（例えばそれによって褒美が得られることを期待する等して）日和見的にすり寄ることに抵抗を感じていた。彼らは創造的であり、直観的、ポジティブで、穏やかな信仰を持っていた。彼らは自分たちと似たような人間たちによって支えられていた。彼らの調査は一九七三年に行われ、再調査は一九九八年であった。彼らの平均年齢は八四・六歳であった（死亡していた人については死亡時の年齢を採用）。

2　一三二人からなる第二のグループは、第一のグループと同様の特性を持った人々から構成されていたが、これらの人々にとって感情的に重要な人が極端にネガティブで、人を傷つけ、破壊的であるという点が異なっていた。この人々の平均年齢は八〇・五歳であった。

3　第三のグループに属する人々は、本人が破壊的でネガティブな感情の持ち主で、創造性に乏しく、無意識と交流しているという感情もなく、無神論的であった。しかし彼らにとって感情的に重要な人間はポジティブで、人を受け入れることのできる寛容さを持っていた。そのような人が二〇四名おり、一九九八年時点での彼らの平均年齢は七二・五歳であった。

4　第四グループの人々は、やはり本人がネガティブで破壊的な感情を持っており、さらに彼らにとって重要な人物も彼らに対して同様にネガティブであるようなケースである。二〇一名から成るこのグループの、一九九八年時点での平均年齢は六八・二歳であった。

調査開始時には全てのグループの平均年齢はほぼ同様であっ

た。ということは、グループによって早く亡くなる人と長生きする人がいたということになる。

自分自身に対してどちらかと言えばネガティブな上に、自分の環境からも傷つけられるような拒否を経験した人々は、がんに罹患する割合が明らかに大きい。一方環境や周りの人々に総じて破壊的な態度を取り、また逆に周囲からも破壊的な拒否を経験した人々は、どちらかと言えば、心血管系の病気になることが多い。

上記の結果が示すように、高齢に至るまで健康を維持できるのは、人間の本性に合致した行動パターンが支配的な場合なのである。

破壊や憎悪、ネガティブな感情が持っている唯一の意義は、そのような破壊的なものに身を任せることはナンセンスだと気づかせてくれることであるように思われる。もしも人間が感情の奴隷であり、理性がしばしば感情によって、まさにその感情を正当化するために動員されるのであるとすれば、憎悪や復讐や破壊に準拠するのではなく、ポジティブで心地よく、幸福感を模索するような感情に準拠する方が、人間にとっても社会にとっても利するところがずっと大きいであろう。

神との間にポジティブな関係を構築している人は、セルフレギュレーション能力により優れ、そうでない人よりも長寿である。いわゆる「合理的―反感情的行動パターン」[*146]の人において、無神論的な傾向が最も強く表れる。彼らは自分の感情を不自然に、疑似理性的行動によって抑え込もうとするが、それはもちろん成功しない。

ここに挙げたような一般的な行動指針が、幸福感や幸運を得るための絶対的なマニュアルとなるわけではもちろんない。人間はテーゼとアンチテーゼ、ポジティブな感情とネガティブな感情が弁証法的にぶつかり合う生き物である。この諸対立の闘争から結果としてジンテーゼが達成されるときにのみ、発展と「気づき」[*147]とが可能となるのである。

表12・1が示すように、ベースライン（一九七三年時点）でのセルフレギュレーションが不良な場合、その後様々な疾患による死亡率の上昇が見られる。逆にセルフレギュレーションが良好であるほど、その後二十五年間に渡って健康な生活を送った人の割合が高いことが確認された。

表12・2は一九七三年から一九七七年にかけてセルフレギュレーションを三回繰り返し測定した結果に基づいて、セルフレギュレーションが不良であった人々にオートノミートレーニングによる介入を行った効果についての研究結果を示している。ランダムに選ばれた三三八名には、二～四時間をかけた最初の面接において、自力活動を通したセルフレギュレーションに関するガイダンスが[illegible]その結果、初回面接の約一カ月後に行われた二回目の測定において、[illegible]ンが改

表 12.1　セルフレギュレーションの度合いと死亡率および健康との関連 1973－1998

		セルフレギュレーションの度合い（得点区分）[a]								計
		0―1*	1―2	2―3	3―3.5	3.5―4	4―5	5―6	6―7	
がん死亡	N	67	131	213	184	106	93	19	5	818
	%	22.0	18.8	19.5	10.7	10.4	6.7	2.2	1.6	11.1
心血管病死亡	N	83	162	257	280	131	123	27	8	1071
	%	27.2	23.3	23.5	16.3	12.8	8.9	3.1	2.5	14.5
他の原因による死亡	N	102	191	346	372	181	113	24	30	1359
	%	33.4	27.5	31.7	21.6	17.7	8.2	2.8	9.5	18.4
生存だが慢性疾患あり	N	39	180	190	583	302	470	197	86	2047
	%	12.8	25.9	17.4	33.9	29.6	34.1	22.7	27.2	27.7
生存かつ健康	N	14	31	86	302	302	581	602	187	2105
	%	4.6	4.5	7.9	17.5	29.6	42.1	69.3	59.2	28.4
計	N	305	695	1092	1721	1021	1380	869	316	7400
	%	100.0	100.0	100.0	100.0	100.0	100.0	100.0	100.0	100.0

各得点区分は年齢と性別に関して比較可能である。[a]「セルフレギュレーションについての質問票」を用いて測定。

表 12.2　セルフレギュレーション不良者における、オートノミートレーニング介入のセルフレギュレーションへの効果、およびセルフレギュレーションの変化と健康との関連
ハイデルベルク前向き・介入研究 1977－1998

セルフレギュレーションの変化		介入群	対照群
		生存かつ健康／区分対象者	生存かつ健康／区分対象者
セルフレギュレーションの顕著な改善	N	17／25	4／6
1.9〜2.9 → 4.5〜6	%	68.0	66.7
セルフレギュレーションの大幅な改善	N	21／42	3／8
1.9〜2.9 → 3.6〜4.5	%	50.0	37.5
セルフレギュレーションの小幅な改善	N	6／50	2／32
1.9〜2.9 → 3.0〜3.6	%	12.0	6.3
セルフレギュレーションに変化なし	N	2／53	1／99
1.9〜2.9 → 1.9〜2.9	%	3.8	1.0
セルフレギュレーションの悪化	N	0／68	1／93
1.9〜2.9 → 1.9 以下	%	0.0	1.1
計	N	46／238	11／238
	%	19.3	4.6

1977 年時点での年齢は 40〜55 歳。対照群の平均年齢は 50.9 歳、介入群の平均年齢は 51.1 歳。両グループとも男女は半数ずつである。

表 12.3　2カ月ごとに5回に渡ってセルフレギュレーションに関するアンケートを実施し、それに加えて毎回セルフレギュレーションに関する解説文を用いた介入を行った効果 1975－1998

		対照群[a] N ＝ 115			介入群 N ＝ 115		
		生存かつ健康	生存だが慢性疾患あり	死亡	生存かつ健康	生存だが慢性疾患あり	死亡
健康に関する結果	N	17	15	83	31	29	55
	%	14.8	13.0	72.2	27.0	25.2	47.8
セルフレギュレーション得点の平均							
第1回測定		3.4	3.1	3.5	3.3	3.2	3.4
第2回測定		−	−	−	3.6	3.1	3.3
第3回測定		−	−	−	3.9	3.3	3.1
第4回測定		−	−	−	4.3	3.2	2.8
第5回測定		−	−	−	4.8	3.0	2.7

[a]セルフレギュレーションに関する解説なしの1回のみのアンケート実施。
両グループは年齢・性別に関して同等である。

表 12.4　HIV キャリアーにおけるセルフレギュレーションと疾患の経過前向き研究 1986－1993

健康状態		セルフレギュレーションの度合い（得点区分）					
		1—2	2—3	3—3.5	3.5—4	4—5	5—6
無症候を維持	N	0	0	1	9	8	7
	%	0.0	0.0	5.9	69.2	88.9	100.0
中等度の症候あり	N	0	3	5	2	0	0
	%	0.0	20.0	29.4	15.4	0.0	0.0
重い症候あり	N	1	5	7	1	1	0
	%	50.0	33.3	41.2	7.7	11.1	0.0
死亡	N	1	7	4	1	0	0
	%	50.0	46.7	23.5	7.7	0.0	0.0
合計	N	2	15	17	13	9	7
	%	100.0	100.0	100.0	100.0	100.0	100.0

善していた人々では、その後二十年に渡って健康を維持できた人の割合が高かった。治療を受けていない対照群の人々の中にも、セルフレギュレーションが自然に改善した人がいたが、治療を受けた介入群と比べるとその出現率は三分の一である（もっとも治療を受けた介入群においても、セルフレギュレーションが明らかに改善した人はせいぜい二八％ではあった）。

表12・3は、上記の一カ月の間に小幅な改善しか示さなかった人を対象としたオートノミートレーニングの効果を示している。ここでは直接的な面接によらない介入が行われたが、その内容は、五回に渡るセルフレギュレーションに関する質問票に二カ月ごとに回答し、その都度セルフレギュレーションの概念と、自力活動によってそれをいかに改善できるかに関する短い解説文を毎回読むというものであった。

結果によれば、上記の介入を受けた群の人々は、質問票調査が一回しか実施されなかった対照群の人々と比べて、健康を維持できた人の割合が明らかに高かった。これはすなわち、好ましい行動モデルが多数示される質問票に回答し、セルフレギュレーションに関する解説を読むことを定期的に繰り返すことに一定の効果があることを示している。質問票に何度も答えることによって対象者は、どのような行動が健康を増進し、どのような行動パターンが健康上の問題を惹起するのかということが分かってくるのである。そして、質問票への回答後に解説を読むことによって、好ましい行動モデルがさらに明確になる。例えば次のような行動モデルである。

「セルフレギュレーションは、身体、環境および人間どうしの関係に、幸福感と快と安定感、そして生きる意味の充実のための条件を作り出す全ての人間活動である。自己観察によってネガティブないしポジティブな要因を認識することができる。そして自力活動によってネガティブな要因はポジティブな要因に変えることができる。人間は自分で、どのような方法を取れば自分の目標に到達できるかということを発見することができる。それゆえに、様々な行動パターンを試すことを通して試行錯誤しながら、目標に到達しようとチャレンジする人がいるのだ。あらゆる自力活動は、不利な条件を受動的に甘受しているよりは常に良いことなのである。」

表12・4はＨＩＶキャリアーのセルフレギュレーションの度合いと、その後のＡＩＤＳ発症・症状の進行との関係を示している。セルフレギュレーションが良好になるに従って、その後

＊146　グロッサルト行動類型ではタイプV行動に相当する（三・二節（四〇頁）を参照）。

＊147　Erkenntnis（英 insight, perception）

の発症・進行はより穏やかなものになり、死亡率も低くなる傾向が見られた。なお、この研究の対象者である六十三名は、ハイデルベルク前向き・介入研究の参加者ではなく、ドイツの様々な患者集団から選ばれた人々である。

一九八六年に五十一名のＨＩＶキャリアーに対し「オートノミートレーニングによる自力活動」というテーマで五～十時間の面接療法を実施した。表12・5は七年間追跡を行ったランダム化比較試験の結果である。トレーニングを受けた介入群の人は受けていない対照群の人よりも長期間無症状を維持し、より長く生存し、症状がより軽い傾向が見られた。

表 12.5　HIV キャリアーに対するオートノミートレーニング介入の効果[a]

健康に関する結果	介入群 N=51		対照群 N=51	
	N	%	N	%
無症候を維持	39	76.5	20	39.2
強い症候あり	3	5.9	8	15.7
中程度の症候有り	6	11.8	8	15.7
死亡	3	5.9	15	29.4
生存	48	94.1	36	70.6

[a]1：1マッチングによるランダム化比較試験 1986－1993。

表12・6および表12・7で明らかにされるのは、社会経済的要因とセルフレギュレーションとの関係である。ここで課題となったのは、社会経済的状態の劣悪さと社会的孤立がセルフレギュレーションの不調を惹き起こすのか、あるいはその反対、つまり、不良なセルフレギュレーションの方が劣悪な社会経済的状態の原因であるのか、という問題である。

表12・6が示すように、ここで把握されている三つの問題（社会経済的不安定さ、社会的孤立、不良なセルフレギュレーション）全てが、十五年間の観察期間の中で、健康な生活を送る人の率を明らかに下げたということである。これら三つの要因が組み合わさると、特に病気が発生しやすかった。すなわち、これら三つの要因を一つも持たない人と比べると、死亡率が何倍も高かったのである。

表12・7が示しているのは、啓発的な介入研究の結果である。社会経済的不安定さ、社会的孤立、不良なセルフレギュレーションという三つの要因を全て持つ人に対して、セルフレギュレーションの改善を目標としたオートノミートレーニングを実施した。また年齢と性の分布が同様の、トレーニングを受けない対照群も構成した。オートノミートレーニング（五回の個人面接療法と五回の集団療法から成る）の十九年後には、トレーニングを受けた介入群の約半数において、セルフレギュレーションの大幅な改善が見られた。このグループでは、社会的な帰属

表 12.6　社会経済的不安定さ、社会的孤立、セルフレギュレーションと死亡率
ハイデルベルク前向き研究 1973－1995

		区分対象者	死亡	生存かつ健康	1973 年での平均年齢
社会経済的不安定性のみ	N	193	20	53	45.7
（セルフレギュレーション良好、社会的孤立なし）	%	100.0	10.4	27.5	
社会的孤立のみ	N	201	23	43	43.6
（セルフレギュレーション良好、社会経済的不安定さなし）	%	100.0	11.4	21.4	
不良なセルフレギュレーションのみ	N	315	70	73	44.6
（社会経済的不安定さなし、社会的孤立なし）	%	100.0	22.2	23.2	
社会経済的不安定と社会的孤立	N	180	24	32	44.2
（セルフレギュレーションは良好）	%	100.0	13.3	17.8	
社会的孤立と不良なセルフレギュレーション	N	258	101	42	44.5
（社会経済的不安定さなし）	%	100.0	39.1	16.3	
セルフレギュレーション不良と社会経済的不安定さ	N	173	40	40	43.7
（社会的孤立なし）	%	100.0	23.1	23.1	
社会経済的不安定さ、社会的孤立ともにあり、セルフレギュレーションも不良	N	168	149	19	45.4
	%	100.0	88.7	11.3	
社会経済的不安定さ、社会的孤立ともになく、セルフレギュレーションも良好	N	4648	468	2977	45.3
	%	100.0	10.1	64.0	

感が形成され、社会的孤立が大幅に解消された。またこのグループにおいては部分的ながら、例えば新しい職業的活動を展開することにより、社会経済的な不安定さが減少したような事例も見られた。介入群の死亡率は対照群のほぼ半分、健康を維持できた人の割合は逆にほぼ倍であった。

これら二つの表の結果は、個人的な自力活動、すなわちセルフレギュレーションが健康にとって重要な要因であるのみならず、セルフレギュレーションの度合いが社会経済的な要因によって決定されるというよりは、むしろ逆にセルフレギュレーションの方が社会経済的状態の決定因子であることを示している。

自分の能力と職業上の要請の結びつきに関する質問

ー私は自分の個人的能力と職業上の要請を結びつけ、重ね合わせている。

この結びつきの度合いはどのくらい強いですか。

0―全く結びついていない　1―とても弱い　2―弱い　3―中くらいだが、どちらかと言えば弱い　4―中くらいだが、どちらかと言えば強い　5―強い　6―とても強い　7―完全に結びついている

表12・8は、自分の能力を職業的要請と結びつけようとする（仕事上求められる目標を個人の能力や興味に合致させようとする）個人的動機と連続的失業との関係を示している。全ての

表 12.7　社会経済的に不安定で、社会的に孤立し、セルフレギュレーションが不良な人に対するオートノミートレーニングの効果[a]
ハイデルベルク前向き・介入研究 1975－1994

	介入群 N ＝ 49		対照群 N ＝ 49	
	N	%	N	%
死亡率	18	36.7	35	71.4
社会経済的不安定さの解消	19	38.8	2	4.1
社会的帰属感の改善	25	51.0	3	6.1
セルフレギュレーションの改善[b]	26	53.1	3	6.1
3 つのすべての要因の改善	16	32.7	1	2.0

両群は年齢・性別に関して比較可能である。
[a]1：1 マッチングによるランダム化比較試験。[b]3.5 点以上までの改善。

対象者は一九七八年時点での年齢が三十五〜五十五歳で、右記の質問を用いた調査の時点では失業者ではなかった（当時失業状態だった人は調査対象から除外した）。彼らが一九八八年までに少なくとも三年間失業期間があった場合、「連続的失業状態あり」とした。

十年間の追跡調査の結果、個人的な能力を職業上の要請と結びつけることを試み、その際主として個人的な能力の方を重視する人の方が、外向きの理由で自分を職業上の要請に合わせ、個人的な能力に配慮しない人よりも、失業状態にあることがずっと少ないことがわかった。

ここに報告した結果は、職を求める人々の個人的な能力や興味に、より大きな配慮をすることによって、雇用市場政策の発展や職業上のカウンセリングの改善が達成されることを示唆している。

表12・9は、セルフレギュレーションの度合いと連続的失業との関係を男女別に示している。セルフレギュレーションの度合いによる各区分は、年齢、職業、教育に関して類似した分布となった。

十年間の追跡調査の結果、男性においても女性においても、セルフレギュレーションが良好であるほど、その後連続的失業状態となるリスクは低くなる傾向が見られた。

表12・10は、長期失業者における職業上の抱負の有無とその

表 12.8　自分の能力を職業的要請と結びつけようとする（仕事上求められる目標を個人の能力や興味に合致させようとする）個人的動機と連続的失業との関係[a]
ハイデルベルク前向き・介入研究　1977/78－88

		個人的な職業動機の明確さ								計
		0—1	1—2	2—3	3—3.5	3.5—4	4—5	5—6	6—7	
区分対象者	N	128	259	399	1430	1546	1723	1018	767	7056
1978-88 年における	N	32	42	51	109	18	6	4	2	264
連続失業状態	%	25.0	16.2	12.8	7.6	1.2	0.3	0.4	0.3	3.7

[a]対象者は表 12.10- I および II の男女。

表 12.9　セルフレギュレーションの度合いと連続的失業との関係
ハイデルベルク前向き・介入研究　1977/78－88

		セルフレギュレーションの度合い								計
		0—1	1—2	2—3	3—3.5	3.5—4	4—5	5—6	6—7	
男性										
区分計	N	99	206	269	851	980	718	705	431	4259
	%	2.3	4.8	6.3	20.0	23.0	16.9	16.6	10.1	100.0
1978-88 年の間の連続的失業者	N	34	36	33	66	29	15	11	6	230
	%	34.3	17.5	12.3	7.8	3.0	2.1	1.6	1.4	5.4
女性										
区分計	N	34	38	151	353	409	591	593	628	2797
	%	1.2	1.4	5.4	12.6	14.6	21.1	21.2	22.5	100.0
1978-88 年の間の連続的失業者	N	17	14	62	55	22	7	6	3	186
	%	50.0	36.8	41.1	15.6	5.4	1.2	1.0	0.5	6.6

内容（表12・10-I）、および職業上の目標実現に際しての抑圧と障害（表12・10-II）を持つ人の割合を示している。

長期失業者の約三〇%が職業上の活動に関する抱負を持っているが、その一部は独立して行う職業、一部は被雇用者としての職業に関する抱負であった。また、職業上の抱負を持ちながら失業している人の場合、その大半は社会的な障害や精神的な制止によって彼らの職業上の抱負の実現が阻止されている人々であった。

表12・10-IIIaは、職業訓練を終了した人のうちで、自分の職業上の抱負を実現させるに当たって、社会的な障害と精神的な制止を感じている人を対象とした介入の結果を示している。職業訓練を終了した介入の失業者は、トレーニングを受けなかった対照群の人と比べて、企業経営能力の明らかな向上が見られた。また、就職先を見つけた人の割合も多くなっていた。

表12・10-IIIbは、職業訓練を終了していない人のうちで、自分の職業上の抱負を実現させるに当たって、社会的な障害と精神的な制止を感じている人を対象とした介入研究の結果を示

表 12.10　長期失業者における職業上の抱負、職業上の目標実現に際しての抑圧と障害

Ⅰ．職業上の抱負の有無とその内容

	職業上の活動について何らかの抱負を持っている(A)	職業的活動に関して何の抱負も持っていない
男性 N＝635	194(30.6%)	441(69.4%)
女性 N＝824	286(34.7%)	538(65.3%)
(A)のうち	創造的で独立した仕事への抱負	平凡で独立性の低い職業への抱負
男性 N＝194	77(39.7%)	117(60.3%)
女性 N＝286	155(54.2%)	131(45.8%)

すべての対象者は 4～7 年間の失業中（年齢層は 1978 年時点で 35～55 歳）

Ⅱ．職業上の抱負を持つ人[a]について、その抱負の実現に際しての抑圧と障害

	職業上の抱負実現に対する精神的抑圧	職業上の抱負実現に対する社会的障害	精神的抑圧と社会的障害の両方
男性 N＝194	24(12.4%)	28(14.4%)	142(73.2%)
女性 N＝286	29(10.1%)	88(30.8%)	174(60.8%)

[a]表 12.10-Ⅰ（A)の該当者。

Ⅲａ．職業訓練を終了した人のうちで、自分の職業上の抱負を実現させるに当たって、社会的な障害と精神的な抑圧を感じている人に対する介入の結果　（介入実施：1975 年、追跡調査：1985 年）

	5 年以上の企業経営を経験[a]	5 年以上の就業を経験	いずれにも該当しない（失業状態が継続）
オートノミートレーニング群 N＝31	12(38.7%)	13(41.9%)	6(19.4%)
対照群 N＝31	1(3.2%)	8(25.8%)	22(71.0%)

[a]この区分の該当者は企業経営者として自ら新たに合計 39 名を雇用した。一方、対照群の雇用実績はなかった。

Ⅲｂ．職業訓練を終了していない人のうちで、自分の職業上の抱負を実現させるに当たって、社会的な障害と精神的な抑圧を感じている人を対象とした介入究の結果　（介入実施：1975 年、追跡調査：1985 年）

	5 年以上の企業経営を経験[a]	5 年以上の就業を経験	いずれにも該当しない（失業状態が継続）
オートノミートレーニング群 N＝59	6(10.2%)	16(27.1%)	37(62.7%)
対照群 N＝59	1(1.7%)	4(6.8%)	54(91.5%)

[a]この区分の該当者は企業経営者として自ら新たに合計 15 名を雇用した。一方、対照群の雇用実績はなかった。

している。

職業訓練を終了していない失業者も、トレーニングを受けなかった対照群の人と比べて、企業経営能力の明らかな向上が見られた。また、就職先を見つけた人の割合もより多くなっていた。

十二・二 オートノミートレーニングの効果

システムは変化する

表12・11は、一九七三年から一九八二年の間にオートノミートレーニングを受けた七八四名を、年齢、性別、セルフレギュレーションの能力、医学的な危険因子について同様な対照群七八四名と比べたものである。介入群がオートノミートレーニングを受ける前に、両群ともベースライン調査が実施された。その後、オートノミートレーニングの実施から五年後に、追跡調査が実施された。

オートノミートレーニングによって、様々な領域の要因が変化し、それとともに健康関連を含む様々な社会的問題の発生に対して予防的な効果があることを確認することができた。

オートノミートレーニングが試みるのは、幸福感と快と安定感の増大をもたらす新たな行動パターンを刺激し、不安定さと不幸感と不快感をもたらす行動パターンを放棄することである。ここで言う新たな行動パターンとは、たいていの場合すでに潜在的には存在するが、それを実現する方途が見つかっていないようなものである。一つの領域で幸福感と快と安定感がもたらされることができれば、そこで習得された行動は他の領域、例えば病気の克服や職業的な動機形成といった領域に応用することができる。オートノミートレーニングはその意味において、心理治療的なアプローチというよりも、生き方についてのコンサルティング法[*148]に近い。なぜならオートノミートレーニングは、人間の生活にとって根本的で、日々各個人によって実践されている諸活動に直接作用を及ぼそうとするからである。問題はただ、多くの人々がしばしば身動きが取れないような状態になっており、ネガティブな結果を伴うような行動パターンや状態を、自ら呼び込んでいることにあるのである。

オートノミートレーニングの効果に関する結果が明らかに示しているように、幸福感を最大限にするという目標を持って「自力活動と自律」というモデルを徹底的に習得することは、様々な生活領域に効果をもたらす。

医師がオートノミートレーニングを習得し、それを応用する

*148 Lebensberatungsmethode

表 12.11　様々な領域におけるオートノミートレーニングの効果

5年の観察期間中に変化した要因	介入群（N=784）		対照群（N=784）	
	N	%	N	%
追跡調査が可能だった者	683	100.0	651	100.0
がんによる死亡率	17	2.5	26	4.0
他の原因による死亡	52	7.6	83	12.7
慢性疾患への罹患	117	17.1	193	29.6
要介護者となった	62	9.1	114	17.5
入院期間が半分以下に減少[a]	133	19.5	21	3.2
喫煙量が半分以下に減少[a]	105	15.4	44	6.8
飲酒量が半分以下に減少[a]	121	17.7	24	3.7
健康のための運動量の増加	88	12.9	16	2.5
眠りの質の明らかな向上	145	21.2	23	3.5
休養を取る能力の明らかな向上	203	29.7	60	9.2
社会的関係性の明らかな改善	195	28.6	44	6.8
自律性の向上—否定的な結果を伴う行動様式や対象に依存しないこと	375	54.9	38	5.8
職業上の成功	119	17.4	51	7.8
抗生物質の使用量が半分以下に減少[a]	128	18.7	15	2.3
非ステロイド性抗炎症薬の使用量が半分以下に減少[a]	73	10.7	11	1.7
睡眠薬・抗不安薬・鎮痛薬の使用量が半分以下に減少[a]	82	12.0	14	2.2
今ここで起こっていることに幸福感を感じ、楽しむことができる能力の明らかな改善	249	36.5	30	4.6
将来に対する希望の増大	221	32.4	35	5.4
より健康な食事をとる傾向（新鮮な果物や野菜、全粒食品等）	109	16.0	25	3.8
病気の一次予防に関心をもつこと	85	12.4	13	2.0
環境保護意識の向上	204	29.9	63	9.7
感情や循環する愛のエネルギーに対する感覚の向上	136	19.9	41	6.3
より自発的な信仰	83	12.2	2	0.3
身体的過重負担に対する敏感さの増大—自己保護の強化	114	16.7	25	3.8
創造性の増大と問題解決能力の向上	71	10.4	5	0.8
肥満の軽減	62	9.1	32	4.9
慢性疾患における病状の改善	104	15.2	25	3.8
精神的安定の明らかな改善と、刺激ないし緩和の作用を持つ物質（コーヒー、抗うつ薬、抗不安薬等）をやめたり摂取したりすることによる中枢神経系の調整	84	12.3	35	5.4
周囲の人たちに対する距離と近さの調節機能の向上	196	28.7	30	4.6
心理的な症候の減少	107	15.7	15	2.3
身体的な症候の減少	88	12.9	55	8.4
行動を変更することを通じて精神的安定を確保するための、過度の興奮ならびに/あるいは抑圧の減少	218	31.9	61	9.4
自己投薬（ユーノヴァ・フォルテなど）の使用増加	102	14.9	38	5.8
オートノミートレーニングが原因であると考えられる否定的な感情や症候	0	0.0	−	−
オートノミートレーニングが明らかに良い影響を及ぼし、人間にとって極めて重要な変革を目指しているという確信	304	44.5	−	−

[a]介入より前の5年間との比較において。

ことができるなら、それによって行動を通じた一次的および二次的な病気の予防が達成されるであろう。そうなれば、その他の医学的治療の効果にも改善が見られるようになり、健康維持システムのコストを下げることもできるであろう。

十二・三　睡眠の質と健康

眠りの質は健康を左右する第一級の要因であるが、残念なことにいまだ国際的な疫学的・心身医学的な研究において、この問題は等閑視されたままである。眠りの質を危険因子としてとらえるような大規模な疫学的研究は、ないに等しい。良質な眠りによって人間は、心身の疲弊から回復することができ、心身のシステムを再生することができる。さらに無意識は、眠りの中で数多くの日常的な問題を解決することができ、覚醒時にそれらの諸問題をどうすれば解決できるかを当人に示すのである。

もし慢性的な睡眠障害があるとすれば、再生と無意識による問題解決が阻害されるだけでなく、心身の疲弊を一層強める条件が揃ってしまう。

質の悪い眠りは、セルフレギュレーションの不調と非常に強い結びつきがあるが、この両者は悪循環するという側面を持っている。

オートノミートレーニングによって眠りの質が明らかに向上することが、実験によって示された。表12・13は、眠りの質と健康、および眠りの質と慢性疾患発生との関係を示したものである。この結果もしかしまた、単一因果論的に解釈してはならない。というのも、質の悪い眠りは数多くの心理的および身体的な危険因子と関連しており、それゆえ複合的システムを構成する、重要ではあるが一つの要素にすぎないからである。

十二・三・一　睡眠の質に関する質問票

1　私は通常深く、ぐっすり眠ることができる。

これはあなたにとってどの程度あてはまりますか?

0—全くあてはまらない　1—ほとんどあてはまらない　2—あまりあてはまらない　3—中くらいだが、どちらかと言えばあてはまらない　4—中くらいだが、どちらかと言えばあてはまる　5—あてはまる　6—非常にあてはまる　7—全くその通りである

2　私は眠ることでよく幸福感と快を感じる。

これはあなたにとってどの程度あてはまりますか?

0—全くあてはまらない　1—ほとんどあてはまらない　2—あまりあてはまらない　3—中くらいだが、どちらかと言えばあてはまらない　4—中くらいだが、どちらかと言えばあてはまる　5—あてはまる　6—非常にあてはまる　7—全くその通りである

3　私は眠ることで日常の問題を解決する（例えば目覚めたときに考えがまとまっており、問題の解決法をありありと思い浮かべることができる等）

これはあなたにとってどの程度あてはまりますか？

0―全くあてはまらない　1―ほとんどあてはまらない　2―あまりあてはまらない　3―中くらいだが、どちらかと言えばあてはまらない　4―中くらいだが、どちらかと言えばあてはまる　5―あてはまる　6―非常にあてはまる　7―全くその通りである

4　私はふだん適切なタイミングで睡眠に入ることができる（例えば本当に眠りたいと思ったタイミング等）

これはあなたにとってどの程度あてはまりますか？

0―全くあてはまらない　1―ほとんどあてはまらない　2―あまりあてはまらない　3―中くらいだが、どちらかと言えばあてはまらない　4―中くらいだが、どちらかと言えばあてはまる　5―あてはまる　6―非常にあてはまる　7―全くその通りである

5　私は疲れがすっかりとれるまで、何の障害もなく眠り続けることができる。

これはあなたにとってどの程度あてはまりますか？

0―全くあてはまらない　1―ほとんどあてはまらない　2―あまりあてはまらない　3―中くらいだが、どちらかと言えばあてはまらない　4―中くらいだが、どちらかと言えばあてはまる　5―あてはまる　6―非常にあてはまる　7―全くその通りである

6　私は日中の刺激と安らかな眠りの関係を、刺激的でバランスの取れたものであると感じている。

これはあなたにとってどの程度あてはまりますか？

0―全くあてはまらない　1―ほとんどあてはまらない　2―あまりあてはまらない　3―中くらいだが、どちらかと言えばあてはまらない　4―中くらいだが、どちらかと言えばあてはまる　5―あてはまる　6―非常にあてはまる　7―全くその通りである

7　私は普通、寝入るときよりも目覚めたときのほうが疲れており、ぐったりし、消耗している。

これはあなたにとってどの程度あてはまりますか？

7―全くあてはまらない　6―ほとんどあてはまらない　5―あまりあてはまらない　4―中くらいだが、どちらかと言えばあてはまらない　3―中くらいだが、どちらかと言えばあてはまる　2―あてはまる　1―非常にあてはまる　0―全くその通りである

8　私の夢は私にとって心地よく、刺激的である。

これはあなたにとってどの程度あてはまりますか？

0―全くあてはまらない　1―ほとんどあてはまらない　2―あまり

あてはまらない　3―中くらいだが、どちらかと言えばあてはまらない　4―中くらいだが、どちらかと言えばあてはまる　5―あてはまる　6―非常にあてはまる　7―全くその通りである

9　私の夢は私にとって通常不快で、私を戦慄させ、疲れさせる。

これはあなたにとってどの程度あてはまりますか？

7―全くあてはまらない　6―ほとんどあてはまらない　5―あまりあてはまらない　4―中くらいだが、どちらかと言えばあてはまらない　3―中くらいだが、どちらかと言えばあてはまる　2―あてはまる　1―非常にあてはまる　0―全くその通りである

10　私はだいたいぐっすり眠るので、どんな夢を見たかはあまり覚えていない。

これはあなたにとってどの程度あてはまりますか？

0―全くあてはまらない　1―ほとんどあてはまらない　2―あまりあてはまらない　3―中くらいだが、どちらかと言えばあてはまらない　4―中くらいだが、どちらかと言えばあてはまる　5―あてはまる　6―非常にあてはまる　7―全くその通りである

11　私は普通ぐっすり眠れないので、自分の夢を思い出せない。

これはあなたにとってどの程度あてはまりますか？

7―全くあてはまらない　6―ほとんどあてはまらない　5―あまりあてはまらない　4―中くらいだが、どちらかと言えばあてはまらない　3―中くらいだが、どちらかと言えばあてはまる　2―あてはまる　1―非常にあてはまる　0―全くその通りである

評価法

十一項目の質問に対する回答得点を合計し、十一で割って平均を求める。得点が高いほど眠りの質が高い。

表12・12は、眠りの質と健康との関連を示している。眠りの質が不良になるにつれて、その後の追跡調査期間における各種疾患による死亡率が高くなり、生存かつ健康であった人の率が低くなっていた。また、睡眠の質が不良であるほどセルフレギュレーションも不良であり、しかも心身疲弊の度合いも不良となる関連が見られた。

十二・四　健康に歳を重ねるためのセルフレギュレーションの意義

高齢に至るまで健康を保つために重要な基盤となる要因は、我々の考えでは三つある。

1　家族歴的―遺伝的要因（全ての直系家族が高齢に至るまで健康であった）。

表 12.12　眠りの質と健康
ハイデルベルク前向き・介入研究 1973/78−1997/98

		眠りの質の度合い（得点区分）							合計
		0−2	2−3	3−3.5	3.5−4	4−5	5−6	6−7	
がんによる死亡	N	325	315	291	141	97	72	61	1302
	%	23.5	20.0	15.5	7.0	6.3	5.5	5.1	12.0
心筋梗塞による死亡	N	173	233	262	166	103	62	30	1029
	%	12.5	14.8	13.9	8.2	6.7	4.8	2.5	9.5
他の原因による死亡	N	612	655	516	502	319	76	50	2730
	%	44.2	41.5	27.5	24.9	20.8	5.9	4.2	25.1
生存だが慢性疾患あり	N	205	296	668	799	404	185	171	2728
	%	14.8	18.8	35.6	39.7	26.4	14.3	14.4	25.1
生存かつ健康	N	69	78	142	405	608	903	875	3080
	%	5.0	4.9	7.6	20.1	39.7	69.6	73.7	28.3
対象者数	N	1384	1577	1879	2013	1531	1298	1187	10869
	%	100.0	100.0	100.0	100.0	100.0	100.0	100.0	100.0
セルフレギュレーションの度合い		2.1	2.7	3.2	4.1	5.0	5.8	5.9	
心身疲弊の度合い		6.5	5.9	4.8	3.7	3.0	1.9	1.7	

各区分は年齢・性別において同等。

2　身体的危険因子がないこと—健康な生活（喫煙、飲酒、薬物、麻薬類の消費がないこと、健康な食事、定期的な運動）。

3　優れたセルフレギュレーション能力（例えばセルフレギュレーションに関する質問票で五〜七点を獲得する等）。

健康なまま高齢に至るためには、個々の要因のどれがどのような役割を果たしているのか、またそれらの諸要因の相互作用がどのような意味を持っているのかを知ることは、我々の研究にとって極めて重要である。これらの問題を解明するために、以下にハイデルベルク前向き介入研究の結果を紹介したい。

表12・13が示す結果から分かるように、高齢に至るまで健康に過ごすためには、セルフレギュレーションの能力が非常に重要である。この要因は、家族歴—遺伝的条件や身体的危険因子の有無よりもずっと重要である（もっとも、ポジティブな要因を持たないグループと比較すれば分かるように、家族歴—遺伝的条件や身体的危険因子がないことも重要ではあるのだが）。非常に興味深いのは、これら三つの要因の相互作用である。健康な生活と家族歴—遺伝的条件の二つが足し算的な効果しか示さないのに比べて、良好なセルフレギュレーションはその他の個々の要因、特にまたその他の二つの要因と合わさると、明らかに相乗的な効果を表している。以上から、セルフレギュレー

表12.13　家族歴／遺伝的要因、生活習慣、セルフレギュレーションと健康的な加齢との関係
ハイデルベルク前向き・介入研究 1973/78－1998

	区分対象者	1998年まで健康	
	N	N	%
1．良好な家族歴／遺伝的素因[a]	197	3	1.5
2．身体的危険因子がなく、健康的な生活	298	3	1.0
3．良好なセルフレギュレーション（3～5点）	277	36	13.0
1 ＋ 2	195	5	2.6
1 ＋ 3	184	45	24.5
2 ＋ 3	307	137	44.6
1 ＋ 2 ＋ 3	143	98	68.5
ポジティブな要因なし	421	1	0.2
計	2022	328	16.2

[a]全ての直系家族構成員が75歳まで健康を維持（重い慢性疾患なし）。
7つの区分は年齢・性の分布に関して同等。

ションの意義は、どのような条件の下でも、健康の維持にとって極めて重要であると結論できる。

表12・14は、セルフレギュレーションが極めて不良で、家族歴—遺伝的負因があり、かつ生活習慣が不健康な（喫煙、飲酒、運動不足、不適切な食事）人々に対するオートノミートレーニング介入の効果を示している。ランダム化比較試験の結果、オートノミートレーニングによってセルフレギュレーションを刺激することを学んだ人々は、対照群と比べて著しく高い確率で高齢に至るまで健康を維持していた。この結果は、セルフレギュレーションを高める予防的—治療的な試みを実行する意義を明示している。

十二・五　グロッサルト行動類型に関する研究結果

十二・五・一　グロッサルト行動類型の中核概念

私がグロッサルトの行動類型を確立したのは、様々な行動タイプや反応タイプがあることを観察したことよりも、むしろ中枢神経系の機能が制止された状態ががんの発生や進行と結びつき、また過剰に興奮した中枢神経系が心血管系疾患と関連するという仮説からである。そして、これらとは反対に、各機能が調和し、平衡が保たれた中枢神経系は健康的であると考えた。もしも中枢神経系が非常に複雑な心理力動的、身体的、生理的

な刺激に依存していないとすれば、例えば四つの行動類型（制止的タイプ、過度の興奮を示すタイプ、平衡を保てるタイプ、制止・過度の興奮・平衡状態が短い期間で交代する不安定なタイプ）を区別することはとても容易なことであろう。しかし中枢神経系は、非常に複雑な力動的、身体的、生理的な刺激に依存しているので、分析を通じてグロッサルト行動類型に分類するためには、非常に精確な定義づけと何段階もの細かな区分が必要となる。グロッサルト行動類型への分類を根拠づけるのは、主として心理力動的な要素である。以上の理由から、研究者、面接者、被験者のそれぞれが、各類型の行動力学に関する精確なイメージを持つことが非常に重要になってくる。例えばもしも被験者が、どのような力動的プロセス、行動パターン、意識の状態が自分に関して調査されているのか、ということを理解していないとすれば、彼らの答えは直ちに混乱し、分かりにくいものとなってしまうだろう。我々は研究デザインのなかで、表意的なアプローチ[*149]（対象者個々の分析）を法則定立的なアプローチ[*150]（大規模な無作為抽出標本の統計的処理）と結びつけることを試みているので、統計的処理のためにも心理力動に合致したデータ把握が必要なのである。

表 12.14　セルフレギュレーションが極めて不良[a]で、家族歴／遺伝的負因があり[b]、生活習慣が不健康[c]な人々に対するオートノミートレーニングの効果[d]
ハイデルベルク前向き・介入研究 1976－1998

	計	1998 年まで健康		1998 年の平均年齢
	N	N	%	歳
介入群	167	39	23.4	86.4
対照群	167	1	0.6	86.5

[a]2.5 点以下。
[b]直系の 6 名の家族の平均年齢は 61 歳であった。
[c]喫煙、飲酒、運動不足、不適切な食事。
[d]ランダム化比較試験。

　グロッサルト行動類型への分類に際しては、個々の心理力動を把握することのみならず、複数の類型において一つの類似した行動が現れるということを理解することが極めて重要である。というのも、そのような行動の動機は異なっているのであり、またそれぞれの文脈に従った影響を及ぼすからである（例えばタイプIにおいてもタイプIIにおいても現れるどうしようもない興奮をどのように評価するか、といった場合）。

　個々の心理力動や生理的な刺激によって、中枢神経系において異なった神経刺激が生じるが、それらは内分泌系や免疫系のみならず、もしかするとがんの成長にも直接的な影響があるかもしれない。同様に、ある種の神経刺激は、例えば動脈硬化のような他の疾患と関連しているかもしれない。もしも制止のプロセスが支配的で、かつそれが繰り返して過度の興奮と結びついている場合、あるいは過度の興奮がその背後で制止と結びつき、しかも中枢神経系が機能的な平衡状態にほとんど戻れないような場合、それらのケースは病気を発生させる制止や過度の興奮として理解することができるであろう。

　グロッサルト行動類型への分類に際しては、制止と過度の興奮のダイナミズムを理解することが特に重要である。本書で述べたタイプⅠを特徴づける行動、すなわち、調和的で利他主義的な傾向を伴う欲求充足を阻止する制止が支配的なタイプの行動は、いつも繰り返し過度に興奮するタイプⅡの行動においても似たような形で現れるのである。

　どうしようもない過度の興奮が持続するタイプⅡの場合、表面的には興奮が現れてはいるが、その背後に強い制止が隠れていることがある。それゆえにタイプⅠとタイプⅡの行動がお互いに強く関連し合っているということは、実は驚くに当たらないのである。実際に、制止と過度の興奮という特徴は、両タイプに共通して見られる（Amelang M, Schmidt-Rathiens C, Matthews G: Personality, cancer and coronary heart disease: Further evidence on a controversial issue. Br J Health Psychol 1: 191-205, 1996）。しかしながら両タイプにおける過度の興奮と制止は、心理力動上は異なる意味を持っている。タイプⅠにおける過度の興奮は、欲求不満や失望、あるいは障害に遭遇した場合に現れるが、それは時として激しく爆発的にもなりうるし、また望んでいるポジティブな目的を実現しようとする過程において現れることもある。例えばこのタイプの人が、その人にとって重要な周囲の人間に近づこうとして再三拒否された場合や、不当に扱われた場合などに、興奮が起こる。このような興奮を起こす条件や原因が排除されれば、このタイプの人は穏やかで調和的で利他主義的である。このタイプの人は制止支配型である。つまり、目標実現や欲求の表明、自分を利する願望の表明などにおいて制止的であることを特徴とするタイプであり、どうしようもない過度の興奮が繰り返して現れるわけではない。

　タイプⅡの場合、過度の興奮と制止の関係は、確かに両者とも顕著な現れ方をするものの、タイプⅠの場合とは正反対である。タイプⅡの人も、特定の状態に到達したり、不安や恐れを認識し、それを受け入れることに対して、最初は制止を感じている。しかしそのような制止を隠蔽するために、このタイプの人は特定の行動戦略を立て、その中で彼らは、過度の興奮を惹き起こすような条件、状態、原因を積極的に招来し、維持するのである。つまり過度の興奮は、欲求不満に対する直接的な反応（例えば密告や人を馬鹿にすることや攻撃等）であるだけで

＊149　ideographisch

＊150　nomothetisch

なく、積極的に招来され、長期に渡って維持される一つの状態なのである。これはたいていの場合、無意識的なプロセスにおいて発動されるが、意識的であることも、前意識的であることもある。例えばタイプⅡのある人は、ネガティブな何らかの源泉を作り上げ、それに対して興奮し、怒り、ネガティブな反応を起こすことで、行動を阻害する原因であるパートナーや父親（母親）に対するアンビバレンスを隠蔽することがある。このようなプロセスや細かな区分についてはもちろん、面接者の養成や標準化された調査を実施するに当たってのガイダンスの際に言及されなければならない。以上のような理由から、我々の研究においては、データ把握の方法論を非常に重視しているのである（Grossarth-Maticek R, Eysenck HJ, Boyle GJ: Method of test administration as a factor in test validity: the use of the personality questionnaire in the prediction of cancer and coronary heart disease. Behav Res Ther 33: 705-710, 1995）。

重要なのは、制止と過度の興奮のどちらがより強く表れているか、ということだけではない。精神的な平衡状態を作り出すための制止と過度の興奮の機能的相互作用もまた、非常に重要である。強い制止には過度の興奮を鎮静化させる機能があり、これが成功すれば精神的な平衡状態を得ることができる。この現象が該当するのはタイプⅢとタイプⅣの場合であるが、タイプⅣの場合は、わずかな制止あるいは興奮が生じると、すぐに補償作用が起こり、平衡状態へと移行するのである。これに対してタイプⅠでは、たいていの場合制止が支配的だが、再三訪れる精神的な過度の興奮が、例えば補償的に平衡状態への移行を促すようなことはなく、むしろ制止のプロセスをさらに強化してしまうのである。またタイプⅡの場合も、制止がしばしば過度の興奮を爆発的に強めてしまうので、ここでも平衡状態へ移行するということは起こらない。グロッサルトの行動類型は、制止と過度の興奮の相互作用プロセスをも考慮している。例えば自分を利する傾向が強いタイプⅢは、相互作用的な平衡状態に至るために、短期間だけ持続する強い制止と過度の興奮の両方を、極端なまでに必要とする。タイプⅣの場合も、興奮と制止を補償的に繰り返して平衡状態を得るが、タイプⅢとは異なり、制止や興奮の振幅はそれほど強烈でも極端でもない。

かつてロシアの心理学者パブロフが示したように、中枢神経系には三つの機能的状態がある。制止と過度の興奮と平衡状態の三つである。グロッサルト＝マティチェクは、特定の考え方、行動パターン、喜怒哀楽の経験、人生における事件等は、中枢および末梢神経系に作用する、つまり神経系に作用して、制止、過度の興奮ないし平衡のいずれかの方向づけを行うという仮説に立っている。グロッサルトの行動類型は、このような基礎（制止の持続的支配、過度の興奮の持続的支配、平衡の持続的支配、制止・過度の興奮・平衡の短期間での交代）の上に構築されている。グロッサルトの行動類型では、様々な要因から生じ、また治療によって比較的容易に変更可能な中枢神経系の機能的状態が問題なのである。中枢神経系の機能的状態は、様々な身体的危険因子と相互に作用するが、この複雑な心身の相互作用システムが、特定の病気を惹き起こす危険因子や、健康維持のためのポジティブな要因を作り出すのである。制止された神経系は、興奮にさらされた神経系よりも、より多くの疾患と関連していると思われる。

　以下に、部分的には異なっているが、部分的には互いに関連する四つの基本的な行動類型を示す。それぞれの行動類型については、多くの特徴を挙げた（例えば他人のために利他的に自分を犠牲にし、自分を利するセルフレギュレーションをなおざりにする人、長期的に見ればネガティブで阻害的な世界に住んでいる人、自己中心的な視点から自分の環境を評価し、いつもアンビバレントな人、幸福感を感じられるように自分をコントロールし、他者を社会的コミュニケーションの中に引き入れる人、等々）。

タイプⅠ　自分を利する欲求充足、目標到達、自己表出の制止
――適応的制止タイプ

　このタイプの人はいつも自分を支配する、精神的および／あるいは外的な原因によって惹起された制止にさらされており、そのために自らの感情的に重要な願望や目的に到達したり、欲求を充足したりすることができない（例えばもっと承認されたい、ある人にもっと近づきたい、職業上の目標を実現したい、休息してリラックスしたい、他者からのコントロールや指図から逃れたい等々の願望・目標・欲求）。このタイプの人は、制止の原因にはっきりと対抗する形で行動を起こす（例えば攻撃したり、極端に距離を取ったり、ネガティブに評価する、等々）ことができず、自分自身の姿勢を通じて、まさにその制止を維持してしまう（例えば、特定の他者が自分を抑圧するような行動を無抵抗に受け入れることによって、望んでいる対象への近さが得られるのではないか、という希望を持ったり、状況の救いがたさを、ただ理性的に洞察したりして）。つまりこのタイプの人は、制止の作用に直接さらされているだけでなく、目標到達や欲求充足を制止すること（例えば孤立の体験）によって生じるネガティブな感情にもさらされているのである。このタイプの人は、多大なエネルギーを使ってネガティブな体験や制止を、例えば楽観的、利他的、調和的な行動でもって隠蔽し、何事もなかったかのように振る舞う。

　このタイプの人はいつも、目標実現の際に、精神的および／あるいは外的な制止（例えば感情的に重要な人への接近、職業上の目標の実現、特定の他人による制止、不運な出来事等々）

にさらされており、制止の原因に抗し、これを止揚するような行動パターンを構築できない。

このタイプの人は、いつも直接的に制止の作用に（例えば自分の願望、欲求、期待の表明や、求めている欲求充足において）さらされており、これに抗する能力がない。

抑えがたい過度の興奮が生じるとすれば、それはむしろポジティブな目標が阻害された結果であって、能動的に採用された行動戦略（例えば、特定の依存を隠蔽する、あるいは自分のアンビバレンスを制御するといった）のためであることは少ない。

このタイプの人は制止の原因と折り合いをつけ、これを除去できないものとして甘受し、これら制止の原因に対して何の反応も示さず、それらの原因に何ら根本的な変更を加えることができずに苦しんでいる。また彼らは制止の原因を、自分を利するセルフレギュレーション（つまり、自力活動によって幸福感と精神的な安定へと導く条件を創り出すこと）のあらゆる領域に拡大してしまう。こうしてこのタイプの人は、制止の原因に、無力なまま直接さらされるのである（確かに彼らは、このような状況を様々な行動パターンによって隠蔽しようとはするが、しばしばこのような制止に直接苦しんでいる）。

制止の原因は非常に様々な領域に渡る。例えば、

- 個人的な自力活動によって欲求を表明しようという意図を阻止する、衝撃的で、長年に渡って処理されてこなかった出来事。
- 全てを自分の中に飲み込んでしまう、身についた傾向。
- 大切な対象に対して例外なく自分の方を卑下する傾向。
- ポジティブな、また特にネガティブな感情を吐露できないという習い性。
- 合理的、理性的、規範的な原則に完全に従うこと。
- 近づきたい人、望ましい状態、かなえたい目標からの疎外。
- 拒否や別離体験の痛みが長く続くこと。
- 父母あるいはパートナーに対する愛情を告白しようとする際に感じる制止。
- 憧れの阻止。
- 極端に調和を求めるがゆえの制止。
- 外面は輝くばかりの楽観主義を見せなくてはならないという社会的役割から来る制止。
- 単調で望ましい刺激がないことによる制止。
- ネガティブな自己感情による制止。
- リラックスし休息する際に感じる制止。
- 感情的に極めて重要な欲求を充足したり表明したりする際に感じる制止。
- ネガティブな精神状態（例えば孤立体験等）やネガティブな諸関係を、自分を利する行動によって克服する際に感じる制止。

- 周囲の人間が自分を束縛するような期待をかけて来たとき、それに抵抗しようとするときに感じる制止。

支配的な制止の様態を同定するためのいくつかの例

　このタイプの人は、ポジティブに評価している対象（人間、目標等）に極端に準拠し（例えば接近、共生、他者のための自己犠牲等）、自分を利する要求をすることが苦手である。

　このタイプの人は、自分を利するようなことを表明するのを持続的に制止している。例えば、「自分のために何かを要求したり、自分の願望、欲求、期待を表明したり、自分のため、また自分の目標達成のために神に祈ったりしない」、「自分を制止し、他者を利する依存関係の中で生きている」、「望ましい調和や目標到達、共生のために、自分を制限するという課題を負う」、「自らを労わることを制止する傾向があり、自分自身の自我／自己を軽視する」、「自分に過大な要求を課し、自分を護らない」、等である。また、自分を利することに対する制止を維持するような行動パターンを取る。例えば、「共生的な依存の中で利他的な傾向を持つ」、「反感や拒否を恐れて、自分を卑下する」、「喪失体験に抑鬱的で無気力な反応しか示さない」、「葛藤を自分を利するような形で解決しない傾向や、自分を否定し対象を理想化する傾向がある」、「自分自身よりも対象の方が大切であると考える」、等である。

　このタイプの人は、求めていたにもかかわらず自分から離れていった、自分にとって必要な対象（例えば人やグループ、あるいは目標や状態）への、これまで阻害されてきた願望を長期に渡って克服しておらず、またそのような制止された状態を変更できないまま（顕在的あるいは潜在的に）苦しんでいる。

　このタイプの人はまた、どちらかと言えば長期的に、ポジティブに評価し、自分が求めている対象に依存しているが、精神的な制止あるいは外からの抑圧のために、その対象へ望ましい距離にまで近づくことが阻止されている。

　このタイプの人は、長期に渡って刺激の少ない状態にある、つまり、彼らにとっては、望ましいポジティブな刺激が欠けている（彼らはしばしば大変なエネルギーを使ってこのような刺激を得ようとするのであるが、うまくいかない。例えば、「その方法があまり効果のない、目標到達へと導かない行動である」、「もはや到達できない目標に長年取り組む」、「自己実現できないような領域で調和をはかることに力を注ぐ」、等々）。

　このタイプの人は、結局のところ望ましい目標実現（例えば自分にとって感情的に最も重要な意味を持つ欲求の表明や充足等）の制止を意味する次の三つの状態のうちのいずれかの内にある。

(a) 近くにいる対象（人、グループ、状態、目標、組織等）に間断なくエネルギーを注いでいる状態で、心身の疲弊や過重な負担を隠蔽している（例えば外に対しては、自分が汲めども尽きないエネルギーの源であるかのように振る舞い、しばしば輝くばかりの楽観主義や利他主義を発揮する等）。それによって自分を利するセルフレギュレーションが制止されている。

(b) 高い評価をしていた対象の喪失を経験（例えば感情的に近くにいる人との、突然ないし緩慢な別離、死、解雇、地位の喪失等々）したのち、長期的に見れば精神的に動揺しており、絶望し、疲弊し、無気力になり、ただ形式的に人とつきあっている（しかし礼儀正しく、社会的にも適応している）。

(c) 持続的に社会から孤立しており、精神的な単調さの中に生きている。つまり自分をポジティブに刺激する対象との接触がない。

このタイプの人は長期的に見れば、自分の個人的な不幸の主たる原因が、自分から離れていった高く評価している対象にあると思っており、内的[*151]にあるいは外的な理由で、望ましい目標実現が阻止されていると感じている。

このタイプの人は長期的に見れば、自分から離れていった高く評価している対象に精神的に依存しており、この対象への望ましい距離に近づくことが阻止されている。

タイプI行動とグロッサルトによるがんに罹患しやすい行動パターンとの関係

がんに罹った人は、罹患する前に普通長期に渡ってどうしようもない苛立ちや過度の興奮（例えば激怒、幻滅、精神的絶望、ひどい立腹等）に苦しんでおり、それらを発散できずに飲み込んでしまい、気晴らしもできず、それらを強力で支配的な制止によって隠蔽してしまう（例えば自分を卑下する、調和を模索する、葛藤を調停する、過剰適応する、もっぱら理性的に振る舞う、等々によって）。彼らはその際、問題解決と目標到達（例えば慢性的葛藤の解消等）にとっては不適当な、精神的な興奮を昂ぶらせ、隠蔽された制止を強化してしまうような行動を示す（例えば自己を卑下する等）。彼らは精神的にも、また社会的要因等の外的な要素によっても、（例えば自分を利する要望の表明等において）その目標到達が阻止されている。不適切で問題解決へと繋がらない活動は通常、持続的な心身の疲弊状態を招来する。それにもかかわらず彼らは長期に渡って休息を取らず、自分に厳しく当たる（例えばひっきりなしに仕事をしたり、ほとんど休憩を取らなかったり、疲労の兆候を無視したり等）。

タイプI行動を取る人は、自力活動を通して自分の制止の原因を温存してしまう。そこには興奮の体験と支配的な制止が互いに効果を及ぼし合うような集合体が形成されるが、それは自力活動から分離されてしまう。というのも、根本にある葛藤も、また調整機能を狂わせるコントロールのメカニズムの問題も、自力活動によっては解決することができないからである。

タイプⅡ　ネガティブに体験される対象によるどうしようもない興奮

　このタイプの人は、ネガティブに体験・評価している、自分をじゃまし、自分を阻害する対象（例えば人、グループ、状態、部分的には自分自身の行動、等々）によって、苛立ち、過度の興奮に持続的に支配され、精神的な緊張にさらされている。このタイプの人は、苛立ちの原因から距離を取ることができず、どちらかと言えば、当の苛立ちの原因を作っている条件を維持してしまう（例えば、自分が不当に扱われていると感じている話題に再三言及する等）。このタイプの人は、自分を興奮させ自分のじゃまをする特定の対象に持続的な過度の興奮を示すので、精神的な平衡を得るのは極めて難しい。

　このタイプの人は、体験した制止、障害、制止の原因に対して感情的に激しい抵抗を示すが、制止の原因を除去するという目標実現に関しては、長期的に見れば、成功しない。体験した制止の原因に対する反応は通常、ネガティブな解釈、強い苛立ち、攻撃的な行動傾向を伴う過度の興奮、嫌悪感を催すこと、等々である。そこで生じる過度の興奮、精神的緊張、ネガティブな刺激の充溢、苛立ちを与える条件に打つ手もなくさらされているという感情は、過重な負担そのものを形成する（それはタイプⅠの場合の、目標実現の際の直接的な制止作用とは異なっている）。

　ネガティブに体験された対象によるどうしようもない過度の興奮の原因は、様々な領域に見出しうる。例えば、

- 職業生活において不当な扱いを受けている、あるいは承認されていないという感情。
- 感情的に重要な人間から自分がネガティブに解釈されているという気持ち。
- 父親（母親）の方が自分の夫（ないし妻）よりもすばらしいという気持ち。
- 社会的あるいは政治的な代表者たちが、不当な行動をしているという感情。
- 自分自身が特定の領域において軽蔑すべき人間であるという感情（例えば喫煙や飲酒をどうしてもやめることができない

＊151　自らの心の働きのせいで

等）。
- 繰り返してずっと続いている不安感。
- ショックを与えるような、脅威となるパートナーの振る舞い、等々。

このタイプの人は、思考においても感情においても、ネガティブに評価し、自分をじゃまし阻害する対象に、常にとらわれている。

このタイプの人は、自分をじゃまし阻害する、非常にネガティブな評価をしている特定の対象（例えば人やグループや状態）によって、常に脅威にさらされ、否定されていると感じており、どうしようもなく興奮し、苛立っており（つまり彼らは、体験している阻害を自分の望み通りに変更することも、そこから距離を取ることもできず、それらに打つ手なくさらされていると感じており）、自分の行動を通して自分の苛立ちの条件を維持してしまう（例えば阻害の源泉から距離を取らない、過度の興奮を惹き起こす特定の話題にいつも言及する、自己実現と自分の幸福が、邪悪でネガティブな対象によってじゃまされていると思い込む等によって）。

このタイプの人は特に、どうしようもない苛立ちの源泉を強めてしまうような出来事や状態を、過重な負荷と感じる（例えばこのタイプの人が、ある出来事や状態を通して、特定の人物が思っていたよりももっとひどい人であるという証拠をつかんだと思い込んでしまうような場合等）。

このタイプの人は常に、自分の個人的な不幸の主たる原因が、ネガティブで、彼らをじゃまし、阻害する対象の方にあると考える。

このタイプの人はどちらかと言えば、ネガティブに評価し体験している対象に依存しており、これらから距離を取ることができない。彼らはネガティブな過剰刺激の状態にある、つまり疲弊状態に至るまで、ネガティブで脅威的な、緊張を強い、安息をもたらさない状態に置かれている。

このタイプの人は、ポジティブな目標を立て、それに邁進するよりは、ネガティブな体験の方に忙殺されている。

タイプIII　制止・過度の興奮・精神的平衡の短期間での交替

このタイプの人の場合、短期間だけ持続する目標実現と欲求充足における制止、短期間だけ持続する障害となる対象への過度の興奮、ならびに短期間だけ持続する精神的な平衡、以上三つの状態が常時交替して現れる。これら三つの状態は互いに影響し合うだけでなく、それどころか、欲求充足と刺激の最適化のためには、それらは互いに互いを必要としているかのように見える。例えば制止の原因となる拒否の後には、近づきたいという強い欲求が起こるが、それが実現すると今度は過度の興奮が生じ、その後はむしろ距離を取ることで平衡が得られる、といった具合である。

このタイプの人においては、短期間だけ持続する制止・過度の興奮・平衡が、相互に作用を及ぼしながら交替する。つまり、精神的あるいは外的なものに起因する制止がこのタイプの人に直接作用した場合、それとは反対の行動パターンが発動され、再び平衡ないし過度の興奮へと至る（逆の場合もある）。このタイプの人は長期に渡って精神的な平衡を保つことはできないが、制止や過度の興奮に繰り返して長期に渡ってさらされることもない。しかし、平衡状態を得るためにこのタイプの人は、極端な制止ないしは極端な興奮を必要とするように思われる。

いくつかの例を挙げる。

- このタイプの人は、葛藤や拒否の体験を経て初めて、パートナーとの間に調和的な関係を構築できる。
- このタイプの人は、激しい攻撃や非難を経て初めて、職業的な活動や創造的な仕事を軌道に乗せることができる。
- このタイプの人は、精神的な平衡状態に長期的には耐えられず、それを打ち破るような社会的葛藤を作り出す。

このタイプの人は、いつも自分自身のことで頭がいっぱいで、周囲の環境が完全に自分に合わせてくれることを望んでいる。

このタイプの人は、自分個人（自分の願望、欲求、期待、葛藤、症候等）に極端に準拠し、短期間だけ持続する過度の興奮、制止、精神的平衡の絶えざる交替の中で生きている。その際、過度の興奮あるいは制止が、速やかに再び平衡をもたらすような調節のとれた行動パターンを構築するが、逆にそのような平衡状態はすぐに制止ないし過度の興奮の方向へと変化してしまう。

このタイプの人が特に過重な負荷を感じるのは、自己中心的な欲求が持続的に阻害された場合である。

このタイプの人は、ある時は短期的にまた極端に、自分がポジティブに評価しているが自分から離れていった対象に依存し、たちどころに至近距離まで、その対象に近づこうとする。しかしある時はまた、短期的には自分がネガティブに評価している対象にも依存している（そして例えば、その対象に対して、自分自身の価値を多大なエネルギーを使って証明しようとする）。自分かと思えばこのタイプの人は、短期間、精神的に完全に自律している時もある。

このタイプの人においては、過度に刺激を受けている状態、刺激の足りない状態、精神的な平衡状態が短期間に交替する。

タイプⅣ　柔軟で自分をコントロールする行動による精神的平衡

このタイプの人は、自分自身の身体においても社会的・物理的な環境においても、幸福感へと繋がるような条件を創り出す自力活動によって——例えば、望ましい対象には近づき、障害となる対象からは距離を取るといったレギュレーションによって——持続的に精神的平衡を保つことができる。刺激を与えてくれ、幸福感へと導くような条件は、何かを諦めたり、あるいはすでにある何かをアレンジしたり作り変えたりといったことによって構築されることもある。このタイプの人は精神的に自律しており、自分が幸福感へ達するために活動する。またできる限り、周囲の人間の欲求にも配慮を怠らない。

このタイプの人は、脅威となる過度の興奮や制止を、日常的な行動において再三克服し、精神的な平衡、幸福感、安定感が持続するような条件を創り出す。

このタイプの人が自力活動によって持続的な精神的平衡に到達する領域は多岐にわたる。例えば、

- バランスのとれた、目標と欲求に合致した運動による精神的平衡。
- 効果的に休養を取ることのできる能力。
- 健康で快適な食生活。
- 制止と過度の興奮を抑える技術と行動パターン。
- 感情的な魅了と幸福感へと導く条件の創造。

平衡へと導く個人的に創造された条件は普通、些細な、劇的ではない、控えめな日常の活動の中に宿っている。

このタイプの人は、自分自身と自分の幸福感だけでなく、自分の周囲の人々の幸福感や安定感にも準拠している。

このタイプの人は、たいてい精神的平衡（幸福感、心地よい刺激、安定感）の中に生きており、この状態を自分の行動によって長期的に保持することができる（例えば自分を利する意見を表明することと、周囲の重要な人々・神・自然に感情的にポジティブに配慮することとの関係性が調和しており、両方のバランスが取れている。また仕事ぶりが充実しており、趣味の活動も楽しんでいる等）。

このタイプの人は精神的に過重な負担を感じることはほとんどない。例えばそれは、彼らが人生上のネガティブな出来事を大げさに強調したり、それに過剰な重みづけをしたりすることがないからである。

このタイプの人は今ここにあるほとんどの状況を楽しみ、自分の行動を通じてその状況に必要な精神的・外的条件を付け加える。

このタイプの人は何らかの対象に精神的に依存することがないので、自分を利する活動も、幸福感を求めるのに最適な刺激の実現も、ごく自然に行っているが、それでも自分にとって重

要な対象との間に良好な社会的関係を保つことができる。

　次のページの図は四つのタイプにおける制止・過度の興奮・精神的平衡の関係を示す。

　タイプⅠは制止、タイプⅡは過度の興奮が恒常的に強く、精神的な平衡状態はごくまれにしか訪れない。タイプⅠの場合は精神的な過度の興奮を隠蔽する制止（例えば適応したポジティブな行動等）が支配的であるのに対して、タイプⅡの場合は苛立ちと過度の興奮が顕著に支配的で、制止のプロセスは見られるものの、それほど強烈ではない。我々の調査によれば、タイプⅠとタイプⅡとの間には高い相関がある。この相関に関しては、他の多くの研究者もその事実を指摘している（例えばSchmidt-Rathjens C, Amelang M: Psychometrische Gütekriterien und Persönlichkeits-Korrelate der[＊152] Krankheitsprädiktoren von Grossarth-Maticek und Eysenck. Diagnostica 39 : 281-298, 1993）。同じ著者は、タイプⅠ・タイプⅡとタイプⅣとの間に、高い負の相関があることも指摘している。この結果もまた、我々の結論とその他多くの国際的な追試研究を支持するものである。

　タイプⅢ行動の場合も同様に、タイプⅣの行動と比べて、制止と過度の興奮は高いレベルにあるが、タイプⅠおよびⅡと比べれば、相対的に平衡状態にある時間が長く、過度の興奮と制止もそれほど際立っていない。とはいうものの極端な制止や過度の興奮が短時間ではあるが再三起こり、その際制止が相互作用的かつ補償的に過度の興奮を惹起したり、平衡状態へと導いたりする。また同様に、過度の興奮が直接制止を惹起する（あるいは平衡状態へ導いたりする）こともある。これは、制止の期間が長く、過度の興奮がその制止を強化してしまうようなタイプⅠとは異なっている。また過度の興奮が強烈に長く続き、制止が直接過度の興奮を惹起するので、精神的な平衡の段階がほとんどないタイプⅡ行動とも異なっている。

　タイプⅣ行動の場合、相対的な平衡が長期間続き、制止と過度の興奮の程度は弱い。

　表12・15は、グロッサルト行動類型と死亡率および健康との関係を示している。ハイデルベルク前向き・介入研究において一九七三—一九七七年にベースライン面接調査が行われ、死亡の有無、死因、および健康状態に関する追跡調査は、一九九八年に実施された。四つのタイプへの分類は、十年以上対象者と

＊152　論文タイトル「グロッサルト＝マティチェクとアイゼンクによる疾病予測における心理測定上の評価基準とパーソナリティとの相関」

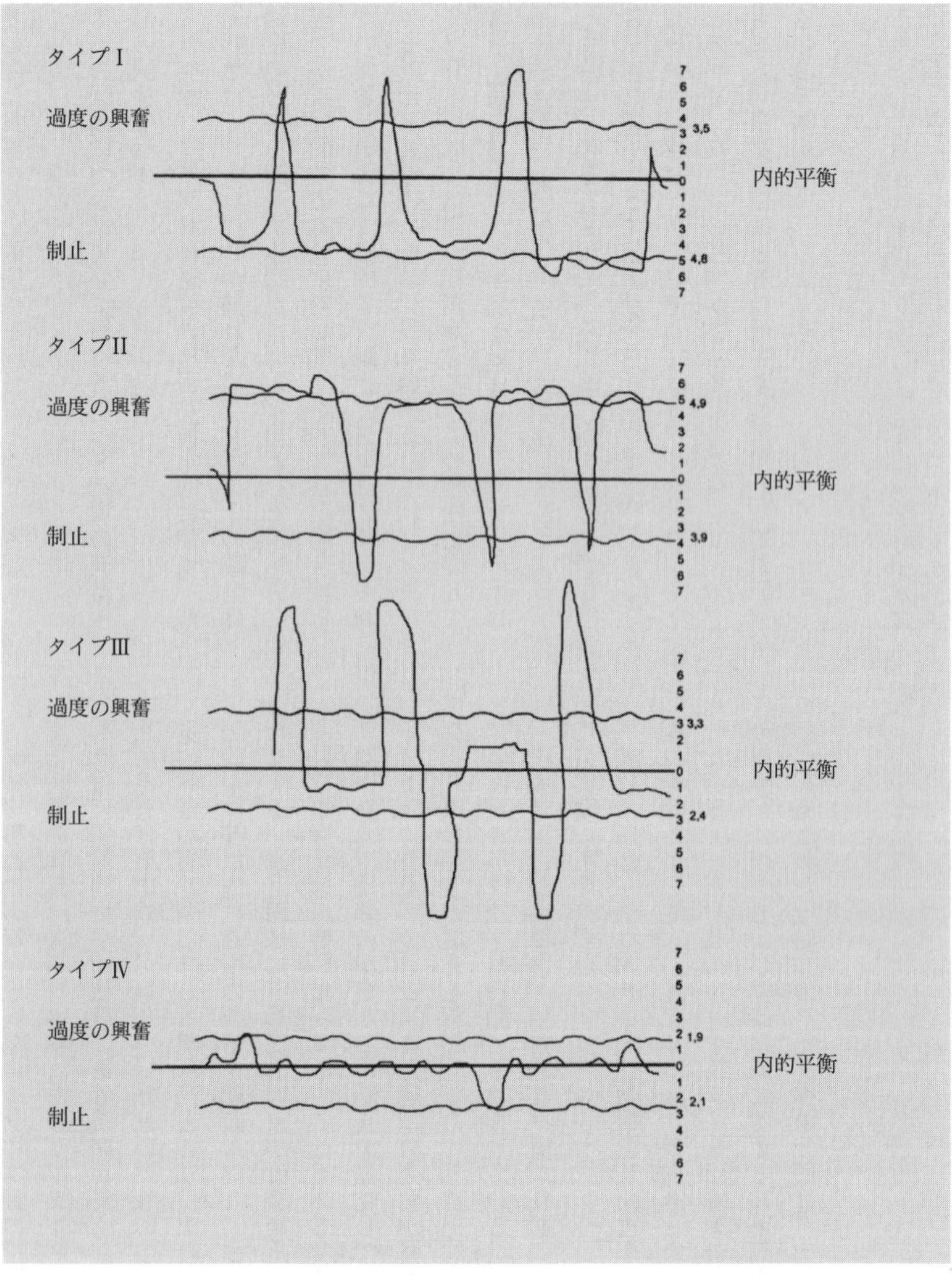

グロッサルト行動類型における興奮、制止、平衡の概念

同居し、密接な関係にあった近親者との面接を通して評価されたものである。四つのグループは年齢と性の分布が類似している。

この結果が示すように、タイプⅠにおいてがんによる死亡率が高く、タイプⅡでは心筋梗塞や脳卒中による死亡率が高かった。タイプⅢとタイプⅣは健康の維持に関して「いい勝負」であるが、タイプⅣのほうが健康である人の割合がやや多い。タイプⅢ、Ⅳは、タイプⅠ、Ⅱに比べて、心筋梗塞、がん、その他の死因いずれにおいても死亡率が明らかに低い（タイプ分類のための観察および質問項目は次節を参照）。

表12・16は、明確なタイプⅠおよびタイプⅡの行動を示す人に対するオートノミートレーニング介入の効果を示している。ベースライン調査と介入は一九七五年から一九七六年にかけて行われ、死亡に関する追跡調査は一九九八年に行われた。タイプ分類と介入の有無によって区分される四つのグループは、年齢・性別・飲酒量・喫煙量・家族歴・血圧・食生活・体重および運動量において類似している。

この結果は、中枢神経系からの刺激の状態が、慢性疾患、すなわちがんや心筋梗塞の発症に大きな役割を果たしていることを示唆している。つまり中枢神経からのインパルスが遺伝子プログラムを発現させる、例えばがん細胞の細胞死を阻害するといった仮説は、妥当であるように思われる。遺伝子プログラムを発現させる中枢神経系からのインパルスと、遺伝子構造の相互作用が、二十一世紀の最も注目すべき研究領域の一つになることは、必然的であろう。この領域はまた、ますます精確になる現代の遺伝子研究によって解明されていくであろう。

表12・17は、タイプⅠ行動の明確さの度合いと、その後の追跡調査期間におけるがんおよび他の死因による死亡率との関係を示している。この結果から次のようなことが言える。

1　タイプⅠ行動が明確になるにつれて、がんによる死亡率は直線的に上昇する（最低得点区分は四・三％であるが、最高区分は二四・〇％、つまり約六倍になっている）。心筋梗塞、心臓発作およびその他の死因も似たような傾向を示すが、がんの場合ほどはっきりとはしていない。

2　逆にタイプⅠ行動が明確でないほど一九九八年の時点で健康であり、医師による慢性疾患の診断を受けていない。

十二・六　グロッサルト行動類型への分類のための観察および質問目録

以下に紹介するのは、グロッサルト行動類型への分類のための一つの評価手法である。この評価手法は、被験者の近親者の評価によって分類する場合や、グロッサルト理論に関する特別

表 12.15 グロッサルト行動類型と死亡率および健康との関係：近親者による評価に基づく長期追跡調査結果
ハイデルベルク前向き・介入研究 1973/77－1998

グロッサルト行動類型	がん死亡		心筋梗塞／脳卒中死亡		他の原因による死亡		生存だが慢性疾患あり		生存かつ健康		計	
	N	%	N	%	N	%	N	%	N	%	N	%
タイプI	372	27.6	154	11.4	316	23.5	402	29.8	103	7.6	1347	100.0
タイプII	170	11.6	449	30.7	306	20.9	418	28.6	120	8.2	1462	100.0
タイプIII	21	3.0	48	6.8	105	14.9	203	28.8	328	46.5	705	100.0
タイプIV	68	4.7	100	6.9	253	17.6	262	18.2	758	52.6	1441	100.0
計	631	12.7	751	15.2	980	19.8	1284	25.9	1309	26.4	4955	100.0

表 12.16 明確なタイプIおよびタイプIIの行動を示す人に対するオートノミートレーニング介入の効果
ハイデルベルク前向き・介入研究 1975/76－1998

グロッサルト行動類型グループ		がん死亡	心筋梗塞／脳卒中死亡	他の原因による死亡	生存だが慢性疾患あり	生存かつ健康	計	トレーニング前後の得点変化 前 → 後
タイプI	N	20	12	19	41	76	168	タイプI得点
介入群	%	11.9	7.1	11.3	24.4	45.2	100.0	6.1 → 3.3
タイプI	N	49	16	29	50	14	168	タイプI得点
対照群	%	29.2	9.5	17.3	29.8	8.3	100.0	6.1 → 6.3
タイプII	N	16	25	21	25	89	176	タイプII得点
介入群	%	9.1	14.2	11.9	14.2	50.6	100.0	6.2 → 3.4
タイプII	N	24	70	38	31	13	176	タイプII得点
対照群	%	13.6	39.8	21.6	17.6	7.4	100.0	6.2 → 6.4

な教育を事前に受けていない研究者が調査を行う場合に適している。[*153] 表12・15に示した結果は、この手法を用いた評価に基づいて実施された研究に関するものである。またこの結果は、表12・16に示した分類ならびに介入を実施するための出発点であった。

タイプI　過度の適応を示す制止が支配的なタイプ

このタイプの人は、内的および／あるいは外的な影響によって、自分自身にとって極めて重要な目標設定や欲求充足の願望、および自分を利する要求を表明することを常に制止している。

状況にポジティブな変化が生じない場合、どうしようもない過敏さ、興奮、動揺が生じるが、それらは行動によって発散されずに、制止の支配によって抑え込まれ、隠蔽される。

このタイプの人は、自分を利する要求や願望、欲求を表明することに制止を感じるため、ネガティブな精神状態（苦悩、絶望、自分の無能さへの不安、孤立感、拒否されることに

表 12.17　タイプⅠ行動の明確さの度合いと、がんおよびその他の死因による死亡率との関係
ハイデルベルク前向き・介入研究　1973/77－1998

健康に関する結果指標		タイプⅠ行動の度合い（得点区分）							合計
		0−1	1−2	2−3.5	3.5−4	4−5	5−6	6−7	
がん死亡	N	71	86	102	210	372	426	401	1668
	%	7.1	7.9	10.4	17.6	24.8	29.5	26.8	19.2
心筋梗塞／脳卒中死亡	N	137	156	161	155	274	289	296	1468
	%	13.7	14.3	16.5	13.0	18.3	20.0	19.8	16.9
他の原因による死亡	N	330	362	330	491	487	415	556	2971
	%	33.1	33.3	33.8	41.1	32.5	28.7	37.2	34.2
生存だが慢性疾患あり	N	98	131	186	254	305	267	210	1451
	%	6.8	12.0	19.0	21.3	20.3	18.5	14.1	16.7
生存かつ健康	N	361	353	198	84	62	49	31	1138
	%	31.7	32.4	20.3	7.0	4.1	3.4	2.1	13.1
計	N	997	1088	977	1194	1500	1446	1494	8696
	%	100.0	100.0	100.0	100.0	100.0	100.0	100.0	100.0
（女性の割合）	%	11.5	12.5	11.2	13.7	17.2	16.6	17.2	14.7

対する不安、過度の興奮等）を外に向けては巧みに隠す。それは例えば、自分に対する厳しさ、利他主義、過度の楽観主義、仕事のエネルギーが無尽蔵にあるかのようなポーズ等となって表れる。

目標の実現が阻止された時に、過度の興奮という反応が現れたとしても、制止がそれを上回るので、例えば葛藤状況で極端に遠慮をしたり、調和を求めたりといった行動が現れる。

外面的にはこのタイプの人は、やかましく、すぐに爆発する、攻撃的で、闘争的な、感情的な爆発を自分でコントロールできない、すぐにかっとなる人ではなく、物静かで、思慮深く、保守的で、自分は背景に退き、自分を強くコントロールしており、抑制の利いた人と映る。

1　対象者はこのような行動パターンに、全般的に言ってどの程度合致していますか。

0—全く合致しない　1—ほとんど合致しない　2—少し合致する　3—中ぐらいだが、どちらかと言えば少し合致する　4—中ぐらいだが、どちらかと言えば割と合致する　5—かなり合致する　6—非常によく合致する　7—まさにその通りである

2　対象者は、内的および／あるいは外的な影響によって、自分自身にとって極めて重要な個人的な要求を表明したり、目標へ到達

したりすることを、どの程度制止していますか。
0―全く制止していない　1―ほとんど制止していない　2―少し制止している　3―中ぐらいだが、どちらかと言えば少し制止している　5―かなり制止している　6―非常に制止している　7―完全に制止している

3　対象者は、自分を拒否したり傷つけたりする影響に対し、精神的にどの程度絶望的になって興奮し、過敏に反応しますか（自分がそのような影響を行動によっては発散できず、例えば全てを自分の中に飲み込んでしまい、新しい制止で隠蔽する、といった理由で）。
0―全くあてはまらない　1―ほとんどあてはまらない　2―少しあてはまる　3―中ぐらいだが、どちらかと言えば少しあてはまる　4―中ぐらいだが、どちらかと言えば割とあてはまる　5―かなりあてはまる　6―非常にあてはまる　7―完全にあてはまる

4　長い間制止され、阻害されていた目標を実現することは、対象者本人にとってどのくらい重要なことですか。
0―全く重要でない　1―ほとんど重要でない　2―少し重要である　3―中ぐらいだが、どちらかと言えば少し重要である　4―中ぐらいだが、どちらかと言えば割と重要である　5―かなり重要である　6―非常に重要である　7―極めて重要である

5　対象者は、自分のネガティブな感情（例えば弱点や拒否されることに対する不安や恐れ等）を、外面的にはどの程度巧みに隠蔽しますか。例えば自分に厳しく当たったり、他の人の幸福感のために遠慮する等によって。
0―全くあてはまらない　1―ほとんどあてはまらない、2―少しあてはまる　3―中ぐらいだが、どちらかと言えば少しあてはまる　4―中ぐらいだが、どちらかと言えば割とあてはまる　5―かなりあてはまる　6―非常にあてはまる　7―完全にあてはまる

6　外面的には、やかましく、すぐに爆発する、攻撃的で、闘争的な、感情的な爆発を自分でコントロールできない、すぐにかっとなる人ではなく、物静かで、思慮深く、保守的で、自分は背景に退き、自分を強くコントロールしており、抑制の利いた人と映る。対象者にとってこれはどの程度あてはまりますか。
0―全くあてはまらない　1―ほとんどあてはまらない　2―少しあてはまる　3―中ぐらいだが、どちらかと言えば少しあてはまる　4―中ぐらいだが、どちらかと言えば割とあてはまる　5―かなりあてはまる　6―非常にあてはまる　7―完全にあてはまる

タイプII　過度の興奮が支配的なタイプ

このタイプの人は、障害や障壁、制止を経験すると、持続的な過敏さ、興奮、適度な興奮（例えば拒否に対する反応等）の程度をはるかに超えた対象へのネガティブな評価といった行動や反応を起こす。このタイプが反復する行動パターンの本質的な特徴は、持続的な興奮へと通じる条件や状態を、自ら積極的に作り出すという点にある。しかし彼らは興奮によるネガティブな結果に支配されるので、ネガティブな対象（人物や状態）から距離を取ることができず、ネガティブな対象に、なすすべなくさらされていると感じる。

それが目標到達をはばむ制止や障害の原因になるにもかかわらず、このタイプの人は、持続的で強い過敏さに支配されている（自分の興奮の原因を繰り返し自分で積極的に作り出すことによって）。

外面的にはこのタイプの人は、物静かで、思慮深く、保守的で、自分は背景に退き、自分を強くコントロールしており、抑制の利いた人ではなく、やかましく、気を張り詰めていて、過敏であり、すぐに爆発する、緊張と葛藤を作り出す、感情的な爆発を自分でコントロールできない、すぐにかっとなる人と映る。

1　対象者はこのような行動パターンに、全般的に言ってどの程度合致していますか。

0―全く合致しない　1―ほとんど合致しない　2―少し合致する　3―中ぐらいだが、どちらかと言えば少し合致する　4―中ぐらいだが、どちらかと言えば割と合致する　5―かなり合致する　6―非常によく合致する　7―まさにその通りである

2　対象者の興奮と過敏さの傾向は、どの程度コンスタントに持続的ですか。

0―全く持続的でない　1―ほとんど持続的でない　2―少し持続的である　3―中ぐらいだが、どちらかと言えば少し持続的である　4―中ぐらいだが、どちらかと言えば割と持続的である　5―かなり持続的である　6―非常に持続的である　7―完全に持続的である

＊153　本訳書に収載されている質問票や評価方法の質問項目は、できるだけ原書の記述に忠実な表現を用いているため、例えばドイツ人にとっては日常語であっても、日本では特定の専門知識を持つ人以外は容易に理解し難い語や語法を含んでいる（例えば「制止」、「興奮」）。したがって、一般の被験者を対象として実際に調査を行う場合は、より日常的な表現へと改めた上で用いる必要があるだろう。

3　対象者は、どの程度強く（徹底的）に、持続的な過敏さや興奮に支配されていますか。
0—全く支配されていない　1—ほとんど支配されていない　2—少し支配されている　3—中ぐらいだが、どちらかと言えば少し支配されている　4—中ぐらいだが、どちらかと言えば割と支配されている　5—かなり支配されている　6—非常に支配されている　7—完全に支配されている

4　自分を興奮させる対象から距離を取ることができないということは、対象者にはどのくらいあてはまりますか。
0—完全に距離を取ることができる　1—ほぼいつも距離を取ることができる　2—だいたい距離を取ることができる　3—中ぐらいだが、どちらかと言えばだいたい距離を取ることができる　4—中ぐらいだが、どちらかと言えばあまり距離を取ることができない　5—あまり距離を取ることができない　6—ほとんど距離を取ることができない　7—全く距離を取ることができない

5　外面的には、物静かで、思慮深く、保守的で、自分は背景に退き、自分を強くコントロールしており、抑制の利いた人ではなく、やかましく、気を張り詰めていて、過敏であり、すぐに爆発する、緊張と葛藤を作り出す、感情的な爆発を自分でコントロールできない、すぐにかっとなる人と映る。対象者にとってこれはどの程度あてはまりますか。
0—全くあてはまらない　1—ほとんどあてはまらない　2—少しあてはまる　3—中ぐらいだが、どちらかと言えば少しあてはまる　4—中ぐらいだが、どちらかと言えば割とあてはまる　5—かなりあてはまる　6—非常にあてはまる　7—完全にあてはまる

タイプIII　制止、過度の興奮、平衡が短い周期で交替するタイプ

このタイプの人は、非常に激しい興奮、および／あるいは短時間の激しい制止の後で、すぐに持続的な精神的平衡を取り戻す。このタイプの人が精神的な平衡に達し、快と幸福感を得るためには、過度の興奮や制止といった前段階が必要であり、それを積極的に自ら作り出している（例えば人工的に別離の状況を作り出す等）かのような印象を与える。

このタイプの人は、例えばパートナーとの関係や職場において、自分の積極的な行動によって、自らの欲求充足にとって必要な状況を操作するが、そのような状況はたいてい常識的な規範からは逸脱している。このタイプの人は極端に自己中心的である。つまり自分の欲求充足を最優先する。欲求を充足させるためにこのタイプの人は、対象のごく近距離にまで近づくが、わずかでも幻滅を味わうとその対象を急に突き放す。

対象者の行動はこのようなパターンにどの程度あてはまりますか。

0―全くあてはまらない　1―ほとんどあてはまらない　2―少しあてはまる　3―中ぐらいだが、どちらかと言えば少しあてはまる　4―中ぐらいだが、どちらかと言えば割とあてはまる　5―かなりあてはまる　6―非常にあてはまる　7―完全にあてはまる

タイプⅣ　精神的平衡を持続できるタイプ

このタイプの人は、持続的な精神的平衡と、繰り返して幸福感や満足感を獲得することができるような条件や状態を、自力活動によって創り出すことができる（例えば感情的に重要な人との間の近さや距離を調節したり、自分にとって心地よい条件を整えたり、自分にとって不快な条件から距離を取ったりすることによって）。

このタイプの人は精神的に自立している、すなわちいかなる対象（人物、目標、状態）にも、自分に不利になるようなやり方で依存していない。

このタイプの人は、自分が創り出した幸福感を生み出す条件を長期的に享受し、その条件の下に留まる。このタイプの人の場合、自分を利する欲求の充足は、自分にとって感情的に重要な人物の欲求と、長期的に見て矛盾しないものとなっている。

対象者はこのような行動パターンにどの程度合致していますか。

0―全く合致していない　1―ほとんど合致していない　2―少し合致している　3―中ぐらいだが、どちらかと言えば少し合致している　4―中ぐらいだが、どちらかと言えば割と合致している　5―かなり合致している　6―非常によく合致している　7―まさにその通りである

評価方法

タイプⅠおよびタイプⅡについては、全ての質問項目の得点を合計し、質問数で割って平均を求めて尺度得点とする。対象者は最も高いポイントを得たタイプに属することになる。もし複数のタイプについて同じ得点であれば、対象者は混合タイプに属することになる。

十二・六・一　タイプⅠ／Ⅱ―タイプⅣ行動を判定するための質問票[*154]

1　あなたは、自分では抑えがたい精神的興奮、過敏さ（例えば怒りの爆発や幻滅、不当な扱いに対する絶望等）を、いつも感じますか（例えば、あなたが職場での環境や他人の自分に対する行動を、思い通りにポジティブなものへと変えられないといった理由で）。

これはあなたにとってどのくらいあてはまりますか。

0―全くあてはまらない　1―ほとんどあてはまらない　2―少しあてはまる　3―中ぐらいだが、どちらかと言えば少しあてはまる　4―中ぐらいだが、どちらかと言えば割とあてはまる　5―かなりあてはまる　6―非常によくあてはまる　7―まさにその通りである

2　私は内心で腹を立て、苛立ちを感じているとき、その苛立ちから抜け出したり発散したりできず、ふつう怒りを飲み込んでしまう（私が怒っているのにしばしば他人が気づかないほどに）。

これはあなたにとってどのくらいあてはまりますか。

0―全くあてはまらない　1―ほとんどあてはまらない　2―少しあてはまる　3―中ぐらいだが、どちらかと言えば少しあてはまる　4―中ぐらいだが、どちらかと言えば割とあてはまる　5―かなりあてはまる　6―非常によくあてはまる　7―まさにその通りである

3　普通私は、外面的には、例えば強く自分を律したり、遠慮したり、他人に理解を示したりすることで、自分の心の中の怒りや興奮を、そんなものはないかのような振りをし、隠蔽することによって、自分自身を完全に制止してしまう（例えば攻撃的な言葉を口にすることや、人と衝突するような議論や、自分を利する欲求を口にすることを完全に制止する等）。

これはあなたにとってどのくらいあてはまりますか。

0―全くあてはまらない　1―ほとんどあてはまらない　2―少しあてはまる　3―中ぐらいだが、どちらかと言えば少しあてはまる　4―中ぐらいだが、どちらかと言えば割とあてはまる　5―かなりあてはまる　6―非常によくあてはまる　7―まさにその通りである

4　私は日々の活動（例えば仕事や趣味）においてはとても活動的だが、そのような活動では、私にネガティブな感情を惹き起こすような長期的にかかえている問題や葛藤は解決できていないと感じている。

これはあなたにとってどのくらいあてはまりますか。

0―全くあてはまらない　1―ほとんどあてはまらない　2―少しあてはまる　3―中ぐらいだが、どちらかと言えば少しあてはまる　4―中ぐらいだが、どちらかと言えば割とあてはまる　5―かなりあてはまる　6―非常によくあてはまる　7―まさにその通りである

5　私は自分に有利な欲求を表明すること（例えば自分個人のためや自分の幸福のために要求をすること等）に、内心制止を感じている。

これはあなたにとってどのくらいあてはまりますか。

0―全くあてはまらない　1―ほとんどあてはまらない　2―少しあてはまる　3―中ぐらいだが、どちらかと言えば少しあてはまる　4―中ぐらいだが、どちらかと言えば割とあてはまる　5―かなりあてはまる　6―非常によくあてはまる　7―まさにその通りである

6 私は自分にとって極めて重要な目標を実現すること（例えば良い職場環境の実現や、特定の人物にもっと近づくこと等）に制止を感じ、それがうまくいかないと思っている。

これはあなたにとってどのくらいあてはまりますか。

0―全くあてはまらない 1―ほとんどあてはまらない 2―少しあてはまる 3―中ぐらいだが、どちらかと言えば少しあてはまる 4―中ぐらいだが、どちらかと言えば割とあてはまる 5―かなりあてはまる 6―非常によくあてはまる 7―まさにその通りである

7 私はしばしば大きな不幸感、不快、生きることの無意味さを感じているので、死んだ方がましだと思う。

これはあなたにとってどのくらいあてはまりますか。

0―全くあてはまらない 1―ほとんどあてはまらない 2―少しあてはまる 3―中ぐらいだが、どちらかと言えば少しあてはまる 4―中ぐらいだが、どちらかと言えば割とあてはまる 5―かなりあてはまる 6―非常によくあてはまる 7―まさにその通りである

8 私は常々精神的にも肉体的にも疲れ切った状態が続いている（例えば精神的に全く無力で、過度の負担を感じている等）。

これはあなたにとってどのくらいあてはまりますか。

0―全くあてはまらない 1―ほとんどあてはまらない 2―少しあてはまる 3―中ぐらいだが、どちらかと言えば少しあてはまる 4―中ぐらいだが、どちらかと言えば割とあてはまる 5―かなりあてはまる 6―非常によくあてはまる 7―まさにその通りである

9 私は生きていくうえで、調和や、自分にとって重要な人に近づくことや、職業上のポジティブな目標の実現を目指しているので、このような理想のためには、自分を抑えても構わないと思っている。

これはあなたにとってどのくらいあてはまりますか。

0―全くあてはまらない 1―ほとんどあてはまらない 2―少しあてはまる 3―中ぐらいだが、どちらかと言えば少しあてはまる 4―中ぐらいだが、どちらかと言えば割とあてはまる 5―かなりあてはまる 6―非常によくあてはまる 7―まさにその通りである

10 私は長期的に見て、外面を取り繕うべく適応している行動から来る精神的な過敏さを、自分の行動によっては克服できない。

＊154 「タイプⅠまたはタイプⅡ」（ともに対象依存型）と「タイプⅣ」（自律型）のどちらの傾向が強いかを判定するための質問票。タイプⅠ、Ⅱ、Ⅳそれぞれに分類するためのものではない。

これはあなたにとってどのくらいあてはまりますか。
0―全くあてはまらない　1―ほとんどあてはまらない　2―少しあてはまる　3―中ぐらいだが、どちらかと言えば少しあてはまる　4―中ぐらいだが、どちらかと言えば割とあてはまる　5―かなりあてはまる　6―非常によくあてはまる　7―まさにその通りである

11 私は自分の行動によって、自分をポジティブに刺激し、生きる動機を与えてくれるような状態や状況に、いつも到達することができる。
これはあなたにとってどのくらいあてはまりますか。
7―全くあてはまらない　6―ほとんどあてはまらない　5―少しあてはまる　4―中ぐらいだが、どちらかと言えば少しあてはまる　3―中ぐらいだが、どちらかと言えば割とあてはまる　2―かなりあてはまる　1―非常によくあてはまる　0―まさにその通りである

12 私は繰り返して、私の感情的に極めて重要な願望を実現し、最も大切な欲求を充足することができる。
これはあなたにとってどのくらいあてはまりますか。
7―全くあてはまらない　6―ほとんどあてはまらない　5―少しあてはまる　4―中ぐらいだが、どちらかと言えば少しあてはまる　3―中ぐらいだが、どちらかと言えば割とあてはまる　2―かなりあてはまる　1―非常によくあてはまる　0―まさにその通りである

13 私は不幸感を感じたとき、再び幸福感が得られるようなポジティブな状態や状況に、自分の行動によっていつも達することができる。
これはあなたにとってどのくらいあてはまりますか。
7―全くあてはまらない　6―ほとんどあてはまらない　5―少しあてはまる　4―中ぐらいだが、どちらかと言えば少しあてはまる　3―中ぐらいだが、どちらかと言えば割とあてはまる　2―かなりあてはまる　1―非常によくあてはまる　0―まさにその通りである

14 自分の行動によって私は、自分の非常に個人的な願望や欲求を最大限に活性化し充足させて、満足と幸福感を得られるような状況や状態に繰り返し到達することができる。
これはあなたにとってどのくらいあてはまりますか。
7―全くあてはまらない　6―ほとんどあてはまらない　5―少しあてはまる　4―中ぐらいだが、どちらかと言えば少しあてはまる　3―中ぐらいだが、どちらかと言えば割とあてはまる　2―かなりあてはまる　1―非常によくあてはまる　0―まさにその通りである

15 自分の行動が失敗を招いても、それは決して諦めの原因とはなることはなく、行動の変更のきっかけとなる。
これはあなたにとってどのくらいあてはまりますか。

7―全くあてはまらない　6―ほとんどあてはまらない　5―少しあてはまる　4―中ぐらいだが、どちらかと言えば少しあてはまる　3―中ぐらいだが、どちらかと言えば割とあてはまる　2―かなりあてはまる　1―非常によくあてはまる　0―まさにその通りである

16　自分の行動によって私は、自分にとって重要な人物との間に、望ましい近さや必要な距離を取ることができる。

これはあなたにとってどのくらいあてはまりますか。

7―全くあてはまらない　6―ほとんどあてはまらない　5―少しあてはまる　4―中ぐらいだが、どちらかと言えば少しあてはまる　3―中ぐらいだが、どちらかと言えば割とあてはまる　2―かなりあてはまる　1―非常によくあてはまる　0―まさにその通りである

17　日々の活動によって私は、繰り返し精神的な満足感を得ている。

これはあなたにとってどのくらいあてはまりますか。

7―全くあてはまらない　6―ほとんどあてはまらない　5―少しあてはまる　4―中ぐらいだが、どちらかと言えば少しあてはまる　3―中ぐらいだが、どちらかと言えば割とあてはまる　2―かなりあてはまる　1―非常によくあてはまる　0―まさにその通りである

評価

各項目の得点を合計し、17で割って平均値を求めて尺度得点とする。得点が高いほど、タイプI行動およびタイプII行動の要素が強いこと[*155]を意味する。

十二・七　信仰に関する態度と健康――研究結果

がんに関する様々な国際的な研究において再三強調されているように、神に対して自らの健康を祈る人々の中には、しばしば自然寛解を示す人が観察される（Hirshberg C: Gesund werden aus eigener Kraft ― Spontanheilung bei Krebs[*156], Knaur, 1995)。

我々の体系的研究においても、慢性疾患の一次および二次予防にとっての信仰の意義については、繰り返して検討されてきた。我々は信仰を以下のような形態に分類した。

1　無神論的宗教観。これは、たいていの場合、感情的というよりも、どちらかというと合理的なものに準拠しており、様々な理由から（例えば神の存在を合理的に証明できないといった理由で）神との個人的な関係を構築しない人の宗

＊155　つまり、対象依存性が高く自律性が低いこと。

＊156　タイトル邦訳『自力で健康になる――がんの自然治癒』

教観を指す。

2　神経症的無神論。無神論者の中には、彼らが神の存在を信じていないにもかかわらず、日々神をののしり、呪うような人々がいる。このような人々は、例えば旧ユーゴスラビアのような旧共産圏とは対照的に、西側の先達国にはほとんど見られない。

3　伝統的宗教観。このグループに属するのは、普通特定の宗教団体や宗派に自分が所属していると感じている人々で、宗教上の規範を守ってはいるが、個人的な神との関係は持っていない（例えば祈りにおいて）。彼らは例えば形式的には祈るが、それは通常他者の安寧のためであり、神と人間との個人的で感情的な関係を内心で感じているわけではない。

4　神経症的に葛藤を抱えた信仰。伝統的な宗教観を持っている人の中には、例えば罪悪感や罪に対する非難といった宗教的なテーマに対して神経症的なこだわりを持つ人々がいる。

5　自発的な、感情的体験としての信仰。このような形態の信仰においては、主観的に心地よい、刺激的で、魅了されるような神との関係が構築される。

我々にとって特に興味深いのは、自発的な信仰によって、健康に良い効果が表れ、危機が克服されるということである。いくつかの研究結果を簡単に呈示する前に、自発的な信仰の度合いを把握するための簡易調査票を紹介したい。

十二・七・一　信仰に関する態度の評価のための質問票

(a)　自発的な、感情的体験としての信仰

1　私は神との個人的な関係によって、いつも心身共に癒されていると感じる。

これはあなたにとってどのくらいあてはまりますか。

0—全くあてはまらない　1—ほとんどあてはまらない　2—少しあてはまる　3—中ぐらいだが、どちらかと言えば少しあてはまる　4—中ぐらいだが、どちらかと言えば割とあてはまる　5—かなりあてはまる　6—非常によくあてはまる　7—まさにその通りである

2　神に祈る際私はいつも、幸福と快をもたらしエネルギーに満ちた精霊の力を感じる。

これはあなたにとってどのくらいあてはまりますか。

0—全くあてはまらない　1—ほとんどあてはまらない　2—少しあてはまる　3—中ぐらいだが、どちらかと言えば少しあてはまる　4—中ぐらいだが、どちらかと言えば割とあてはまる　5—かなりあてはまる　6—非常によくあてはまる　7—まさにその通りである

3　神に祈った後私は普通、精神的にも肉体的にも、エネルギーが

あふれてくるのをはっきりと感じる。

これはあなたにとってどのくらいあてはまりますか。

0—全くあてはまらない　1—ほとんどあてはまらない　2—少しあてはまる　3—中ぐらいだが、どちらかと言えば少しあてはまる　4—中ぐらいだが、どちらかと言えば割とあてはまる　5—かなりあてはまる　6—非常によくあてはまる　7—まさにその通りである

4　神に祈った後私は、周囲の人々や神、また私自身に向けることのできる強い愛のエネルギーを感じる。
これはあなたにとってどのくらいあてはまりますか。
0—全くあてはまらない　1—ほとんどあてはまらない　2—少しあてはまる　3—中ぐらいだが、どちらかと言えば少しあてはまる　4—中ぐらいだが、どちらかと言えば割とあてはまる　5—かなりあてはまる　6—非常によくあてはまる　7—まさにその通りである

5　神は私の存在にとって重要な祈りの全てを聞き届け、満たしてくれる。
これはあなたにとってどのくらいあてはまりますか。
0—全くあてはまらない　1—ほとんどあてはまらない　2—少しあてはまる　3—中ぐらいだが、どちらかと言えば少しあてはまる　4—中ぐらいだが、どちらかと言えば割とあてはまる　5—かなりあてはまる　6—非常によくあてはまる　7—まさにその通りである

6　神は私の全生涯において、私を導き、護り、愛してくれる。
これはあなたにとってどのくらいあてはまりますか。
0—全くあてはまらない　1—ほとんどあてはまらない　2—少しあてはまる　3—中ぐらいだが、どちらかと言えば少しあてはまる　4—中ぐらいだが、どちらかと言えば割とあてはまる　5—かなりあてはまる　6—非常によくあてはまる　7—まさにその通りである

7　私は自分が弱っているとき、何かに脅かされているとき、また病気の時にも神に祈り、そのたびに安定感や精神的・外面的な落ち着きを得る。
これはあなたにとってどのくらいあてはまりますか。
0—全くあてはまらない　1—ほとんどあてはまらない　2—少しあてはまる　3—中ぐらいだが、どちらかと言えば少しあてはまる　4—中ぐらいだが、どちらかと言えば割とあてはまる　5—かなりあてはまる　6—非常によくあてはまる　7—まさにその通りである

8　神に祈った後に私は普通、私の個人的な問題や職業的な問題を容易に、創造的に解決することができる。
これはあなたにとってどのくらいあてはまりますか。
0—全くあてはまらない　1—ほとんどあてはまらない　2—少しあてはまる　3—中ぐらいだが、どちらかと言えば少しあてはまる　4

—中ぐらいだが、どちらかと言えば割とあてはまる　5—かなりあてはまる　6—非常によくあてはまる　7—まさにその通りである

9　私は神との関係を通じて、精神的に自立しており、自分に不利になるようなやり方では誰にも依存していない。

これはあなたにとってどのくらいあてはまりますか。

0—全くあてはまらない　1—ほとんどあてはまらない　2—少しあてはまる　3—中ぐらいだが、どちらかと言えば少しあてはまる　4—中ぐらいだが、どちらかと言えば割とあてはまる　5—かなりあてはまる　6—非常によくあてはまる　7—まさにその通りである

10　私は神との関係の中で、魅了や幸福感、愛の感情といった強くポジティブな感情を経験している。

これはあなたにとってどのくらいあてはまりますか。

0—全くあてはまらない　1—ほとんどあてはまらない　2—少しあてはまる　3—中ぐらいだが、どちらかと言えば少しあてはまる　4—中ぐらいだが、どちらかと言えば割とあてはまる　5—かなりあてはまる　6—非常によくあてはまる　7—まさにその通りである

11　私は自分自身のためにも他人のためにも祈ることができる。

これはあなたにとってどのくらいあてはまりますか。

0—全くあてはまらない　1—ほとんどあてはまらない　2—少しあてはまる　3—中ぐらいだが、どちらかと言えば少しあてはまる　4—中ぐらいだが、どちらかと言えば割とあてはまる　5—かなりあてはまる　6—非常によくあてはまる　7—まさにその通りである

12　私が神を想起するどんな些細なきっかけにおいても、私は魅了や愛といった非常に強い感情が私の中にわくのを感じる。

これはあなたにとってどのくらいあてはまりますか。

0—全くあてはまらない　1—ほとんどあてはまらない　2—少しあてはまる　3—中ぐらいだが、どちらかと言えば少しあてはまる　4—中ぐらいだが、どちらかと言えば割とあてはまる　5—かなりあてはまる　6—非常によくあてはまる　7—まさにその通りである

13　私は神との関係を通じて溢れ出すエネルギーによって、日々の生活の中で幸福感や快を模索しようという高いモチベーションをいつも持ち続けている。

これはあなたにとってどのくらいあてはまりますか。

0—全くあてはまらない　1—ほとんどあてはまらない　2—少しあてはまる　3—中ぐらいだが、どちらかと言えば少しあてはまる　4—中ぐらいだが、どちらかと言えば割とあてはまる　5—かなりあてはまる　6—非常によくあてはまる　7—まさにその通りである

14　神への信仰が私を満たしてくれるので、私はあまり何かに依存

するようなことはない。

これはあなたにとってどのくらいあてはまりますか。

0―全くあてはまらない　1―ほとんどあてはまらない　2―少しあてはまる　3―中ぐらいだが、どちらかと言えば少しあてはまる　4―中ぐらいだが、どちらかと言えば割とあてはまる　5―かなりあてはまる　6―非常によくあてはまる　7―まさにその通りである

15　私は神との関係を通じて、常に自分の生きる意味を認識している。
これはあなたにとってどのくらいあてはまりますか。
0―全くあてはまらない　1―ほとんどあてはまらない　2―少しあてはまる　3―中ぐらいだが、どちらかと言えば少しあてはまる　4―中ぐらいだが、どちらかと言えば割とあてはまる　5―かなりあてはまる　6―非常によくあてはまる　7―まさにその通りである

16　私は私の人格の最奥にある核が、神とポジティブな関係にあると感じている。
これはあなたにとってどのくらいあてはまりますか。
0―全くあてはまらない　1―ほとんどあてはまらない　2―少しあてはまる　3―中ぐらいだが、どちらかと言えば少しあてはまる　4―中ぐらいだが、どちらかと言えば割とあてはまる　5―かなりあてはまる　6―非常によくあてはまる　7―まさにその通りである

評価
各項目の得点を合計し、十六で割って平均を求め尺度得点とする。得点が高いほど、自発的な、感情的体験としての信仰の傾向が強いことを表す。

(b)　無神論的宗教観

1　私は神を信じておらず、その根拠も示すことができる（例えば「神の存在を合理的に証明することはできない」、あるいは「善なる神が存在するとすれば、世界がこれほど悲惨で不公正なはずがない」、あるいは「教会は宗教の名のもとに数多くの犯罪的行為を犯している」、あるいは「宗教上の文書や要請が相互に矛盾しており、批判的検証に耐えられない」等）。
これはあなたにとってどのくらいあてはまりますか。
0―全くあてはまらない　1―ほとんどあてはまらない　2―少しあてはまる　3―中ぐらいだが、どちらかと言えば少しあてはまる　4―中ぐらいだが、どちらかと言えば割とあてはまる　5―かなりあてはまる　6―非常によくあてはまる　7―まさにその通りである

(c)　神経症的無神論

1　私は、人間の頭の中から完全に神が根絶され、完全に抹殺されたときにようやく、人間にとっての真の自由が始まると思う。

表 12.18 ハイデルベルク前向き研究における信仰形態の分布 1973−1978

	神を否定する無神論		神経症的に固執した信仰		伝統的な信仰		感情的で自発的な信仰		無神論		計
	N	%	N	%	N	%	N	%	N	%	N
男性	719	10.2	181	2.6	2305	32.8	307	4.4	3525	50.2	7017
女性	94	1.7	202	3.6	2425	43.6	409	7.3	2436	43.8	5566
計	813	6.5	383	3.0	4730	37.5	716	5.7	5961	47.3	12603

表 12.19 ユーゴスラビア前向き研究における信仰形態の分布 1963−1965

	神を否定する無神論		神経症的に固執した信仰		伝統的な信仰		感情的で自発的な信仰		無神論		計
	N	%	N	%	N	%	N	%	N	%	N
男性	340	32.0	5	0.5	188	17.7	52	4.9	476	44.9	1061
女性	12	2.9	5	1.2	129	31.5	37	9.0	226	55.3	409
計	352	23.9	10	0.7	317	21.6	89	6.1	702	47.8	1470

以上の理由から、あらゆる手段を用いて人間の頭の中から神の像や観念を追い払うべく闘い、神を否定することが必要である。それは例えば、神を日々罵ったり呪ったりしてもよいし、また学問的、哲学的、あるいは文学的に、精神的なレベルで神と闘ったりしてもよい。

これはあなたにとってどのくらいあてはまりますか。

0―全くあてはまらない　1―ほとんどあてはまらない　2―少しあてはまる　3―中ぐらいだが、どちらかと言えば少しあてはまる　4―中ぐらいだが、どちらかと言えば割とあてはまる　5―かなりあてはまる　6―非常によくあてはまる　7―まさにその通りである

(d) 神経症的な葛藤を抱えた信仰

1 私は非常に信仰に篤く、罪悪感や日々の自己非難に非常に悩んでいる。それはつまり、私が自分の宗教的な理想や目標に到達する能力に欠けるという思いや恐れから来るものである。こうして私は日々、不安な気持ちになり、良心の呵責を覚えている。

これはあなたにとってどのくらいあてはまりますか。

0―全くあてはまらない　1―ほとんどあてはまらない　2―少しあてはまる　3―中ぐらいだが、どちらかと言えば少しあてはまる　4―中ぐらいだが、どちらかと言えば割とあてはまる　5―かなりあてはまる　6―非常によくあてはまる　7―まさにその通りである

(e) 伝統的宗教観

1 私は神を信じており、精神的に特定の宗教集団（例えばカトリック教会やプロテスタント教会）に結びつき、そこに属していると感じている。しかし私は神との間に直接的で個人的、感情的な関係があるとはあまり思っていない。神に聴き届けてもらえるよう、私は神の代理人[*157]に祈ることもある。私が神に直接祈る場合は、自分のためというよりは、どちらかと言えば他人のために祈ることが多い。

これはあなたにとってどのくらいあてはまりますか。

0—全くあてはまらない　1—ほとんどあてはまらない　2—少しあてはまる　3—中ぐらいだが、どちらかと言えば少しあてはまる　4—中ぐらいだが、どちらかと言えば割とあてはまる　5—かなりあてはまる　6—非常によくあてはまる　7—まさにその通りである

総合的評価

対象者は、得点が最も高い信仰形態に分類される。

以下にいくつかの結果を示す。

表12・18にハイデルベルク前向き研究[*158]における信仰形態の分布（一九七三—一九七八年に調査）を、表12・19にユーゴスラビア前向き研究[*159]における信仰形態の分布（一九六三—一九六五年に調査）を示す。対象者の年齢構成は、両研究ともおよそ四十—六十八歳と中高年層が主体であった。この結果から、次のようなことが言える。

1 ユーゴスラビアにおいてもハイデルベルクにおいても、（研究対象者である）住民の多くは無神論者であった。

2 神を積極的に否定する集団（例えば日々神を呪ったり、哲学的な活動を通じて）は、ユーゴスラビアにおいてはその割合がハイデルベルクの四倍になっている。

3 神経症的に固執した信仰を持つグループに属する人の絶対数は両文化圏において比較的少数であるが、ドイツではその割合はユーゴスラビアの三倍になっている。

＊157 言うまでもなくカトリック教徒にとっての「神の代理人」はローマ教皇であるが、この場合、一般に聖職者と考えてよいであろう。

＊158 「ハイデルベルク前向き・介入研究」（略称：ハイデルベルク研究）における「前向き（観察）研究」を指す。

＊159 旧ユーゴスラビアにおいて、やはりグロッサルト＝マティチェクを中心に、セルビア科学芸術アカデミー等の支援を受けて一九六〇年代から一九七〇年代にかけて実施された前向き（観察）研究。一九七〇年代に開始されたハイデルベルク研究は、ユーゴスラビア前向き研究で得られた知見を理論的基盤の一つとし、またユーゴスラビア前向き研究の方法論上の「不備・弱点」を踏まえてデザインされている。

4　自発的で感情的な信仰は、両文化圏ともに少数ではあるが、確実に存在する。

5　両文化圏においては男女の間に明確な差違が認められる。それとともに、両文化圏に共通の傾向がある。つまり共通して女性は、男性よりも自発的信仰を持つ人が多く、無神論的傾向はより少なく、神に敵対する姿勢は男性に比べてずっと少ない。

慢性疾患の罹患や死亡・死因に関する追跡調査を行い、上記のベースライン調査結果との関連を検討した結果は次の通りであった。

1　ユーゴスラビア前向き研究においても、ハイデルベルク研究においても、自発的な信仰を持っている人々は、他のタイプの人々に比べて、明らかに長寿であり、また慢性疾患を持たない期間が長かった。例えばドイツにおいては、自発的な信仰を持っている男性は平均八四・七歳まで生存し、重い慢性疾患と診断される年齢は平均七十一歳である。それと比較して伝統的な信仰を持っている人々の平均寿命は七十二歳、慢性疾患と診断される年齢は平均六十一歳である。無神論者の場合もそれに非常に近く、平均寿命は七十三歳、慢性疾患と診断される年齢は平均六十四歳である。以上に関しては、ユーゴスラビアにおいても同様であった。さらに、神経症的な無神論者の結果が最も悪かった。彼らの平均寿命は六十三歳、重い慢性疾患と診断される年齢は平均四十七歳である。またこの結果は伝統的な信仰の中にあって神経症的な葛藤を抱えた人々の場合と類似している（平均寿命は六十四歳、初めて慢性疾患と診断される年齢は平均五十二歳であった）。

2　自発的な信仰はがんの経過を明らかに改善する、肯定的な予後因子である。我々は自発的な信仰を持つ一五三名のがん患者と、それと同数の、年齢、性、がんの種類、がんの進行度と医学的治療が類似したグループとの、生存期間に関する比較を行った。自発的な信仰を持つグループでは、がんの診断から死亡までの平均生存期間は一四・八年、その他の信仰形態を持つ比較グループでは七・九年であった。

3　自発的な信仰が健康に及ぼすポジティブな効果の原因については、もちろん学術的な研究テーマとなっている。我々は、感情的に魅了されること、幸福感や快を模索する心構え、精神的な揺るぎなさや安定感、生きようとする刺激、帰属感等々の全てが、良好なセルフレギュレーションの要素となっていると考えている。

我々は、帰属感や感情的に魅了されること、および愛情を持っているという気持ちの発露、自発的な信仰とを健康に及ぼす効果について比較するために、三十年以上サッカーに魅了され、サッカーファンを自認する、年齢、性ならびに様々な医学的データにおいて類似した「一般市民」からなるグループを構成した。サッカーファン・グループと自発的な信仰グループの人数はそれぞれ一一五名である。平均生存期間や慢性疾患の発生時期に関しては、この二つのグループの間に顕著な差は認められなかった。ただし、サッカーファンたちは、生存期間が平均八カ月短く、慢性疾患への罹患が一年早かった。

自発的な信仰を持つ人とサッカーファンとの違いは次のような点にあった。自発的な信仰を持つ人はサッカーファンよりも自らをうまくコントロールし、タバコや酒の量は少ない。また血圧は低く、肥満度も低くて、職業生活においてもより創造的である。つまり自発的な信仰と結びついているのは、特にストレスの克服の質において重要な、ポジティブな要因の全システムである。例えば自発的な信仰を持つ人は、拒否されたり侮蔑されたりしても、それを自己中心的に処理することもあまりなければ、それを後々まで引きずったりすることもない。なぜなら彼らはふつう、不快感を表現するような行動パターンを実践するよりは、幸福感と快を模索するという特徴が強いからである。伝統的な宗教観を持つ人にはタイプⅠまたはタイプⅡの人が非常に多く、また無神論者には合理的―反感情的な人（タイプⅤ）が最も多いのに対して、自発的な信仰を持つ人の中で最も多い類型はタイプⅢ（自己愛的自己中心性）またはタイプⅣ（柔軟なセルフレギュレーション）である。

信仰のタイプと、そのほかの心理的特徴は関連している。例えば神経症的な無神論は、母親との強いポジティブな結びつきがあるが、父親との関係がネガティブな場合（父親を抑圧的で不公正と感じており、父親がこの世にいなければいいのに、と考えるような場合）に顕著である。

伝統的な信仰を持つ人は、父親との関係がポジティブで、父親を尊敬はしているが、非常に権威的であると感じており、母親は弱いものだと考えるような人に多い。

十二・八　がん患者の予後に対する心理療法介入の効果

心理腫瘍学チームは二十年以上に渡って、ドイツ語圏のみならず国際的な広がりの中で、がん患者たちのケアに取り組んでいる。我々のこの活動の中心は、ハイデルベルク・がんケアセンター[*160]、心理社会学ケアセンター[*161]、ならびにちょうど二十周年を迎えるハイデルベルク心理社会学的腫瘍学セミナー[*162]である。以下のようなテーマ、すなわち (a) ケア処置が生存期間や生活の質に及ぼす効果、(b) 病気の経過にポジティブないしネガティブな影響を及ぼす社会心理的要因、(c) 病気の経過に影響のあるその他の要因に関する疫学的データ、に関する研究成果に関心のある研究者はしかし、きっとひどく幻滅することになるであろう。なぜなら上記の施設で行われたのは、これらの課題に関して行われるあらゆる介入にとって何が中心的な問いとなるのかを考察することであって、決してこれら諸問題そのものの研究ではなかったからである。つまり治療にどのような効果があるのか、それは適応があるのか、そもそも治療には効果があるのか、などといったことは全く分からないのである。

一方、がん患者を対象としたハイデルベルク前向き・介入研究では、上記の諸問題の少なくともいくつかに解答を与えるためにデータがとられた。心理学的介入による差を把握するために、腫瘍の種類、処置、年齢、性別が類似した、当該介入を受けていない、同じ人数からなる対照グループを設定した。

二〇一名のがん患者からなるグループは、視覚化トレーニング法（がんにイメージ的に打ち克ち、免疫システムを強化する等の方法）を試みた。トレーニングを受けたグループの生存期間は平均七・九年、対照グループでは七・二年であった。トレーニングを受けたグループに所属する患者の五八・七%が対照グループに含まれる対応患者よりも長生きし、残りの四一・三%は逆により短命であった。つまりこの方法は、あまり有効的とは言えないという結果であった。

一八六名からなる第二のグループは、一般によく用いられているメンタルケア（行動療法、心理療法、カウンセリング等）のいずれかを様々な施設で受けている人々である。この人々の平均生存期間は七・四年、治療を受けていない対照グループでは七・一年であった。ここでも治療の効果は、ポジティブではあるもののごくわずかであった。

二三〇人のがん患者からなるグループは、自らあるいは指導の下に、極東アジアの瞑想的方法を試みていた。同じ人数の対照グループと比較すると、彼らの平均生存期間は三カ月だけ長かった（七・四年に対して七・八年）。

自分にとって助けになると強く信じる何らかの要因を自力活動によって見出したがん患者は、そのような要因を見つけていないがん患者たちと比べて、これまでのところ平均生存期間が最も長かった（七・九年に対して八・六年）。

同様に、転移を起こしている、つまり不良な予後因子を持つ二つのグループのがん患者の調査も行われた。各グループは四十三名からなる。一つのグループには医師が、生存期間は長くても半年以下であると告知した。第二のグループは、医学的には状態が悪いことを患者に告げるものの、いろいろな理由から患者たちに大きな希望を持たせることができるような、カリスマ的な医師が担当した。第一のグループの平均生存期間は五・三カ月、第二グループのそれは一・六年であった。

自律訓練法[*163]、催眠によるリラクゼーション[*164]、あるいはヤコブソンによる漸進的筋弛緩法[*165]を受けたがん患者の場合、このようなリラクゼーション治療を受けなかったがん患者たちよりも平均生存期間が短かった。すなわち、リラクゼーション治療を受けた七十三名のがん患者の平均生存期間は六・一年、受けなかった同数の患者では七・七年であった。

継続的に睡眠薬、抗不安薬、鎮痛薬等（つまり中枢神経系に鎮静的に作用する薬）を服用しているがん患者たちの平均生存期間は、それらを服用していないがん患者と比べて明らかに短かった（五・六年に対して四・三年）。

中枢神経系を刺激する薬[*166]を継続的に服用しているがん患者の場合、刺激性の向精神薬を服用していない対照グループと比較して、平均生存期間はやや長かった（六・九年に対して七・三年）。

オートノミートレーニングによる介入を受けたがん患者グループでは、様々ながん進行度において、平均生存期間が明らかに長くなった。すなわち介入のない対照グループの生存期間が平均七・六年であったのに対して、介入グループでは一〇・八年であった。

幸福感と安定感、精神的な自信へと導く最適な行動や活動を開発することができた人々は、幸福感を感じず、病気を克服する自信も持たない人々と比べて、生存期間が平均約一・五年長かった（両グループはそれぞれ八十名のがん患者から成る）。

自分が望んでいる欲求充足や自分を利する欲求の表明において、極度に他者に順応して自分を制止する人々は、精神的に柔軟で平静を保ち、個人的な欲求の表明やその充足に関してポジティブに刺激されている人と比べて、その平均生存期間は一・八年短かった（両グループはそれぞれ一二三名のがん患者から成る）。

ここに挙げた結果は精神腫瘍学の体系的な結論と呼ぶには程遠い。しかしそれらは心理療法介入を行う際に、その介入標的や評価の指標として何を採用するかを判断する上で、興味深い示唆を含んでいるとは言えるであろう。

---

*160　die Heidelberger Krebsnachsorge
*161　die psychosoziale Nachsorgeeinrichtung
*162　das Heidelberger Seminar für Psychosoziale Onkologie
*163　Autogenes Training
*164　hypnotische Entspannung
*165　Muskelentspannung nach Jakobson
*166　三環系抗うつ薬など

表 12.20　スポーツ、慢性疾患と健康

健康関連の指標	球技（高度に反射神経を使うスポーツ）		単調な動きのスポーツ		単調ではあるが反射神経が要求されるスポーツ		スポーツをしない人		計	
	N	%	N	%	N	%	N	%	N	%
がん死亡	201	7.1	633	19.9	110	12.3	1106	20.6	2050	16.7
心血管病死亡	408	14.5	296	9.3	146	16.3	901	16.8	1751	14.3
他の原因による死亡	1109	39.4	975	30.7	279	31.1	1271	23.7	3634	29.7
生存だが慢性医疾患あり	880	31.3	963	30.3	260	29.0	1087	20.3	3190	26.0
生存かつ健康	217	7.7	307	9.7	101	11.3	1001	18.7	1626	13.3
計	2815	100.0	3174	100.0	896	100.0	5366	100.0	12251	100.0

十二・九　スポーツ活動、がん、心筋梗塞と健康――ハイデルベルク前向き研究の結果

スポーツ活動は筋肉受容体[*167]を通じて中枢神経系の機能に重大な影響を与えている。例えばスポーツによって脳の活動を調整することができるが、しかしすでに興奮状態にある人の場合、スポーツによってその興奮が昂進されることもあるし、逆に中枢神経系の鎮静を強めてしまうこともある。我々はスポーツが健康に及ぼす長期的な効果に関して以下のような仮説を立てたが、その一部はハイデルベルク研究において正しいことが既に証明されている（以下の表を参照）。

表12・20に、スポーツ活動の有無、スポーツ活動の様態と健康との関連に関する研究結果を示す。この結果から、次のようなことが言える。

1　いつも（定期的に）スポーツをする人は、しない人と比べて長期観察期間においてより健康であった。

2　中枢神経を集中的に刺激し、素早い反応という点で鍛えられるスポーツ（ボールを目で追う例えばサッカーや卓球、テニスやハンドボール等）をする人は、心血管系疾患に罹りやすいが、がんには罹りにくい。

3 比較的単調な動きをするスポーツ（トレッキング、水泳、サイクリング、重量挙げ等）をする人は、がんには罹りやすいが、心筋梗塞にはなりにくい。

4 集中的な反射神経の鍛錬もするが単調な動きも含まれるようなスポーツ（ボクシングやレスリング、器械体操等）をする人は、がんになる人よりも心筋梗塞になる人の方が、わずかに多い。

ただし、本書で取り上げたその他の結果と同様、スポーツに関する結果も単一因果論的にとらえるべきではない。例えばボールを目で追うスポーツはがんを防ぐ、などとは言えないのである。個々の要因は他の多くの要因と体系的に結びついているが、その他の要因については紙面の都合上ここで言及することはできない。一例のみを挙げれば、球技をするような人には興奮しがちなタイプIIに属する人が明らかに多いが、単調なスポーツをする人にはタイプIの人が多い、といった具合である。

十二・十　おわりに

本書では、様々な領域や学問分野の側面が、ほとんどの場合相互に作用を及ぼし合っているということが、読者に紹介された。本書を読む過程ではまた、読者自身の体系的な思考能力も鍛えられたものと思う。望むらくは、本書を読み終えるに当たって読者諸賢が、自分なりの結論を導き出し、自分が今どこにいるのかを見極めていただきたい。本書ではまた、人間が特定の行動を起こす動機や原因も観察の対象となった。中心となる動機が例えば、神、人間、隣人、自然と動物を自由に経巡る愛のエネルギーである場合もあった。人間は、他者から愛され認められたいという欲求だけではなく、他者に自分の愛を表明し、伝えたいという欲求も持っている。しかしながらまた人間は、しばしばごく早い幼少期に、愛に対する期待を裏切られたり、逆に他者が自分に寄せる愛への期待を裏切ったりするものである。このような裏切りや拒否が劇的に体験された場合、人間は一生の間、まさにこの根源的な拒否の体験を想起させるような状況を、今度は愛と承認が得られるだろうと期待して、繰り返し作り出そうとする。そうすることによって人間は、それとは気づかずに他者を傷つけてしまうことがあるし、また自分自身も心身ともに疲れ果ててしまうのである。オートノミートレーニングが試みるのは、以上のような危機的な状況にある人々に手を差し伸べ、人が本来の自分を取り戻す道筋を示し、自らの

＊167　Muskelrezeptor

欲求に適った行動を取ることが可能になるよう仕向けることであり、また、あの自由に経巡る愛のエネルギー循環の中へ再び人間が参入できるようにすることである。オートノミートレーニングの方法は決して教条的ではなく、個々人が抱える葛藤の文脈に関連づけて、その目的を達成しようとする。その際、ほんの些細な治療的介入が、しばしば非常に大きな、その人の存在そのものにかかわるような意味を持つこともある。

本書はまた、体系的な思考法や複合的なシステム分析を読者に促した。人間というシステムでは、非常に多数の個々の要因が、それぞれ特定の役割を果たしているだけでなく（もしそれら個々の要因が機能していないとすれば、全システムの機能自体も危険にさらされるであろう）、それら多数の個々の要因の相互作用、協働、そして特に（精神・中枢神経における刺激伝導系の）相互作用の調節機能もまた、特定の役割を果たしている。つまり人間個人のような固有のシステムの自己調節の方法は、その個人に特有なものであるため、たとえ研究者であっても、複雑なプロセスの表に現れる指標だけしか把握できないのであり、実際はどうなっているのかを完全に描出することは決してできないのだ、ということを常に意識しながら、読者には多くのプロセスや状態や相互作用を観察していただきたい。例えばタイプI行動を取る人間はタイプII行動を取る人間よりもがんに約二倍罹患しやすい、あるいは、様々な理由からどちらかというと精神的な制止を感じている人の方が、いつもどうしようもなく興奮している人よりもがんに罹りやすい、と言っても、このような知見は決して最終的なものでも、完結したものでもない。我々は将来、神経系への特定の性質の電気的信号が、あるいは身体組織に働きかけ（またはそれらが、様々な精神的ストレス構造と協働して）、がんの成長を促進あるいは抑制するかどうかを研究したい。確実なことはしかし、がんの問題は（その他の慢性疾患の成因と同様）ただ一つの要因からではなく、多くの要因の複雑な相互作用を勘案して理解されなければならないということである。読者もまたそれゆえ、本書を読んで印象に残ったただ一つの要因からのみ、自らのかかえる問題を説明しようとはしないでいただきたい。良好なセルフレギュレーションは、様々な要因の相互作用を通じて達成されるのである。それはまた必ずや、健康の維持と問題解決に非常に有益な示唆を与えるはずである。

読者諸賢には、本書で挙げた全ての結果は暫定的なものであり、読者に柔軟な自己観察を促し、読者自身が自分に対して刺激を与えるのに資するもの、と受け止めていただきたい。すなわち本書で示された諸認識を、読者個々人の柔軟な自己刺激と自己観察に役立てていただきたい。そのような意味において、私は本書の読者に多くの成功を祈るものである。

十二・十一　本書を閉じるにあたって――読者へのメッセージ

親愛なる読者のみなさんへ

みなさんは本書を読み終えようとしています。私はこの本を、いたるところで読者のみなさんが私と一緒に考えていただけるよう、意識して書きました。それは、この本を読み終えた時に、みなさん自身にこの本を明確に評価していただけるように、という目的もあったからです。それに関しては、読者のみなさんの中に心理療法家の方や医師の方がおられても、また学生さん、あるいは個人的な興味からお読みになった一般読者の方であっても同じことです。オートノミートレーニングについて次のことを考えてみてください。

1　オートノミートレーニングの中心的な課題は、幸福感を増進し、不快感を減少させることにあります。幸福感と快、満足感と安定感を手に入れる能力に応じて、人間は自律的になることができます。それは同時に、自分の幸福感の追及が、他人や状況、イデオロギーや誤った考え方などにどれだけが阻害されるかに応じて、人間が依存的・非自律的になる、ということを意味します。

2　オートノミートレーニングで行われる分析では、幸福感の追及に失敗した試みや、実行には移されなかった試みも、ポジティブな行動として評価されます。そのようなことができる人は、将来的には幸福感に到達できる能力があると認められるのです。

3　オートノミートレーニングでは、幸福感を増進し、不快感を減少させる条件を創り出す、新しい、別の行動パターンが構築されます。

幸福感の追及を推し進める限り、みなさんはオートノミートレーニングの、つまり、分析や自己分析のみならず、別の行動パターンを企図するという水準を維持することができるのです。

オートノミートレーニングは結局のところ、日常生活においても中心的な動機となっている、幸福感の追及という領域に対する、科学的な分析と介入に他なりません。しかしセルフレギュレーションの方法は常に個人的なものであり、それぞれの人によって異なっています。

もしも人間の行動が単純な構造しか持っていないとすれば、人間は自分の行動によって今すぐにでも、さほど努力を要さず、考えられる限り最高の幸福感に到達することができるでしょう。人間はまた、善意からなされたとはいえ学問的には信頼性に乏しい多くのアドバイス、例えば「今ここに生きよう」といったアドバイスにやすやすと従い、それを実現することができるでしょう。しかし、例えば快と幸福感を模索しているような人は、「今ここに」だけ生きているわけではありません。人間は自動的に過去（例えば強い快感を体験した過去の状況等）だけでなく、未来にも、また今ここの現在にも準拠しているのです。人間は一方では非常に個人的な欲求を持ちますが、他方でその行動は、物理法則とそれほど違わないほど緻密に構成されている一般的な法則の支配下にあります。このような法則性こそが、人間行動の分析と自己分析に、多くのポジティブで実際的な結果を伴う新たな可能性を開いたのです。

私は本書を閉じるにあたって、我々の研究から導き出された三つの法則に触れたいと思います。これらはみなさんが人間の行動を分析する際に、必ず役に立つものでありましょう。

1　人間は常に、かつての強烈な快の体験を自分の行動を通して反復しようとする。その方法は、かつての強烈な快の源泉を想起させるような状況を作り出し、それを充足させて欲求を快で満たすのである。かつての快の源泉を想起させるような状況が自然に生じれば、それに対して人は極めて感情的な反応を起こす。

2　人間は、強い幸福感と快を得ることができる状況を作り出すために、自分の積極的な行動によって、日々周囲の人間や周囲の状況を操作する。

快を求める積極的な操作は、社会的な規範の枠内で行われる（例えば自分のパートナーが、自分のことをとても好きになってくれるように仕向けるといったように）とは限らず、しばしば社会に対して破壊的で、病的な精神状態へと逸脱することがあります。

例えばある若い男性は子供のころ、病気の時は母親から愛情を向けられるものの、健康な時はしばしば拒否されるという経験をしました。この男性が十七歳の時、彼の母親は他界しました。死に至るまでの三年間、この男性はできる限り母親の病床に寄り添い、熱心に看病しました。彼はしかし、母親の病状が思わしくなく、治る見込みがないことを思うたび、いつも特別な快感を得ていたのです。

私はこの若い男性が四十七歳になるまで、彼の運命を観察することができました。彼は四度結婚したのですが、そのうち三人の妻をがんで亡くしていました。四番目の妻もがんに罹患しましたが、彼は妻を熱心に看病しました。私が彼の妻と話をしてみたところ、夫であるこの男性は、彼女の病状がひどく悪い時は特にやさしいけれど、彼女が少しでも自立と回復の兆しを見せると、それを全面的に妨げようとする、ということでした。

彼女は、夫の態度が三人の先妻たちの場合も同じであったことを、自分ははっきりと知っている、と言いました。彼女はまた、夫の戦略についても語りました。「知り合って間もないころ、夫は非常に魅力的で、エロティックな愛を注いでくれました。彼はどうやら、家庭内で強く拒否された経験のために、愛されたいという欲求を強く持っていて、新たに拒否されないためなら何でもすることを厭わないような女性たちを無意識的に選ぶようなのです。夫は、女性が夫に依存し、自分の拒否には耐えられないということを確信した後は、妻にわずかでも自立の片鱗がうかがえようものならそれに対して全面的に拒否反応を示し、妻が夫に依存すればそれには愛情をもって応えるのです。」

このような際立った例は、たしかに日常的に見つかるものではありませんが、快と幸福感を得るために状況を操作するケースは、枚挙に遑がありません。例えば、自分の父親から拒否されたと感じていたある母親は、自分の息子を操作して、母親のもとにいるのがいちばん良く、また安全であるという解釈を押し付け、息子を束縛していました。またある少年は、母親のことが大好きだったのですが、母親が自分以外の誰にも愛情を向けないよう、母親を操作していました。自分の行動と、周囲の人間の行動が操作されるのは普通、快の欲求充足が周囲の人間から得られると期待されるか、あるいはそれが空想の中で得られる場合だけです。

3　自分にとっての不快の源泉、あるいは快を追及する際の障害を集中的かつ非常に強く経験するような領域では、そのような不快の源泉を回避ないし抹殺しようとする持続的な傾向が見られる。その人間にとっての根源的な障害を想起させたり、不快あるいは脅威の感情が自然とわいてくるような対象や状況に対面し続けなければならない場合は、この不快の源泉を回避ないし抹殺しようとする傾向は、生涯を通じていつまでも消えない。

自分の行動戦略の中である人が、快や幸福感は回り道をしなければ手に入らないと信じている、つまり快や幸福感を得るためには、苦痛や苦悩、遠慮や抑えがたい興奮、あるいは特定の生の領域からの完全な撤退といった犠牲を払わなければならないと信じているとしたら、それはいささか変わった動機と言わざるを得ないでしょう。例えばある人が、自分自身と周りの人間たちからの承認を、ただ強い苦痛を外に見せないときにだけ得られると信じているとすれば、その人は自分を苦悩に耐える英雄に仕立て上げてしまうのです。そしてただ周りの人間たちが自分の行動をありがたいと思う時だけ、周りの人間たちからの賞賛を享受するということになるのです。

不快の源泉から逃げよう、あるいはそれを抹殺してしまおうとするのは、不快の源泉を快に変更する能力がその人にない場合だけです。

人間は——本書で何度も強調されたように——幸福感と快を模索する生き物です。しかしそれらが単純で直接的なやり方で模索されるのではなく、しばしば大きな回り道を経るので、悲惨な結果を招くこともあります。例えば、父親から承認され愛されることが快の最大の源泉だったある三十歳の女性は、同じような快の源泉を、自分の夫の行動によって反復してもうことを望んでいました。しかし、かつて父親が彼女に対して行ったような激しい拒否を夫からも体験し、耐え難い状況に陥ることになりました。父親も夫も無意識の中で、この若い女性が自分自身を否定し、それどころか自殺しそうになった時に、彼女を賞賛していたのです。夫から承認されたいがために、この女性は本当に自殺してしまいました。この例が示すように、承認されたいという快の模索は、物理的な生命の維持という欲求よりも大きいことがありうるのです。

本書で紹介したような人間の行動に関する知見と分析は、多くの点で社会に貢献することができるでしょう。まず、快と幸福感を模索する自らの戦略をはっきりと知ることは、自己尊重と自己承認のための基本的な前提条件であると言いえます。もしも治療者たちがオートノミートレーニングを通じて、自分の来談者に合致した特別な幸福へ至る方法を見つけ出し、それが良いものであると承認できるなら、治療者たちは来談者に、自分は幸福感を見つけ出す能力があるのだという自信を与えることができ、来談者の自己理解の幅を拡大することができるでしょう。これは、来談者がそれまでの狭い観点や行動パターンを打ち破り、将来的にはもっと柔軟に、また自分により多くの信頼を置いて、他の領域においても幸福感を模索することができるようにするための必須のステップです。オートノミートレーニングはまた文化的な領域においても、寛容と相互理解の促進に貢献します。もし私たちが周囲の人間たちも私たちと全く同じように、しばしば劇的な回り道をしながら、あるいは社会的に適応した範囲内の様々な方法で、結局のところは懸命に幸福感を模索しているのだ、ということを知っていれば、私たちは周囲の人間たちとの間に絆を感じることでしょう。

以下の点に留意していただければ、みなさんにとってオートノミートレーニングは、非常に有益なアドバイス・システムとなるでしょう。

1 自分の行動パターンを分析し、どのような方法で幸福感と快を手に入れることができるのか、という問いに答える。

2 幸福感と快を模索するに当たって、自分が固有の存在であることを受け入れ、理解するとともに、自分の周りにいる人々もまたそれぞれ固有の存在であることを受け入れ、理解する。

3　自分の快の源泉を拡大し、将来的には、快と幸福感を生む願望や欲求を、より柔軟に、またより上手に充足できるよう試みる。そのために、どのような活動を行う際にも、それが自分にどのくらいの幸福感と快をもたらしてくれるのか、またどのくらいの怒りや不快をもたらすのかを吟味する。

4　怒りや不快感をもたらした行動パターンが、快と幸福感を模索する過程の一部であったことを理解する。そうすれば自分はそれを受け入れることができるし、将来的にはそれを放棄することもできる。

オートノミートレーニングの最も重要な原則を挙げます。

(a)　一つは、欲求を充足し、個人的な成長が可能となるような反応を惹き起こす条件の創造です。そのような新しい条件を作り出せない場合、人はおのずと過去を引きずった、場合によっては望ましくない反応の奴隷に留まることになるでしょう。

(b)　もう一つは、幸福感、快、社会的安定へと向かい、また不幸感、不快、不安定の撤廃へと向かうよう、自力活動によって、行動を操作することです。ここで求められているのは、固有の存在である個人の人格の中へ統合され、個人的なアイデンティティーの確立をもたらすような、長期的な幸福感です。個人的な幸福感は、社会的な規範や通念との間に少なくとも深刻な矛盾をきたさない程度に社会的に統合されている場合にのみ、長期間に渡ってポジティブであり続けることができます。反社会的な幸福感や快は普通、長期的に見ればネガティブな結果を伴う、心理的な障害や誤った幸福感の兆候にすぎません。自分の能力を超える快を経験しようとする試みもまた、通常失敗に終わるものです。

私は、人生最大の愛を見つけ、ついに全ての制止を克服できたと確信したとたんに病気になったような人々を数多く知っています。もしも苦労して手に入れた快が、誤って習得された、自分ではどうにもならないような制止を生じさせる場合、それは制御不能な快と呼ぶべきでしょう。私たちの多くはたしかに、自分の幸福感に対する感覚を恒常的に失っており、長期的に見ればよくない条件に順応していることが少なくないのです。

心理学や精神分析に通じた読者の中には、幸福感を創造し不幸感の源泉を克服するために、オートノミートレーニングがなぜこれほど強く自力活動に準拠するのかという疑問を、また、例えば家族力動的な観点などといった、多くの社会心理学的に重要な要素が、なぜ治療に採用されていないのかという疑問を持つ方がおられるかもしれません。よりによってグロッサルト＝マティチェクのような、原因研究においていつも複雑な相互作用と体系的な相互作用を強調しているような研究者がなぜ、という疑問です。

これらの疑問に対して私はこう答えましょう。システム論的な不調が表面化すると、オートノミートレーニングにおいてももちろん、複雑な社会心理的相互作用や個人の行動パターンの個別性が分析されます。その分析では、しばしば親子関係の病理が明らかになります。例えば子供との愛情関係を維持するために、母親がまるで強迫観念に駆られたかのように懸命になることがあります。また子供もそれに適応して関係維持に努めることもあれば、逆に吐き気を催すほど母親の愛情に抵抗する場合もあります。私たちはまた両親がそれに抵抗し重荷に感じているにもかかわらず、両親に強く執着している子供たちを知っています。職場においても、創造的な仕事が、非創造的でサディスティックな上司たちによるいじめによって八方をふさがれ、じゃまされるような例があります。このような妨害は人間の心に非常に重大な損害を与えるだけでなく、社会経済的にも悪い影響を後々まで残すことになります（例えば病欠者数が増大するといった影響等）。あるいはまた私たちは、二人の人間が互いに熱烈に愛し合い、支え合っているにもかかわらず、残念ながら本当の幸福感をもたらすのに必要な刺激を与え合うことのできない夫婦やパートナー関係があることを知っています。また私たちは、子供時代からずっと誤った期待を引きずっているために、コミュニケーション不全に陥ってしまったような人間関係上のトラブルを、しばしば耳にします。例えば父親に執着しているある女性医師は、自分の父親の美点を十八項目のチェックリストに挙げて、そのうち最低でも十六項目を満たしていないような男性には興味がない、と語っていました。彼女は生涯において一人だけ、この十八項目全てを満たす男性と出会い、その男性を深く愛するようになったのですが、彼への依存度があまりに大きかったので、男性はその重みに耐えきれなくなり、彼女のもとを去って行ったということです。当初彼女は苦しみましたが、最終的には、その男性はやはり父親とはあまり似ていなかったのかもしれないと考えて、彼女は別れたことを、やはりそれでよかったのだ、と思うようになったそうです。

私たちはまた、子供と両親との結びつきの強固さを観察することがあります。親の片方、ふつう母親は、小さな子供にとって安全と幸福感と快に満ちた魅了を与えてくれる最初の源泉になります。たいていの場合自分自身の両親に執着しているがために、パートナー関係においては生涯、快の欠如に苦しむような父親（母親）は、子供が自分に魅了されていることを感じると、自分も子供に執着するようになります。執着からの解放というプロセスに成功しない場合、子供も両親も誤った心理操作や、所有権の主張を行ったりするのですが、それはしばしば悲劇的、ないし喜悲劇的な様相を呈するまでになります。そのような場合、強迫観念的な情熱だけが大きくなりがちで、お互いの欲求が満たされることは通常ありません。

以上のように私たちは、機能不全や障害の局面が千差万別であることを観察することができたので、オートノミートレーニングにおいては、ある特定の問題（例えば家族関係の一つのケースや特定の形態の不安に対する治療等）のために、それだけに適合した治療が模索されることはありませんでした。そうではなく、私たちが探していたのは、様々なトラブルや障害を取り除くための鍵だったのです。そのために必要とされるのは、健康で安定的な社会的コミュニケーションの枠内で、健全に自己実現することのできる人間という「対案」です。この「対案」、つまり別の行動は、欲求を充足させる理想的な行動をユートピア的に並べるだけでは不十分です。この「対案」は、様々な領域における所与の葛藤を部分的にでも解決することができなくてはなりません。またその人にとって遺伝的な素因として存在する欲求にも合致していなくてはなりません（そうでなければ新たな行動を実践するチャンスそのものもないでしょう）。オートノミートレーニングが構築しようとする新たな行動は、人間個々人がそれぞれ固有の存在であるにもかかわらず、やはり多くの人間に共通するようなものであり、その内容は、幸福感と快、幸福感を生む安定感、そして不幸感、不快と不安定感の撤廃の欲求を模索するようなものなのです。この目標を達成するために、新しい反応が引き続いて起こるような新しい条件を絶えず創造し続ける力を、自力行動こそが私たちに提供してくれるのです。人間は自分の行動を、受動性と諦念に満ちたものから、創造的で柔軟なものへと転換することができます。出発点にあるのはもちろん、その個人に固有の状況です。しかしそのような状況から人間は、自力活動によっていつも新しい条件を創り出すことができるのです。

幸福感と不幸感に関して人間はいつも二つの極の間に立っています。一方には模索され、本人に受け入れられた幸福感があり、他方には諦めつつ甘受している不幸感があります。幸福感と不幸感というテーマに関し、オートノミートレーニングを通じて、自分の家庭についてのあらゆる状況、職業についてのあらゆる状況、および私たち自身の個人的な行動を私たちがチェックし、幸福感への欲求を自分の中で活性化するなら、新しい創造的な問題解決の道は開けてくるものですし、その参加者全員にとって利益となるような、より人間的でより真正な社会的コミュニケーションも生まれてくるものです。また、幸福感と快の模索における反動や失敗を受け入れることによって、諦めではなく、新しい快の源泉を模索するための自力活動の新たな動機が確立されるという事実も、オートノミートレーニングにとっては重要です。オートノミートレーニングが拠って立つ仮説は、人間が幸福感を生み出すための基本的な条件を創造できる場合にのみ、自信や創造的な労働への意欲、あるいはアイデンティティーの確立や個人的成長が可能となり、そのプロセスが動き始める、というものです。

オートノミートレーニングを通して私たちは、違った視点で世界を見ることを学び、また「どのような幸福感や快、安定感が私にとってコミュニケーション一般を可能にするのか、またどのような不快と不幸感、不安定感が私にコミュニケーション不全をもたらすのか」といった二者択一の問いを立てることを学びます。これらの疑問への解答を、それがいかに苦痛を伴うものであっても、私はみなさんにお伝えしたいと思います。個人的な幸福感に到達しようと努力し、またそれを実現できるのだという希望を持っている人は、結局のところ社会的でありうるし、周囲の人間がそれぞれの幸福感を模索している事実も受け入れることができます。しかし自分の幸福感を拒否するような人は、周囲の人間が幸福感を求めることも妨げるようになるでしょう。幸福感、快と安定感を個人的に模索することは、社会病理的で不幸感を生むコミュニケーション形態を打破するための最良の処方箋であり、そのための最も高い動機を形作ることになるでしょう。

読者のみなさんが、自分で制御できる幸福感のための刺激を模索する際に、オートノミートレーニングが役に立つということ、またこの動機が人間の意識的および無意識的な欲求に応えるものであるということを、本書で展開された議論のいくつかによって、確信していただければと思います。

みなさんが、粘り強く幸福感と快を追求し、多くの成功と創造性を手にされますように！

ロナルト・グロッサルト＝マティチェク

第十三章　セルフレギュレーションについての質問票

この質問票は、あなたのセルフレギュレーション能力、セルフレギュレーションが成功するための前提条件、およびセルフレギュレーションが良好であった場合の結果を調査するためのものです。お答えになる際は、質問項目に関するあなたの感情や、思い出した体験などに意識を集中させてください。質問にはできるだけ正直にお答えください。いくつかの質問は内容的に重複しますが、それはセルフレギュレーションの中心となる重要な領域にかかわるものだからです。あなたがご自分の特定の行動を様々な観点から観察し評価されるなら、テストの結果はそれだけ精確なものになります。

質問票項目にはポジティブな行動パターンも問題のある行動パターンも含まれていますが、これら両方の行動パターンを熟考することで、あなたの直観的な知[*168]はセルフレギュレーション改善の方向へと拡大されるのです。

1　私は十分に体を動かしており、それを心地よいと感じている。

これはあなたにとってどのくらい該当しますか。

0—全く該当しない　1—ほとんど該当しない　2—少ししか該当しない　3—中くらいだが、どちらかと言えば該当しない　4—中ぐらいだが、どちらかと言えば該当する　5—かなり該当する　6—非常に強く該当する　7—全くその通りである

2　私は健康な食生活を送っており、食事が楽しい。

これはあなたにとってどのくらい該当しますか。

0—全く該当しない　1—ほとんど該当しない　2—少ししか該当しない　3—中くらいだが、どちらかと言えば該当しない　4—中ぐらいだが、どちらかと言えば該当する　5—かなり該当する　6—非常に強く該当する　7—全くその通りである

3　私はふだん[*169]、睡眠によって疲れを取ることができる。

これはあなたにとってどのくらい該当しますか。
0—全く該当しない　1—ほとんど該当しない　2—少ししか該当しない　3—中くらいだが、どちらかと言えば該当しない　4—中ぐらいだが、どちらかと言えば該当する　5—かなり該当する　6—非常に強く該当する　7—全くその通りである

4　私はふだん、幸福感をはっきりと感じている。
これはあなたにとってどのくらい該当しますか。
0—全く該当しない　1—ほとんど該当しない　2—少ししか該当しない　3—中くらいだが、どちらかと言えば該当しない　4—中ぐらいだが、どちらかと言えば該当する　5—かなり該当する　6—非常に強く該当する　7—全くその通りである

5　私は繰り返し[*170]、快の感覚を、つまり強い幸福感を感じている。
これはあなたにとってどのくらい該当しますか。
0—全く該当しない　1—ほとんど該当しない　2—少ししか該当しない　3—中くらいだが、どちらかと言えば該当しない　4—中ぐらいだが、どちらかと言えば該当する　5—かなり該当する　6—非常に強く該当する　7—全くその通りである

6　私はふだん、休養を十分に取り、リラックスすることができる。
これはあなたにとってどのくらい該当しますか。
0—全く該当しない　1—ほとんど該当しない　2—少ししか該当しない　3—中くらいだが、どちらかと言えば該当しない　4—中ぐらいだが、どちらかと言えば該当する　5—かなり該当する　6—非常に強く該当する　7—全くその通りである

7　私はふだん、自分の行動によって、自分にとってポジティブで快適な状態を創り出すことができる。
これはあなたにとってどのくらい該当しますか。
0—全く該当しない　1—ほとんど該当しない　2—少ししか該当しない　3—中くらいだが、どちらかと言えば該当しない　4—中ぐらいだが、どちらかと言えば該当する　5—かなり該当する　6—非常に強く該当する　7—全くその通りである

8　自分にとって大切な人たちとの一体感が私にはある。
これはあなたにとってどのくらい該当しますか。
0—全く該当しない　1—ほとんど該当しない　2—少ししか該当しない　3—中くらいだが、どちらかと言えば該当しない　4—中ぐらいだが、どちらかと言えば該当する　5—かなり該当する　6—非常に強く該当する　7—全くその通りである

9　自分にとって大切な集団、たとえばスポーツクラブや政党の一員であるという感覚が私にはある。

これはあなたにとってどのくらい該当しますか。
0―全く該当しない　1―ほとんど該当しない　2―少ししか該当しない　3―中くらいだが、どちらかと言えば該当しない　4―中ぐらいだが、どちらかと言えば該当する　5―かなり該当する　6―非常に強く該当する　7―全くその通りである

10 私は、私の周囲の人間たちからよい刺激を受けている。
これはあなたにとってどのくらい該当しますか。
0―全く該当しない　1―ほとんど該当しない　2―少ししか該当しない　3―中くらいだが、どちらかと言えば該当しない　4―中ぐらいだが、どちらかと言えば該当する　5―かなり該当する　6―非常に強く該当する　7―全くその通りである

11 私は、私が生きている社会からよい刺激を受けている。
これはあなたにとってどのくらい該当しますか。
0―全く該当しない　1―ほとんど該当しない　2―少ししか該当しない　3―中くらいだが、どちらかと言えば該当しない　4―中ぐらいだが、どちらかと言えば該当する　5―かなり該当する　6―非常に強く該当する　7―全くその通りである

12 私は、私の物理的な環境（住環境や自然）からポジティブな刺激を受けている。
これはあなたにとってどのくらい該当しますか。
0―全く該当しない　1―ほとんど該当しない　2―少ししか該当しない　3―中くらいだが、どちらかと言えば該当しない　4―中ぐらいだが、どちらかと言えば該当する　5―かなり該当する　6―非常に強く該当する　7―全くその通りである

13 私は精神的に自立している、つまり私は誰にも、どんな集団にも、またどんな物にも、自分の不利になるような依存をしていない。
これはあなたにとってどのくらい該当しますか。
0―全く該当しない　1―ほとんど該当しない　2―少ししか該当しない　3―中くらいだが、どちらかと言えば該当しない　4―中ぐらいだが、どちらかと言えば該当する　5―かなり該当する　6―非常に強く該当する　7―全くその通りである

14 私は、生きるという強い意志を持っている、つまり私の生きた

---

*168 intuitives Wissen
*169 in der Regel
*170 immer wieder

いという欲求は非常にはっきりしている。

これはあなたにとってどのくらい該当しますか。

0―全く該当しない　1―ほとんど該当しない　2―少ししか該当しない　3―中くらいだが、どちらかと言えば該当しない　4―中ぐらいだが、どちらかと言えば該当する　5―かなり該当する　6―非常に強く該当する　7―全くその通りである

15 私は、自分の健康と幸福感が続くよう、繰り返し神に祈っている。
これはあなたにとってどのくらい該当しますか。
0―全く該当しない　1―ほとんど該当しない　2―少ししか該当しない　3―中くらいだが、どちらかと言えば該当しない　4―中ぐらいだが、どちらかと言えば該当する　5―かなり該当する　6―非常に強く該当する　7―全くその通りである

16 私は、自分の仕事上の目標が実現するよう、繰り返し神に祈っている。
これはあなたにとってどのくらい該当しますか。
0―全く該当しない　1―ほとんど該当しない　2―少ししか該当しない　3―中くらいだが、どちらかと言えば該当しない　4―中ぐらいだが、どちらかと言えば該当する　5―かなり該当する　6―非常に強く該当する　7―全くその通りである

17 私は、自分の幸福感の改善と維持ということを強く意識しながら行動することができる。
これはあなたにとってどのくらい該当しますか。
0―全く該当しない　1―ほとんど該当しない　2―少ししか該当しない　3―中くらいだが、どちらかと言えば該当しない　4―中ぐらいだが、どちらかと言えば該当する　5―かなり該当する　6―非常に強く該当する　7―全くその通りである

18 私は、自分の個人的な向上（例えば知識を増やしたり精神生活を豊かにしたり等）を目指して行動することができる。
これはあなたにとってどのくらい該当しますか。
0―全く該当しない　1―ほとんど該当しない　2―少ししか該当しない　3―中くらいだが、どちらかと言えば該当しない　4―中ぐらいだが、どちらかと言えば該当する　5―かなり該当する　6―非常に強く該当する　7―全くその通りである

19 私は、自分という人間を愛しており、どのような状況でも自分の味方になる。
これはあなたにとってどのくらい該当しますか。
0―全く該当しない　1―ほとんど該当しない　2―少ししか該当し

ない　3―中くらいだが、どちらかと言えば該当しない　4―中ぐらいだが、どちらかと言えば該当する　5―かなり該当する　6―非常に強く該当する　7―全くその通りである

20 私は、常に快と幸福感を追求しているが、快の度が行き過ぎて逆に不快に反転することのないように、そのような追求の限度を決めることができる。

これはあなたにとってどのくらい該当しますか。

0―全く該当しない　1―ほとんど該当しない　2―少ししか該当しない　3―中くらいだが、どちらかと言えば該当しない　4―中ぐらいだが、どちらかと言えば該当する　5―かなり該当する　6―非常に強く該当する　7―全くその通りである

21 私は、本来の自分と一致している、つまり私がしたいと思うことと私が行うことは一致している。

これはあなたにとってどのくらい該当しますか。

0―全く該当しない　1―ほとんど該当しない　2―少ししか該当しない　3―中くらいだが、どちらかと言えば該当しない　4―中ぐらいだが、どちらかと言えば該当する　5―かなり該当する　6―非常に強く該当する　7―全くその通りである

22 個人的な、あるいは健康上ないし職業上の問題が生じた場合、私は内面を活性化して解決策を模索し、普通独自の効果的な方法によって問題を克服することができる。

これはあなたにとってどのくらい該当しますか。

0―全く該当しない　1―ほとんど該当しない　2―少ししか該当しない　3―中くらいだが、どちらかと言えば該当しない　4―中ぐらいだが、どちらかと言えば該当する　5―かなり該当する　6―非常に強く該当する　7―全くその通りである

23 私の感情・直感・理性は互いに互いをうまく補足し合う関係にある、つまりそれらの間に矛盾は起こらない。

これはあなたにとってどのくらい該当しますか。

0―全く該当しない　1―ほとんど該当しない　2―少ししか該当しない　3―中くらいだが、どちらかと言えば該当しない　4―中ぐらいだが、どちらかと言えば該当する　5―かなり該当する　6―非常に強く該当する　7―全くその通りである

24 私は、私にとって感情的に最も重要な欲求を、繰り返し充足することができる。

これはあなたにとってどのくらい該当しますか。

0―全く該当しない　1―ほとんど該当しない　2―少ししか該当しない　3―中くらいだが、どちらかと言えば該当しない　4―中ぐらいだが、どちらかと言えば該当する　5―かなり該当する　6―非常

に強く該当する　7―全くその通りである

25 私は、私にとって最も重要な目標に、繰り返し到達することができる。

これはあなたにとってどのくらい該当しますか。

0―全く該当しない　1―ほとんど該当しない　2―少ししか該当しない　3―中くらいだが、どちらかと言えば該当しない　4―中ぐらいだが、どちらかと言えば該当する　5―かなり該当する　6―非常に強く該当する　7―全くその通りである

26 私は、ポジティブな自尊感情を持っている、つまり私は自分の人格を尊重し、それを擁護している。

これはあなたにとってどのくらい該当しますか。

0―全く該当しない　1―ほとんど該当しない　2―少ししか該当しない　3―中くらいだが、どちらかと言えば該当しない　4―中ぐらいだが、どちらかと言えば該当する　5―かなり該当する　6―非常に強く該当する　7―全くその通りである

27 私は、自分の特定の行動によって問題や失敗が生じた場合、他の成功するであろう方法や行動パターンをありありと思い浮かべることができる。

これはあなたにとってどのくらい該当しますか。

0―全く該当しない　1―ほとんど該当しない　2―少ししか該当しない　3―中くらいだが、どちらかと言えば該当しない　4―中ぐらいだが、どちらかと言えば該当する　5―かなり該当する　6―非常に強く該当する　7―全くその通りである

28 身体的・精神的に疲れ切ってしまった場合でも、私は普通休養によってすぐにそこから立ち直ることができる。

これはあなたにとってどのくらい該当しますか。

0―全く該当しない　1―ほとんど該当しない　2―少ししか該当しない　3―中くらいだが、どちらかと言えば該当しない　4―中ぐらいだが、どちらかと言えば該当する　5―かなり該当する　6―非常に強く該当する　7―全くその通りである

29 私は、ふだん精神的に穏やかな人間だ。

これはあなたにとってどのくらい該当しますか。

0―全く該当しない　1―ほとんど該当しない　2―少ししか該当しない　3―中くらいだが、どちらかと言えば該当しない　4―中ぐらいだが、どちらかと言えば該当する　5―かなり該当する　6―非常に強く該当する　7―全くその通りである

30 健康に関する何らかの問題が生じた場合、私は通常、すでに試したことのある行動パターンを取ったり、特定の薬を服用して

それを解決することができる。

これはあなたにとってどのくらい該当しますか。

0―全く該当しない 1―ほとんど該当しない 2―少ししか該当しない 3―中くらいだが、どちらかと言えば該当しない 4―中ぐらいだが、どちらかと言えば該当する 5―かなり該当する 6―非常に強く該当する 7―全くその通りである

31 私が習得した、ないし生まれつき持っている職業上の能力や関心は、私に求められている職業上の要求とうまく合致している。

これはあなたにとってどのくらい該当しますか。

0―全く該当しない 1―ほとんど該当しない 2―少ししか該当しない 3―中くらいだが、どちらかと言えば該当しない 4―中ぐらいだが、どちらかと言えば該当する 5―かなり該当する 6―非常に強く該当する 7―全くその通りである

32 私は、生じるであろう結果に合わせて、私の行動を調節することができる、つまり私にとってためになることを行い、不幸感を招くような行動パターンを容易に放棄することができる。

これはあなたにとってどのくらい該当しますか。

0―全く該当しない 1―ほとんど該当しない 2―少ししか該当しない 3―中くらいだが、どちらかと言えば該当しない 4―中ぐらいだが、どちらかと言えば該当する 5―かなり該当する 6―非常に強く該当する 7―全くその通りである

33 私は常に、幸福感が長く続くように、自分の生活の様々な領域（例えば運動や食事、仕事や性生活、パートナーとの関係や信仰等）をうまく調整することができる。

これはあなたにとってどのくらい該当しますか。

0―全く該当しない 1―ほとんど該当しない 2―少ししか該当しない 3―中くらいだが、どちらかと言えば該当しない 4―中ぐらいだが、どちらかと言えば該当する 5―かなり該当する 6―非常に強く該当する 7―全くその通りである

34 自分の活動によって私は、私の個人的な願望や欲求に沿う条件や状態を創り出すことができる。

これはあなたにとってどのくらい該当しますか。

0―全く該当しない 1―ほとんど該当しない 2―少ししか該当しない 3―中くらいだが、どちらかと言えば該当しない 4―中ぐらいだが、どちらかと言えば該当する 5―かなり該当する 6―非常に強く該当する 7―全くその通りである

35 自分の活動によって私は、私が精神的に成長できるような条件や状態を創り出すことができる。

これはあなたにとってどのくらい該当しますか。

0―全く該当しない 1―ほとんど該当しない 2―少ししか該当しない 3―中くらいだが、どちらかと言えば該当しない 4―中ぐらいだが、どちらかと言えば該当する 5―かなり該当する 6―非常

0—全く該当しない　1—ほとんど該当しない　2—少ししか該当しない　3—中くらいだが、どちらかと言えば該当しない　4—中ぐらいだが、どちらかと言えば該当する　5—かなり該当する　6—非常に強く該当する　7—全くその通りである

36 ポジティブな状態や条件を自力で創り出そうとするときに、外的なものによって（例えば様々な集団や、周囲の状況によって）それが妨害されるので、私は恒常的に無力感を感じている。

これはあなたにとってどのくらい該当しますか。

7—全く該当しない　6—ほとんど該当しない　5—少ししか該当しない　4—中くらいだが、どちらかと言えば該当しない　3—中ぐらいだが、どちらかと言えば該当する　2—かなり該当する　1—非常に強く該当する　0—全くその通りである

37 自分のためになる、努力するに値する条件や状態を創り出そうとするときに、私は自分で自分のじゃまをしてしまう（例えば特定のネガティブな仮定や、ある種の行動を制止することによって）。

これはあなたにとってどのくらい該当しますか。

7—全く該当しない　6—ほとんど該当しない　5—少ししか該当しない　4—中くらいだが、どちらかと言えば該当しない　3—中ぐらいだが、どちらかと言えば該当する　2—かなり該当する　1—非常に強く該当する　0—全くその通りである

38 私は、私を震撼させるような、長く持続する強い不安を繰り返して感じており、それを克服し、乗り越えることができない。

これはあなたにとってどのくらい該当しますか。

7—全く該当しない　6—ほとんど該当しない　5—少ししか該当しない　4—中くらいだが、どちらかと言えば該当しない　3—中ぐらいだが、どちらかと言えば該当する　2—かなり該当する　1—非常に強く該当する　0—全くその通りである

39 私は、私を支配するような、長く持続する強い抑うつを繰り返して感じており、それを克服し、乗り越えることができない。

これはあなたにとってどのくらい該当しますか。

7—全く該当しない　6—ほとんど該当しない　5—少ししか該当しない　4—中くらいだが、どちらかと言えば該当しない　3—中ぐらいだが、どちらかと言えば該当する　2—かなり該当する　1—非常に強く該当する　0—全くその通りである

40 私は、極めて不快なネガティブな感情、例えば精神的な絶望感や強い興奮、生きる意味の喪失感や自分が弱いという感情、あるいは過度の負担感などを繰り返して感じており、それを克服することができない。

これはあなたにとってどのくらい該当しますか。

7―全く該当しない　6―ほとんど該当しない　5―少ししか該当しない　4―中くらいだが、どちらかと言えば該当しない　3―中ぐらいだが、どちらかと言えば該当する　2―かなり該当する　1―非常に強く該当する　0―全くその通りである

41 私は、繰り返して苦痛を感じる状態にあり、それを克服し、乗り越えることができない。

これはあなたにとってどのくらい該当しますか。

7―全く該当しない　6―ほとんど該当しない　5―少ししか該当しない　4―中くらいだが、どちらかと言えば該当しない　3―中ぐらいだが、どちらかと言えば該当する　2―かなり該当する　1―非常に強く該当する　0―全くその通りである

42 私は、心身の疲弊状態に繰り返して陥り、それを克服することができない。

これはあなたにとってどのくらい該当しますか。

7―全く該当しない　6―ほとんど該当しない　5―少ししか該当しない　4―中くらいだが、どちらかと言えば該当しない　3―中ぐらいだが、どちらかと言えば該当する　2―かなり該当する　1―非常に強く該当する　0―全くその通りである

43 私にとって、ネガティブな感情、不快と不幸感のほうがポジティブな感情、幸福感と快よりも明らかに強い。

これはあなたにとってどのくらい該当しますか。

7―全く該当しない　6―ほとんど該当しない　5―少ししか該当しない　4―中くらいだが、どちらかと言えば該当しない　3―中ぐらいだが、どちらかと言えば該当する　2―かなり該当する　1―非常に強く該当する　0―全くその通りである

44 私は例えばパートナー関係や職業のような自分の人生にとって非常に重要な領域で、長期的に見れば、一義的な行動を確立できない。なぜなら自分の中で自分の行動に対する賛否が半々に分かれているからである。

これはあなたにとってどのくらい該当しますか。

7―全く該当しない　6―ほとんど該当しない　5―少ししか該当しない　4―中くらいだが、どちらかと言えば該当しない　3―中ぐらいだが、どちらかと言えば該当する　2―かなり該当する　1―非常に強く該当する　0―全くその通りである

45 私は、私にとってポジティブで刺激的であるような条件や状態に、長期的に見れば、自分の行動によって到達することができていない。

これはあなたにとってどのくらい該当しますか。

7―全く該当しない　6―ほとんど該当しない　5―少ししか該当しない　4―中くらいだが、どちらかと言えば該当しない　3―中ぐらいだが、どちらかと言えば該当する　2―かなり該当する　1―非常に強く該当する　0―全くその通りである

46 私は、私にとって不快な状態に長年耐えており、それをポジティブなものに変えられずにいる。

これはあなたにとってどのくらい該当しますか。

7―全く該当しない　6―ほとんど該当しない　5―少ししか該当しない　4―中くらいだが、どちらかと言えば該当しない　3―中ぐらいだが、どちらかと言えば該当する　2―かなり該当する　1―非常に強く該当する　0―全くその通りである

47 私は、自分が苦しんでいるネガティブな条件が外的なものによって規定されているので、それは自分の個人的な行動によっては全く変更できない、ということを確信している。

これはあなたにとってどのくらい該当しますか。

7―全く該当しない　6―ほとんど該当しない　5―少ししか該当しない　4―中くらいだが、どちらかと言えば該当しない　3―中ぐらいだが、どちらかと言えば該当する　2―かなり該当する　1―非常に強く該当する　0―全くその通りである

48 私の自己像はネガティブである、つまり私は自己の人格をどちらかと言えばネガティブな性質でとらえている（例えば自分は弱い、無能である、拒否されている、愛されていない等々）。

これはあなたにとってどのくらい該当しますか。

7―全く該当しない　6―ほとんど該当しない　5―少ししか該当しない　4―中くらいだが、どちらかと言えば該当しない　3―中ぐらいだが、どちらかと言えば該当する　2―かなり該当する　1―非常に強く該当する　0―全くその通りである

49 私は、自分の将来に希望を持っておらず、将来を諦めている。

これはあなたにとってどのくらい該当しますか。

7―全く該当しない　6―ほとんど該当しない　5―少ししか該当しない　4―中くらいだが、どちらかと言えば該当しない　3―中ぐらいだが、どちらかと言えば該当する　2―かなり該当する　1―非常に強く該当する　0―全くその通りである

50 私は、生きていくより死んだほうがましだと思っている、つまり生より死を優先させたい。

これはあなたにとってどのくらい該当しますか。

7―全く該当しない　6―ほとんど該当しない　5―少ししか該当しない　4―中くらいだが、どちらかと言えば該当しない　3―中ぐらいだが、どちらかと言えば該当する　2―かなり該当する　1―非常

に強く該当する　0―全くその通りである

51 私は、今とは違った、もしかすると問題を解決するかもしれない行動パターンを構築することができないまま、ネガティブな状態の中で生きている。
これはあなたにとってどのくらい該当しますか。
7―全く該当しない　6―ほとんど該当しない　5―少ししか該当しない　4―中くらいだが、どちらかと言えば該当しない　3―中ぐらいだが、どちらかと言えば該当する　2―かなり該当する　1―非常に強く該当する　0―全くその通りである

52 私は、自分にとって最も重要な感情や願望を口に出すことや、欲求を充足させるような行動パターンを構築することを、長期間に渡って精神的に制止している。
これはあなたにとってどのくらい該当しますか。
7―全く該当しない　6―ほとんど該当しない　5―少ししか該当しない　4―中くらいだが、どちらかと言えば該当しない　3―中ぐらいだが、どちらかと言えば該当する　2―かなり該当する　1―非常に強く該当する　0―全くその通りである

53 私は、私にとって非常に重要な周囲の人から孤立していると感じている（例えば拒否されたり、突き放されたり、愛されなかったりして）。
これはあなたにとってどのくらい該当しますか。
7―全く該当しない　6―ほとんど該当しない　5―少ししか該当しない　4―中くらいだが、どちらかと言えば該当しない　3―中ぐらいだが、どちらかと言えば該当する　2―かなり該当する　1―非常に強く該当する　0―全くその通りである

54 私は、個人的な、あるいは職業上の自己実現において、特定の人たちから妨害を受けていると感じている――そのために自分は、例えば自分の職業上の目標をまだ望み通りに到達できずにいると思われるほどに。
これはあなたにとってどのくらい該当しますか。
7―全く該当しない　6―ほとんど該当しない　5―少ししか該当しない　4―中くらいだが、どちらかと言えば該当しない　3―中ぐらいだが、どちらかと言えば該当する　2―かなり該当する　1―非常に強く該当する　0―全くその通りである

55 私は、たとえ自分の問題を克服できるような行動パターンに気づいたとしても、それを実行に移すことができない。
これはあなたにとってどのくらい該当しますか。
7―全く該当しない　6―ほとんど該当しない　5―少ししか該当しない　4―中くらいだが、どちらかと言えば該当しない　3―中ぐら

いだが、どちらかと言えば該当する　2—かなり該当する　1—非常に強く該当する　0—全くその通りである

56 私は、自分の問題やネガティブな感情を克服できないが、それはそのための刺激が欠けているからである。
これはあなたにとってどのくらい該当しますか。
7—全く該当しない　6—ほとんど該当しない　5—少ししか該当しない　4—中くらいだが、どちらかと言えば該当しない　3—中ぐらいだが、どちらかと言えば該当する　2—かなり該当する　1—非常に強く該当する　0—全くその通りである

57 私は、自分の行動によって幸福感や快に到達することができない。それは私には想像力や経験、また器用さ等が欠けているためである。
これはあなたにとってどのくらい該当しますか。
7—全く該当しない　6—ほとんど該当しない　5—少ししか該当しない　4—中くらいだが、どちらかと言えば該当しない　3—中ぐらいだが、どちらかと言えば該当する　2—かなり該当する　1—非常に強く該当する　0—全くその通りである

58 私は、どの人や集団に関しても帰属感や一体感を持っていない。
これはあなたにとってどのくらい該当しますか。
7—全く該当しない　6—ほとんど該当しない　5—少ししか該当しない　4—中くらいだが、どちらかと言えば該当しない　3—中ぐらいだが、どちらかと言えば該当する　2—かなり該当する　1—非常に強く該当する　0—全くその通りである

59 私は、社会的に不安定であると感じている（例えば経済的に困窮している、職場で認められていない等）。
これはあなたにとってどのくらい該当しますか。
7—全く該当しない　6—ほとんど該当しない　5—少ししか該当しない　4—中くらいだが、どちらかと言えば該当しない　3—中ぐらいだが、どちらかと言えば該当する　2—かなり該当する　1—非常に強く該当する　0—全くその通りである

60 私は、私の環境（例えば住環境や職場等）を非常に不快であると感じている。
これはあなたにとってどのくらい該当しますか。
7—全く該当しない　6—ほとんど該当しない　5—少ししか該当しない　4—中くらいだが、どちらかと言えば該当しない　3—中ぐらいだが、どちらかと言えば該当する　2—かなり該当する　1—非常に強く該当する　0—全くその通りである

61 私のここ数年の生活は、非常に単調であると言わざるをえない。

私の日常はつまり、これといった刺激も感情の起伏もなく過ぎていく。

これはあなたにとってどのくらい該当しますか。

7—全く該当しない　6—ほとんど該当しない　5—少ししか該当しない　4—中くらいだが、どちらかと言えば該当しない　3—中ぐらいだが、どちらかと言えば該当する　2—かなり該当する　1—非常に強く該当する　0—全くその通りである

62 私は、ここ数年、自分の感情にとって最も重要な願望や欲求をなおざりにして生きてきたような気がする。

これはあなたにとってどのくらい該当しますか。

7—全く該当しない　6—ほとんど該当しない　5—少ししか該当しない　4—中くらいだが、どちらかと言えば該当しない　3—中ぐらいだが、どちらかと言えば該当する　2—かなり該当する　1—非常に強く該当する　0—全くその通りである

63 私は、ここ数年の自分と比べて昔の自分のほうが、自分の感情にとって最も重要な願望や欲求をうまく表明することができていたと思う。

これはあなたにとってどのくらい該当しますか。

7—全く該当しない　6—ほとんど該当しない　5—少ししか該当しない　4—中くらいだが、どちらかと言えば該当しない　3—中ぐらいだが、どちらかと言えば該当する　2—かなり該当する　1—非常に強く該当する　0—全くその通りである

64 私は、特定の人物や状況によって精神的に悩まされていても、外面的にはたいてい、すべてがうまくいっているような振りをする。

これはあなたにとってどのくらい該当しますか。

7—全く該当しない　6—ほとんど該当しない　5—少ししか該当しない　4—中くらいだが、どちらかと言えば該当しない　3—中ぐらいだが、どちらかと言えば該当する　2—かなり該当する　1—非常に強く該当する　0—全くその通りである

65 人間関係で問題が起きた場合、私は自分自身を尊重し、自分を護る。

これはあなたにとってどのくらい該当しますか。

0—全く該当しない　1—ほとんど該当しない　2—少ししか該当しない　3—中くらいだが、どちらかと言えば該当しない　4—中ぐらいだが、どちらかと言えば該当する　5—かなり該当する　6—非常に強く該当する　7—全くその通りである

66 私は、健康面で問題が生じれば、できるだけ自分を護ろうとする。

これはあなたにとってどのくらい該当しますか。
0―全く該当しない　1―ほとんど該当しない　2―少ししか該当しない　3―中くらいだが、どちらかと言えば該当しない　4―中ぐらいだが、どちらかと言えば該当する　5―かなり該当する　6―非常に強く該当する　7―全くその通りである

67 私は自分の人格をどのような状況においても愛し、護っている。
これはあなたにとってどのくらい該当しますか。
0―全く該当しない　1―ほとんど該当しない　2―少ししか該当しない　3―中くらいだが、どちらかと言えば該当しない　4―中ぐらいだが、どちらかと言えば該当する　5―かなり該当する　6―非常に強く該当する　7―全くその通りである

68 私は、相互に流動的に関連し合い、互いを補い合う生の様々な領域（例えば運動、食事、睡眠、休息、活動、仕事、人間関係、感情の表明、宗教、性生活等）において、よい（心地よい）刺激を受けて、持続的な幸福感をはっきりと感じている。
これはあなたにとってどのくらい該当しますか。
0―全く該当しない　1―ほとんど該当しない　2―少ししか該当しない　3―中くらいだが、どちらかと言えば該当しない　4―中ぐらいだが、どちらかと言えば該当する　5―かなり該当する　6―非常に強く該当する　7―全くその通りである

69 私は生の様々な領域、例えば休息やセックス、宗教や運動、自然とのふれあいや特定の人たちとの交流によって、頻繁に強い快の感覚を得ている。
これはあなたにとってどのくらい該当しますか。
0―全く該当しない　1―ほとんど該当しない　2―少ししか該当しない　3―中くらいだが、どちらかと言えば該当しない　4―中ぐらいだが、どちらかと言えば該当する　5―かなり該当する　6―非常に強く該当する　7―全くその通りである

70 私は生の様々な領域で生じ、相乗的に（例えば誤った食生活や運動不足、辛い拒否の体験や精神的な孤立などがあいまって）強くなっていく持続的な不幸感に苦しんでいる。
これはあなたにとってどのくらい該当しますか。
7―全く該当しない　6―ほとんど該当しない　5―少ししか該当しない　4―中くらいだが、どちらかと言えば該当しない　3―中ぐらいだが、どちらかと言えば該当する　2―かなり該当する　1―非常に強く該当する　0―全くその通りである

71 私は、持続的な不幸感の源泉（原因）を自分の行動によって取り除くことができないので、それらを自分の弱点として甘受せざるを得ない。

これはあなたにとってどのくらい該当しますか。
7―全く該当しない　6―ほとんど該当しない　5―少ししか該当しない　4―中くらいだが、どちらかと言えば該当しない　3―中ぐらいだが、どちらかと言えば該当する　2―かなり該当する　1―非常に強く該当する　0―全くその通りである

72 私ははっきりとした快感（強い幸福感）を得たことがほとんどなく、どちらかと言えばはっきりとした不快感（強い不幸感）に苦しんでいる。
これはあなたにとってどのくらい該当しますか。
7―全く該当しない　6―ほとんど該当しない　5―少ししか該当しない　4―中くらいだが、どちらかと言えば該当しない　3―中ぐらいだが、どちらかと言えば該当する　2―かなり該当する　1―非常に強く該当する　0―全くその通りである

73 以前とは反対に私は、よい刺激を受けることが現在ずっと少なくなり、快感や幸福感を得る機会もめっきり減少した。
これはあなたにとってどのくらい該当しますか。
7―全く該当しない　6―ほとんど該当しない　5―少ししか該当しない　4―中くらいだが、どちらかと言えば該当しない　3―中ぐらいだが、どちらかと言えば該当する　2―かなり該当する　1―非常に強く該当する　0―全くその通りである

74 ネガティブな体験（例えば別離、重要な知人の死、解雇等）によって私は、この半年以上、幸福感や快感を得ることが全くと言ってよいほどできなかった。
これはあなたにとってどのくらい該当しますか。
7―全く該当しない　6―ほとんど該当しない　5―少ししか該当しない　4―中くらいだが、どちらかと言えば該当しない　3―中ぐらいだが、どちらかと言えば該当する　2―かなり該当する　1―非常に強く該当する　0―全くその通りである

75 私は、不快感の増加と幸福感の減少に伴って、自分の欲求や願望がしぼんでいくように感じる。
これはあなたにとってどのくらい該当しますか。
7―全く該当しない　6―ほとんど該当しない　5―少ししか該当しない　4―中くらいだが、どちらかと言えば該当しない　3―中ぐらいだが、どちらかと言えば該当する　2―かなり該当する　1―非常に強く該当する　0―全くその通りである

76 私は何年も前から、ポジティブなものへと転換できない精神的な負担を感じているので、持続的な不幸感を感じている。
これはあなたにとってどのくらい該当しますか。
7―全く該当しない　6―ほとんど該当しない　5―少ししか該当し

ない　4―中くらいだが、どちらかと言えば該当しない　3―中ぐらいだが、どちらかと言えば該当する　2―かなり該当する　1―非常に強く該当する　0―全くその通りである

77 精神的な重圧にさらされたとき、私は普通、それをポジティブなものへと克服できるような抵抗力でもって、新しい行動パターンを確立することができる。

これはあなたにとってどのくらい該当しますか。

0―全く該当しない　1―ほとんど該当しない　2―少ししか該当しない　3―中くらいだが、どちらかと言えば該当しない　4―中ぐらいだが、どちらかと言えば該当する　5―かなり該当する　6―非常に強く該当する　7―全くその通りである

78 私は、何かを諦めたときにも（例えば自分にとって特定の重要な人との間に距離ができてしまったり、たっぷりと飲食することをやめたりしたときにも）、幸福感と快を感じることができる。

これはあなたにとってどのくらい該当しますか。

0―全く該当しない　1―ほとんど該当しない　2―少ししか該当しない　3―中くらいだが、どちらかと言えば該当しない　4―中ぐらいだが、どちらかと言えば該当する　5―かなり該当する　6―非常に強く該当する　7―全くその通りである

79 私は、それが私の幸福感を損ねるにもかかわらず、特定の行動パターンを放棄できない（例えば過食や働きすぎなど）。

これはあなたにとってどのくらい該当しますか。

7―全く該当しない　6―ほとんど該当しない　5―少ししか該当しない　4―中くらいだが、どちらかと言えば該当しない　3―中ぐらいだが、どちらかと言えば該当する　2―かなり該当する　1―非常に強く該当する　0―全くその通りである

80 私は、私の本質的な部分にとって必要な刺激を得ることができる。

これはあなたにとってどのくらい該当しますか。

0―全く該当しない　1―ほとんど該当しない　2―少ししか該当しない　3―中くらいだが、どちらかと言えば該当しない　4―中ぐらいだが、どちらかと言えば該当する　5―かなり該当する　6―非常に強く該当する　7―全くその通りである

81 私は自分の精神的な、あるいは個人的な問題について、他人と話し合う。

あなたはどのくらい頻繁にこのような行動を取りますか。

0―全くしない　1―非常にまれである　2―まれである　3―中くらいだが、どちらかと言えばまれである　4―中ぐらいだが、どちらかと言えばよくある　5―よくある　6―非常によくある　7―いつ

もそうする

82　私は、自分にとって心地よいやり方で活動する（例えばスポーツや仕事、人間関係等で）。
あなたはどのくらい頻繁にこのような状態に到達しますか。
0―全くない　1―非常にまれである　2―まれである　3―中くらいだが、どちらかと言えばまれである　4―中ぐらいだが、どちらかと言えばよくある　5―よくある　6―非常によくある　7―いつもそうする

83　私は、感情的に重要な人に対して自分の行動を調節することで、自分の精神的な自律性を保持することができる。
あなたはどのくらい明確にそのような行動を取りますか。
0―全くしない　1―非常に不明確である　2―不明確である　3―中くらいだが、どちらかと言えば不明確である　4―中ぐらいだが、どちらかと言えば明確である　5―明確である　6―非常に明確である　7―いつもそうする

84　自分の感情的に最も重要な願望や欲求の表明や充足は、一般的に言って、以下の程度に明確である。
0―全く明確でない　1―非常に不明確である　2―不明確である　3―中くらいだが、どちらかと言えば不明確である　4―中ぐらいだが、どちらかと言えば明確である　5―明確である　6―非常に明確である　7―極めて明確である

85　私は、自分の精神的な安定が乱されたり、幸福感に乏しい場合、再び安定感と幸福感を改善することができるような活動を構築する。
あなたはどのくらい明確にそのような行動を取りますか。
0―全くしない　1―非常に不明確である　2―不明確である　3―中くらいだが、どちらかと言えば不明確である　4―中ぐらいだが、どちらかと言えば明確である　5―明確である　6―非常に明確である　7―いつもそうする

86　私は、人間関係で問題が生じた場合、その問題をうまく解決できるまでいろいろな活動を行う。
あなたはどのくらい明確にそのような行動を取りますか。
0―全くしない　1―非常に不明確である　2―不明確である　3―中くらいだが、どちらかと言えば不明確である　4―中ぐらいだが、どちらかと言えば明確である　5―明確である　6―非常に明確である　7―いつもそうする

87　私は、自分にとって望ましい結果が現れるまで、自分の行動を変更する。

あなたはどのくらい明確にそのような行動を取りますか。
0—全くしない　1—非常に不明確である　2—不明確である　3—中くらいだが、どちらかと言えば不明確である　4—中ぐらいだが、どちらかと言えば明確である　5—明確である　6—非常に明確である　7—いつもそうする

88 私は、自分の行動によって、(例えば人間関係や身体的な領域で) 心地よい刺激を受けるような条件を創り出す。
あなたはどのくらい明確にそのような行動を取りますか。
0—全くしない　1—非常に不明確である　2—不明確である　3—中くらいだが、どちらかと言えば不明確である　4—中ぐらいだが、どちらかと言えば明確である　5—明確である　6—非常に明確である　7—いつもそうする

89 私はふだん、心身に過度の負荷をかけることを避けている。
あなたはどのくらい明確にそのような行動を取りますか。
0—全くしない　1—非常に不明確である　2—不明確である　3—中くらいだが、どちらかと言えば不明確である　4—中ぐらいだが、どちらかと言えば明確である　5—明確である　6—非常に明確である　7—いつもそうする

90 私は、自分の問題を克服できるよう、神に祈る。

あなたはどのくらい頻繁にそのような行動を取りますか。
0—全くしない　1—非常にまれである　2—まれである　3—中くらいだが、どちらかと言えばまれである　4—中ぐらいだが、どちらかと言えば頻繁にある　5—頻繁にある　6—非常に頻繁にある　7—いつもそうする

91 私は、自分の感情的な期待をいつも裏切る人たちから距離を取る。
あなたはどのくらい明確にそのような行動を取りますか。
0—全くしない　1—非常に不明確である　2—不明確である　3—中くらいだが、どちらかと言えば不明確である　4—中ぐらいだが、どちらかと言えば明確である　5—明確である　6—非常に明確である　7—いつもそうする

92 私には自尊感情がある。
これはどのくらい明確ですか。
0—全く明確でない　1—非常に不明確である　2—不明確である　3—中くらいだが、どちらかと言えば不明確である　4—中ぐらいだが、どちらかと言えば明確である　5—明確である　6—非常に明確である　7—これ以上ないくらい明確である

93 私の人生には意味があり、一つの目標に向かって邁進している。

あなたはどのくらい明確にそのような確信を持っていますか。
0―全く持っていない　1―非常に不明確である　2―不明確である　3―中くらいだが、どちらかと言えば不明確である　4―中ぐらいだが、どちらかと言えば明確である　5―明確である　6―非常に明確である　7―いつもそう思っている

94　私は快適な食生活を送っている。
あなたはどのくらい明確にそのような行動を取りますか。
0―全くしない　1―非常に不明確である　2―不明確である　3―中くらいだが、どちらかと言えば不明確である　4―中ぐらいだが、どちらかと言えば明確である　5―明確である　6―非常に明確である　7―いつもそうする

95　私は快適に運動をしている。
あなたはどのくらい明確にそのような行動を取りますか。
0―全くしない　1―非常に不明確である　2―不明確である　3―中くらいだが、どちらかと言えば不明確である　4―中ぐらいだが、どちらかと言えば明確である　5―明確である　6―非常に明確である　7―いつもそうする

96　私は、長期的に見て自分にとってよくない状態や条件から距離を取る。
あなたはどのくらい明確にそのような行動を取りますか。
0―全くしない　1―非常に不明確である　2―不明確である　3―中くらいだが、どちらかと言えば不明確である　4―中ぐらいだが、どちらかと言えば明確である　5―明確である　6―非常に明確である　7―いつもそうする

97　私はいつでもリラックスできるような、日常生活を送っている。
あなたはどのくらい明確にそのような行動を取りますか。
0―全くしない　1―非常に不明確である　2―不明確である　3―中くらいだが、どちらかと言えば不明確である　4―中ぐらいだが、どちらかと言えば明確である　5―明確である　6―非常に明確である　7―いつもそうする

98　私は、ネガティブな精神状態にある場合、諦めてしまうことなく、そのような状態を克服するという目標を立てて活動する。
あなたはどのくらい明確にそのような行動を取りますか。
0―全くしない　1―非常に不明確である　2―不明確である　3―中くらいだが、どちらかと言えば不明確である　4―中ぐらいだが、どちらかと言えば明確である　5―明確である　6―非常に明確である　7―いつもそうする

99　私は、自分の欲求を充足し、他の人たちにとっても有益な行動

を取る。

あなたはどのくらい明確にそのような行動を取りますか。

0―全くしない　1―非常に不明確である　2―不明確である　3―中くらいだが、どちらかと言えば不明確である　4―中ぐらいだが、どちらかと言えば明確である　5―明確である　6―非常に明確である　7―いつもそうする

100 私は、自分の幸福感が持続するように、生の様々な領域（食事、仕事、運動、パートナーとの関係等）で自分の行動パターンを調節する。
あなたはどのくらい明確にそのような行動を取りますか。
0―全くしない　1―非常に不明確である　2―不明確である　3―中くらいだが、どちらかと言えば不明確である　4―中ぐらいだが、どちらかと言えば明確である　5―明確である　6―非常に明確である　7―いつもそうする

101 私は、自分の身体の状態に気を配っている。
あなたはどのくらい明確にそのような行動を取りますか。
0―全くしない　1―非常に不明確である　2―不明確である　3―中くらいだが、どちらかと言えば不明確である　4―中ぐらいだが、どちらかと言えば明確である　5―明確である　6―非常に明確である　7―いつもそうする

102 私は自分の精神の状態に気を配っている。
あなたはどのくらい明確にそのような行動を取りますか。
0―全くしない　1―非常に不明確である　2―不明確である　3―中くらいだが、どちらかと言えば不明確である　4―中ぐらいだが、どちらかと言えば明確である　5―明確である　6―非常に明確である　7―いつもそうする

103 私は自分の行動が自分と他人に及ぼす結果に注意している。
あなたはどのくらい明確にそのような行動を取りますか。
0―全くしない　1―非常に不明確である　2―不明確である　3―中くらいだが、どちらかと言えば不明確である　4―中ぐらいだが、どちらかと言えば明確である　5―明確である　6―非常に明確である　7―いつもそうする

104 私は、これまでの行動パターンがうまくいかなかった場合に、自分が取ることのできる違った行動パターンを思い浮かべることができる。
あなたはどのくらい明確にそのような行動を取りますか。
0―全くしない　1―非常に不明確である　2―不明確である　3―中くらいだが、どちらかと言えば不明確である　4―中ぐらいだが、どちらかと言えば明確である　5―明確である　6―非常に明確であ

る　7―いつもそうする

105 私は、生じてきた結果に合わせて自分の行動を調節する、つまりネガティブな結果を招く行動パターンを放棄し、ポジティブな結果をもたらす行動パターンを保持する。
あなたはどのくらい明確にそのような行動を取りますか。
0―全くしない　1―非常に不明確である　2―不明確である　3―中くらいだが、どちらかと言えば不明確である　4―中ぐらいだが、どちらかと言えば明確である　5―明確である　6―非常に明確である　7―いつもそうする

106 私は、失敗した場合でも、ひどくうろたえるようなことなく、失敗のことを今後違ったやり方を取らなければならないというヒントであると解釈する。
あなたはどのくらい明確にそのような行動を取りますか。
0―全くしない　1―非常に不明確である　2―不明確である　3―中くらいだが、どちらかと言えば不明確である　4―中ぐらいだが、どちらかと言えば明確である　5―明確である　6―非常に明確である　7―いつもそうする

107 私は毎日、自分にとって心地よく、それぞれが互いを補足しあうような様々な活動を行う。
あなたはどのくらい明確にそのような行動を取りますか。
0―全くしない　1―非常に不明確である　2―不明確である　3―中くらいだが、どちらかと言えば不明確である　4―中ぐらいだが、どちらかと言えば明確である　5―明確である　6―非常に明確である　7―いつもそうする

108 私は、感情的に重要な人と接近することができないような場合、無理をしてその人に拘泥しない。
あなたはどのくらい明確にそのような行動を取りますか。
0―全くしない　1―非常に不明確である　2―不明確である　3―中くらいだが、どちらかと言えば不明確である　4―中ぐらいだが、どちらかと言えば明確である　5―明確である　6―非常に明確である　7―いつもそうする

109 私は、感情的に重要な人と一緒にいようがいまいが、満ち足り、リラックスして生活することができる。
あなたはどのくらい明確にそのような行動を取りますか。
0―全くしない　1―非常に不明確である　2―不明確である　3―中くらいだが、どちらかと言えば不明確である　4―中ぐらいだが、どちらかと言えば明確である　5―明確である　6―非常に明確である　7―いつもそうする

110 私はいつも、新鮮で快適な問題解決をもたらしてくれるような視点や行動パターンを模索する努力をしている。
あなたはどのくらい明確にそのような行動を取りますか。
0—全くしない　1—非常に不明確である　2—不明確である　3—中くらいだが、どちらかと言えば不明確である　4—中ぐらいだが、どちらかと言えば明確である　5—明確である　6—非常に明確である　7—いつもそうする

111 私の行動は自立的である、つまり、長期的に見れば、自分の不利になるような依存を誰に対してもしていない。
あなたはどのくらい明確にそのような行動を取りますか。
0—全くしない　1—非常に不明確である　2—不明確である　3—中くらいだが、どちらかと言えば不明確である　4—中ぐらいだが、どちらかと言えば明確である　5—明確である　6—非常に明確である　7—いつもそうする

112 自分の行動によって私は、良い気分になることができる。
あなたはどのくらい明確にそのような行動を取りますか。
0—全くしない　1—非常に不明確である　2—不明確である　3—中くらいだが、どちらかと言えば不明確である　4—中ぐらいだが、どちらかと言えば明確である　5—明確である　6—非常に明確である　7—いつもそうする

113 自分の行動によって私は、しばしば身体的に強い快感を得ることができる。
これはあなたにとってどのくらい該当しますか。
0—全く該当しない　1—ほとんど該当しない　2—少ししか該当しない　3—中くらいだが、どちらかと言えば該当しない　4—中ぐらいだが、どちらかと言えば該当する　5—かなり該当する　6—非常に強く該当する　7—全くその通りである

114 私はしばしば自分の直観に信頼を置く。
これはあなたにとってどのくらい該当しますか。
0—全く該当しない　1—ほとんど該当しない　2—少ししか該当しない　3—中くらいだが、どちらかと言えば該当しない　4—中ぐらいだが、どちらかと言えば該当する　5—かなり該当する　6—非常に強く該当する　7—全くその通りである

115 自分の行動によって私は、精神的な満足感を得ることができる。
あなたはどのくらい明確にそのような行動を取りますか。
0—全くしない　1—非常に不明確である　2—不明確である　3—中くらいだが、どちらかと言えば不明確である　4—中ぐらいだが、どちらかと言えば明確である　5—明確である　6—非常に明確である　7—いつもそうする

116　自分の行動によって私は、しばしば感情的な高揚感を得る。

これはあなたにとってどのくらい該当しますか。

0―全く該当しない　1―ほとんど該当しない　2―少ししか該当しない　3―中くらいだが、どちらかと言えば該当しない　4―中ぐらいだが、どちらかと言えば該当する　5―かなり該当する　6―非常に強く該当する　7―全くその通りである

117　誰かが私を脅したり刺激したりすると、それに応じて私は相手に対して攻撃的になる。

これはあなたにとってどのくらい該当しますか。

0―全く該当しない　1―ほとんど該当しない　2―少ししか該当しない　3―中くらいだが、どちらかと言えば該当しない　4―中ぐらいだが、どちらかと言えば該当する　5―かなり該当する　6―非常に強く該当する　7―全くその通りである

118　誰かが私を不当にも攻撃した場合、私は自分をうまく護れるように自分の行動を変更する。

あなたはどのくらい明確にそのような行動を取りますか。

0―全くしない　1―非常に不明確である　2―不明確である　3―中くらいだが、どちらかと言えば不明確である　4―中ぐらいだが、どちらかと言えば明確である　5―明確である　6―非常に明確である　7―いつもそうする

119　誰かが私を正当な理由から批判した場合、私は自分の行動をポジティブなものへと変更しようと試みる。

あなたはどのくらい明確にそのような行動を取りますか。

0―全くしない　1―非常に不明確である　2―不明確である　3―中くらいだが、どちらかと言えば不明確である　4―中ぐらいだが、どちらかと言えば明確である　5―明確である　6―非常に明確である　7―いつもそうする

120　私はふだん、自分にとって心地よい人物や状況を探している。

あなたはどのくらい明確にそのような行動を取りますか。

0―全くしない　1―非常に不明確である　2―不明確である　3―中くらいだが、どちらかと言えば不明確である　4―中ぐらいだが、どちらかと言えば明確である　5―明確である　6―非常に明確である　7―いつもそうする

121　私は自分にとって不快な人物や状況に拘泥せず、それらから遅かれ早かれ距離を取る。

あなたはどのくらい明確にそのような行動を取りますか。

0―全くしない　1―非常に不明確である　2―不明確である　3―中くらいだが、どちらかと言えば不明確である　4―中ぐらいだが、

どちらかと言えば明確である　5―明確である　6―非常に明確である　7―いつもそうする

122 私は自分を制止する考え方や行動パターンを放棄する。
あなたはどのくらい明確にそのような行動を取りますか。
0―全くしない　1―非常に不明確である　2―不明確である　3―中くらいだが、どちらかと言えば不明確である　4―中ぐらいだが、どちらかと言えば明確である　5―明確である　6―非常に明確である　7―いつもそうする

123 個人的な問題を抱えている場合、私は自分自身にも他人にも、そうであることを認める。
これはあなたにとってどのくらい該当しますか。
0―全く該当しない　1―ほとんど該当しない　2―少ししか該当しない　3―中くらいだが、どちらかと言えば該当しない　4―中ぐらいだが、どちらかと言えば該当する　5―かなり該当する　6―非常に強く該当する　7―全くその通りである

124 私は問題を抱えている場合、他人に助力を求めることをためらわない。
あなたはどのくらい明確にそのような行動をとりますか。
0―全くしない　1―非常に不明確である　2―不明確である　3―中くらいだが、どちらかと言えば不明確である　4―中ぐらいだが、どちらかと言えば明確である　5―明確である　6―非常に明確である　7―いつもそうする

125 問題が完全には解決できなくても、解決できうる最大の範囲内で、私はいつも快と幸福感の達成を志向して行動している。
あなたはどのくらい明確にそのような行動を取りますか。
0―全くしない　1―非常に不明確である　2―不明確である　3―中くらいだが、どちらかと言えば不明確である　4―中ぐらいだが、どちらかと言えば明確である　5―明確である　6―非常に明確である　7―いつもそうする

126 私は物事をいつまでも根に持つタイプではなく、すぐに赦す傾向にある。
これはあなたにとってどのくらい該当しますか。
0―全く該当しない　1―ほとんど該当しない　2―少ししか該当しない　3―中くらいだが、どちらかと言えば該当しない　4―中ぐらいだが、どちらかと言えば該当する　5―かなり該当する　6―非常に強く該当する　7―全くその通りである

127 私は自分にとって何が快適であるかを見つけるために、持続的に体調の経過を観察している。

これはあなたにとってどのくらい該当しますか。
0―全く該当しない　1―ほとんど該当しない　2―少ししか該当しない　3―中くらいだが、どちらかと言えば該当しない　4―中ぐらいだが、どちらかと言えば該当する　5―かなり該当する　6―非常に強く該当する　7―全くその通りである

128　私は、最もよい交際の形を模索するために、自分と周りの人たちとの関係を持続的に観察している。
あなたはどのくらい明確にそのような行動を取りますか。
0―全くしない　1―非常に不明確である　2―不明確である　3―中くらいだが、どちらかと言えば不明確である　4―中ぐらいだが、どちらかと言えば明確である　5―明確である　6―非常に明確である　7―いつもそうする

129　自分の願望や期待を表明することに制止を感じる場合、制止がなくなるまで私はいろいろな活動をする。
これはあなたにとってどのくらい該当しますか。
0―全く該当しない　1―ほとんど該当しない　2―少ししか該当しない　3―中くらいだが、どちらかと言えば該当しない　4―中ぐらいだが、どちらかと言えば該当する　5―かなり該当する　6―非常に強く該当する　7―全くその通りである

130　精神的に興奮していたり腹が立っていたりする場合、私はそのような興奮が収まるよう、いろいろな活動をする。
これはあなたにとってどのくらい該当しますか。
0―全く該当しない　1―ほとんど該当しない　2―少ししか該当しない　3―中くらいだが、どちらかと言えば該当しない　4―中ぐらいだが、どちらかと言えば該当する　5―かなり該当する　6―非常に強く該当する　7―全くその通りである

131　私は自分のために何かを要求することに極めて強い抵抗がある。
これはあなたにとってどのくらい該当しますか。
7―全く該当しない　6―ほとんど該当しない　5―少ししか該当しない　4―中くらいだが、どちらかと言えば該当しない　3―中ぐらいだが、どちらかと言えば該当する　2―かなり該当する　1―非常に強く該当する　0―全くその通りである

132　私は自分のために何かを要求するよりは、どちらかと言えば他人の言うことをきくほうだ。
これはあなたにとってどのくらい該当しますか。
7―全く該当しない　6―ほとんど該当しない　5―少ししか該当しない　4―中くらいだが、どちらかと言えば該当しない　3―中ぐらいだが、どちらかと言えば該当する　2―かなり該当する　1―非常に強く該当する　0―全くその通りである

133　私は自分自身の願望というよりは、自分に近しい人の期待に自分の行動を合わせるほうだ。

これはあなたにとってどのくらい該当しますか。

7―全く該当しない　6―ほとんど該当しない　5―少ししか該当しない　4―中くらいだが、どちらかと言えば該当しない　3―中ぐらいだが、どちらかと言えば該当する　2―かなり該当する　1―非常に強く該当する　0―全くその通りである

134　私は自分自身の願望を、特定の状態（例えば人間関係上の調和）のために、取り下げる。

これはあなたにとってどのくらい該当しますか。

7―全く該当しない　6―ほとんど該当しない　5―少ししか該当しない　4―中くらいだが、どちらかと言えば該当しない　3―中ぐらいだが、どちらかと言えば該当する　2―かなり該当する　1―非常に強く該当する　0―全くその通りである

135　何年も前から私は、自分の最も重要な感情や欲求を他人に対して表明することができずにいる。

これはあなたにとってどのくらい該当しますか。

7―全く該当しない　6―ほとんど該当しない　5―少ししか該当しない　4―中くらいだが、どちらかと言えば該当しない　3―中ぐらいだが、どちらかと言えば該当する　2―かなり該当する　1―非常に強く該当する　0―全くその通りである

136　何年も前から私は、自分にとっては好ましくない状況を、それにあらがうことなく、我慢している。

これはあなたにとってどのくらい該当しますか。

7―全く該当しない　6―ほとんど該当しない　5―少ししか該当しない　4―中くらいだが、どちらかと言えば該当しない　3―中ぐらいだが、どちらかと言えば該当する　2―かなり該当する　1―非常に強く該当する　0―全くその通りである

137　私はネガティブな感情（例えば怒りや憎しみ、攻撃性等）を表に出すことに強い抵抗がある。

これはあなたにとってどのくらい該当しますか。

7―全く該当しない　6―ほとんど該当しない　5―少ししか該当しない　4―中くらいだが、どちらかと言えば該当しない　3―中ぐらいだが、どちらかと言えば該当する　2―かなり該当する　1―非常に強く該当する　0―全くその通りである

138　私は精神的な動揺をできるだけ表に出さないようにする傾向がある。

これはあなたにとってどのくらい該当しますか。

7—全く該当しない　6—ほとんど該当しない　5—少ししか該当しない　4—中くらいだが、どちらかと言えば該当しない　3—中ぐらいだが、どちらかと言えば該当する　2—かなり該当する　1—非常に強く該当する　0—全くその通りである

139 自分の感情にとって極めて重要な期待がかなえられなかったとき、私は精神的に制止され麻痺したような気持になる。

これはあなたにとってどのくらい該当しますか。

7—全く該当しない　6—ほとんど該当しない　5—少ししか該当しない　4—中くらいだが、どちらかと言えば該当しない　3—中ぐらいだが、どちらかと言えば該当する　2—かなり該当する　1—非常に強く該当する　0—全くその通りである

140 望ましくない出来事（例えば自分にとって重要な人物の死や別離、ショッキングな出来事等）のあと、私は自分の最も重要な感情や願望を表明することができない。

これはあなたにとってどのくらい該当しますか。

7—全く該当しない　6—ほとんど該当しない　5—少ししか該当しない　4—中くらいだが、どちらかと言えば該当しない　3—中ぐらいだが、どちらかと言えば該当する　2—かなり該当する　1—非常に強く該当する　0—全くその通りである

141 私は何ら良心の呵責を感じることなく（例えば罪悪感なしに）、繰り返して、長く持続する幸福感を得ることができる。

これはあなたにとってどのくらい該当しますか。

0—全く該当しない　1—ほとんど該当しない　2—少ししか該当しない　3—中くらいだが、どちらかと言えば該当しない　4—中ぐらいだが、どちらかと言えば該当する　5—かなり該当する　6—非常に強く該当する　7—全くその通りである

142 私は、不幸感の様々な源泉（例えば苦痛、幻滅、生活条件の不備等）を、快や幸福感のより強い源泉（例えば趣味や特定の人間への愛、信仰等）によって、常に相殺することができる。

これはあなたにとってどのくらい該当しますか。

0—全く該当しない　1—ほとんど該当しない　2—少ししか該当しない　3—中くらいだが、どちらかと言えば該当しない　4—中ぐらいだが、どちらかと言えば該当する　5—かなり該当する　6—非常に強く該当する　7—全くその通りである

143 私の全人生は、いくつかのポジティブで自分にとって非常に重要な目標（例えば職業や人間関係、信仰等）に向けられている。

これはあなたにとってどのくらい該当しますか。

0—全く該当しない　1—ほとんど該当しない　2—少ししか該当しない　3—中くらいだが、どちらかと言えば該当しない　4—中ぐら

いだが、どちらかと言えば該当する　5―かなり該当する　6―非常に強く該当する　7―全くその通りである

144 私は、常々何かを放棄することで（例えば過食や特定の人間関係の放棄によって）幸福感を得ることができる。

これはあなたにとってどのくらい該当しますか。

0―全く該当しない　1―ほとんど該当しない　2―少ししか該当しない　3―中くらいだが、どちらかと言えば該当しない　4―中ぐらいだが、どちらかと言えば該当する　5―かなり該当する　6―非常に強く該当する　7―全くその通りである

145 私は、未来に（例えば職業的に、あるいは人間関係に関して）大きな希望を抱いている。

これはあなたにとってどのくらい該当しますか。

0―全く該当しない　1―ほとんど該当しない　2―少ししか該当しない　3―中くらいだが、どちらかと言えば該当しない　4―中ぐらいだが、どちらかと言えば該当する　5―かなり該当する　6―非常に強く該当する　7―全くその通りである

146 私は、再三幸福感を与えてくれ、快く魅了されるような神との関係を築いている。

これはあなたにとってどのくらい該当しますか。

0―全く該当しない　1―ほとんど該当しない　2―少ししか該当しない　3―中くらいだが、どちらかと言えば該当しない　4―中ぐらいだが、どちらかと言えば該当する　5―かなり該当する　6―非常に強く該当する　7―全くその通りである

147 私は、特定の人や、神や、自分自身に注ぐことのできる強い愛のエネルギーを自分の中に感じている。

これはあなたにとってどのくらい該当しますか。

0―全く該当しない　1―ほとんど該当しない　2―少ししか該当しない　3―中くらいだが、どちらかと言えば該当しない　4―中ぐらいだが、どちらかと言えば該当する　5―かなり該当する　6―非常に強く該当する　7―全くその通りである

148 私は普通、身体的にも、人間関係に関しても、自分を取り巻く環境に関しても、自分を最も良く刺激してくれるような条件や関係に達することができる。

これはあなたにとってどのくらい該当しますか。

0―全く該当しない　1―ほとんど該当しない　2―少ししか該当しない　3―中くらいだが、どちらかと言えば該当しない　4―中ぐらいだが、どちらかと言えば該当する　5―かなり該当する　6―非常に強く該当する　7―全くその通りである

149　私はふだん、感情的に最も重要な願望や欲求に到達し、それを充足することができる。
これはあなたにとってどのくらい該当しますか。
0─全く該当しない　1─ほとんど該当しない　2─少ししか該当しない　3─中くらいだが、どちらかと言えば該当しない　4─中ぐらいだが、どちらかと言えば該当する　5─かなり該当する　6─非常に強く該当する　7─全くその通りである

150　私は問題を抱えている場合でも、目的を達成できるまで様々な活動を試みる。
これはあなたにとってどのくらい該当しますか。
0─全く該当しない　1─ほとんど該当しない　2─少ししか該当しない　3─中くらいだが、どちらかと言えば該当しない　4─中ぐらいだが、どちらかと言えば該当する　5─かなり該当する　6─非常に強く該当する　7─全くその通りである

151　私は何年も前から自分にとってよくない状態に抵抗しているが、それを変更できずにいる。
これはあなたにとってどのくらい該当しますか。
7─全く該当しない　6─ほとんど該当しない　5─少ししか該当しない　4─中くらいだが、どちらかと言えば該当しない　3─中ぐらいだが、どちらかと言えば該当する　2─かなり該当する　1─非常に強く該当する　0─全くその通りである

152　特定の人たちが私の個人的な不幸にとってずっと重要な原因であり続けている。
これはあなたにとってどのくらい該当しますか。
7─全く該当しない　6─ほとんど該当しない　5─少ししか該当しない　4─中くらいだが、どちらかと言えば該当しない　3─中ぐらいだが、どちらかと言えば該当する　2─かなり該当する　1─非常に強く該当する　0─全くその通りである

153　特定の状況が私の個人的な不幸にとってずっと重要な原因であり続けている。
これはあなたにとってどのくらい該当しますか。
7─全く該当しない　6─ほとんど該当しない　5─少ししか該当しない　4─中くらいだが、どちらかと言えば該当しない　3─中ぐらいだが、どちらかと言えば該当する　2─かなり該当する　1─非常に強く該当する　0─全くその通りである

154　私は、私のじゃまをする人や状況にいつもなすすべなくさらされていると感じている（例えばそれを変更することも、それらから距離を取ることもできないといった理由で）。
これはあなたにとってどのくらい該当しますか。

7―全く該当しない　6―ほとんど該当しない　5―少ししか該当しない　4―中くらいだが、どちらかと言えば該当しない　3―中ぐらいだが、どちらかと言えば該当する　2―かなり該当する　1―非常に強く該当する　0―全くその通りである

155 私は、持続的に、特定の人たちや状況のネガティブな性質とかかわり合っている。

これはあなたにとってどのくらい該当しますか。

7―全く該当しない　6―ほとんど該当しない　5―少ししか該当しない　4―中くらいだが、どちらかと言えば該当しない　3―中ぐらいだが、どちらかと言えば該当する　2―かなり該当する　1―非常に強く該当する　0―全くその通りである

156 私は自分の自己実現がいつも特定の人たちによってじゃまされ、妨害されていると思う。

これはあなたにとってどのくらい該当しますか。

7―全く該当しない　6―ほとんど該当しない　5―少ししか該当しない　4―中くらいだが、どちらかと言えば該当しない　3―中ぐらいだが、どちらかと言えば該当する　2―かなり該当する　1―非常に強く該当する　0―全くその通りである

157 私は自分の自己実現がいつも特定の状況によってじゃまされ、妨害されていると思う。

これはあなたにとってどのくらい該当しますか。

7―全く該当しない　6―ほとんど該当しない　5―少ししか該当しない　4―中くらいだが、どちらかと言えば該当しない　3―中ぐらいだが、どちらかと言えば該当する　2―かなり該当する　1―非常に強く該当する　0―全くその通りである

158 私は、いつも興奮し緊張しているが、その原因が他の人たちの行動に起因するので、変えようがないと思っている。

これはあなたにとってどのくらい該当しますか。

7―全く該当しない　6―ほとんど該当しない　5―少ししか該当しない　4―中くらいだが、どちらかと言えば該当しない　3―中ぐらいだが、どちらかと言えば該当する　2―かなり該当する　1―非常に強く該当する　0―全くその通りである

159 私は、いつも興奮し緊張しているが、その原因が自分が影響を及ぼすことのできない特定の状況に起因するので、変えようがないと思っている。

これはあなたにとってどのくらい該当しますか。

7―全く該当しない　6―ほとんど該当しない　5―少ししか該当しない　4―中くらいだが、どちらかと言えば該当しない　3―中ぐらいだが、どちらかと言えば該当する　2―かなり該当する　1―非常

に強く該当する　0―全くその通りである

160 私は自分の意図や目的を表明しはするが、その実現は外的な原因で全く妨害されていると感じている。
これはあなたにとってどのくらい該当しますか。
7―全く該当しない　6―ほとんど該当しない　5―少ししか該当しない　4―中くらいだが、どちらかと言えば該当しない　3―中ぐらいだが、どちらかと言えば該当する　2―かなり該当する　1―非常に強く該当する　0―全くその通りである

161 私は特定の人がいてもいなくても満足できず、精神的にもリラックスできない。
これはあなたにとってどのくらい該当しますか。
7―全く該当しない　6―ほとんど該当しない　5―少ししか該当しない　4―中くらいだが、どちらかと言えば該当しない　3―中ぐらいだが、どちらかと言えば該当する　2―かなり該当する　1―非常に強く該当する　0―全くその通りである

162 私は特定の状況にあっても、その状況になくても、満足できず、精神的にもリラックスできない（例えば私は働きたいが、職場では幸せを感じない等）。
これはあなたにとってどのくらい該当しますか。
7―全く該当しない　6―ほとんど該当しない　5―少ししか該当しない　4―中くらいだが、どちらかと言えば該当しない　3―中ぐらいだが、どちらかと言えば該当する　2―かなり該当する　1―非常に強く該当する　0―全くその通りである

163 私はよくネガティブで自分を震撼させるような考えにとらわれる。
これはあなたにとってどのくらい該当しますか。
7―全く該当しない　6―ほとんど該当しない　5―少ししか該当しない　4―中くらいだが、どちらかと言えば該当しない　3―中ぐらいだが、どちらかと言えば該当する　2―かなり該当する　1―非常に強く該当する　0―全くその通りである

164 特定の人たちとの関係が繰り返しネガティブな結果を生むにもかかわらず、私はそれを変更できない。
これはあなたにとってどのくらい該当しますか。
7―全く該当しない　6―ほとんど該当しない　5―少ししか該当しない　4―中くらいだが、どちらかと言えば該当しない　3―中ぐらいだが、どちらかと言えば該当する　2―かなり該当する　1―非常に強く該当する　0―全くその通りである

165 特定の状況（例えば職場等）が繰り返しネガティブな結果を生

むにもかかわらず、私はそれを変更できない。

これはあなたにとってどのくらい該当しますか。

7—全く該当しない　6—ほとんど該当しない　5—少ししか該当しない　4—中くらいだが、どちらかと言えば該当しない　3—中ぐらいだが、どちらかと言えば該当する　2—かなり該当する　1—非常に強く該当する　0—全くその通りである

166 特定の体調（例えば肥満等）が繰り返しネガティブな結果を生むにもかかわらず、私はそれを変更できない。
これはあなたにとってどのくらい該当しますか。
7—全く該当しない　6—ほとんど該当しない　5—少ししか該当しない　4—中くらいだが、どちらかと言えば該当しない　3—中ぐらいだが、どちらかと言えば該当する　2—かなり該当する　1—非常に強く該当する　0—全くその通りである

167 私は精神的・身体的にリラックスすることがほとんどできない、つまり私はたいていの場合、精神的に緊張している。
これはあなたにとってどのくらい該当しますか。
7—全く該当しない　6—ほとんど該当しない　5—少ししか該当しない　4—中くらいだが、どちらかと言えば該当しない　3—中ぐらいだが、どちらかと言えば該当する　2—かなり該当する　1—非常に強く該当する　0—全くその通りである

168 私は、自分の行動によって自分が満足できるような条件を創り出すことができない。
これはあなたにとってどのくらい該当しますか。
7—全く該当しない　6—ほとんど該当しない　5—少ししか該当しない　4—中くらいだが、どちらかと言えば該当しない　3—中ぐらいだが、どちらかと言えば該当する　2—かなり該当する　1—非常に強く該当する　0—全くその通りである

169 私は生きているより死んだほうがましだ。
これはあなたにとってどのくらい該当しますか。
7—全く該当しない　6—ほとんど該当しない　5—少ししか該当しない　4—中くらいだが、どちらかと言えば該当しない　3—中ぐらいだが、どちらかと言えば該当する　2—かなり該当する　1—非常に強く該当する　0—全くその通りである

170 私は耐え難い精神的な動揺（例えば抑うつや不安等）に全くなすすべなくさらされている。
これはあなたにとってどのくらい該当しますか。
7—全く該当しない　6—ほとんど該当しない　5—少ししか該当しない　4—中くらいだが、どちらかと言えば該当しない　3—中ぐらいだが、どちらかと言えば該当する　2—かなり該当する　1—非常

に強く該当する　0―全くその通りである

171 私は何かに夢中になることがほとんどない。
これはあなたにとってどのくらい該当しますか。
7―全く該当しない　6―ほとんど該当しない　5―少ししか該当しない　4―中くらいだが、どちらかと言えば該当しない　3―中ぐらいだが、どちらかと言えば該当する　2―かなり該当する　1―非常に強く該当する　0―全くその通りである

172 私は、合理的な根拠がある場合にしか自分の感情を表明できない。
これはあなたにとってどのくらい該当しますか。
7―全く該当しない　6―ほとんど該当しない　5―少ししか該当しない　4―中くらいだが、どちらかと言えば該当しない　3―中ぐらいだが、どちらかと言えば該当する　2―かなり該当する　1―非常に強く該当する　0―全くその通りである

173 何事にも賛成と同じだけ強い反対の立場があると思うので、私にとって感情をあらわにすることは非常に難しい。
これはあなたにとってどのくらい該当しますか。
7―全く該当しない　6―ほとんど該当しない　5―少ししか該当しない　4―中くらいだが、どちらかと言えば該当しない　3―中ぐらいだが、どちらかと言えば該当する　2―かなり該当する　1―非常に強く該当する　0―全くその通りである

174 私の行動はもっぱら理性によってコントロールされており、感情がそれを決定することは全くと言ってよいほどない。
これはあなたにとってどのくらい該当しますか。
7―全く該当しない　6―ほとんど該当しない　5―少ししか該当しない　4―中くらいだが、どちらかと言えば該当しない　3―中ぐらいだが、どちらかと言えば該当する　2―かなり該当する　1―非常に強く該当する　0―全くその通りである

175 私に感情的に高い期待がかけられている場合も、それに理性的に対処し、感情的に対処することはない。
これはあなたにとってどのくらい該当しますか。
7―全く該当しない　6―ほとんど該当しない　5―少ししか該当しない　4―中くらいだが、どちらかと言えば該当しない　3―中ぐらいだが、どちらかと言えば該当する　2―かなり該当する　1―非常に強く該当する　0―全くその通りである

176 私は自分の行動を、感情的な興奮に任せることが全くできない。
これはあなたにとってどのくらい該当しますか。
7―全く該当しない　6―ほとんど該当しない　5―少ししか該当し

ない　4─中くらいだが、どちらかと言えば該当しない　3─中ぐらいだが、どちらかと言えば該当する　2─かなり該当する　1─非常に強く該当する　0─全くその通りである

177 私の行動は、理性的でないと見なされるほど感情に左右されたものであったことは一度もない。

これはあなたにとってどのくらい該当しますか。

7─全く該当しない　6─ほとんど該当しない　5─少ししか該当しない　4─中くらいだが、どちらかと言えば該当しない　3─中ぐらいだが、どちらかと言えば該当する　2─かなり該当する　1─非常に強く該当する　0─全くその通りである

178 私はいつも合理的・論理的に正しいことを行うよう努力している。

これはあなたにとってどのくらい該当しますか。

7─全く該当しない　6─ほとんど該当しない　5─少ししか該当しない　4─中くらいだが、どちらかと言えば該当しない　3─中ぐらいだが、どちらかと言えば該当する　2─かなり該当する　1─非常に強く該当する　0─全くその通りである

179 私は私の欲求を、もっぱら即物的で合理的な行動パターンによって表明し充足させようとしている。

これはあなたにとってどのくらい該当しますか。

7─全く該当しない　6─ほとんど該当しない　5─少ししか該当しない　4─中くらいだが、どちらかと言えば該当しない　3─中ぐらいだが、どちらかと言えば該当する　2─かなり該当する　1─非常に強く該当する　0─全くその通りである

180 私は私の問題を、もっぱら即物的で合理的な行動によって解決しようとしている。

これはあなたにとってどのくらい該当しますか。

7─全く該当しない　6─ほとんど該当しない　5─少ししか該当しない　4─中くらいだが、どちらかと言えば該当しない　3─中ぐらいだが、どちらかと言えば該当する　2─かなり該当する　1─非常に強く該当する　0─全くその通りである

181 私は完璧に即物的で合理的に証明できるものしか信じない。

これはあなたにとってどのくらい該当しますか。

7─全く該当しない　6─ほとんど該当しない　5─少ししか該当しない　4─中くらいだが、どちらかと言えば該当しない　3─中ぐらいだが、どちらかと言えば該当する　2─かなり該当する　1─非常に強く該当する　0─全くその通りである

182 私は日々の活動を通じて常に心地よい満足感を得ている。

これはあなたにとってどのくらい該当しますか。
0―全く該当しない　1―ほとんど該当しない　2―少ししか該当しない　3―中くらいだが、どちらかと言えば該当しない　4―中ぐらいだが、どちらかと言えば該当する　5―かなり該当する　6―非常に強く該当する　7―全くその通りである

183 私は感情的に重要な人のそばにいられないときも、その人に精神的に執着せずにいることができる。
これはあなたにとってどのくらい該当しますか。
0―全く該当しない　1―ほとんど該当しない　2―少ししか該当しない　3―中くらいだが、どちらかと言えば該当しない　4―中ぐらいだが、どちらかと言えば該当する　5―かなり該当する　6―非常に強く該当する　7―全くその通りである

184 自分の行動によって私は、重要な周りの人との間に望ましい近さや必要な距離を取ることができる。
これはあなたにとってどのくらい該当しますか。
0―全く該当しない　1―ほとんど該当しない　2―少ししか該当しない　3―中くらいだが、どちらかと言えば該当しない　4―中ぐらいだが、どちらかと言えば該当する　5―かなり該当する　6―非常に強く該当する　7―全くその通りである

185 私は自分の行動が望ましい結果を生まなかった場合、新しい行動パターンを見つけ、それを試すことができる。
これはあなたにとってどのくらい該当しますか。
0―全く該当しない　1―ほとんど該当しない　2―少ししか該当しない　3―中くらいだが、どちらかと言えば該当しない　4―中ぐらいだが、どちらかと言えば該当する　5―かなり該当する　6―非常に強く該当する　7―全くその通りである

186 私は感情的に重要な人がいてもいなくても、満足しリラックスして生きることができる。
これはあなたにとってどのくらい該当しますか。
0―全く該当しない　1―ほとんど該当しない　2―少ししか該当しない　3―中くらいだが、どちらかと言えば該当しない　4―中ぐらいだが、どちらかと言えば該当する　5―かなり該当する　6―非常に強く該当する　7―全くその通りである

187 私は自分の行動を、生じた結果によって変更することができる、つまり常にネガティブな（不快な）結果を招くような行動を放棄し、長期的に見てポジティブな（心地よい）結果を招くような行動を構築することができる。
これはあなたにとってどのくらい該当しますか。
0―全く該当しない　1―ほとんど該当しない　2―少ししか該当し

ない　3—中くらいだが、どちらかと言えば該当しない　4—中ぐらいだが、どちらかと言えば該当する　5—かなり該当する　6—非常に強く該当する　7—全くその通りである

188 私は新鮮で、心地よい問題解決を可能にする、新しい視点や行動パターンを、いつも見つけだすことができる。

これはあなたにとってどのくらい該当しますか。

0—全く該当しない　1—ほとんど該当しない　2—少ししか該当しない　3—中くらいだが、どちらかと言えば該当しない　4—中ぐらいだが、どちらかと言えば該当する　5—かなり該当する　6—非常に強く該当する　7—全くその通りである

189 私は自立的な行動を取る、つまり誰に対しても、長期的に自分に不利になるような依存をしない。

これはあなたにとってどのくらい該当しますか。

0—全く該当しない　1—ほとんど該当しない　2—少ししか該当しない　3—中くらいだが、どちらかと言えば該当しない　4—中ぐらいだが、どちらかと言えば該当する　5—かなり該当する　6—非常に強く該当する　7—全くその通りである

190 自分の行動が失敗を招いた場合、それが諦めの原因になることは決してなく、かえって行動を変更するきっかけとなる。

これはあなたにとってどのくらい該当しますか。

0—全く該当しない　1—ほとんど該当しない　2—少ししか該当しない　3—中くらいだが、どちらかと言えば該当しない　4—中ぐらいだが、どちらかと言えば該当する　5—かなり該当する　6—非常に強く該当する　7—全くその通りである

191 特定の状況が自分にとってよくない場合、私は定期的にそれを自分の行動によってポジティブなものに変える。

これはあなたにとってどのくらい該当しますか。

0—全く該当しない　1—ほとんど該当しない　2—少ししか該当しない　3—中くらいだが、どちらかと言えば該当しない　4—中ぐらいだが、どちらかと言えば該当する　5—かなり該当する　6—非常に強く該当する　7—全くその通りである

192 私は私の無意識と良好な関係にある、つまり自分が何を望みどうやって目標を達成できるかを、自分の最も深い内心に尋ねることができる。また自分の無意識が、その目標と課題をより明確に認識し実現できるよう、無意識のほうを助けることができる。

これはあなたにとってどのくらい該当しますか。

0—全く該当しない　1—ほとんど該当しない　2—少ししか該当しない　3—中くらいだが、どちらかと言えば該当しない　4—中ぐら

いだが、どちらかと言えば該当する　5―かなり該当する　6―非常に強く該当する　7―全くその通りである

193 特定の状況が自分に過大な要求を突き付けるので、私は自分の行動によってその状況を願望通りに（成功裏に）克服する方法を見通す（発見する）ことができない。またその場合、例えば不安や絶望、心身の疲弊や抑うつ、興奮や精神的制止、過度の攻撃性や強い焦燥感、過度の緊張や不幸感といった症状が現れる。

これはあなたにとってどのくらい該当しますか。

7―全く該当しない　6―ほとんど該当しない　5―少ししか該当しない　4―中くらいだが、どちらかと言えば該当しない　3―中ぐらいだが、どちらかと言えば該当する　2―かなり該当する　1―非常に強く該当する　0―全くその通りである

194 高い要求が課されるような特定の状況（例えば職業生活や人間関係、病気の克服やスポーツ、あるいは個人的な成長等）において私は、さまざまな困難や障害を克服し、満足感と幸福感と安定感をもたらしてくれるような行動をうまく構築することができる。

これはあなたにとってどのくらい該当しますか。

0―全く該当しない　1―ほとんど該当しない　2―少ししか該当しない　3―中くらいだが、どちらかと言えば該当しない　4―中ぐらいだが、どちらかと言えば該当する　5―かなり該当する　6―非常に強く該当する　7―全くその通りである

195 私は長い目で見れば、健康を維持し長生きできるように自分の行動をコントロールしている。

これはあなたにとってどのくらい該当しますか。

0―全く該当しない　1―ほとんど該当しない　2―少ししか該当しない　3―中くらいだが、どちらかと言えば該当しない　4―中ぐらいだが、どちらかと言えば該当する　5―かなり該当する　6―非常に強く該当する　7―全くその通りである

196 私の行動は、長い目で見れば生きようという欲求によって決定されている。

これはあなたにとってどのくらい該当しますか。

0―全く該当しない　1―ほとんど該当しない　2―少ししか該当しない　3―中くらいだが、どちらかと言えば該当しない　4―中ぐらいだが、どちらかと言えば該当する　5―かなり該当する　6―非常に強く該当する　7―全くその通りである

197 私の行動はいつも幸福感を求めるという欲求によってコントロールされている。

これはあなたにとってどのくらい該当しますか。
0―全く該当しない　1―ほとんど該当しない　2―少ししか該当しない　3―中くらいだが、どちらかと言えば該当しない　4―中ぐらいだが、どちらかと言えば該当する　5―かなり該当する　6―非常に強く該当する　7―全くその通りである

198 私の行動はいつも職業上の成功という願望から影響を受ける。
これはあなたにとってどのくらい該当しますか。
0―全く該当しない　1―ほとんど該当しない　2―少ししか該当しない　3―中くらいだが、どちらかと言えば該当しない　4―中ぐらいだが、どちらかと言えば該当する　5―かなり該当する　6―非常に強く該当する　7―全くその通りである

199 私の行動はいつも良好な人間関係を持ちたいという願望から影響を受ける。
これはあなたにとってどのくらい該当しますか。
0―全く該当しない　1―ほとんど該当しない　2―少ししか該当しない　3―中くらいだが、どちらかと言えば該当しない　4―中ぐらいだが、どちらかと言えば該当する　5―かなり該当する　6―非常に強く該当する　7―全くその通りである

200 私はいつも神との間にポジティブな関係を持ちたいという欲求に導かれている。
これはあなたにとってどのくらい該当しますか。
0―全く該当しない　1―ほとんど該当しない　2―少ししか該当しない　3―中くらいだが、どちらかと言えば該当しない　4―中ぐらいだが、どちらかと言えば該当する　5―かなり該当する　6―非常に強く該当する　7―全くその通りである

201 私の行動はいつも精神的な安定への欲求によって導かれている。
これはあなたにとってどのくらい該当しますか。
0―全く該当しない　1―ほとんど該当しない　2―少ししか該当しない　3―中くらいだが、どちらかと言えば該当しない　4―中ぐらいだが、どちらかと言えば該当する　5―かなり該当する　6―非常に強く該当する　7―全くその通りである

202 私は精神的な満足感を得られるよう、定期的に努力している。
これはあなたにとってどのくらい該当しますか。
0―全く該当しない　1―ほとんど該当しない　2―少ししか該当しない　3―中くらいだが、どちらかと言えば該当しない　4―中ぐらいだが、どちらかと言えば該当する　5―かなり該当する　6―非常に強く該当する　7―全くその通りである

203 私はしばしば死への憧れを抱くことがある。

これはあなたにとってどのくらい該当しますか。
7―全く該当しない　6―ほとんど該当しない　5―少ししか該当しない　4―中くらいだが、どちらかと言えば該当しない　3―中ぐらいだが、どちらかと言えば該当する　2―かなり該当する　1―非常に強く該当する　0―全くその通りである

204
私はしばしば強い諦念に支配されることがある。
これはあなたにとってどのくらい該当しますか。
7―全く該当しない　6―ほとんど該当しない　5―少ししか該当しない　4―中くらいだが、どちらかと言えば該当しない　3―中ぐらいだが、どちらかと言えば該当する　2―かなり該当する　1―非常に強く該当する　0―全くその通りである

205
私はずっと希望を持てないで、精神的に絶望した状態である。
これはあなたにとってどのくらい該当しますか。
7―全く該当しない　6―ほとんど該当しない　5―少ししか該当しない　4―中くらいだが、どちらかと言えば該当しない　3―中ぐらいだが、どちらかと言えば該当する　2―かなり該当する　1―非常に強く該当する　0―全くその通りである

206
私の行動はしばしば非常に悲観的である。
これはあなたにとってどのくらい該当しますか。
7―全く該当しない　6―ほとんど該当しない　5―少ししか該当しない　4―中くらいだが、どちらかと言えば該当しない　3―中ぐらいだが、どちらかと言えば該当する　2―かなり該当する　1―非常に強く該当する　0―全くその通りである

207
私はしばしば精神的に途方に暮れ、出口を見つけられずにいる。
これはあなたにとってどのくらい該当しますか。
7―全く該当しない　6―ほとんど該当しない　5―少ししか該当しない　4―中くらいだが、どちらかと言えば該当しない　3―中ぐらいだが、どちらかと言えば該当する　2―かなり該当する　1―非常に強く該当する　0―全くその通りである

208
私はしばしば強い罪悪感や自分を責める気持ちに襲われる。
これはあなたにとってどのくらい該当しますか。
7―全く該当しない　6―ほとんど該当しない　5―少ししか該当しない　4―中くらいだが、どちらかと言えば該当しない　3―中ぐらいだが、どちらかと言えば該当する　2―かなり該当する　1―非常に強く該当する　0―全くその通りである

209
私の行動はしばしば自己破壊的な衝動に支配されている。
これはあなたにとってどのくらい該当しますか。
7―全く該当しない　6―ほとんど該当しない　5―少ししか該当し

ない　4―中くらいだが、どちらかと言えば該当しない　3―中ぐらいだが、どちらかと言えば該当する　2―かなり該当する　1―非常に強く該当する　0―全くその通りである

210　私の行動にはしばしば自己承認の不足という性質がある。

これはあなたにとってどのくらい該当しますか。

7―全く該当しない　6―ほとんど該当しない　5―少ししか該当しない　4―中くらいだが、どちらかと言えば該当しない　3―中ぐらいだが、どちらかと言えば該当する　2―かなり該当する　1―非常に強く該当する　0―全くその通りである

211　体を動かすことは私にとって心地よい。

これはあなたにとってどのくらい該当しますか。

0―全く該当しない　1―ほとんど該当しない　2―少ししか該当しない　3―中くらいだが、どちらかと言えば該当しない　4―中ぐらいだが、どちらかと言えば該当する　5―かなり該当する　6―非常に強く該当する　7―全くその通りである

212　睡眠は私にとって快感であり心地よい。

これはあなたにとってどのくらい該当しますか。

0―全く該当しない　1―ほとんど該当しない　2―少ししか該当しない　3―中くらいだが、どちらかと言えば該当しない　4―中ぐらいだが、どちらかと言えば該当する　5―かなり該当する　6―非常に強く該当する　7―全くその通りである

213　私は毎朝十分に休養を取り元気を回復したと感じる。

これはあなたにとってどのくらい該当しますか。

0―全く該当しない　1―ほとんど該当しない　2―少ししか該当しない　3―中くらいだが、どちらかと言えば該当しない　4―中ぐらいだが、どちらかと言えば該当する　5―かなり該当する　6―非常に強く該当する　7―全くその通りである

214　私は食事が楽しい。

これはあなたにとってどのくらい該当しますか。

0―全く該当しない　1―ほとんど該当しない　2―少ししか該当しない　3―中くらいだが、どちらかと言えば該当しない　4―中ぐらいだが、どちらかと言えば該当する　5―かなり該当する　6―非常に強く該当する　7―全くその通りである

215　私はお酒を飲んで幸せを感じる。

これはあなたにとってどのくらい該当しますか。

0―全く該当しない　1―ほとんど該当しない　2―少ししか該当しない　3―中くらいだが、どちらかと言えば該当しない　4―中ぐらいだが、どちらかと言えば該当する　5―かなり該当する　6―非常

に強く該当する　7―全くその通りである

216
私は趣味を楽しんでいる。
これはあなたにとってどのくらい該当しますか。
0―全く該当しない　1―ほとんど該当しない　2―少ししか該当しない　3―中くらいだが、どちらかと言えば該当しない　4―中ぐらいだが、どちらかと言えば該当する　5―かなり該当する　6―非常に強く該当する　7―全くその通りである

217
私は仕事をしていて刺激と幸福感を感じる。
これはあなたにとってどのくらい該当しますか。
0―全く該当しない　1―ほとんど該当しない　2―少ししか該当しない　3―中くらいだが、どちらかと言えば該当しない　4―中ぐらいだが、どちらかと言えば該当する　5―かなり該当する　6―非常に強く該当する　7―全くその通りである

218
私は自分の住まいの状況や住環境を心地よく感じている。
これはあなたにとってどのくらい該当しますか。
0―全く該当しない　1―ほとんど該当しない　2―少ししか該当しない　3―中くらいだが、どちらかと言えば該当しない　4―中ぐらいだが、どちらかと言えば該当する　5―かなり該当する　6―非常に強く該当する　7―全くその通りである

219
私は自分の住居、部屋、家を心地よく感じている。
これはあなたにとってどのくらい該当しますか。
0―全く該当しない　1―ほとんど該当しない　2―少ししか該当しない　3―中くらいだが、どちらかと言えば該当しない　4―中ぐらいだが、どちらかと言えば該当する　5―かなり該当する　6―非常に強く該当する　7―全くその通りである

220
私は自分の身体感覚を心地よく感じている。
これはあなたにとってどのくらい該当しますか。
0―全く該当しない　1―ほとんど該当しない　2―少ししか該当しない　3―中くらいだが、どちらかと言えば該当しない　4―中ぐらいだが、どちらかと言えば該当する　5―かなり該当する　6―非常に強く該当する　7―全くその通りである

221
私は、自分にとって大切な人たちにとって、私自身が重要であると思う。
これはあなたにとってどのくらい該当しますか。
0―全く該当しない　1―ほとんど該当しない　2―少ししか該当しない　3―中くらいだが、どちらかと言えば該当しない　4―中ぐらいだが、どちらかと言えば該当する　5―かなり該当する　6―非常に強く該当する　7―全くその通りである

222 私は、自分にとって大切な人たちが、私を必要としていると思う。
これはあなたにとってどのくらい該当しますか。
0―全く該当しない　1―ほとんど該当しない　2―少ししか該当しない　3―中くらいだが、どちらかと言えば該当しない　4―中ぐらいだが、どちらかと言えば該当する　5―かなり該当する　6―非常に強く該当する　7―全くその通りである

223 私は、自分にとって大切な人たちとの一体感がある。
これはあなたにとってどのくらい該当しますか。
0―全く該当しない　1―ほとんど該当しない　2―少ししか該当しない　3―中くらいだが、どちらかと言えば該当しない　4―中ぐらいだが、どちらかと言えば該当する　5―かなり該当する　6―非常に強く該当する　7―全くその通りである

224 私は、自分にとって大切な人たちに承認されていると思う。
これはあなたにとってどのくらい該当しますか。
0―全く該当しない　1―ほとんど該当しない　2―少ししか該当しない　3―中くらいだが、どちらかと言えば該当しない　4―中ぐらいだが、どちらかと言えば該当する　5―かなり該当する　6―非常に強く該当する　7―全くその通りである

225 私は、自分にとって大切な人たちに愛されていると思う。
これはあなたにとってどのくらい該当しますか。
0―全く該当しない　1―ほとんど該当しない　2―少ししか該当しない　3―中くらいだが、どちらかと言えば該当しない　4―中ぐらいだが、どちらかと言えば該当する　5―かなり該当する　6―非常に強く該当する　7―全くその通りである

226 私は、社会的に（例えば職業的に、収入に関して、人間関係に関して等）安定していると思う。
これはあなたにとってどのくらい該当しますか。
0―全く該当しない　1―ほとんど該当しない　2―少ししか該当しない　3―中くらいだが、どちらかと言えば該当しない　4―中ぐらいだが、どちらかと言えば該当する　5―かなり該当する　6―非常に強く該当する　7―全くその通りである

227 私は、社会的に多少は影響力があると思う
これはあなたにとってどのくらい該当しますか。
0―全く該当しない　1―ほとんど該当しない　2―少ししか該当しない　3―中くらいだが、どちらかと言えば該当しない　4―中ぐらいだが、どちらかと言えば該当する　5―かなり該当する　6―非常に強く該当する　7―全くその通りである

228 私は、自分のことを、いつも誰かの陰になって自己実現できない人間だと思う。
これはあなたにとってどのくらい該当しますか。
7—全く該当しない　6—ほとんど該当しない　5—少ししか該当しない　4—中くらいだが、どちらかと言えば該当しない　3—中ぐらいだが、どちらかと言えば該当する　2—かなり該当する　1—非常に強く該当する　0—全くその通りである

229 私は、他の人たちからよい刺激を受けている。
これはあなたにとってどのくらい該当しますか。
0—全く該当しない　1—ほとんど該当しない　2—少ししか該当しない　3—中くらいだが、どちらかと言えば該当しない　4—中ぐらいだが、どちらかと言えば該当する　5—かなり該当する　6—非常に強く該当する　7—全くその通りである

230 私は、他の人たちからうまく支えられていると思う。
これはあなたにとってどのくらい該当しますか。
0—全く該当しない　1—ほとんど該当しない　2—少ししか該当しない　3—中くらいだが、どちらかと言えば該当しない　4—中ぐらいだが、どちらかと言えば該当する　5—かなり該当する　6—非常に強く該当する　7—全くその通りである

231 私は、自分の生きている社会の一員であると思う。
これはあなたにとってどのくらい該当しますか。
0—全く該当しない　1—ほとんど該当しない　2—少ししか該当しない　3—中くらいだが、どちらかと言えば該当しない　4—中ぐらいだが、どちらかと言えば該当する　5—かなり該当する　6—非常に強く該当する　7—全くその通りである

232 私は、自分の生きている社会から必要とされていると思う。
これはあなたにとってどのくらい該当しますか。
0—全く該当しない　1—ほとんど該当しない　2—少ししか該当しない　3—中くらいだが、どちらかと言えば該当しない　4—中ぐらいだが、どちらかと言えば該当する　5—かなり該当する　6—非常に強く該当する　7—全くその通りである

233 私は、他の人間からいつも突き放され拒否されていると思う。
これはあなたにとってどのくらい該当しますか。
7—全く該当しない　6—ほとんど該当しない　5—少ししか該当しない　4—中くらいだが、どちらかと言えば該当しない　3—中ぐらいだが、どちらかと言えば該当する　2—かなり該当する　1—非常に強く該当する　0—全くその通りである

234 私は、特定の人たちに非常に強く固着しているので、自己実現ができないと思う。

これはあなたにとってどのくらい該当しますか。

7―全く該当しない　6―ほとんど該当しない　5―少ししか該当しない　4―中くらいだが、どちらかと言えば該当しない　3―中ぐらいだが、どちらかと言えば該当する　2―かなり該当する　1―非常に強く該当する　0―全くその通りである

235 私の生きたいという欲求は非常に明確だ。

これはあなたにとってどのくらい該当しますか。

0―全く該当しない　1―ほとんど該当しない　2―少ししか該当しない　3―中くらいだが、どちらかと言えば該当しない　4―中ぐらいだが、どちらかと言えば該当する　5―かなり該当する　6―非常に強く該当する　7―全くその通りである

236 私は生きていくのが楽しい。

これはあなたにとってどのくらい該当しますか。

0―全く該当しない　1―ほとんど該当しない　2―少ししか該当しない　3―中くらいだが、どちらかと言えば該当しない　4―中ぐらいだが、どちらかと言えば該当する　5―かなり該当する　6―非常に強く該当する　7―全くその通りである

237 人生は私に多くの喜びをもたらしてくれる。

これはあなたにとってどのくらい該当しますか。

0―全く該当しない　1―ほとんど該当しない　2―少ししか該当しない　3―中くらいだが、どちらかと言えば該当しない　4―中ぐらいだが、どちらかと言えば該当する　5―かなり該当する　6―非常に強く該当する　7―全くその通りである

238 私の人生は私にとって心地よい。

これはあなたにとってどのくらい該当しますか。

0―全く該当しない　1―ほとんど該当しない　2―少ししか該当しない　3―中くらいだが、どちらかと言えば該当しない　4―中ぐらいだが、どちらかと言えば該当する　5―かなり該当する　6―非常に強く該当する　7―全くその通りである

239 私は、生きているより死んだ方がましだ。

これはあなたにとってどのくらい該当しますか。

7―全く該当しない　6―ほとんど該当しない　5―少ししか該当しない　4―中くらいだが、どちらかと言えば該当しない　3―中ぐらいだが、どちらかと言えば該当する　2―かなり該当する　1―非常に強く該当する　0―全くその通りである

240 私は、生きたいという強い衝動を感じない。

これはあなたにとってどのくらい該当しますか。
7―全く該当しない　6―ほとんど該当しない　5―少ししか該当しない　4―中くらいだが、どちらかと言えば該当しない　3―中ぐらいだが、どちらかと言えば該当する　2―かなり該当する　1―非常に強く該当する　0―全くその通りである

241 私の死にたいという願望は生きたいという願望より強い。
これはあなたにとってどのくらい該当しますか。
7―全く該当しない　6―ほとんど該当しない　5―少ししか該当しない　4―中くらいだが、どちらかと言えば該当しない　3―中ぐらいだが、どちらかと言えば該当する　2―かなり該当する　1―非常に強く該当する　0―全くその通りである

242 もうすぐ死ぬという気持ちが私には慰めになる。
これはあなたにとってどのくらい該当しますか。
7―全く該当しない　6―ほとんど該当しない　5―少ししか該当しない　4―中くらいだが、どちらかと言えば該当しない　3―中ぐらいだが、どちらかと言えば該当する　2―かなり該当する　1―非常に強く該当する　0―全くその通りである

243 私は自分の死を精神的に受け入れており、死がやって来ればいいと思う。
これはあなたにとってどのくらい該当しますか。
7―全く該当しない　6―ほとんど該当しない　5―少ししか該当しない　4―中くらいだが、どちらかと言えば該当しない　3―中ぐらいだが、どちらかと言えば該当する　2―かなり該当する　1―非常に強く該当する　0―全くその通りである

244 私は、自分が死ぬことを想像できないほど、生きていて楽しい。
これはあなたにとってどのくらい該当しますか。
0―全く該当しない　1―ほとんど該当しない　2―少ししか該当しない　3―中くらいだが、どちらかと言えば該当しない　4―中ぐらいだが、どちらかと言えば該当する　5―かなり該当する　6―非常に強く該当する　7―全くその通りである

評価

すべての質問に対する得点を合計し、二四四で割って平均を求め、尺度得点とする。得点が高いほどセルフレギュレーションが良好であることを表す。

6―7点　最優良のセルフレギュレーション
5―6点　非常に良いセルフレギュレーション
4―5点　良いセルフレギュレーション
3.5―4点　まずまずのセルフレギュレーション
2―3.5点　どちらかと言えば不良なセルフレギュレーション

0―2点　不良なセルフレギュレーション

検査―再検査信頼性係数　〇・七七

クロンバックα係数　〇・七九

十三・一　セルフレギュレーションの評価のための短縮版質問票

1　自分の行動によって私はいつも[*171]、自分に良い刺激と、生きる動機づけを与えてくれるような状態や状況に到達できる。

これはあなたにとってどのくらい該当しますか。

0―全く該当しない　1―ほとんど該当しない　2―少ししか該当しない　3―中くらいだが、どちらかと言えば該当しない　4―中ぐらいだが、どちらかと言えば該当する　5―かなり該当する　6―非常に強く該当する　7―全くその通りである

2　私は、繰り返し[*172]て感情的に最も重要な願望を実現し、極めて大切な欲求を充足させるすべを知っている。

これはあなたにとってどのくらい該当しますか。

0―全く該当しない　1―ほとんど該当しない　2―少ししか該当しない　3―中くらいだが、どちらかと言えば該当しない　4―中ぐらいだが、どちらかと言えば該当する　5―かなり該当する　6―非常に強く該当する　7―全くその通りである

3　私は、不幸を感じているときに、自分の行動によって幸福感を再び感じることができるようなポジティブな状況や状態に到達するすべを知っている。

これはあなたにとってどのくらい該当しますか。

0―全く該当しない　1―ほとんど該当しない　2―少ししか該当しない　3―中くらいだが、どちらかと言えば該当しない　4―中ぐらいだが、どちらかと言えば該当する　5―かなり該当する　6―非常に強く該当する　7―全くその通りである

4　ある状況や特定の集団、あるいは特定の人物が自分にとって良くないと思われる場合、私はそれが満足のいくものに変わるまで様々な活動を行う。

これはあなたにとってどのくらい該当しますか。

0―全く該当しない　1―ほとんど該当しない　2―少ししか該当しない　3―中くらいだが、どちらかと言えば該当しない　4―中ぐらいだが、どちらかと言えば該当する　5―かなり該当する　6―非常に強く該当する　7―全くその通りである

5　私はいつも私の生活の様々な領域（例えば仕事、休養、プライ

ベートなこと、趣味、食事、運動、パートナー関係等）を、自分にとって最適になるように調整できるので、長く続く幸福感を得ることができる。

これはあなたにとってどのくらい該当しますか。

0—全く該当しない　1—ほとんど該当しない　2—少ししか該当しない　3—中くらいだが、どちらかと言えば該当しない　4—中ぐらいだが、どちらかと言えば該当する　5—かなり該当する　6—非常に強く該当する　7—全くその通りである

6　ある状況下で脅威を感じたとき、私は最終的にはいつもその状況を無事に切り抜けられるような行動を取る。

これはあなたにとってどのくらい該当しますか。

0—全く該当しない　1—ほとんど該当しない　2—少ししか該当しない　3—中くらいだが、どちらかと言えば該当しない　4—中ぐらいだが、どちらかと言えば該当する　5—かなり該当する　6—非常に強く該当する　7—全くその通りである

7　自分の行動を通して私は、繰り返して私の最も重要な目標に到達することができる。

これはあなたにとってどのくらい該当しますか。

0—全く該当しない　1—ほとんど該当しない　2—少ししか該当しない　3—中くらいだが、どちらかと言えば該当しない　4—中ぐらいだが、どちらかと言えば該当する　5—かなり該当する　6—非常に強く該当する　7—全くその通りである

8　自分の行動を通して私は、繰り返して自分の極めて個人的な願望や欲求を最大限に刺激し充足してくれるような状況や状態に到達することができるので、満足感と幸福感を感じる。

これはあなたにとってどのくらい該当しますか。

0—全く該当しない　1—ほとんど該当しない　2—少ししか該当しない　3—中くらいだが、どちらかと言えば該当しない　4—中ぐらいだが、どちらかと言えば該当する　5—かなり該当する　6—非常に強く該当する　7—全くその通りである

9　自分の行動が失敗を招いた場合、それが諦めの原因になることは決してなく、むしろ行動を変更するきっかけとなる。

これはあなたにとってどのくらい該当しますか。

0—全く該当しない　1—ほとんど該当しない　2—少ししか該当しない　3—中くらいだが、どちらかと言えば該当しない　4—中ぐらいだが、どちらかと言えば該当する　5—かなり該当する　6—非常

＊171　regelmäßig

＊172　immer wieder

に強く該当する　7―全くその通りである

10 私は新鮮で、心地よい問題解決を可能にする、新しい視点や行動パターンを、いつも見つけ出すことができる。
これはあなたにとってどのくらい該当しますか。
0―全く該当しない　1―ほとんど該当しない　2―少ししか該当しない　3―中くらいだが、どちらかと言えば該当しない　4―中ぐらいだが、どちらかと言えば該当する　5―かなり該当する　6―非常に強く該当する　7―全くその通りである

11 私は自分の行動を、生じた結果によって変更することができる、つまり常に不快な結果を招くような行動を放棄し、長期的に見て心地よい結果を招くような行動を構築することができる。
これはあなたにとってどのくらい該当しますか。
0―全く該当しない　1―ほとんど該当しない　2―少ししか該当しない　3―中くらいだが、どちらかと言えば該当しない　4―中ぐらいだが、どちらかと言えば該当する　5―かなり該当する　6―非常に強く該当する　7―全くその通りである

12 私は自分の行動が望ましい結果を生まなかった場合、新しい行動パターンを見つけ、それを試すことができる。
これはあなたにとってどのくらい該当しますか。
0―全く該当しない　1―ほとんど該当しない　2―少ししか該当しない　3―中くらいだが、どちらかと言えば該当しない　4―中ぐらいだが、どちらかと言えば該当する　5―かなり該当する　6―非常に強く該当する　7―全くその通りである

13 自分の行動によって私は、重要な周りの人との間に望ましい近さや必要な距離を取ることができる。
これはあなたにとってどのくらい該当しますか。
0―全く該当しない　1―ほとんど該当しない　2―少ししか該当しない　3―中くらいだが、どちらかと言えば該当しない　4―中ぐらいだが、どちらかと言えば該当する　5―かなり該当する　6―非常に強く該当する　7―全くその通りである

14 私は日々の活動を通じて常に精神的な満足感を感じている。
これはあなたにとってどのくらい該当しますか。
0―全く該当しない　1―ほとんど該当しない　2―少ししか該当しない　3―中くらいだが、どちらかと言えば該当しない　4―中ぐらいだが、どちらかと言えば該当する　5―かなり該当する　6―非常に強く該当する　7―全くその通りである

15 私は日々の活動を通じて常に精神的・身体的な幸福感を感じている。

これはあなたにとってどのくらい該当しますか。
0—全く該当しない　1—ほとんど該当しない　2—少ししか該当しない　3—中くらいだが、どちらかと言えば該当しない　4—中ぐらいだが、どちらかと言えば該当する　5—かなり該当する　6—非常に強く該当する　7—全くその通りである

16 自分の行動を通じて私は、繰り返して心地よい体験を惹起するような状況に到達することができる。
これはあなたにとってどのくらい該当しますか。
0—全く該当しない　1—ほとんど該当しない　2—少ししか該当しない　3—中くらいだが、どちらかと言えば該当しない　4—中ぐらいだが、どちらかと言えば該当する　5—かなり該当する　6—非常に強く該当する　7—全くその通りである

評価

すべての質問に対する得点を合計し、十六で割って平均を求めて尺度得点とする。得点が高いほどセルフレギュレーションが良好であることを表す。

6—7点　最優良のセルフレギュレーション
5—6点　非常に良いセルフレギュレーション
4—5点　良いセルフレギュレーション
3.5—4点　まずまずのセルフレギュレーション
2—3.5点　どちらかと言えば不良なセルフレギュレーション
0—2点　不良なセルフレギュレーション

検査—再検査信頼性係数　〇・八〇
クロンバックα係数　〇・八二

十三・二　自分でテストして、自分を活性化しよう

セルフレギュレーションに関する正規版質問票と簡易版質問票に、一カ月に一回、一年間に十二回答え、結果を記録してみましょう。できればこれを何年も続けてください。それぞれの質問票の得点を合計してください（正規版は二四四問、簡易版は十六問、合計二六〇問）。両方の質問票の得点を合計し、二六〇で割ってください。そうすればあなたのセルフレギュレーションに関する平均値が得られます。あなたのセルフレギュレーションの値が上がる傾向にあるか、あるいは下がる傾向にあるか、それとも同じ値に留まる傾向にあるかを観察してください。もしも測定するたびにその数値が下がっていれば、その原因が何か、また数値を上げるためには何ができるかを考えてみてください。その際、特に平均値を下げることになるような項目の質問や関連領域に注意してください。そうすればあなたは、

問題解決のための新しいアイディアやよい刺激を得ることができるでしょう。セルフレギュレーションの値が変わらなかったり改善しているような場合でも、それを更により良いものにするためにはどのような活動や更なるステップが考えられるかを熟考なさってください。

下の表にはあなたの平均値を書き入れてください。

	1月	2月	3月	4月	5月	6月	7月	8月	9月	10月	11月	12月
1年目												
2年目												
3年目												

十三・三　制止、興奮、平衡についての質問票

1　私は脅威を感じたり、煩わされたり、拒否されたり、不当な扱いを受けたりした場合、精神的には比較的――

(a) 制止を感じ、過度に落ち着き払い、言葉数が少なくなり、麻痺したようになり、自分が石になってしまったように感じる。

これはあなたにとってどのくらい該当しますか。

0―全く該当しない　1―ほとんど該当しない　2―少ししか該当しない　3―中くらいだが、どちらかと言えば該当しない　4―中ぐらいだが、どちらかと言えば該当する　5―かなり該当する　6―非常に強く該当する　7―全くその通りである

(b) 興奮し、落ち着きがなくなり、激怒し、「歯止めがきかなく」なる。

これはあなたにとってどのくらい該当しますか。

0―全く該当しない　1―ほとんど該当しない　2―少ししか該当しない　3―中くらいだが、どちらかと言えば該当しない　4―中ぐらいだが、どちらかと言えば該当する　5―かなり該当する　6―非常に強く該当する　7―全くその通りである

(c) 変わらずに平静で、強い制止を感じることも、過度に興奮することもない。

これはあなたにとってどのくらい該当しますか。

0―全く該当しない　1―ほとんど該当しない　2―少ししか該当しない　3―中くらいだが、どちらかと言えば該当しない　4―中ぐらいだが、どちらかと言えば該当する　5―かなり該当する　6―非常に強く該当する　7―全くその通りである

2　私は精神的には比較的――

(a) 自分を抑えがちな、とても静かな人

間だ。

これはあなたにとってどのくらい該当しますか。

0―全く該当しない　1―ほとんど該当しない　2―少ししか該当しない　3―中くらいだが、どちらかと言えば該当しない　4―中ぐらいだが、どちらかと言えば該当する　5―かなり該当する　6―非常に強く該当する　7―全くその通りである

(b) 興奮し、すぐにかっとなって腹を立てる人間だ。

これはあなたにとってどのくらい該当しますか。

0―全く該当しない　1―ほとんど該当しない　2―少ししか該当しない　3―中くらいだが、どちらかと言えば該当しない　4―中ぐらいだが、どちらかと言えば該当する　5―かなり該当する　6―非常に強く該当する　7―全くその通りである

(c) 平然と落ち着いている人間だ。

これはあなたにとってどのくらい該当しますか。

0―全く該当しない　1―ほとんど該当しない　2―少ししか該当しない　3―中くらいだが、どちらかと言えば該当しない　4―中ぐらいだが、どちらかと言えば該当する　5―かなり該当する　6―非常に強く該当する　7―全くその通りである

3　私は世界をどちらかというと――

(a) 全くポジティブに見ている。

これはあなたにとってどのくらい該当しますか。

0―全く該当しない　1―ほとんど該当しない　2―少ししか該当しない　3―中くらいだが、どちらかと言えば該当しない　4―中ぐらいだが、どちらかと言えば該当する　5―かなり該当する　6―非常に強く該当する　7―全くその通りである

(b) かなりネガティブに見ている。

これはあなたにとってどのくらい該当しますか。

0―全く該当しない　1―ほとんど該当しない　2―少ししか該当しない　3―中くらいだが、どちらかと言えば該当しない　4―中ぐらいだが、どちらかと言えば該当する　5―かなり該当する　6―非常に強く該当する　7―全くその通りである

(c) ポジティブ、ネガティブがないまぜになっており、その時の気分や何が問題になっているかによって変わる。

これはあなたにとってどのくらい該当しますか。

0―全く該当しない　1―ほとんど該当しない　2―少ししか該当しない　3―中くらいだが、どちらかと言えば該当しない　4―中ぐらいだが、どちらかと言えば該当する　5―かなり該当する　6―非常に強く該当する　7―全くその通りである

4　私はどちらかといえば――

(a) 悩んでいるが、それは私が私にとって非常に重要な人たちと、長期的に見て、望ましい近さに到達できないからである（例えばその人の愛情を得られなかったり、別離や死によって共に暮

らせなかったり等）。

これはあなたにとってどのくらい該当しますか。

0―全く該当しない　1―ほとんど該当しない　2―少ししか該当しない　3―中くらいだが、どちらかと言えば該当しない　4―中ぐらいだが、どちらかと言えば該当する　5―かなり該当する　6―非常に強く該当する　7―全くその通りである

(b) 悩んでいるが、それは私がネガティブな体験をしている人たちから、長期的に見て、必要かつ望ましい距離を取ることができずにいるからだ（例えばネガティブな影響を与えるパートナーや無理解な上司等から）。

これはあなたにとってどのくらい該当しますか。

0―全く該当しない　1―ほとんど該当しない　2―少ししか該当しない　3―中くらいだが、どちらかと言えば該当しない　4―中ぐらいだが、どちらかと言えば該当する　5―かなり該当する　6―非常に強く該当する　7―全くその通りである

(c) 全く悩みが無い。なぜなら私は長期的に見て、重要な人たちと望ましい近さに到達することも、厄介な人たちから望ましい距離を取ることもできるからだ。

これはあなたにとってどのくらい該当しますか。

0―全く該当しない　1―ほとんど該当しない　2―少ししか該当しない　3―中くらいだが、どちらかと言えば該当しない　4―中ぐらいだが、どちらかと言えば該当する　5―かなり該当する　6―非常に強く該当する　7―全くその通りである

5　私はどちらかといえば――

(a) 悩んでいるが、それは私が長期的に見て、私にとって重要な目標（例えば職業上の）に到達したり、状態（例えば家族の宥和等）を実現したりすることができないからだ。

これはあなたにとってどのくらい該当しますか。

0―全く該当しない　1―ほとんど該当しない　2―少ししか該当しない　3―中くらいだが、どちらかと言えば該当しない　4―中ぐらいだが、どちらかと言えば該当する　5―かなり該当する　6―非常に強く該当する　7―全くその通りである

(b) 悩んでいるが、それは私が、自分のじゃまになるネガティブな状態や障害によって、長い間刺激され続けているからだ。

これはあなたにとってどのくらい該当しますか。

0―全く該当しない　1―ほとんど該当しない　2―少ししか該当しない　3―中くらいだが、どちらかと言えば該当しない　4―中ぐらいだが、どちらかと言えば該当する　5―かなり該当する　6―非常に強く該当する　7―全くその通りである

(c) 全く悩みが無い。なぜなら私は普通、自分の目標を達成でき、ネガティブな状況を排除することができるからだ。

これはあなたにとってどのくらい該当しますか。

0―全く該当しない　1―ほとんど該当しない　2―少ししか該当し

ない　3―中くらいだが、どちらかと言えば該当しない　4―中ぐらいだが、どちらかと言えば該当する　5―かなり該当する　6―非常に強く該当する　7―全くその通りである

6　私は、誰かが私を極端に拒否したり、侮蔑したり、脅かしたり、不当に扱ったりするような状況下では、どちらかといえば――

(a)　その人に対する攻撃性を――言葉でも行動でも――表明することに、非常に抵抗を感じる。

これはあなたにとってどのくらい該当しますか。

0―全く該当しない　1―ほとんど該当しない　2―少ししか該当しない　3―中くらいだが、どちらかと言えば該当しない　4―中ぐらいだが、どちらかと言えば該当する　5―かなり該当する　6―非常に強く該当する　7―全くその通りである

(b)　その人に対して――言葉でも行動でも――間髪を入れず攻撃的になる。

これはあなたにとってどのくらい該当しますか。

0―全く該当しない　1―ほとんど該当しない　2―少ししか該当しない　3―中くらいだが、どちらかと言えば該当しない　4―中ぐらいだが、どちらかと言えば該当する　5―かなり該当する　6―非常に強く該当する　7―全くその通りである

(c)　正当な攻撃性を示すことに何ら抵抗を感じないが、過度の攻撃性を示すことはない。

これはあなたにとってどのくらい該当しますか。

0―全く該当しない　1―ほとんど該当しない　2―少ししか該当しない　3―中くらいだが、どちらかと言えば該当しない　4―中ぐらいだが、どちらかと言えば該当する　5―かなり該当する　6―非常に強く該当する　7―全くその通りである

7　私は、長期的に見て――

(a)　非常に重要な人に対して、自分の望む、精神的に必要な近さに到達することができないと思う。

これはあなたにとってどのくらい該当しますか。

0―全く該当しない　1―ほとんど該当しない　2―少ししか該当しない　3―中くらいだが、どちらかと言えば該当しない　4―中ぐらいだが、どちらかと言えば該当する　5―かなり該当する　6―非常に強く該当する　7―全くその通りである

(b)　自分のじゃまをし、障害となるような人との間に、必要な距離を取ることができないと思う。

これはあなたにとってどのくらい該当しますか。

0―全く該当しない　1―ほとんど該当しない　2―少ししか該当しない　3―中くらいだが、どちらかと言えば該当しない　4―中ぐらいだが、どちらかと言えば該当する　5―かなり該当する　6―非常に強く該当する　7―全くその通りである

(c)　重要な人との間の望ましい近さに到達することも、じゃまをす

る人からの必要な距離を取ることもできると思う。

これはあなたにとってどのくらい該当しますか。

0―全く該当しない　1―ほとんど該当しない　2―少ししか該当しない　3―中くらいだが、どちらかと言えば該当しない　4―中ぐらいだが、どちらかと言えば該当する　5―かなり該当する　6―非常に強く該当する　7―全くその通りである

8　自分にとって決定的な喪失体験（例えば死や別離、職業上の失敗等）のあとで、私はどちらかというと――

(a)「ガラスの鐘の下」にいるように、長い間精神的に麻痺したような状態になり、抑うつを感じ自分を責める傾向にある。
これはあなたにとってどのくらい該当しますか。
0―全く該当しない　1―ほとんど該当しない　2―少ししか該当しない　3―中くらいだが、どちらかと言えば該当しない　4―中ぐらいだが、どちらかと言えば該当する　5―かなり該当する　6―非常に強く該当する　7―全くその通りである

(b) 長い間精神的な落ち着きを失い、そのような感情の原因となっている人たちに対し腹を立てて、興奮し、苛立ちを覚える。
これはあなたにとってどのくらい該当しますか。
0―全く該当しない　1―ほとんど該当しない　2―少ししか該当しない　3―中くらいだが、どちらかと言えば該当しない　4―中ぐらいだが、どちらかと言えば該当する　5―かなり該当する　6―非常に強く該当する　7―全くその通りである

(c) 短期間適度な悲哀の感情を持つが、またすぐに精神的な平衡を取り戻す。
これはあなたにとってどのくらい該当しますか。
0―全く該当しない　1―ほとんど該当しない　2―少ししか該当しない　3―中くらいだが、どちらかと言えば該当しない　4―中ぐらいだが、どちらかと言えば該当する　5―かなり該当する　6―非常に強く該当する　7―全くその通りである

9　私は長期的に見て自分にとってよくない、ネガティブな状況下や条件下にあると――

(a) 自分と折り合いをつけ、よくない状況に甘んじ、例えば調和を図るなど、現在置かれている状況から最善のことを引き出そうとする。
これはあなたにとってどのくらい該当しますか。
0―全く該当しない　1―ほとんど該当しない　2―少ししか該当しない　3―中くらいだが、どちらかと言えば該当しない　4―中ぐらいだが、どちらかと言えば該当する　5―かなり該当する　6―非常に強く該当する　7―全くその通りである

(b) 激しく抵抗し、再三闘争や葛藤に陥るものの、結局はずっと不利な状況から抜け出せない。
これはあなたにとってどのくらい該当しますか。

0—全く該当しない　1—ほとんど該当しない　2—少ししか該当しない　3—中くらいだが、どちらかと言えば該当しない　4—中ぐらいだが、どちらかと言えば該当する　5—かなり該当する　6—非常に強く該当する　7—全くその通りである

(c) そのような状況から、自分の行動パターンを通じて自分自身を救済する（例えばネガティブな人物や状況から身を引いたり、状況をラディカルに変革したり等を通じて）。

これはあなたにとってどのくらい該当しますか。

0—全く該当しない　1—ほとんど該当しない　2—少ししか該当しない　3—中くらいだが、どちらかと言えば該当しない　4—中ぐらいだが、どちらかと言えば該当する　5—かなり該当する　6—非常に強く該当する　7—全くその通りである

10 私の精神的および／または身体的な活動（仕事や趣味等）は、普通私を——

(a) 心身の疲弊と抑うつ状態へと導くので、ぐったりした、脱力感を感じる。

これはあなたにとってどのくらい該当しますか。

0—全く該当しない　1—ほとんど該当しない　2—少ししか該当しない　3—中くらいだが、どちらかと言えば該当しない　4—中ぐらいだが、どちらかと言えば該当する　5—かなり該当する　6—非常に強く該当する　7—全くその通りである

(b) 精神的な興奮、緊張、過度の刺激へと導き、今にも爆発しそうな気持になる。

これはあなたにとってどのくらい該当しますか。

0—全く該当しない　1—ほとんど該当しない　2—少ししか該当しない　3—中くらいだが、どちらかと言えば該当しない　4—中ぐらいだが、どちらかと言えば該当する　5—かなり該当する　6—非常に強く該当する　7—全くその通りである

(c) 幸福感とポジティブな刺激、精神的な満足へと導く。

これはあなたにとってどのくらい該当しますか。

0—全く該当しない　1—ほとんど該当しない　2—少ししか該当しない　3—中くらいだが、どちらかと言えば該当しない　4—中ぐらいだが、どちらかと言えば該当する　5—かなり該当する　6—非常に強く該当する　7—全くその通りである

11 私は精神的に途方に暮れ、幸福感を得るためには、それが望ましく、必要な条件や状況に到達できないように感じるが——

(a) そのような場合私は、ネガティブな状況に対して無抵抗に順応する（例えば遠慮等によって）。

これはあなたにとってどのくらい該当しますか。

0—全く該当しない　1—ほとんど該当しない　2—少ししか該当しない　3—中くらいだが、どちらかと言えば該当しない　4—中ぐらいだが、どちらかと言えば該当する　5—かなり該当する　6—非常

に強く該当する　7―全くその通りである

(b) そのような場合私は、このような状況の原因に対して絶えず腹を立て、これに抵抗する。

これはあなたにとってどのくらい該当しますか。

0―全く該当しない　1―ほとんど該当しない　2―少ししか該当しない　3―中くらいだが、どちらかと言えば該当しない　4―中ぐらいだが、どちらかと言えば該当する　5―かなり該当する　6―非常に強く該当する　7―全くその通りである

(c) いつも繰り返し幸福感を獲得できるように、私はそのような条件や状況に対して働きかける。

これはあなたにとってどのくらい該当しますか。

0―全く該当しない　1―ほとんど該当しない　2―少ししか該当しない　3―中くらいだが、どちらかと言えば該当しない　4―中ぐらいだが、どちらかと言えば該当する　5―かなり該当する　6―非常に強く該当する　7―全くその通りである

評価法

それぞれの質問項目のすべての (a) の得点を合計し、それを十一で割ってください。そうすれば制止に関するあなたの平均値が得られます。同じ操作を (b) についても行ってください。これは興奮に関するあなたの平均値を表します。(c) においては、あなたの精神的な平衡に関する数値が得られます。結果を総合すると、あなたの制止、興奮、精神的平衡の関係が示されます。

第十四章　オートノミートレーニングと精神—身体相互作用に関する文献

[1] Grossarth-Maticek R: Social psychotherapy and course of disease. First experiments with cancer patients. Psychother and Psychosom 33 : 129-38, 1980.

[2] Grossarth-Maticek R: Synergetic effects of cigarette smoking, systolic blood pressure, and psychosocial risk factors for lung cancer, cardiac infarct and apoplexy cerebri. Psychother Psychosom 34 : 267-272, 1980.

[3] Grossarth-Maticek R: Kognitive Verhaltenstherapie. Springer, Berlin, 1979.

[4] Grossarth-Maticek R: Krankheit als Biographie. Ein medizinsoziologisches Modell der Krebsentstehung und -therapie. Kiepenheuer & Witsch, Köln, 1979.

[5] Grossarth-Maticek R, Vetter H: Lebensverändernde Ereignisse, psychosoziale Disposition und Krankheitsausbruch bei Krebspatienten. Abschlußbericht an die Deutsche Forschungsgemeinschaft, Heidelberg, 1980.

[6] Grossarth-Maticek R, Vetter H: Psychosoziale Faktoren für die Krebserkrankung — Darstellung einer retrospektiven Studie. Zeitschrift für Analyse, Prävention und Therapie psychosozialer Konflikte und Krankheiten, I: 108-125, 1981.

[7] Grossarth-Maticek R, Siegrist J, Vetter H: Interpersonal repression as a predictor of cancer. Soc Sci Med 16: 493-498, 1982.

[8] Grossarth-Maticek R, Kanazir DT, Schmidt P, Vetter H: Psychosomatic factors in the progress of can-

cerogenesis, theoretical model and empirical results. Psychother Psychosom, 38: 284-302, 1982.

[9] Grossarth-Maticek R, Frentzel-Beyme R, Becker N: Cancer risk associated with life events and conflict solution. Cancer Detect Prev 7: 201-209, 1984.

[10] Kanazir DT, Djordjevic-Markovic R, Grossarth-Maticek R: Psychosocial (emotional) stress, steroid hormones and cancerogenesis. Molecular aspects. Facts and speculations. In Ovchinnikov YA (ed.). Progress in bioorganic chemistry and molecular biology. Proceedings of the International Symposium on Frontiers in Bioorganic Chemistry and Molecular Biology held in Moscow and Alma-Ata, USSR, on 19-24 June 1984. Elsevier Science, Amsterdam, 1984.

[11] Grossarth-Maticek R, Bastiaans J, Kanazir DT: Psychosocial factors as strong predictors of mortality from cancer, ischaemic heart disease and stroke: The Yugoslav Prospective Study. J Psychosom Res 29: 167-176, 1985.

[12] Grossarth-Maticek R, Kanzir DT, Schmidt P, Vetter H: Psychosocial and organic variables as predictors of lung cancer, cardiac infarct and apoplexy: Some differential predictors. Pers Individ Diff 6: 312, 1985.

[13] Grossarth-Maticek R, Kanazir DT, Vetter H, Schmidt P: Psychosomatic factors involved in the process of cancerogenesis — Preliminary results of the Yugoslav Prospective Study. Psychother Psychosom 40: 191-120, 1983.

[14] Grossarth-Maticek R, Schmidt P, Vetter H, Arndt S: Psychotherapy research in oncology. In Steptoe A, Mathews A (eds.) : Health care and human behavior. Academic Press, New York, 1984.

[15] Grossarth-Maticek R: Die Bedeutung psychosozialer Faktoren für die Überlebenszeit von Krebspatienten. In: Integrative Betreuung des chronisch kranken Krebspatienten, Kongreßband des V. Stuttgarter Immuntherapie-Symposium, 6-7 September 1992.

[16] Grossarth-Maticek R: Die Bedeutung der Interaktion zwischen psychosozialen und organischen Risikofaktoren für die primäre Prävention des Mammakarzinoms. Referat, gehalten am 4. 11. 1992 in der Frauenklinik der Universität Heidelberg.

[17] Grossarth-Maticek R: Krebs und Psyche. Die Ver-

haltensdimension in der Onkologie (1. Teil). Deutsche Zeitschrift für Onkologie 24: 155-162, 1992.

[18] Grossarth-Maticek R: Krebs und Psyche. Die Verhaltensdimension in der Onkologie (2. Teil). Deutsche Zeitschrift für Onkologie 25: 19-23, 1993.

[19] Grossarth-Maticek R: Krebs und Psyche. Die Verhaltensdimension in der Onkologie (3. Teil). Deutsche Zeitschrift für Onkologie, 25: 49-55, 1993.

[20] Grossarth-Maticek R, Eysenck HJ, Barrett P: Prediction of cancer and coronary heart disease as a function of method of questionnaire administration. Psychol Rep 73: 943-959, 1993.

[21] Grossarth-Maticek R: Der systemische Charakter ausgewählter Krebserkrankungen. Deskriptive Ergebnisse der Heidelberger Prospektiven Interventionsstudie 1973-1988. Deutsche Zeitschrift für Onkologie 26: 85-102, 1994.

[22] Grossarth-Maticek R: The effects of alcohol consumption dependent on circumstances corresponding to disease and health. Vortrag, gehalten auf dem 38. Kongreß des International Institutes on the Prevention and Treatment of Alcoholism and Drug Dependence, Prag, 5-10 Jun 1994.

[23] Grossarth-Maticek R, Eysenck HJ: Self-regulation and mortality from cancer, coronary heart disease, and other causes: A prospective study. Pers Individ Diff 19: 781-795, 1994.

[24] Grossarth-Maticek R, Eysenck HJ, Boyle G: An empirical study of the diathesis-stress theory of disease. Int J Stress Management 1: 3-18, 1994.

[25] Grossarth-Maticek R: Interaktion von physischen und psychischen Risikofaktoren bei der Tumorprogression. Vortrag, gehalten am Onkologischen Arbeitskreis Heidelberg, 14 Jun 1995.

[26] Grossarth-Maticek R: Das Autonomietraining. Der Kassenarzt 27: 29-44, 1985.

[27] Grossarth-Maticek R: Psychosoziale Verhaltenstypen und chronische Erkrankungen. Der Kassenarzt 29: 26-35, 1986.

[28] Grossarth-Maticek R, Frentzel-Beyme R, Kanazir DT, Jankovic M, Vetter H: Reported herpes virus-infection, fever and cancer incidence in a prospective study. J Chr Dis 40: 967-976, 1987.

[29] Grossarth-Maticek R, Vetter H, Frentzel-Beyme R, Heller WD: Precursor lesions of the GI tract and

psychosocial risk factors for prediction and prevention of gastric cancer. Cancer Detect Prev 13: 23-29, 1988.

[30] Grossarth-Maticek R, Eysenck HJ, Vetter H, Schmidt P: Psychosocial types and chronic diseases: Results of the Heidelberg prospective psychosomatic intervention study. In Maes S, Spielberger CD, Defares PB, Sarason IG (eds.) : Topics in Health Psychology. Wiley, New York, 1988.

[31] Grossarth-Maticek R, Eysenck HJ, Vetter H: Personality type, smoking habit and their interaction as predictors of cancer and coronary heart disease. Pers Individ Diff 9: 479-495, 1988.

[32] Grossarth-Maticek R: Disposition, Exposition, Verhaltensmuster, Organvorschädigung und Stimulierung des zentralen Nervensystems in der Ätiologie des Bronchial-, Magen- und Leberkarzinoms. Deutsche Zeitschrift für Onkologie 21: 62-78, 1989.

[33] Eysenck HJ, Grossarth-Maticek R: Prevention of cancer and coronary heart disease and the reduction in the cost of the National Health Service, J Soc Polit Econ Stud 14: 25-47, 1989.

[34] Eysenck HJ, Grossarth-Maticek R: Personality and stress as factors in cancer and coronary heart disease. 2nd International Montreux Congress on Stress. Montreux, Switzerland, November 1989.

[35] Grossarth-Maticek R, Eysenck HJ: Creative novational behaviour therapy in the prevention of cancer and coronary heart disease. 2nd International Montreux Congress on Stress. Montreux, Switzerland, November 1989.

[36] Grossarth-Maticek R, Eysenck HJ: Coffee-drinking and personality as factors in the genesis of cancer and coronary heart disease. Neurobiol 23: 153-159, 1990.

[37] Grossarth-Maticek R, Eysenck HJ: Prophylactic effects of psychoanalysis on cancer-prone and coronary heart disease-prone probands, as compared with control groups and behaviour therapy groups. J Behav Ther Exp Psychiat 21: 91-99, 1990.

[38] Grossarth-Maticek R, Eysenck HJ: Psychological factors in the prognosis, prophylaxis, and treatment of cancer and coronary heart disease. Directions Psychiat 9: 2-7, 1990.

[39] Grossarth-Maticek R, Eysenck HJ: Personality, smoking and alcohol as synergistic risk factors for

cancer of the mouth and pharynx. Psychol Rep 67: 1024-1026, 1990.

[40] Grossarth-Maticek R, Eysenck HJ, Uhlenbruck G, Rieder H, Vetter H, Freesemann C, Rakic L, Gallasch G, Kanazir DT, Liesen H: Sports activity and personality as elements in preventing cancer and coronary heart disease. Percept Mot Skills 71: 199-209, 1990.

[41] Grossarth-Maticek R, Eysenck HJ: Personality, stress and disease: description and validation of an new inventory. Psychol Rep 66: 355-373, 1990.

[42] Grossarth-Maticek R: Krebs und Psyche. Referat, gehalten auf der wissenschaftlichen Sitzung der Berliner Röntgen-Gesellschaft e. V., gemeinsam mit dem Tumorzentrum, Berlin, 11 Dec 1990.

[43] Grossarth-Maticek R: Die Bedeutung des Verhaltensmusters in der Entstehung und Prognose von Krebserkrankungen. In Klippel KF (ed) : Aktive Tumornachsorge: Psychologische Führung, medikamentöse Betreuung, berufliche Integration. Kongreßband, IV. Stuttgarter Immuntherapie-Symposium, 21-22 Sep 1990.

[44] Grossarth-Maticek R, Eysenck HJ: Personality, stress and motivational factors in drinking as determinant of risk for cancer and coronary heart disease. Psychol Rep 69: 1027-1093, 1990.

[45] Grossarth-Maticek R, Eysenck HJ: Creative novation behaviour therapy as a prophylactic treatment for cancer and coronary heart disease: Part I — Description of treatment. Behav Res Ther 29: 1-16, 1991.

[46] Eysenck HJ, Grossarth-Maticek R: Creative novation behaviour therapy as a prophylactic treatment for cancer and coronary heart disease: Part II — Effects of treatment. Behav Res Ther 29: 17-31, 1991.

[47] Grossarth-Maticek R, Eysenck HJ: Prevalence and etiology of psychological problems in cancer patients. In Seva A et al (eds.) : The European Handbook of Psychotherapy and Mental Health. Vol. II, 1392-1396. Anthropos, Barcelona, 1991.

[48] Grossarth-Maticek R, Eysenck HJ, Gallasch G, Vetter H, Frentzel-Beyme R: Changes in degree of sclerosis as a function of prophylactic treatment in cancer-prone and CHD-prone probands. Behav Res Ther 29: 343-351, 1991.

[49] Grossarth-Maticek R, Eysenck HJ: Personality and cancer: Prediction and prophylaxis, In Nygaard F, Upton AC (eds.) : Anticarcinogenesis and radiation protection, 2. Plenum, New York, 1991.

[50] Eysenck HJ, Grossarth-Maticek R, Everitt B: Personality, stress, smoking and genetic predisposition as synergistic risk factors for cancer and coronary heart disease. Integr Physiol Behav Sci 26: 309-322, 1991.

[51] Grossarth-Maticek R, Eysenck HJ, Rakic L: Central nervous system and cancer. In Nygaard F (ed.) : Anticarcinogenesis and radiation: Strategies in protection from radiation and cancer. Plenum, New York, 1991.

[52] Grossarth-Maticek R, Eysenck HJ, Vetter H, Frentzel-Beyme R: The Heidelberg prospective intervention study. In Eylenbosch WJ, Depoorter AM, van Lerebecke N (eds.) : Primary prevention of cancer. Raven, New York, 1988.

[53] Grossarth-Maticek R, Eysenck HJ: Psychological factors in the treatment of cancer and coronary heart disease. In: Issues in Modern Therapy. New York, Hatherleigh Press, 1996.

[54] Stierlin H, Grossarth-Maticek R: Krebsrisiken — Überlebenschancen: Wie Körper, Seele und soziale Umwelt zusammenwirken. Carl-Auer-Systeme Verlag, Heidelberg, 1998.

[55] Grossarth-Maticek R: Systemische Epidemiologie und präventive Verhaltensmedizin chronischer Erkrankungen: Strategien zur Aufrechterhaltung der Gesundheit. Walter de Gruyter, Berlin, New York, 1999.

[56] Grossarth-Maticek R, Eysenck HJ, Boyle GJ, Heep J, Costa S, Die, J: Interaction of psychosocial and physical risk tactors in the causation of mammary cancer, and its prevention through psychological methods of treatment. J Clin Psychol 56: 33-50, 2000.

解説 ——オートノミートレーニングが開く新しい世界

熊野　宏昭

本書は、ロナルト・グロッサルト＝マティチェクが開発したオートノミートレーニングを解説したものであるが、永野先生、有村先生、福元先生の大変なご尽力によって、この度わが国の読者にとっても手の届くものになった。オートノミートレーニングとは、本書の副題にあるように、健康、幸福、社会の安定の鍵となる自律性を高めることを目的とした心理的介入法であるが、世の中に広く知られるようになったのは、がん親和性行動パターン（タイプI）、虚血性心疾患親和性行動パターン（タイプII）を持つ者に対して（表12・15参照）介入をして、前向きにフォローした結果、どちらの発症率も大幅に減ったという大変刺激的な研究結果（表12・16参照）によってであろう。

私がグロッサルトらの研究に興味を持ったのは、ハンス・J・アイゼンク（グロッサルトと共同で上記の研究に取り組んだ行動療法やパーソナリティ研究の大家）が一九九一年に著し、一九九三年に翻訳出版された『たばこ・ストレス・性格のどれが健康を害するか』[*1]を読んだことがきっかけであった。その中には、上記のタイプI、タイプII行動パターンとがんや虚血性心疾患発症に関する前向き研究の結果や、短期行動療法（オートノミートレーニング）の効果に関する印象深いデータ（それぞれ、本書の表12・15、表12・16の前身になったもの）が載っていたため、私はわが国でも同様な関連が認められるのかどうかを研究してみたいと考えたのである。そこで、まずは質問紙を日本語化し信頼性と妥当性を検討し、そしてケース・コントロール研究でがん患者と健常者で差異があることを確認し、最終的には国立がんセンターの泌尿器科及び精神腫瘍科の先生方と共同で、前立腺がんの生検目的で入院した患者を対象にした準前向き研究（生検前日に質問紙・面接調査を行っておき、後日がんが発見された者と発見されなかった者に分けて、両者の間で様々な要因に差があるかどうかを検討する研究）まで行った。その成果は、二〇〇五年に報告したが[*2]、患者特性（他のがんや糖尿病を含む合併疾患や既往疾患、精管結紮の有無、結婚歴、がんが診断されるという患者の予想、前立腺がんの家族歴、飲酒習慣、喫煙習慣)、血液データ(Prostate Specific Antigen: PSA, testosterone, free testosterone, androsterone, cortisol, ACTH)、摂取栄養素(The Food Frequency Questionnaire: FFQ)、タイプⅠからタイプⅥまでの行動パターン(The Japanese version of the Short Interpersonal Reactions Inventory: SIRI33)、感情状態(The Profile of Mood States: POMS)、パーソナリティ(The NEO Five－Factor Inventory: NEO－FFI)、ストレス対処(The Coping Inventory for Stressful Situations: CISS)について、ケース八六名、コントロール八一名の間で差が認められたのは、前立腺がんの家族歴(一〇・八%と一・二%)、タイプⅠの割合(一六・三%と四・九%)、PSA(一五・八ng/dlと九・二ng/dl)、患者の予想(一〇〇点満点で五二・七点と三六・七点)の四変数のみであった。そこで、多重ロジスティック回帰分析を用いて、タイプⅠと家族歴が前立腺がん診断に関わるオッズ比を求めたが、それぞれ三・八、九・三となり有意な関連が示された。さらに、PSAと患者の予想も説明変数に加えて補正した結果でも、それぞれのオッズ比は四・二、一〇・八と実質的に変化しないことも明らかになった。つまり、グロッサルトの予想は、わが国のがん患者においても当てはまることが確認されたのである。

しかしこのテーマについては、ネガティブな結果も多く報告されており、わが国でも、二〇〇三年に報告された宮城県での研究はその代表例と言ってよい。[*3] この研究では、アイゼンクのパーソナリティ尺度(Eysenck Personality Questionnaire-Revised: EPQ-R)を用いて、非常に大規模な前向きの疫学研究を行い、がんになりやすい性格傾向は存在しなかったと結論づけたのであるが、ここで一つ指摘しておきたいのは使用尺度の不十分さである。本書を通読した読者はすでに理解できていると思うが、タイプⅠではがんに罹患しやすいとされるが、タイプⅡはタイプⅠとは逆向きの影響を身体に与えるため、がんには罹患しにくく、タイプⅠとタイプⅡが混合した行動パターンとされるタイプⅢでは、自律性の高いタイプⅣと同じくらいがんと虚血性疾患の罹患率は低いのである(表12・15参照)。したがって、上記のEPQ-Rで、タイプⅠとタイプⅡやⅢが弁別できるかどうかということが、決定的に重要になるが、結論から言うとそれはできないのである。EPQ-Rには、神経症性(N)、外向性(E)、精神病性(P)、虚偽性(L)の四下位尺度があるが、これらの内、タイプⅠやタイプⅡに関係するのはNとLである。そして、N得点(特定不安の高さに相当)はタイプⅠ、Ⅱ、Ⅲの全てで高得点になるため、この三者を弁別できず、L得点(社会的望ましさに相当)はタイプⅠ、

IIに加えてタイプIVでも高得点になるため、この三者を弁別できない。つまり、ＥＰＱ-Ｒのような一般的なパーソナリティ尺度では、がん親和性の有無を明らかにできない可能性があるのだが、それは、われわれの研究で用いた、パーソナリティを構成する一般的要因としてコンセンサスの得られている五因子（ビッグ・ファイブ）を測定できるＮＥＯ-ＦＦＩにおいて、ケースとコントロールの差異が見出されなかったことからも裏づけられるだろう。

　以上のように、グロッサルトの理論が予測的妥当性を持っているかどうか（がんや心筋梗塞の発症を予測できるかどうか）の結論は、今後の研究の進展を待つ必要があるが、本書を読まれた読者は、その主題であるオートノミートレーニングの意義は、それとは別に評価する必要があるということに同意していただけるだろう。つまり、本書で解説されているオートノミートレーニングは、心理的介入法そのものとしても、大変ユニークな特徴を持っているのである。特に印象的な点だけでも列挙してみると以下のようになる。

- 理論的前提となっているのは、人間は誰しも無意識的・意識的に幸福感、快、社会的安定感および自分の能力に対する信頼感を模索している、という主張である。
- オートノミートレーニングとは、自律的なセルフレギュレーションを刺激するための方法、すなわち、幸福感、精神的平衡、欲求充足、目標達成や問題解決につながるあらゆる自力活動を活性化するための方法である。特定の症状や疾患の治療を目的とした治療ではない。
- 成功するのは通常、活性化されることを待っている新たな行動のための動機を、対象者が既に潜在的に持っている場合のみである。
- 無意識の傾向をできるだけ知ろうとするため、本当は何を望み、自分の目標を達成するためには何がしたいのかを対象者に尋ねることが、トレーニングの根本原理となる。
- 介入には、予め決められた方法は存在しないと同時に、長期的な研究結果に基づいて行われる。

＊1　ハンス・J・アイゼンク（著）、清水 義治、永島 克彦、水沼 寛（訳）『たばこ・ストレス・性格のどれが健康を害するか——癌と心臓病の有効な予防法を探る』星和書店、一九九三年

＊2　Kumano H et al: Harmony seeking and the risk of prostate cancer: a prebioptic study. J Psychosom Res 59: 167-74, 2005

＊3　Nakaya N et al: Personality and the risk of cancer. J Natl Cancer Inst 95: 799-805, 2003

- 全体の八七%が一度のセッションのみであり、要した時間は三〇分から三時間の間である。
- 生来のセルフレギュレーションを阻害する誤って学習された評価や感情などによる障害が除去されれば問題の半分は解決され、自分が必要とする環境条件を創出することが習得されるなら残りの半分も解決される。
- 最初の目標は、幸福感と快を生むために、彼らが自分を利するることのできる欲求の表明を極力促進し、その充足を活性化することである。
- 新しいものの見方をクライエントに紹介し、クライエントの新しい行動パターンを刺激し、できれば承認などの、クライエントにとって満たされてこなかった欲求を充足する(言葉や行動の内容の是非を取り上げるのではなく、承認という機能を提供する)。
- ポジティブな過敏さとネガティブな過敏さ。われわれは、比較的無害な状況に対してすら、極端にポジティブあるいはネガティブに反応することがある。
- 幸福感を得るためには以下のような試みが考えられる。周囲の人間や活動から距離を取る、自分の環境に積極的に働きかけ新しい環境条件を創出する、自分の人格に対して特定の態度を取る。
- トレーニングの目標となるコントロールされた幸福感とは、偶然や他者、外的条件に依存した快や幸福感ではなく、あくまでも本人が個人の営みによって、繰り返し、再現性をもって、かつ本人の自信による裏付けを伴って獲得することができるものである。

つまり、オートノミートレーニングとは、特定の症状や疾患の治療を目的としない短期療法であり、幸福感と快を経験してもらうことを目指し、そのための方法はクライエントの無意識や身体が知っているという立場で臨む。そして介入としては、まずはクライエントにとって満たされなかった承認などの欲求を満たし、その先進んでいきたい方向をクライエント自身に尋ね、ポジティブまたはネガティブな過敏さがある場合は周囲から距離を取る、自力活動によって新しい環境条件を創出する、自分の人格に対して特定の態度を取るといった方法によって、コントロールされた幸福感を享受できるようになってもらうことを目標にするのである。こういった治療法は、近年発展してきた、特定の症状や問題に焦点を当てるのではなく、本人が持っているリソースやポテンシャルに注目して、それを伸ばしていこうとするポジティブ心理学の行き方とも通じるものがあるし、行動療法の最前線で大きく発展しつつあるアクセプタンス&コミットメント・セラピー（ACT）における「価値の明確化とコミットメント」とも一致するものだろう。また、最初に、言葉や行動の内容の是非を取り上げるのではなく、承認という機能を提供するという点は、境界性パーソナリティ障害を対象にして、まずは現在の状態を強力に承認した上で、変化の技法と両輪でアプローチして大きな成果を上げている弁証法的行動療法（DBT）とも共通したものと思われる。そして、周囲の人間や活動から距離を取ることと「アクセプタンス」、自分の環境に積極的に働きかけ新しい環境条件を創出することと「コミットメントや行動活性化」、自分の人格に対して特定の態度を取ることと「自己の柔軟性」との対応を考えると、上記の「価値の明確化とコミットメント」にとどまらず、ACT全般と深い部分で通底している可能性も窺われ大変興味深い。

グロッサルトは行動療法の産みの親と言ってもよいアイゼンクと長年にわたって共同研究をする過程で、オートノミートレーニングという短期行動療法を開発した。これらの方法が、行動療法の最前線で発展しつつある「新世代の認知行動療法」（ACTやDBT）と相通じるものがあるのも不思議なことではないのかもしれない。認知・行動療法の臨床に携わる多くの対人援助職の皆さん、行動医学や心身医学の分野でがんや心筋梗塞の患者さんのケアに立ち向かう医療関係者の皆さん、そしてご自身ががんや心筋梗塞など難治性の慢性疾患に苦しむ多くの人たち、そして自分の内なる声が今とは違った生き方をした方がよいと言っているように思えるのに、どうしてよいか分からない大勢の同胞たちの全てに、本書をご一読いただくことお勧めしたい。

平成二十五年八月

医学博士　熊野宏昭
早稲田大学人間科学学術院教授
早稲田大学応用脳科学研究所所長

謝辞——あとがきに代えて

本訳書が上梓されるまでには、本当にたくさんの方々のお世話になった。何と言ってもまず、共訳者である有村、福元両氏による膨大な翻訳作業を挙げなくてはならない。ドイツ文学研究者である両氏にとって、専門分野とはほど遠い自然科学系の、しかも特殊な専門用語に満ちた本書の翻訳は、決して楽な作業ではなかったはずである。それでも両氏がこの六年間、ときに弱気になる私（永野）を逆に励まし、数十回に及ぶ翻訳検討会に粘り強く参加してこられた最大の理由は、「内容が実に興味深い、ぜひ出版すべきだ」という、両氏に共通の強い思いであったと思う。作業過程で生じた疑問は、原著者に直接尋ねて解消した。また原書中に数カ所あった編集上の誤りも、原著者の確認を経てこの日本語版では訂正している。原書の出版から十年以上が経過しているが、本書を日本で送り出す意義がむしろ高まっていると考える理由は、前書きで述べた積もりである。

グロッサルト＝マティチェク先生の研究との出会いは一九九五年、ハンス・J・アイゼンク先生による著書[*1]を通じてであった。同書で紹介されていたグロッサルト先生の研究に深く感銘を受けた私は、アイゼンク先生に手紙を書いた。そしてアイゼンク先生の紹介によって、同年十二月にグロッサルト先生を訪問することができた。ちなみにアイゼンク先生の著書と私との出会いは、その翻訳に携わった清水義治先生を始めとする方々のご尽力に導かれたものであった。

その後清水先生には、すでにグロッサルト理論に関する研究に取り組んでおられた朝枝哲也先生（当時、京都工場保健会）を紹介していただいた。二〇〇〇年、京都に朝枝先生を訪問した際にご歓待いただいた席で、熊野宏昭先生（当時、東京大学病院心療内科）を紹介していただいた。私も当時、グロッサルト理論の日本における妥当性に関する研究を開始していたが、得られたデータは必ずしも肯定的なものとは限らなかった。それでも今日まで関連の研究を続けてこられたのは、熊野先生や朝枝先生らが、日本人を対象として、まさにグロッサルト理論を裏付ける研究成果[*2]を挙げられているという身近な目標が存在したことが大きい。熊野先生にはさらに、大変お忙しい中本書の解説をご執筆いただいた。熊野先生はその中で、グロッサルト行動類型の独自性を従来の「パーソナリティ」と対比され、オートノミートレーニングの独自性のみならず、それが最先端の心理療法と共有し得るポイントにまで言及されている。熊野先生による解説は、本書の内容をより理解し、整理する際の指針になるものと確信している。

　グロッサルト先生の研究は、その独創性と先進性、包括性、研究の質と量など、あらゆる点において他を圧倒するものであった。しかしそれだけにこの天才には「敵」も多く、国際的な学術領域において相応の評価を受けてきたとは言い難い。本書を日本の読者に届けることができるという喜びとともに、ドイツ語（原書）以外の言語での本書の出版が初めてであることに、一抹の寂しさも感じる。一方で、彼の理論と実践に深く共鳴し、支援を惜しまなかった人々もいた。その代表が本書の序文の著者の一人であるヤン・バスティアーンス先生と、上記のアイゼンク先生であった。今は鬼籍に入られた両先生を始めとする多くの人々の支援がなければ、一九八〇年代から九〇年代にかけての激しい逆風の中、グロッサルト先生が精力的に研究を続けることは叶わなかったであろう。

　私事に戻れば、私は数え切れない師や友人たちに恵まれた。とりわけ恩師である久保千春先生（九州大学病院長）、古野純典先生（国立健康・栄養研究所理事長）、そして旧友である須藤信行君（九州大学病院心療内科教授）には、私のグロッサルト先生との最初の出会い以来、学問的なご指導はもとより、公私・物心に渡って一貫して支えていただいている。星和書店には本書の出版を引き受けていただいたが、これは旧友である冨高辰一郎君（パナソニック健康保険組合健康管理センター）からの紹介がなければ実現しなかった。最後に、本書の出版のみならず、熊野先生や私がグロッサルト先生に出会うきっかけとなったアイゼンク先生の著書も、公益法人喫煙科学研究財団の支援がなければ実現しなかった。奇しくも同じ財団にご支援いただき同じ出版社から出版していただくことになり、不思議な縁を感じるとともに、感謝の念を新たにしている。

平成二十五年八月　　　永野　純

＊1　熊野宏昭先生の解説を参照

＊2　朝枝哲也ら　疾病親和性パーソナリティ・テストによる癌発症の予測（九年追跡調査）Cancer Sci 95 suppl 537, 2004。熊野先生の研究は、解説を参照。

索　引

【あ行】

愛のエネルギー　70
アルツハイマー型認知症　112,255
安心　7
アンティテーゼ　385
アンビバレンス（アンビバレント）　41,46,87,133,136,319,323
胃がん　206,358
生きる意味　34,162,214,302,329,390
意識から分離された感情　325
医師のためのオートノミートレーニング　227
依存
　対象への——　44
　物質——　177,387
イデオロギー　233,236,320
AIDS　407
HIV　407
エキスパートシステム　398
オートノミートレーニングの効果　413

【か行】

快　2,7
快-不快マネジメント　39
乖離　19,213,323
過敏さ　320
神との関係　3,402
がん患者のセルフレギュレーション　309
環境条件　1
肝硬変　170
感情移入　369
　——能力　369
感情と合理性　2,37
感情と理性が分裂　340
感情と理性の統合　340
がん性格　301
がん抑制遺伝子　184
企業　105,238,399
　——経営能力　411
気づき　404
救済者的姿勢　262
急進主義
　政治的——　231
共産主義　387
共生　141,177
拒否　42,85,97,110,117,135,138,172,177,212,256,269,320,358,421
健康的な加齢　419
現状と願望との「隔たり」　247
睾丸がん　110,303
行動　2,301
　——パターン　301
行動類型

グロッサルトの── 40,135,163,171,190,419,432,433
幸福 7
──感 2
興奮 174,514
過剰な── 2,419
制御困難な── 45
過度の── 135,421
どうしようもない── 167,427
制止，──，平衡についての質問票 514
合理性に欠けること 35
コミュニズム 233
孤立 172,272
最終的── 171,180,187
コレステロール
総── 185

【さ行】

罪悪感 263
サッカー 104,238,257,297,337,398
──ファン 451
仕上がり 262
子宮がん 52,110
刺激の布置 32,257
刺激－反応関係 30,350
刺激－反応分析 371
試行錯誤 19,74,168,345,357
思考停止 267
自己愛 46,387
──的自己中心性 451
──的自己保護 43,123,264
──的防御 77
自己イメージ 351
自己観察 352
自己犠牲 177
自己疎外 180
自己中心性 138
自己中心的 173,175
──な欲求 429
──な欲求の表明と充足 172
──行動 175
──なセルフレギュレーション 181
自己破壊 44,58,66,175,213,263,387
自己表出 423
自己保護 168
失業 230,409,410
長期──者 410
──率 397
失望 421
質問票 465
自分を利する 172,173,175,268
──セルフレギュレーション 181
──自己表現 181
──欲求 300
嗜癖 xxxi,7,58,119,213,341,359
社会経済的要因 408
社会的帰属感 408
社会的孤立 408
宗教観 443
執着 96,135,138
柔軟 47,69,136,168,429
修復の複製行為 179
止揚 129,268
アンビバレンスの── 323
衝動 331
承認 xvi,19,42,98,119,138,172,253,270,

283,286,302,358
職業
──訓練 411
──上の要請 409
──上の抱負 410
自力活動 2
自立 53,74,119,121
──性 119
自律 47,121,136,141
──性 xxx
──化 119,323
心筋梗塞 90,110,167,170,210,289,433
信仰 3,230,403
──に関する態度 443
──形態 449
自発的な── 444
伝統的な── 450
ジンテーゼ 374,385
心理的力動 70,162,171,214,419
睡眠の質 415
救われない救済者 262
ストレス 91,92,350
子供時代の── 102
パートナー関係の── 102
職場での── 103
抗──因子 106
ディ── 91
良性── 78,91
ユー── 91
スポーツ活動 454
制止 2,42,98,137,164,167,301,419,425,514
──，興奮，平衡についての質問票 514
政治的急進主義 231
精神的進化 403
精神的な平衡 136,168,251,275,422,429
絶対精神 385
絶対非精神 385
セルフレギュレーション xxvii,1,73,141,343,404,465,465,510
社会的── 8,54,103,229,274,398
自己中心的／自分を利する── 181
──評価のための質問票 465
──短縮版質問票 510
相互作用 1,30,69,184,186,210,229,236,307
弁証法的── 385
総コレステロール 185
喪失 25,42,302,358
疎外
自己── 180
底引き網効果 370,372

【た行】

対象 135
──への依存 44
理想化された── 42,44,111,176
不愉快な── 45
代償行為 8
大腸がん 283,339
タイプI 42,135,172,177,190,420,423,434,439
──a 165
──b 165
タイプII 45,135,167,174,177,194,420,427,436,439
タイプIII 46,136,175,178,195,422,428,438
タイプIV 47,136,168,175,178,197,422,

429,439
タイプV　41,48,136,175
タイプVI　41,48,137,175
他者の破壊　66,387
単調　113,268,359
——で退屈　17
調和的な忠誠葛藤　111
罪の意識　230
敵対的な忠誠葛藤　110
テーゼ　385
ディストレス　91
転轍の切り替え　251,365
統合　7,35,37,85,126,175,254,268
動機づけ　17
動的イメージ　109,351
独立　119

【な行】

内的平衡　2,47,73,141
乳がん　42,52,110,166,210,286,314,335,396
認知症
アルツハイマー型——　112,255
脳腫瘍　101,113
脳卒中　167,210,433

【は行】

パーキンソン病　115
肺がん　111,170
ハイデルベルク前向き・介入研究　xxxiv
パブロフ　422
ハラスメント　358
反感情　19,24,35,48,101,113,136,175,230,404
反規範　48
反合理　35
反社会的　48,83,137,175,234
——な幸福感　461
反理性　48
敏感さ　177
ファシズム　232
複合的因果関係　151
符合点　xxi,166,243,253,376
布置
刺激の——　32,257
物質依存　177,387
不愉快な対象　45
分離　126,268,272
分裂　7,126,254
——による代償不全　254
——の代償　254
平衡　419,514
内的——　2,47,73,141
精神的——　136,168,251,275,422,429
制止，興奮，——についての質問票　514
ヘーゲル哲学　385
ヘーゲルの弁証法　385
ヘルパーシンドローム　262
弁証法
——的作用　14
——的相互作用　385
ボクシング　336

【ま行】

前向き・介入研究　115
無意識　xxxi, 17, 34, 54, 65, 213, 329, 364, 415
　集合的――　234
無神論　230, 403, 443

【や行】

ユーゴスラビア前向き研究　449
優秀なオートノミートレーナー　253, 369
抑圧　126, 301, 331
欲求不満　421

【ら行】

力動
　心理的――　70, 162, 171, 214, 419
利己　173, 184
利己的　172, 175, 302
理想化　135, 172
　――された対象　42, 44, 111, 176
利他的　42, 172, 177, 301
　――な自己犠牲　177
　――行動パターン　301
利他主義　421
隣人愛　387
霊性　5

《訳者略歴》

永野　純　（ながの じゅん）

九州大学准教授（基幹教育院）。総合内科専門医，医学博士。

1964 年生まれ。1988 年九州大学医学部卒業。神戸市立中央市民病院，国立病院九州がんセンター，北九州市立医療センター，九州大学病院（心療内科）等に勤務。2000 年九州大学大学院（予防医学）中退。同年九州大学健康科学センター講師，助教授・准教授を経て 2013 年より現職。ストレスと健康をテーマとした研究に従事する。2011 年日本心身医学会「池見賞」受賞。著書として『現代心療内科学』（永井書店，共著）がある。

有村隆広　（ありむら たかひろ）

九州大学名誉教授。

1936 年生まれ。九州大学文学部卒業，同大学院修士課程修了。1964 年山口大学助手，1969 年九州大学講師，助教授を経て教授。専門はドイツ文学，比較文学。日本独文学会，日本比較文学会等の要職を歴任。著書として『カフカとその文学』（郁文堂），『二十世紀ドイツ文学』（同学社），『アポロン独和辞典』（同学社，共著）等がある。

福元圭太　（ふくもと けいた）

九州大学教授（言語文化研究院）。文学博士。

1960 年生まれ。大阪外国語大学外国語学部卒業，同大学院修士課程終了。九州大学言語文化部講師，助教授，同大学大学院言語文化研究院助教授，准教授を経て現職。専門はドイツ現代文学，トーマス・マン研究。日本独文学会，日本ゲーテ協会，ドイツ トーマス・マン協会に所属。著書として『「青年の国」ドイツとトーマス・マン』（九州大学出版会），『新アポロン独和辞典』（同学社，共著）等がある。

《解説者略歴》

熊野宏昭　（くまの ひろあき）

早稲田大学教授（人間科学学術院），同大学応用脳科学研究所所長。医学博士。

1960 年生まれ。1985 年東京大学医学部卒業。東北大学助手（人間行動学），東京大学助教授・准教授（心療内科）を経て，2009 年より現職。臨床行動分析，メタ認知理論，応用脳科学，行動医学の臨床，研究，および教育に従事する。日本行動療法学会理事長，日本不安障害学会理事，日本行動医学会理事，日本心身医学会評議員，ほか。著書として『新世代の認知行動療法』（日本評論社），『マインドフルネスそして ACT へ』（星和書店），『ストレスに負けない生活』（ちくま新書），ほか多数。

《著者紹介》

ロナルト・グロッサルト＝マティチェク（Ronald Grossarth-Maticek）

ECPD 大学院教授，ZMF（学際研究センター）代表，医学博士，哲学博士。

1940 年 ブダペスト（ハンガリー）生まれ。ベオグラード大学（旧・ユーゴスラビア）およびハイデルベルク大学(旧・西ドイツ)にて，医学，社会学，精神病理学，犯罪学を専攻。1964 年にセルビア科学芸術アカデミーの支援を受けて開始した「ユーゴスラビア前向き研究」，および 1972 年にハイデルベルク大学やハイデルベルク市上級市長らの支援を受けて開始した「ハイデルベルク前向き・介入研究」などの大規模疫学研究プログラムを主催する。その中で，人間の社会的行動や健康を規定する様々な要因間の相互作用，およびその鍵となる心理社会的要因を独自の理論と方法を用いて検証し，更に幅広い領域へと研究を展開する。著書として，この鍵要因への介入方法としての心理療法「オートノミートレーニング」に関する本書のほか，『慢性疾患における系統的疫学と予防的行動医学―健康維持の戦略[1]』(Walter de Gruyter),『セルフレギュレーション，自律性と健康―社会・心理・生物学的システムにおける疾患リスクと社会的健康資源[2]』(同),『体系的予防医学―健康のための戦略[3]』(Springer) など多数。ハイデルベルク市（ドイツ）在住。

---

[1] Systemische Epidemiologie und präventive Verhaltensmedizin chronischer Erkrankungen —Strategien zur Aufrechterhaltungen der Gesundheit

[2] Selbstregulation, Autonomie und Gesundheit—Krankheitsrisiken und soziale Gesundheitsressourcen im sozio-psycho-biologischen System

[3] Synergetische Präventivmedizin—Forschungsstrategien für Gesundheit

オートノミートレーニング

2013 年 9 月 20 日　初版第 1 刷発行

著　者　ロナルト・グロッサルト＝マティチェク
訳　者　永野　純，有村隆広，福元圭太
発行者　石澤雄司
発行所　株式会社星和書店
〒168-0074　東京都杉並区上高井戸 1-2-5
電話　03（3329）0031（営業部）／03（3329）0033（編集部）
FAX　03（5374）7186（営業部）／03（5374）7185（編集部）
http://www.seiwa-pb.co.jp

ISBN978-4-7911-0856-5